MEDDYGINIAETHAU GWERIN CYMRU

ANNE ELIZABETH WILLIAMS

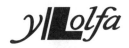

Argraffiad cyntaf: 2017

Gwnaed pob ymdrech i gysylltu â theuluoedd y siaradwyr a enwir yng nghorff y testun,
ond yn achos unrhyw ymholiad dylid cysylltu â'r cyhoeddwyr.

Gwnaed pob ymdrech hefyd i ganfod deiliaid hawlfraint y lluniau a gyhoeddir yn y
gyfrol hon, ond yn achos unrhyw ymholiad dylid cysylltu â'r cyhoeddwyr.

**Astudiaeth llên gwerin yw'r gyfrol hon, ac nid canllaw meddygol. Ni all yr awdur
na'r cyhoeddwyr dderbyn unrhyw gyfrifoldeb am unrhyw sefyllfa neu broblem a
all godi yn sgil arbrofi gydag unrhyw lysiau neu feddyginiaethau y cyfeirir atynt.**

Dymuna'r cyhoeddwyr gydnabod cymorth ariannol
Cyngor Llyfrau Cymru.

Cynllun y clawr: Y Lolfa

ISBN: 978 1 78461 425 6

Cyhoeddwyd ac argraffwyd yng Nghymru gan
Y Lolfa Cyf., Talybont, Ceredigion SY24 5HE
gwefan www.ylolfa.com
e-bost ylolfa@ylolfa.com
ffôn 01970 832 304
ffacs 832 782

Cynnwys

Rhagair

Ym mis Hydref 1976 dechreuais ar fy swydd fel ymchwilydd yn Amgueddfa Werin Cymru, Sain Ffagan, neu Sain Ffagan: Amgueddfa Werin Cymru, fel y'i gelwir erbyn hyn. Fe'm penodwyd i weithio ym maes Meddyginiaethau Gwerin, ac ym mis Ionawr 1977, ar ôl treulio rhai misoedd yn pori drwy gasgliadau'r Amgueddfa yn ymgyfarwyddo â'r pwnc a llunio holiaduron ar amryfal anhwylderau dyn ac anifail, dechreuais ar y gwaith o holi to hynaf y boblogaeth ledled Cymru am y meddyginiaethau yr oeddynt wedi'u gweld yn cael eu hymarfer ar yr aelwyd ac ar y fferm neu'r tyddyn pan oeddynt yn blant. Yn Eifionydd y gwnaed y gwaith maes cyntaf, yn holi ffermwyr y cylch.

Sylweddolais yn fuan fod yna gyfoeth o wybodaeth i'w chasglu a'i thrysori, a braint fawr fu cael ymgymryd â'r gwaith hwn am gyfnod o ddeuddeng mlynedd, gwaith a roddodd gyfle i mi gwrdd â chymaint o bobl ar hyd a lled Cymru a gwrando ar eu hatgofion am gyfnod plentyndod gan brofi croeso cynnes ar bob aelwyd. Rwyf yn ddyledus iawn iddynt hwy a'u teuluoedd am eu cymorth parod. Mae gennyf atgofion melys am y bobl wybodus, hynaws a chroesawgar hyn a mawr yw fy niolch iddynt.

Mae'r deunydd hwn bellach ar gof a chadw yn Amgueddfa Werin Cymru ar ffurf tapiau sain, llawysgrifau a nodiadau. Oherwydd swm a sylwedd y wybodaeth a gasglwyd, ymdrinir yn y gyfrol hon â meddyginiaethau pobl yn unig. Cefais bleser mawr yn cofnodi a chywain y deunydd toreithiog hwn sy'n ymwneud ag un agwedd ar gynhysgaeth lafar gwerin gwlad.

Anne Elizabeth Williams
Mehefin 2017

Diolch

Ni fyddai wedi bod yn bosibl llunio'r gyfrol hon heb gyfraniad amhrisiadwy y llu o bobl ar hyd a lled Cymru y bu i mi ymweld â hwy rhwng 1977 a 1989 i gofnodi eu hatgofion am feddyginiaethau gwerin eu plentyndod. Rwyf yn ddiolchgar iawn iddynt hwy a'u teuluoedd am eu croeso a'u cymorth parod. Maent yn rhy niferus i mi allu eu henwi yma, ond ceir rhestr lawn yn y llyfryddiaeth ac yn y diolchiadau manwl ar ddiwedd y gyfrol. Bu i mi gysylltu â nifer o'r teuluoedd wrth baratoi'r gyfrol ar gyfer y wasg a phleser digymysg oedd cael y cyfle i hel atgofion. Rwyf yn enwi rhai o'r siaradwyr yng nghorff y testun, a hoffwn ddiolch i'w teuluoedd am roi caniatâd i mi wneud hynny. Rwyf hefyd yn ddyledus iawn i sawl un a'm cynorthwyodd i ddod i gysylltiad â'r teuluoedd hynny. Unwaith eto, ceir rhestr ohonynt ar ddiwedd y gyfrol. Rhaid diolch yn arbennig i Mrs Eleri Davies, Pren-gwyn, Huw John, Hendygwyn, y Cynghorydd John Adams-Lewis, Aberteifi, y Cynghorydd Keith Lewis, Crymych, a Mrs Dafina Williams, y Groeslon, am eu hymdrechion diwyd ar fy rhan. Bu Dafina hefyd mor garedig â gwirio'r dyfyniadau o sir Drefaldwyn a gynhwysir yn y gyfrol.

Cefais bob cymorth a chefnogaeth gan fy nghydweithwyr yn ystod fy nghyfnod yn Amgueddfa Werin Cymru. Bu i mi elwa'n fawr ar arweiniad ac anogaeth y diweddar Vincent H. Phillips, Ceidwad yr Adran Traddodiadau Llafar a Thafodieithoedd. Ef a oedd yn bennaf cyfrifol am sefydlu'r archif sain, un o brif drysorau'r Amgueddfa, ac roedd ei frwdfrydedd dros y gwaith o gofnodi a diogelu atgofion gwerin Cymru yn heintus. Roedd nifer o'r tapiau cynnar a recordiwyd ganddo yn ystod y 1950au, rhai cyn iddo gychwyn ar ei waith yn yr Amgueddfa, yn cynnwys meddyginiaethau gwerin, ac ni fyddwn wedi gallu elwa ar ddeunydd o'r cyfnod hwn oni bai am ei weithgarwch ef.

Yn yr un modd, hoffwn ddiolch i D. Roy Saer, a ddaeth yn Bennaeth yr Adran Llên Gwerin yn dilyn ad-drefnu'r adrannau, am ei arweiniad cadarn a doeth. Bu Roy mor garedig â darllen dros Ragymadrodd y gyfrol, ac rwyf yn ddiolchgar iawn iddo am ei sylwadau manwl a threiddgar. Yn dilyn ad-drefnu pellach, cefais arweiniad Dr Robin Gwyndaf, a bu i mi elwa'n fawr ar ei wybodaeth eang. Roedd Robin wedi bod yn ymwneud â'r pwnc cyn i mi gychwyn yn yr Amgueddfa a chefais nifer o hanesion diddorol o'r tapiau a recordiwyd ganddo. Bu hefyd mor garedig â dilyn sawl trywydd ymchwil ar fy rhan pan oeddwn yn paratoi'r gyfrol. Roedd y ddiweddar S. Minwel Tibbott wedi bod yn casglu gwybodaeth am rinweddau meddyginiaethol bwydydd arbennig fel rhan o'i hymchwil ehangach i arferion bwyta'r Cymry, a bu i mi fanteisio'n fawr ar ei gwybodaeth drylwyr o'r maes. Hefyd, bu ei dwy gyfrol werthfawr, sef *Amser Bwyd* a *Geirfa'r Gegin*, yn ganllawiau defnyddiol i mi wrth baratoi'r gwaith hwn. Manteisiais hefyd ar y tapiau a recordiwyd gan Lynn Davies ar fywyd y glöwr, sy'n cynnwys deunydd meddyginiaethol o bwys.

Cefais gymorth parod ar hyd y blynyddoedd gan Dr Gwenllian M. Awbery, y bu ei chyfrol *Blodau'r Maes a'r Ardd ar Lafar Gwlad* o gymorth amhrisiadwy i mi wrth baratoi'r gwaith hwn. Hefyd, bu Gwen mor garedig â gwirio'r dyfyniadau o sir Benfro. Roedd Dr Beth Thomas a Tecwyn Vaughan Jones, yn ystod eu teithiau maes yn cywain gwybodaeth am eu pynciau arbenigol hwy, wedi casglu nifer o feddyginiaethau ac wedi'u trosglwyddo i mi. Rwyf yn ddyledus hefyd i Arwyn Lloyd Hughes, yr Archifydd, y diweddar Niclas Walker, y Llyfrgellydd, y diweddar Ddr Elfyn Scourfield, a John Williams-Davies, am bob cydweithrediad a chymorth yn ystod fy nghyfnod yn yr Amgueddfa.

Bu'r diweddar Trefor M. Owen, cyn Guradur yr Amgueddfa, mor garedig â darllen dros y gyfrol gyfan, gan gynnig nifer o awgrymiadau gwerthfawr. Roedd yn fraint cael gweithio dan y gŵr mwyn a charedig hwn, eang ei weledigaeth a'i ysgolheictod. Mewn cyfnod diweddarach, wedi iddo symud i'r Gogledd, byddai croeso cynnes bob amser ar aelwyd Meillionydd, Tal-y-bont, ganddo ef a'i briod annwyl Mrs Gwen Owen.

Byddai'r siaradwyr ambell waith yn cyfeirio at blanhigion nad oeddwn yn gyfarwydd â hwy, ac yn anfon sampl ymlaen i Sain Ffagan. Bûm yn ffodus iawn o allu elwa ar arbenigedd Gwyn Ellis, o Adran Botaneg yr Amgueddfa Genedlaethol bryd hynny, a fu mor garedig ag adnabod sawl planhigyn ar fy rhan. Yn fwy diweddar, cefais gymorth parod gan Dr Tim Rich a Sally

P. Whyman o Adran Bioamrywiaeth a Bywydeg Gyfundrefnol Amgueddfa Genedlaethol Caerdydd.

Gwneuthum sawl ymweliad â'r Amgueddfa Werin wrth baratoi'r gyfrol hon ar gyfer y wasg, a chefais lawer iawn o gymorth gan Mrs Meinwen Ruddock-Jones, Mrs Lowri Jenkins, Richard Edwards, Pascal Lafargue ac Elen Phillips. Hoffwn ddiolch hefyd i Dr Beth Thomas am bob cymorth a chefnogaeth tra oedd yn Geidwad Hanes ac Archaeoleg. Yn bennaf oll, rwyf yn dra dyledus i'r Amgueddfa am roi caniatâd i mi ddefnyddio'r deunyddiau meddyginaethol perthnasol a geir yn archif Sain Ffagan, yn dapiau, llawysgrifau a lluniau, yn y gyfrol.

Bu Tegwyn Jones, Llyfrgell Genedlaethol Cymru, mor garedig ag ateb sawl ymholiad gennyf pan oeddwn yn gweithio yn Sain Ffagan. Rwyf yn ddiolchgar hefyd i'r sefydliadau canlynol am eu cymorth, a hynny mewn cyfnod mwy diweddar: Archifdy Caernarfon, Archifdy Sir Benfro, Archifdy Sir Gaerfyrddin, Gwasanaeth Archifau Gorllewin Morgannwg, Llyfrgell Amgueddfa Genedlaethol Caerdydd a Llyfrgell Genedlaethol Cymru.

Un gŵr y deuthum i gysylltiad ag ef yn rhinwedd fy swydd oedd Dr David E. Allen o Ymddiriedolaeth Wellcome, cyd-awdur y gyfrol *Medicinal Plants in Folk Tradition: An Ethnobotany of Britain & Ireland*. Bûm yn llythyru ag ef dros y blynyddoedd gan elwa'n fawr ar ei wybodaeth arbenigol. Gŵr arall a fu'n hael ei gefnogaeth i'r gwaith oedd y diweddar Ddr Emyr Wyn Jones, a oedd yn aelod o Bwyllgor Amgueddfa Werin Cymru y pryd hynny.

Rhaid diolch yn arbennig i Radio Cymru, BBC Cymru a BBC Radio 4 am roi caniatâd i mi gyfeirio at ddeunyddiau a ddarlledwyd ganddynt. Un casgliad gwerthfawr a ddaeth i'r Amgueddfa yw'r copïau o'r llythyrau a anfonwyd gan y gwrandawyr i'r rhaglen *Ar Gof a Chadw*. Cefais ganiatâd i gyfeirio hefyd at y rhaglen *Merched yn Bennaf*, *Abracadabra Amen*, *Lloffa* a *Whispers to Make You Well*.

Cafwyd sawl trafodaeth ramadegol ddiddorol gyda Berwyn Prys Jones wrth lunio'r gyfrol. Bu Marian Elias Roberts yn gefnogol iawn i'r gwaith, ac rwyf yn ddiolchgar iddi am bob cymwynas. Hoffwn ddiolch hefyd i'm gŵr, Howard Alun Williams, am ei gymorth a'i gefnogaeth gyda sawl agwedd ar y gwaith dros y blynyddoedd. Rwyf yn ddyledus iddo hefyd am ddarllen y proflenni.

Ymddangosodd fersiwn gynnar gryno o'r bennod ar Afiechydon y Croen yn *Cennad: Cylchgrawn y Gymdeithas Feddygol* a diolchir i'r Gymdeithas am ei chydweithrediad.

Yn olaf, diolch i'r Lolfa am ymgymryd â'r dasg o gyhoeddi'r gyfrol ac i Lefi Gruffudd a staff y wasg am bob cymorth a chefnogaeth. Diolch yn arbennig i Alan Thomas am ei waith gofalus a phroffesiynol.

Rhagymadrodd

Seiliwyd y gyfrol hon ar dystiolaeth lafar a gasglwyd gennyf rhwng 1976 a 1989, pan oeddwn ar staff Amgueddfa Werin Cymru. Cofnodwyd atgofion y genhedlaeth hynaf, mewn cyfres o deithiau gwaith maes i wahanol rannau o Gymru, am y meddyginiaethau gwerin yr oeddynt wedi'u gweld yn cael eu hymarfer ar yr aelwyd ac ar y fferm. Ymdrinnir yma ag un agwedd ar y pwnc, sef meddyginiaethau at anhwylderau dynol. Cafodd cyfran helaeth o'r dystiolaeth ei recordio ar dâp, tra cofnodwyd manylion eraill ar ffurf nodiadau, ac mae'r deunydd hwn ar gof a chadw yn Sain Ffagan. Cafwyd deunydd ychwanegol o archif sain yr Amgueddfa, a sefydlwyd ym 1957/8, o'r archif lawysgrifau, a hefyd o lyfrau a chylchgronau Cymraeg a Chymreig sy'n cynnwys gwybodaeth yn deillio o ffynonellau llafar.

Mae'r rhan helaethaf o'r atgofion hyn yn perthyn i gyfnod plentyndod y siaradwyr, a phortread o arferion y cyfnod hwnnw yw'r casgliad yn ei hanfod. Roedd llawer o'r siaradwyr mewn gwth o oedran, amryw wedi'u geni cyn 1900, a'u hatgof cynnar yn dyddio o droad y ganrif. Cafodd eraill eu geni ym mlynyddoedd cyntaf yr ugeinfed ganrif, ac mae eu hatgofion hwy am gyfnod plentyndod yn dyddio o ddau ddegawd cyntaf y ganrif honno. Mae rhai o'r atgofion, wrth gwrs, yn perthyn i gyfnod mwy diweddar yn eu bywyd, a rhai o'r meddyginiaethau yr ymdrinnir â hwy yn cael eu hymarfer hyd y dydd heddiw. Sut bynnag, mae'n deg dweud bod swmp y dystiolaeth yn deillio o 1900 i 1920, ac i raddau llai o'r degawd ar ôl hynny, ac mai dyma'r cyfnod olaf yr oedd y meddyginiaethau hyn yn eu cyfanrwydd yn rhan annatod o fywyd pob dydd y werin bobl.

Cafwyd tystiolaeth helaeth am ddarpariaethau o bob math a baratoid yn y cartref, yn elïau, diodydd dail, powltisau a phlasteri, a hefyd am gymdogion yr eid ar eu gofyn pe bai angen cymorth pellach – hen wragedd, yn aml iawn, a fyddai'n gwneud elïau, a'u cynnwys yn gyfrinachol, at wahanol anhwylderau. Soniwyd hefyd am ffariars gwlad neu ffermwyr medrus a gwybodus y gelwid am eu gwasanaeth pan fyddai anifail yn sâl, er enghraifft, pan oedd buwch wedi taflu'i llestr neu'n cael trafferth i ddod â llo. Ond yr un oedd y gŵyn bron yn ddieithriad, sef bod hyn oll bellach wedi diflannu, er mawr dristwch iddynt. Pan gafwyd peth o hanes y gwneuthurwyr elïau gwelwyd bod y rhan fwyaf ohonynt wedi marw yn hanner cyntaf yr ugeinfed ganrif, llawer ohonynt cyn 1930, ac na ddaeth neb i gymryd eu lle. Prin iawn erbyn hyn yw'r bobl hynny sy'n gwneud elïau at losg, drywinen neu'r eryr. Peidiodd y siaradwyr hwythau â gwneud defnydd o'r meddyginiaethau a gaent yn blant. Collwyd perlysiau cyffredin megis y wermod lwyd o'r gerddi pan ddarfu'r galw amdanynt, ac nid oeddynt felly ar gael pe bai rhywun yn dymuno atgyfodi hen arfer a rhoi cynnig ar rai o feddyginiaethau cyfleus bore oes.

Er bod rhai o'r meddyginiaethau hyn yn dal i gael eu hymarfer heddiw, ac eraill yn hysbys i sawl cenhedlaeth, nid oeddynt at ei gilydd, erbyn diwedd yr ugeinfed ganrif, namyn atgofion to hynaf y boblogaeth. Ac nid oedd ganddynt hwythau yn aml unrhyw brofiad o baratoi'r meddyginiaethau eu hunain, dim ond cof plentyn amdanynt yn cael eu defnyddio yn y cartref. Yn amlach na pheidio, felly, nid hwy oedd ymarferwyr olaf y meddyginiaethau hyn ond yn hytrach y rhai olaf a oedd â gwybodaeth gymharol gyflawn amdanynt. Roedd hyd yn oed y siaradwyr hynaf yn eu plith yn gresynu bod cynifer o'r meddyginiaethau yn ddieithr iddynt, ac nad oeddynt wedi rhoi mwy o sylw i'r hyn yr oedd 'yr hen bobol' yn ei ddweud a'i wneud. Roeddynt yn ymwybodol iawn bod nifer helaeth o feddyginiaethau llysieuol wedi mynd i ddifancoll.

Ymddengys nad yw'r ymwybyddiaeth hon o ddiflaniad yr hen feddyginiaethau yn rhywbeth newydd. Hyd yn oed yng nghanol y bedwaredd ganrif ar bymtheg roedd R. Price, Cwmllynfell, ac E. Griffiths, Abertawe, awduron *Y Llysieu-lyfr Teuluaidd* (y cyhoeddwyd ail argraffiad ohono ym 1858, gan mlynedd cyn i'r Amgueddfa Werin gychwyn ar ei chynllun recordio), yn gresynu bod y wybodaeth am lysiau meddyginiaethol ar drai:

> Cymerai ein hynafiaid sylw neillduol ar lysiau; ond mae pobl yr oesau diweddar, o herwydd diofalwch a balchder, wedi bod lawer yn fwy esgeulus. Ni cheir yn awr ond ychydig o hen wragedd yn adnabod fawr o lysiau meddyginiaethol ein gwlad; ac ystyrir y rhai hyny braidd fel gweddillion yr oesau cyntefig, ac ymgynghorir â hwynt agos fel yr ymgynghorid gynt â swynwyr. Er cysur, mae diwygiad mawr wedi cymeryd lle yn ystod y blynyddoedd diweddaf.[1]

Hanner canrif yn ddiweddarach, mae Myrddin Fardd, y casglwr llên gwerin o Eifionydd, yn mynegi'r un pryderon:

> Y mae llawer o gasglu llên gwerin gwahanol genhedloedd y blynyddau hyn, ac y mae yn ddyledus arnom ddeffroi i gasglu 'traddodiadau y tadau', oblegyd y mae pob blwyddyn yn dwyn ymaith i dir anghof, o ychydig i ychydig, ddryllranau tra gwerthfawr o honynt...[2]

Er cyfoethoced y deunydd a gasglwyd yn sgil yr arolwg presennol o feddyginiaethau gwerin, mae'n ddiamau y byddai'r cynhaeaf wedi bod yn fwy toreithiog fyth pe llwyddasid i gofnodi atgofion y genhedlaeth gynt, sef y genhedlaeth olaf i ddibynnu bron yn llwyr arnynt ar gyfer eu hiechyd eu hunain ac iechyd eu plant.

Cafodd y meddyginiaethau hyn eu trosglwyddo ar lafar o genhedlaeth i genhedlaeth ar hyd y canrifoedd. Byddai'r fam ar yr aelwyd a'r tad ar y fferm neu'r tyddyn yn ymarfer y meddyginiaethau yr oeddynt wedi clywed amdanynt neu wedi gweld eu rhieni hwythau yn eu hymarfer, a'r wybodaeth hon yn ei thro yn cael ei throsglwyddo i'w plant. Gwelwyd yn aml wrth gasglu'r meddyginiaethau fel yr oedd y defnydd a wneid ohonynt yn amrywio o ardal i ardal, gan adlewyrchu cynhysgaeth lafar cymdeithas glòs a sefydlog. Ond nid yw hyn yn golygu mai traddodiad hollol ddigyfnewid ydoedd. Ar raddfa fwy lleol, byddai'r meddyginiaethau a oedd yn rhan o gof teulu yn cael eu cyfoethogi drwy briodas, er enghraifft, a byddai pobl yn symud o'u hardal enedigol, gan ddod â gwybodaeth newydd yn eu sgil. Byddai'r ddarpariaeth feddyginiaethol hefyd yn cael ei datblygu a'i hehangu wrth i nwyddau newydd ddod i law. Gwneid defnydd yn ogystal o'r llyfrau meddyginiaethol niferus, megis *Y Llysieu-lyfr Teuluaidd*, y cyfeiriwyd ato uchod, *Herbal neu Lysieu-lyfr* D. T. Jones, Llanllyfni (1816/17), ac *Y Meddyg Anifeiliaid*, John Edwards, Caerwys (a gyhoeddwyd gyntaf ym 1816 ac a ailargraffwyd ym 1837) a oedd mor boblogaidd ar aelwydydd Cymru yn ail hanner y bedwaredd ganrif ar bymtheg a dechrau'r ugeinfed ganrif, a dichon i beth o'r wybodaeth a geid ynddynt ddod, yn ei thro, yn rhan o'r gynhysgaeth lafar.

Y garfan bwysicaf o ddigon mewn meddygaeth werin oedd y meddyginiaethau llysieuol. Roedd y rhan fwyaf o'r planhigion angenrheidiol i'w cael yn y gwyllt ond byddai'n rhaid tyfu'r perlysiau'n bwrpasol i gael cyflenwad ohonynt at ddibenion meddyginiaethol a choginiol. Mae'n debyg mai'r rhai mwyaf cyffredin oedd y wermod lwyd, y gamil neu gamomeil, hen ŵr, safri fach, tansi, rhosmari, wermod wen, mintys a phupur-fintys, saets, ruw'r gerddi, cwmffri a phersli, a thyfid detholiad ohonynt yn y gerddi ymhlith y blodau a'r llwyni. Mae rhai perlysiau megis rhosmari yn blanhigion bytholwyrdd ac ar gael felly drwy gydol y flwyddyn, ond byddai'n rhaid casglu a chynaeafu eraill at ddefnydd y gaeaf. Y llysiau mwyaf defnyddiol a gâi eu casglu, wrth gwrs, a gallai'r dewis amrywio yn ôl yr angen o aelwyd i aelwyd, ond byddai pawb bron yn sychu un neu ddau ohonynt ddiwedd haf, yn enwedig perlysiau poblogaidd megis y wermod lwyd a saets.

Er mor boblogaidd y perlysiau, y blodau gwyllt a dyfai mewn amryw gynefinoedd a ddefnyddid amlaf i drin anhwylderau. Gwneid defnydd helaeth o blanhigion megis y ddeilen gron, dail tafol, dant y llew, danadl poethion, chwerwlys yr eithin, dail eidral, milddail, carn yr ebol, i enwi ond ychydig, a châi rhai ohonynt eu sychu at ddefnydd y gaeaf. At hynny, gwneid elïau gyda llawer ohonynt at friwiau ac anhwylderau ar y croen, a byddai'r rhain felly ar gael drwy gydol y flwyddyn.

Byddai casglu helaeth ar gynnyrch llwyni a choed yn ystod yr haf a dechrau'r hydref, yn gynnyrch gardd a chynnyrch gwyllt, ac roedd modd trin llawer ohono fel ei fod ar gael at y gaeaf ar ryw ffurf neu'i gilydd. Mae'n debyg mai fel bwyd yn bennaf y cesglid llawer o'r ffrwythau erbyn y cyfnod hwn, ac mai sgil gynnyrch oedd yr agwedd feddyginiaethol, ond ni ddylid gwahaniaethu rhwng y ddwy elfen hyn gan fod y casglu a'r cynaeafu yn rhan o'r economi cartref yn ei gyfanrwydd. Megis y byddai'r ffermwr a'r tyddynnwr yn cynaeafu cynnyrch y tir at ddefnydd dyn ac anifail drwy hirlwm y gaeaf, felly hefyd y wraig hithau at gynhaliaeth ac iechyd y teulu. Cesglid blodau ac aeron yr ysgawen i wneud gwinoedd blasus a gâi hefyd eu cyfrif yn feddyginiaeth ddiguro at annwyd a niwmonia. At hyn, câi'r blodau eu sychu ar gyfer gwneud te blodau ysgaw yn ystod y gaeaf, hwn eto i drin annwyd.

O ystyried y ddarpariaeth feddyginiaethol lysieuol drwyddi draw, mae'n debyg mai cyfran gymharol fach ohoni, er gwaethaf pob casglu a chynaeafu, a oedd ar gael yn y gaeaf, a byddai'n rhaid dibynnu ar lysiau wedi'u sychu, elïau, ffrwythau wedi'u cynaeafu, neu lysiau'r gegin, neu efallai ddefnyddio gwahanol ran o'r planhigyn. Er enghraifft, gellid gwneud defnydd o wraidd cwmffri yn hytrach na'r dail i baratoi eli yn ystod y gaeaf.

Dyma pam, efallai, fod dosbarth arall o feddyginiaethau, lle y gwneid defnydd naill ai o ddefnyddiau gwastraff dyn ac anifail, o gynnyrch anifeiliaid, neu o rannau o'r anifeiliaid eu hunain, mor boblogaidd. Mae'r mwyafrif llethol o'r meddyginiaethau yn y dosbarth hwn yn ymwneud ag anifeiliaid fferm. Yr anifail pwysicaf, yn ddiamau, oedd y mochyn, a byddai diwrnod lladd mochyn yn ddiwrnod mawr ar fferm a thyddyn. Ni fyddai dim o'r mochyn yn mynd yn wastraff. Câi'r cig ei halltu ar gyfer y teulu, a byddai peth ohono'n sicr o gael ei ddefnyddio i drin dolur gwddf rywbryd neu'i gilydd. Defnyddid yr iau i wneud ffagotiaid, a byddai'r rhain yn cael eu lapio mewn darnau o'r rhwyd neu'r 'ffedog'. Arferid toddi un ochr o'r bloneg i gael lard ar gyfer coginio, ond byddai'r ochr arall yn aml yn cael ei gadael i sychu i'w defnyddio at ddibenion amaethyddol a meddyginiaethol. Torrid darnau ohoni i wneud elïau, a defnyddid y croen neu bilen a fyddai'n magu amdani wrth iddi sychu i drin pigiad draenen a chasgliadau. At ddefnydd meddyginiaethol yn unig y cedwid bustl mochyn, sef i dynnu draenen, ac fe'i crogid wrth y tân i sychu a'i adael yno nes y byddai galw amdano.

Roedd gwraig y tŷ yn gwybod hefyd sut i ddefnyddio gwahanol fwydydd, cynfennau a sbeisys at ddibenion meddyginiaethol. Gwyddai, er enghraifft, y gellid gwneud powltis effeithiol at benddüyn neu gornwyd drwy roi dŵr berwedig ar ben bara gwyn. Roedd ychwanegu cynfennau neu sbeisys megis pupur gwyn, pupur Cayenne, nytmeg, sinsir neu sinamon at ddiod o lefrith poeth yn arfer cyffredin, a byddai hon yn ddiod hynod o boblogaidd i'w chymryd y peth olaf cyn mynd i'r gwely er mwyn chwysu'r annwyd allan. Goroesodd nifer helaeth o'r meddyginiaethau hyn ar ôl i amryw o'r meddyginiaethau llysieuol ddiflannu, a hynny mae'n debyg oherwydd bod y ddarpariaeth ar eu cyfer yn dal ar gael yn y cartref.

Cynhysgaeth gwerin gwlad oedd y meddyginiaethau hyn. Roedd gwraig y tŷ a'r tyddynnwr fel ei gilydd yn meddu ar y medrau a'r adnoddau i ddarparu meddyginiaethau syml i ddyn ac anifail, a phan fyddai angen cymorth pellach gallent droi at gymydog neu gydnabod am gyngor. Roedd rhywun ym mhob ardal bron, hen wragedd yn aml iawn, a oedd yn enwog am wneud eli, a'r feddyginiaeth wedi bod yn y teulu ers sawl cenhedlaeth ac yn cael ei chadw'n gyfrinach. Prin iawn, ysywaeth, yw'r bobl hynny sy'n darparu elïau erbyn hyn. Aeth llawer un i'r bedd â chyfrinach yr eli gyda hi a'r oll a erys yw'r cof amdanynt gan drigolion hynaf yr ardal, cof sydd ynghlwm wrth ymwybyddiaeth o golled am oes a fu. Mae'r gerdd ganlynol, a ganwyd gan 'Bedwyn', sef Thomas Harries Williams (1887-1962) o Ddolau Aeron, er cof am 'Shân Fach', er ei bod yn gallu ymddangos yn sentimental iawn i ni heddiw, yn crisialu'r hiraeth hwnnw. Fe'i cyfansoddwyd rywbryd yn ystod dau ddegawd cyntaf yr ugeinfed ganrif, sy'n cyd-fynd yn fras â'r cyfnod a bortreadir yn yr arolwg hwn.

> Mae natur yn tywallt bendithion yn garn
> Ar ardal Tyngwndwn, ac ardal Talsarn;
> Pob calon fel Aeron sy'n symud yn iach,
> Ond hiraeth fyn aros wrth gofio Shân Fach.
>
> Os ydoedd y bwthyn yn llwydaidd ei do,
> Hwn ydoedd Ysbyty anwylaf y fro;
> Fflamwydden, darwden, a phob un o'u hach,
> Ddiflanent fel cysgod dan eli Shân Fach!
>
> Fe wyddai gyfrinion holl lysiau y tir,
> Bu Natur a hithau'n gariadon yn hir;
> Y caeau, y cloddiau, a'r gerddi mwyn iach,
> O'ent werthfawr shop druggist lle'r elai Shân Fach.
>
> Derbyniodd ei haddysg mewn coleg dinam,
> Ar aelwyd Tyreithin dan ofal ei mam.
> Dwy enwog ddoctores a gadwodd o hyd
> Ddirgelwch yr Eli o afael y byd.
>
> 'Does heddiw yn aros ond olion o fur
> Y gwledig Ysbyty fu'n elyn i gur;
> Y bwthyn, pan gollodd y dyner ei gwedd,
> A dorrodd ei galon, a chwympodd i'w fedd.[3]

Ganrif yn ddiweddarach, mae penillion 'Bedwyn' yn adlais o ddadfeiliad y gymdeithas a esgorodd ar y meddyginiaethau hyn.

Yn ychwanegol at y ddarpariaeth sylfaenol, fel petai, megis paratoi elïau neu roi cyngor neu gymorth ymarferol, ceid hefyd haenau eraill o wasanaeth answyddogol y gellid elwa arno, a hyn yn aml yn amrywio o ardal i ardal. Roedd o hyd mewn rhai ardaloedd yn negawdau cynnar yr ugeinfed ganrif bobl a fyddai'n casglu gelod ar gyfer trin llosg eira neu faleithiau, tynnu'r gwaed 'drwg' o gasgliad neu darddiant, trin y ddannodd waed, neu ostwng gwres y corff mewn achosion o niwmonia. Byddai eraill yn casglu gelod i'r meddyg, neu'r fferyllydd yn fwyaf arbennig. Yn yr ardaloedd diwydiannol, ymddengys mai cael gelod gan y fferyllydd oedd yr arfer cyffredin.

Cafwyd tystiolaeth hefyd am barhad yr hen arfer o waedu yn y wythïen fel triniaeth at niwmonia neu er mwyn yr iechyd yn gyffredinol. Er bod yr arfer o waedu pobl yn y modd hwn wedi darfod o'r tir fwy neu lai erbyn troad yr ugeinfed ganrif, roedd gwaedu anifeiliaid, yn geffylau, gwartheg a defaid, yn gyffredin ddigon ar ôl y Rhyfel Byd Cyntaf, a cheid nifer o ffermwyr y gelwid am eu gwasanaeth. Un ffurf ar waedu y cafwyd tystiolaeth ohoni mor ddiweddar â phedwardegau'r ugeinfed ganrif yw'r arfer o 'dorri'r llech', sef gwaedu plant a phobl ifanc drwy wneud hollt fechan yn y glust. Roedd yr arfer hwn yn boblogaidd mewn rhannau o siroedd Morgannwg, Penfro a Chaerfyrddin, a chafwyd tystiolaeth am nifer o hen bobl yr eid â phlant atynt i gael torri'r llech.

Dibynnai un garfan o feddyginiaethau nid ar lysiau na defnyddiau cartref ond ar elfen o ddefod neu swyn. Meddyginiaethau i gael gwared â defaid, oddi ar y dwylo'n bennaf, oedd amryw o'r rhain. Mae rhai dulliau o wella drwy ddefod neu swyn yn cael eu cysylltu ag ardaloedd penodol, ac ambell waith yn gyfyngedig i'r ardaloedd hynny. Ceid yn sir Drefaldwyn a gogledd sir Aberteifi nifer o unigolion a oedd yn gallu gwella 'clwy'r edau wlân' neu 'glefyd y galon', afiechyd a gysylltir â'r ddarfodedigaeth, y clefyd melyn ac iselder ysbryd, drwy fesur. Roedd hyn yn arfer cyffredin yn y cyfryw ardaloedd, a llawer iawn o'r boblogaeth â ffydd ddigamsyniol yn y feddyginiaeth a'r sawl a'i gweithredai, ond prin iawn yw'r ymwybyddiaeth ohoni y tu allan i'w ffiniau ardalyddol.

Roedd de sir Benfro yn enwog am ei swynwyr, pobl a feddai ar y ddawn o gael gwared â defaid neu wella anhwylderau megis yr eryr, tân iddew, trywinod neu losg drwy 'swyno'. Roedd adrodd 'swyn' neu ymadrodd neilltuol yn rhan hanfodol o'r feddyginiaeth, ac ni ddatgelid y cynnwys i neb, rhag ofn i'r ddawn fynd yn ddiffrwyth. Ceir tystiolaeth gan gofnodwyr llên gwerin megis y Parch. Meredith Morris fod rhai o'r hen swynwyr yn meddu hefyd ar y ddawn o atal ffrydlif gwaed neu waed o archoll,[4] dawn yr oedd ambell un o wellhawyr clwy'r edau wlân yn meddu arni'n ogystal.

O ystyried, felly, yr amrywiaeth a geid o ran meddyginiaethau llysieuol a meddyginiaethau cartref, ynghyd â'r gwahanol haenau neu ddosbarthiadau o wellhawyr y gellid elwa ar eu dawn a'u gwybodaeth, gwelir bod meddygaeth werin yn cynnig darpariaeth eithaf cyflawn yn negawdau cynnar yr ugeinfed ganrif, a bod y gyfundrefn hon, a weithredai fel gwasanaeth iechyd answyddogol ar raddfa leol, i bob pwrpas yn cyflenwi anghenion cymunedau a oedd o reidrwydd yn gorfod bod yn hunangynhaliol.

Un nodwedd arbennig sy'n dod i'r amlwg, ac sydd yn wir yn elfen sylfaenol mewn meddygaeth werin, fel y crybwyllwyd eisoes, yw'r elfen leol. Tra oedd nifer helaeth o'r meddyginiaethau yn gyffredin drwy Gymru gyfan, ceid hefyd amrywiadau lleol, boed yn y dewis o ddefnyddiau crai neu yn y modd y caent eu defnyddio. Cafwyd yn ogystal amrywiaeth helaeth o ran enwau planhigion o sir i sir, fel y dengys Gwenllian Awbery yn y gyfrol *Blodau'r Maes a'r Ardd ar Lafar Gwlad*,[5] ac o ran defnyddiau crai eraill ynghyd ag enwau'r anhwylderau eu hunain. Ceisiwyd dangos yr amrywiaeth hon wrth gyflwyno'r deunydd. Iaith y Gogledd yw iaith yr awdur, ond defnyddiwyd geirfa'r siaradwyr eu hunain wrth adrodd eu stori hwy. Gwelir hefyd fel y cysylltir rhai dulliau arbennig o feddyginiaethu â gwahanol ardaloedd. O ddwyn ynghyd yr holl elfennau lleol hyn, gellir creu darlun cymharol gyflawn o arferion meddyginiaethol Cymru gyfan. Cipolwg yn unig a geir arnynt yma, sef ffrwyth gwaith casglu mewn ardaloedd detholedig ar hyd a lled Cymru, a hynny mewn cyfnod pan oedd amryw o'r siaradwyr eu hunain yn gresynu bod cynifer wedi mynd i'r bedd a'u cyfrinach gyda hwy.

Mae'r mwyafrif llethol o'r arferion hyn bellach wedi diflannu o'r tir. Pethau defnyddiol oeddynt yn eu dydd, a phan ddarfu'r angen amdanynt, pan beidiasant â bod yn rhan hanfodol o fywyd beunyddiol, roedd eu tranc yn anochel. Mae tuedd i ni heddiw ramanteiddio yn eu cylch, gan edrych arnynt fel cynnyrch oes aur ddilygredd pan oedd meysydd a chaeau'n gyforiog o flodau gwyllt, a dyn yn byw ar bethau 'naturiol'. Yn wir, dyna farn llawer o'r siaradwyr hwythau. Roedd yn chwith ganddynt weld diflaniad yr hen feddyginiaethau, a chredent fod amryw rinweddau yn y llysiau, heb ddim o sgil effeithiau meddygaeth fodern, tra hiraethai nifer o'r ffermwyr yn eu plith am yr hen ddulliau o amaethu, pan oedd anifail yn byw ar gynnyrch naturiol y maes, ac yn llawer iachach o'r herwydd, a phan roid pwyslais ar grefft a gofalaeth. Ond rhaid cofio hefyd fod y meddyginiaethau hyn yn aml yn mynd law yn llaw â chyni a thlodi ac y caent eu defnyddio fel mater o raid gan mai dyna'r unig ddarpariaeth a oedd o fewn cyrraedd trwch y boblogaeth, a bod meddygaeth werin ei hunan wedi newid ar hyd yr oesoedd gan gymathu dulliau a defnyddiau newydd.

Braint ddigymar oedd cael y cyfle i gasglu'r hen feddyginiaethau, a gobeithio y bydd y gyfrol hon, a seiliwyd ar atgofion gwerin gwlad Cymru am oes a aeth heibio, yn fodd i godi'r llen ar un garfan o'r cyfoeth deunyddiau a ddiogelwyd yn archif Amgueddfa Werin Cymru.

(Defnyddiwyd enwau'r hen siroedd, fel ag yr oeddynt cyn ad-drefnu llywodraeth leol ym 1974, er hwylustod wrth leoli'r meddyginiaethau.)

1   R. Price, Cwmllynfell, ac E. Griffiths, Abertawy, *Y Llysieu-lyfr Teuluaidd*, 2il arg. (Abertawy: E. Griffiths, 1858), t. 3.

2   J. Jones (Myrddin Fardd), *Llên Gwerin Sir Gaernarfon* (Caernarfon: Cwmni y Cyhoeddwyr Cymreig, 1908), t. x.

3   Dan Jenkins, gol., *Cerddi Ysgol Llanycrwys (i ddathlu Gŵyl Ddewi 1901-20), ynghyd â Hanes Plwyf Llanycrwys* (Llandysul: Gwasg Gomer, 1934), t. 94.

4   Llsgr. AWC 2075: 'The Folklore of S. Pembrokeshire by the Rev. W. Meredyth Morris, BA', tt. 7-8. Copi o'r llawysgrif wreiddiol, Cardiff MS 4.308, yn Llyfrgell Ganolog Caerdydd. Sylwer mai 'Meredyth', yn hytrach na 'Meredith', yw'r sillafiad ar yr wynebddalen. Mae'r wynebddalen a'r mynegai mewn llaw wahanol i'r llawysgrif ei hun.

5   Gwenllian Awbery, *Blodau'r Maes a'r Ardd ar Lafar Gwlad*, Llyfrau Llafar Gwlad, 31 (Llanrwst: Gwasg Carreg Gwalch, 1995).

1

Annwyd, Dolur Gwddf a Niwmonia

Annwyd a Pheswch

Dichon fod ymdriniaeth â'r annwyd ac anhwylderau cysylltiedig yn fan cychwyn priodol i gyfrol ar feddyginiaethau gwerin. Dyma un afiechyd y gallai pob un o blith y to hynaf a holwyd gynnig nifer helaeth o feddyginiaethau ato, meddyginiaethau yr oeddynt wedi gweld eu defnyddio ar yr aelwyd ac yr oedd ynghlwm wrthynt lu o atgofion am gyfnod plentyndod ac arferion oes a aeth heibio. Bellach, arweiniodd hwylustod y dabled barod a moddion eraill at dranc y mwyafrif llethol o'r meddyginiaethau poblogaidd hyn, ond efallai bod lle iddynt o hyd yn rhinwedd y cyfansoddion naturiol a oedd yn sylfaen iddynt.

Planhigion

Roedd sylfaen lysieuol i amryw o'r meddyginiaethau hyn, a gwneid defnydd eang o goed a llwyni, perlysiau, blodau gwyllt a llysiau gardd. Ymhlith y coed, mae hen hanes i'r ysgawen fel pren rhinweddol a gwarchodol, ac roedd iddi le amlwg mewn bywyd gwerin oherwydd ei defnyddioldeb a'i galluoedd cyfrin. Gwneid defnydd helaeth o gynnyrch y pren, yn ddail, blodau ac aeron, ac roedd y te a geid o'r blodau yn un o'r prif feddyginiaethau at annwyd a llid yr ysgyfaint. Mae'r goeden yn blodeuo ym misoedd Mehefin a Gorffennaf a chesglid y blodau ar ddiwrnod heulog pan fyddent yn eu llawn dwf a'u sychu at y gaeaf. Un o'r dulliau mwyaf cyffredin o wneud hyn oedd eu rhoi mewn cydau papur a'u crogi ar fachau dan nenfwd y gegin. Bryd arall, fe'u taenid mewn ystafell a digon o aer yn cylchredeg drwyddi neu, i gyflymu'r broses, fe'u sychid yn y popty. Ar ôl iddynt sychu'n gyfan gwbl gellid naill ai eu gadael yn y cydau papur neu dynnu'r blodau oddi ar y coesau a'u cadw mewn tun neu jar, mewn lle tywyll os oedd modd, hyd nes y byddai galw amdanynt. Fe gadwent am flwyddyn gyfan heb ddifetha. Y ffordd arferol o baratoi'r te oedd rhoi dyrnaid o flodau mewn jwg a thywallt dŵr berwedig am eu pen, ac yna gadael y ddiod i fwrw ei ffrwyth cyn ei hidlo. Byddai eraill yn berwi'r blodau. Mae blas braidd yn annymunol ar de blodau ysgaw a rhoid siwgr neu fêl ynddo i'w felysu yn aml iawn. Rhôi ambell un ychydig o ddail pupur-fintys yn gymysg â'r blodau wrth ei baratoi, a chredid y byddai hyn yn ychwanegu at rinwedd y ddiod yn ogystal ag at y blas, gan fod pupur-fintys hefyd yn llysieuyn poblogaidd at annwyd. Cymerid cwpanaid o'r te ysgaw yn boeth, yn enwedig cyn mynd i'r gwely. Cafwyd peth tystiolaeth hefyd am wneud te o'r dail, yn arbennig yn y gwanwyn cyn bod y blodau ar gael.

Roedd te blodau ysgaw yn feddyginiaeth hynod o boblogaidd yn siroedd Morgannwg, Penfro, Caerfyrddin a Brycheiniog. Felly hefyd y gwin a wneid o'r blodau. I'w baratoi, rhoid y blodau ffres mewn padell bridd fawr, arllwys dŵr am eu pen a'u gadael i sefyll cyn ychwanegu siwgr coch atynt. Ar ôl iddynt fod yn y dŵr am ychydig ddyddiau rhoid y burum i mewn a'i adael i weithio. Yna, glanheid y blodau oddi ar wyneb y dŵr a photelu'r ddiod.[1] Roedd yn win gweddol felys ac, yn ôl rhai, po hynaf yr oedd, cryfaf i gyd ei rin feddyginiaethol. Fe'i cedwid am flwyddyn neu ragor ambell waith, ond byddai'n tueddu i golli ei flas a mynd yn chwerw gydag amser.

Câi gwin blodau ysgaw ei gyfrif yn fwy effeithiol at annwyd na gwin aeron ysgaw, er y byddai'n well gan lawer un flas y gwin hwnnw. Am win o'r aeron, fodd bynnag, yr oedd gan rai siaradwyr o'r De y cof cyntaf, a pheth mwy diweddar iddynt hwy oedd y gwin a wneid o'r blodau. Hwn hefyd oedd y gwin yr oedd pobl y Gogledd yn fwyaf cyfarwydd ag ef. Fe'i paratoid drwy ferwi'r aeron am ryw hanner awr, ychwanegu siwgr atynt ac yna ail-ferwi'r cymysgedd am tua chwarter awr. Câi'r trwyth ei hidlo i badell bridd a'i adael i oeri i naws y gwaed cyn rhoi burum ar ddarn o dost ar ei wyneb. Drannoeth, tynnid y tost a gadewid i'r gwin weithio am tua phum niwrnod cyn ei botelu.[2]

Surop, yn hytrach na gwin, a wneid o'r aeron mewn ambell gartref. Yn ôl tystiolaeth o Faldwyn, arferid casglu clystyrau o'r ffrwythau a thynnu fforc drwyddynt i ryddhau'r aeron i ddysgl enamel neu ddysgl bwdin fawr, a'i rhoi yn y ffwrn hyd nes bod y sudd yn rhedeg. Yna, rhoid y sudd gyda siwgr mewn 'crochan jamio' gan ychwanegu sinsir a nytmeg ac ychydig o hadau Cayenne ato i roi blas poeth iddo, a'i ferwi. Fe gadwai'r surop am gymaint â deng mlynedd heb golli ei rin. Pan fyddai rhywun yn dioddef o'r annwyd rhoid peth o'r surop mewn gwydr, tywallt ychydig o ddŵr poeth am ei ben a'i yfed yn gynnes.[3] Defnyddid blodau'r ysgawen hefyd i wneud surop a fyddai'n lleddfu effeithiau'r annwyd.

Ffrwyth arall a gâi ei gyfrif yn dda at annwyd oedd cyraints duon. Gwneid te cyraints duon drwy roi dŵr poeth ar lwyaid o'r jam cartref, er y cafwyd ambell gyfeiriad at ferwi'r ffrwythau i wneud y te. Dywedodd gwraig o Dremarchog y byddai ei mam yn gwneud y jam yn arbennig at annwyd.[4] Gwin cyraints duon, ar y llaw arall, yr arferai gwraig o Grymych ei gael at annwyd gan y byddai ei mam yn ceisio cadw'r jam i'w fwyta pe bai'r gwin ganddi yn ogystal.[5] Hefyd, gellid gwneud surop â'r cyraints, at beswch yn arbennig.

Byddai rhai pobl yn gwneud te mwyar duon, er nad oedd hyn mor gyffredin â the cyraints duon. Cafwyd un rysáit ar gyfer 'hen foddion' at annwyd a pheswch a wneid â mwyar duon a gwin finegr gwyn: rhoi chwart o fwyar duon yn wlych gyda pheint o'r gwin finegr a phwys o siwgr a gadael y cymysgedd i sefyll am wythnos, ychwanegu pwys arall o siwgr a hanner pwys o fêl ato a berwi'r cyfan.[6] Ffrwyth o'r ardd, sef mafon, gyda gwin finegr a ddefnyddid ar aelwyd ym Mhennant, Llanbryn-mair, i wneud trwyth at annwyd, peswch a dolur gwddf.[7] Mae ffrwyth yr ysgawen, cyraints duon, mwyar duon a mafon, wrth gwrs, yn cynnwys fitamin C.

Câi rhai o'r perlysiau mwyaf cyffredin megis wermod lwyd a chamomeil eu tyfu yn y gerddi, a gwneid te neu drwyth ohonynt at amryw anhwylderau. I wneud y te, rhoid sbrigyn o'r llysieuyn mewn jwg a thywallt dŵr berwedig am ei ben a'i adael i sefyll nes y byddai wedi bwrw ei ffrwyth. Fe'i gadewid ar y pentan yn aml i gadw'n gynnes a chymerid cwpanaid ohono yn ôl yr angen. Berwi'r llysieuyn mewn dŵr a wneid i baratoi trwyth. Yn yr haf, gellid defnyddio'r llysieuyn yn syth o'r ardd, ond os am gael darpariaeth o berlysiau at y gaeaf byddai'n rhaid eu casglu pan fyddent yn dod i'w llawn dwf, eu sychu nes eu bod yn grimp, a'u cadw mewn lle sych yn y tŷ, fel y gwneid gyda blodau'r ysgaw.

Meddyginiaeth at y stumog oedd te wermod lwyd yn bennaf, ond fe'i

defnyddid at annwyd yn ogystal yn ôl tystiolaeth o bentrefi'r Foel (Maldwyn),
Llanwrtyd (Brycheiniog), Abereiddi, Llanrhian a Llandysilio (Penfro) ac
Ynys-hir (Morgannwg). Rhoid dos o wermod lwyd hefyd i rywun a deimlai'n
wan ar ôl annwyd neu ffliw gan ei fod yn codi archwaeth bwyd. O Faldwyn y
daeth y dystiolaeth helaethaf am gymryd te camomeil i wella annwyd (cafwyd
rhai enghreifftiau hefyd o Frycheiniog a Phenfro). Cofiai Mrs Edith Margretta
Ellis, Berth Fawr, Dolanog ger Llanfair Caereinion fynd gyda'i chyfoedion i
nôl camomeil dros hen ŵr o ardal Seilo pan oedd hi'n blentyn a chlywodd sôn
y byddai ef yn chwysu nes bod y gwely'n wlyb ar ôl cymryd y te.[8] Nododd
sawl un fod te camomeil yn gwneud i rywun chwysu. Yfed y te yn boeth a
wneid fel rheol ond yn ôl tystiolaeth o Lanfair Caereinion cwblheid y driniaeth
drwy ei gymryd yn oer fel tonig.[9]

Meddyginiaeth arall at annwyd a pheswch oedd te rhosmari a mêl. Byddai'r
mêl yn gwella'r blas a chredid ei fod hefyd yn ychwanegu at effeithiolrwydd y
ddiod. Eglurodd Miss Sarah Anne Davies, Pren-gwyn, Llandysul, fel y byddai
ei mam yn arfer gwneud y te gyda rhosmari ffres o'r llwyn – nid oedd angen ei
sychu at y gaeaf gan ei fod yn blanhigyn bytholwyrdd. Cydiai mewn dyrnaid
ohono a'i olchi mewn dŵr claear i gael gwared ag unrhyw lwch neu faw, ac
yna fe'i rhôi mewn jwg a thywallt dŵr berwedig am ei ben ac ychwanegu dau
neu dri llond llwy fwrdd o fêl ato. Gadewid y te i sefyll dros nos ac fe'i rhoid
i'r plant i'w yfed yn oer fore drannoeth. Caent beth ohono dair neu bedair
gwaith y dydd am bedwar neu bum diwrnod nes cael gwared â'r annwyd yn
llwyr.[10]

Rhosmari wedi'i ferwi mewn llaeth enwyn a oedd yn gyffredin yn sir
y Fflint, a byddai rhai yn rhoi llwyaid o driog ynddo yn ogystal. Cafwyd
amrywiad arall ar y feddyginiaeth gan siaradwraig o Benegoes ger Machynlleth,
a oedd yn hanu o ardal Uwchygarreg. Arferai ei mam ferwi'r rhosmari a'r
llaeth enwyn, ei arllwys i ddysgl ac ychwanegu siwgr a hanner llond llwy de
o fwstard ato; gellid ei yfed yn boeth neu'n oer. Byddai rhywun yn chwysu'n
ofnadwy ar ôl cymryd y trwyth a byddai'n rhaid aros yn y gwely drwy'r dydd
i'r annwyd ddod allan. Gallai'r annwyd droi'n niwmonia oni wneid hyn, fel a
ddigwyddodd yn achos ei thad, a aethai dros y mynydd ar gefn y ferlen yn yr
eira at fuwch a oedd yn methu dod â llo, ac yntau'n dioddef o annwyd trwm
a'i mam wedi rhoi'r ddiod rhosmari iddo i chwysu.[11]

Roedd pupur-fintys yn llysieuyn poblogaidd at annwyd. Dywedodd siaradwraig o Lanwrtyd, a fagwyd ar fferm Gwybedog, Tirabad, ar Fynydd Epynt yn y cyfnod cyn i'r Swyddfa Ryfel feddiannu'r tir ar gyfer maes tanio, yr arferid ei gasglu yn y gwyllt a'i sychu at y gaeaf. Pe bai un o'r teulu wedi cael ychydig o annwyd byddai ei mam yn tywallt dŵr berwedig ar y llysieuyn mewn jwg ac yn gwneud i'r claf anadlu'r ager a godai ohono er mwyn rhyddhau'r annwyd yn y pen.[12] Ond yfed y te a wneid fel rheol, gan ychwanegu mêl ato yn achos brest gaeth, neu flodau ysgaw ambell waith. Byddai rhai yn prynu pecyn o 'Elderflower and Peppermint' yn siop y fferyllydd i drin annwyd.

Te arall a wneid at annwyd oedd te dail llwyd y cŵn – o rownd, ro rownd neu orwn ar lafar (o'r Saesneg *horehound*). Arferai Miss Mary Winnie Jones, Hendre, Cwm Main, gael te o rownd pan oedd yn blentyn, gydag ychydig o siwgr wedi'i ychwanegu ato.[13] Câi ei gyfrif yn arbennig o dda at y frest yn ôl tystiolaeth o Benfro a Chaerfyrddin,[14] a hefyd at beswch, yn ôl siaradwyr o Benfro a Mynwy.[15] Cofiai Mrs Katie Jenkins, a fagwyd ar fferm Glynrhigos, Cil-ffriw, Morgannwg, y byddai hen ffermwr o'r enw Jenkins, Aberdrychwallt, yn arfer defnyddio'r llysieuyn i wneud ffisig i wartheg at oerfel, yn y cyfnod cyn y Rhyfel Byd Cyntaf, a dywedodd y byddai pobl yn arfer cymryd peth o'r ffisig hwn i drin annwyd, gan roi un neu ddau lond llwy de ohono mewn ychydig o ddŵr cynnes.[16] Gwneid peth defnydd o de tansi hefyd. Byddai Mrs Hannah Mary Davies, Aberteifi, a fagwyd yn Tufton, Penfro, yn arfer cael 'te tansli' at annwyd, a chofiai y rhoid dos ohono i lo bach pe bai'n sgwrio neu wedi cael rhyw anhwylder ar y cylla, er enghraifft, ar ôl bod yn bwyta sarn (gwasarn).[17] Dywedwyd hefyd y gellid berwi'r llysieuyn mewn llefrith neu laeth ar ôl ysigo'r dail i ryddhau peth o'r sudd.[18] Cafwyd tystiolaeth o Benfro am ferwi garlleg mewn llaeth, a dywedodd gwraig o Ros-hyl ger Cilgerran, a fagwyd yn Llanfallteg, y byddai ei mam yn rhoi garlleg yn ei hosanau wrth iddi fynd i'r gwely pan oedd yn blentyn er mwyn i'r arogl weithio ei ffordd i'r pen erbyn y bore.[19]

Roedd rhai blodau gwyllt yn hynod o boblogaidd at annwyd. Llysiau diadwyth (*Glechoma hederacea*) oedd y feddyginiaeth fwyaf poblogaidd o ddigon yn Llanwrtyd a'r cylch. Fe'u cesglid yn yr haf a'u sychu i wneud te ohonynt yn ystod y gaeaf. Dywedodd siaradwr o Abergwesyn y byddai ei dad yn arfer gwneud hyn bob blwyddyn yn ddi-ffael,[20] ac ychwanegodd ei chwaer y byddai'r ddiod yn gwneud iddynt chwysu'n arw ac yn gwella'r annwyd bob tro.[21] Roedd gŵr o Lanafan Fawr, a recordiwyd ar ddechrau'r 1960au, yn cofio gweld ei daid yn yfed y te a bu'n gwneud hynny ei hun ugeiniau o weithiau. Roedd lliw melyn iddo, meddai, bron fel cwrw neu seidr, a byddai tua chwart ohono, fel rheol, yn ddigon am yr wythnos.[22]

Cafwyd tystiolaeth am ddefnyddio'r planhigyn fel meddyginiaeth at annwyd yn siroedd Morgannwg, Caernarfon a Dinbych hefyd. Llysiau'r gerwn (gerwyn) y'i gelwid ym Morgannwg, ac arferai gŵr o Langynwyd gymryd y te gyda menyn a siwgr demerara ynddo.[23] Dail feidrol (amrywiad ar 'dail eidrol' neu 'dail eidral') neu lysiau'r esgyrn yw'r enwau mwyaf cyfarwydd yn sir Gaernarfon. Cofiai Mrs Elizabeth Roberts, Bryncroes, iddi gael te llysiau'r esgyrn gyda mêl a siwgr wedi'u hychwanegu ato pan oedd yn blentyn,[24] a chafwyd tystiolaeth o Ddolgarrog am de dail feidrol a siwgr candi. Gellid prynu'r siwgr candi, a oedd yn ddefnydd caled iawn â gwawr felen arno, yn siop y fferyllydd.[25] Arferid cynnwys dail feidrol mewn trwyth gyda llysiau llesol eraill fel y tystia'r llythyr canlynol a anfonwyd gan wraig o Nantperis at Dr Iorwerth Peate ar ddechrau'r 1940au, ac sydd bellach yng nghasgliad llawysgrifau Amgueddfa Werin Cymru:

> … cofiaf yn dda y defnydd a wnaethid ohonynt, pan oeddwn yn blentyn dros drigain mlynedd yn ôl. Cofiaf am hen wraig dduwiol fyddai yn gwneud diod ddail at yr annwyd, yn arbennig at anhwylderau y frest, gyda dail llysiau ysgyfaint, dail feidrol, dail carn yr ebol a dant y llew.[26]

Cafwyd tystiolaeth gyffelyb gan gyfranwraig o Lanrwst, a fagwyd yn ardal y Fach-wen, Llanddeiniolen, ac a lanwodd un o holiaduron neu Lyfrau Ateb yr Amgueddfa ym 1961. Soniodd am wneud diod ddail gyda dail feidrol, llysiau gwaedlin (*Achillea millefolium*), had llin, siwgr candi, lemwn a licris fel meddyginiaeth at frest gaeth a pheswch.[27]

Defnyddid y ffurf lafar dail rheidiol (amrywiad arall ar 'dail eidrol' neu 'dail eidral') yn sir Ddinbych, ac roedd gan Elizabeth Williams, awdur y gyfrol *Siaced Fraith*, gof byw am gael te o'r llysiau pan oedd yn blentyn yn Llanrwst ar ddechrau'r 1870au:

> Cofiaf fel y byddai Mam, pan fyddai annwyd ar un ohonom, yn gwneud 'te dail

rheidiol' inni. Llysieuyn oedd â deilen fechan gron, ac arogl swynol arni. Llawer gwaith y bum yn hel dail rheidiol i Mam. Byddai digon i'w cael yng nghlawdd Cae Penloyn. Mwydai'r dail mewn dŵr berwedig a chawn ddrachtiad ohono yn awr ac yn y man. [28]

Cafwyd peth tystiolaeth wasgaredig am ddefnyddio te ffa'r corsydd i drin annwyd, er mai meddyginiaeth at y cefn ydoedd yn bennaf. O Abereiddi, Penfro, y daeth yr unig gyfeiriad at ddefnyddio te 'rhigam', sef origan neu fintys y graig (*Origanum vulgare*).[29] Prin hefyd yw'r dystiolaeth am ddefnyddio gwyddfid, er enghraifft, cyfeiriad o Forfa Nefyn at wneud te o'r dail i lacio fflem ar y frest,[30] a chyfarwyddyd o Landdeiniolen i wneud trwyth drwy ferwi'r dail a'r blodau gyda siwgr coch a chymryd llond llwy fwrdd ohono deirgwaith y dydd.[31] Cafwyd ambell gyfeiriad at ddefnyddio'r wialen aur a'r goesgoch i drin annwyd. Câi dail carn yr ebol, a grybwyllwyd uchod yn y llythyr o Nantperis, eu cyfrif yn arbennig o dda am lacio'r frest a gwneid trwyth ohonynt yn ogystal â'u hysmygu. Byddai Ifan Thomas, y 'doctor dail' o Forfa Nefyn, yn eu hysmygu yn gymysg â llysiau gwaedlin yn ôl tystiolaeth Mrs Mary Thomas, nith iddo drwy briodas, a oedd hefyd yn arbenigwraig ar lysiau.[32] Gwneid te llysiau'r ysgyfaint a the llau'r offeiriad at frest gaeth hefyd.

Nionod a swêds oedd y llysiau gardd mwyaf poblogaidd o ddigon at drin annwyd. Roedd bwyta nionod neu winwns wedi'u berwi i swper yn arfer poblogaidd, yn enwedig ym Morgannwg, fel y dengys tystiolaeth o ardaloedd Llansamlet, Bôn-y-maen, Treforys, Ystalyfera, Blaenrhondda a Thonyrefail. Dywedodd Miss Doris Rees, Llansamlet, a fagwyd yn Nhreforys, y byddai ei mam yn rhoi pwys o winwns mewn dau beint o ddŵr a'u berwi drwy'r dydd wrth ochr y tân nes bod dim ond hanner peint o'r cymysgedd yn weddill. Yna, rhoid pupur a halen a lwmpyn o fenyn ynddo a'i fwyta i swper gyda bara menyn.[33] Gwneid 'cawl dŵr' gyda'r winwns yn ôl tystiolaeth Mrs Elizabeth Reynolds, Brynhoffnant, a fagwyd yn Synod Inn: fe'u berwid nes eu bod yn 'swps', ychwanegu lwmpyn o fenyn at y cymysgedd a rhoi llond llwy bwdin o flawd ceirch ynddo i'w dewhau.[34] Gellid berwi'r nionod mewn llefrith yn ogystal, ac weithiau caent eu mwtro ar ôl eu berwi, a'u cymysgu â mêl. Credid y byddai nionyn wedi'i dorri yn ei hanner a'i adael mewn ystafell yn cadw annwyd a ffliw draw, a gellid ei fwyta'n amrwd hefyd fel meddyginiaeth ataliol.

Defnyddid swêds neu rwdins i baratoi meddyginiaeth arall a oedd yn boblogaidd iawn at annwyd a pheswch. Torri'r swedsen yn denau a wneid fel rheol a'i gosod yn haenau ar blât gyda siwgr coch (neu siwgr candi ambell waith) rhyngddynt, a chymryd llwyaid o'r sudd wedi i'r siwgr doddi. Sut bynnag, dywedodd gwraig a fagwyd yn Nhrawsgoed ger Aberystwyth y byddai ei mam yn plicio'r swedsen a'i rhoi mewn 'gali-pot', sef pot pridd a ddefnyddid i ddal jam, ei thwymo yn y ffwrn i ryddhau'r sudd ac ychwanegu mêl ato.[35] Gwnâi eraill dwll yn y swedsen a rhoi siwgr coch ynddo, neu weithiau siwgr coch a sinsir. Dull arall o baratoi'r feddyginiaeth oedd mwtro swêds wedi'u berwi a gwneud pant yn y canol ar gyfer y siwgr. Gwneid defnydd cyffelyb o faip neu erfin.

Dyma un garfan o feddyginiaethau a baratoid yn y cartref i geisio lliniaru effeithiau'r annwyd. Gan mai yn y gaeaf y ceir anwydau amlaf, a'r mwyafrif o'r llysiau yn eu twf yn ystod yr haf, byddai'n rhaid rhagweld anghenion a darparu fisoedd ymlaen llaw. Ond roedd digon o ddefnyddiau eraill yn hwylus wrth law, ynghyd â stôr o wybodaeth am y defnydd meddyginiaethol y gellid ei wneud ohonynt.

Bwydydd a moddion cartref

Llefrith (llaeth) oedd sylfaen nifer o feddyginiaethau poblogaidd at annwyd. Roedd yfed cwpanaid o lefrith poeth cyn mynd i'r gwely yn arfer cyffredin ac ychwanegid cynfennau neu sbeisys ato yn aml, er enghraifft, pupur gwyn, pupur Cayenne, sinsir, nytmeg, neu, ambell waith, ychydig o wirod megis wisgi neu frandi i wneud i rywun chwysu. Dro arall, rhoid ychydig o fenyn a siwgr yn y llefrith gan greu diod ddymunol iawn. At annwyd ar y frest, cofiai gwraig o Johnston, sir Benfro, y byddai ei nain, a oedd yn hanu o ardal Llys-y-frân, yn arfer berwi llaeth gyda'r braster a geir am arennau neu elwlod dafad.[36] Gwneid diod debyg gyda llaeth a gwêr dafad at annwyd a dolur gwddf ym Mhant-y-dŵr, Maesyfed, a dywedid y byddai'r saim yn glynu wrth y gwddf gan roi esmwythâd.[37] Roedd llefrith wedi'i ferwi gyda gwêr eidion hefyd yn cael ei gyfrif yn dda am ddod â'r fflem i fyny. Crybwyllwyd eisoes yr arfer o ferwi tansi a garlleg mewn llefrith.

Gwneid 'posel dau laeth', neu 'bosel llaeth' fel y'i gelwid weithiau, fel pryd ysgafn i swper mewn rhai cartrefi, a châi ei gyfrif yn dda at annwyd hefyd.

Rhoid ychydig o laeth enwyn oer mewn powlen neu gwpan a thywallt llefrith wedi'i ferwi arno, a phe câi hyn ei wneud yn weddol gyflym fe dorrai'n 'gaws a gleision'. Torrid bara iddo i wneud pryd, tra ychwanegid ychydig o sinsir ato a'i yfed yn boeth i wella annwyd.[38] Priodolid yr un rhinwedd feddyginiaethol i 'bosel dŵr' hefyd, a baratoid drwy roi ychydig o laeth enwyn yng ngwaelod y cwpan a thywallt dŵr berwedig arno, a dywedid ei fod yn ysgafnach ar y stumog na phosel llaeth. Dywedodd William Christmas Williams, Llwyn Derw, Pandytudur, Llanrwst, mai'r 'gleision' neu'r 'gloywon' oddi ar yr wyneb a gymerai ef pan oedd yn blentyn ac y gadewid yr hyn a oedd yn weddill yn y gwaelod.[39] I wneud posel triog, ychwanegid llwyaid neu ddwy o driog du at y posel dau laeth neu at laeth enwyn wedi'i ferwi ac weithiau rhoid ychydig o sinsir, pupur a sinsir, neu sinsir, nytmeg a phupur Cayenne ynddo i roi blas poeth arno. Cofiai gwraig o Lanymawddwy, Meirionnydd, y byddai ei mam yn ychwanegu llond llwy fwrdd o driog du, dau lond llwy fwrdd o finegr, a llond llwy de o fwstard a mêl at y llaeth enwyn poeth.[40] O siroedd Môn, Caernarfon, Meirionnydd, Trefaldwyn a Dinbych y daeth yr holl dystiolaeth am wneud y tri math o bosel. Ychwanegid triog at lefrith poeth yn ogystal ag at laeth enwyn, ac weithiau cymerid y llaeth enwyn poeth ar ei ben ei hun, neu laeth enwyn a rhosmari, fel meddyginiaeth at annwyd.

Roedd bwdran neu fwdram yn bryd cyffredin i swper yn siroedd Aberteifi, Penfro a Chaerfyrddin. I'w baratoi, rhoid blawd sucan neu flawd ceirch yn wlych mewn dŵr claear dros nos a'i hidlo drwy ogr mân. Ychwanegid ychydig o ddŵr at y trwyth pe bai'n rhy dew, ac yna'i ferwi gan ei droi'n ddi-baid am ryw bum munud a'i dywallt ar fara wedi'i falu. I drin annwyd, gellid ei flasu â siwgr, menyn a sinsir.[41] Arferai Hannah Lloyd, Tre-groes, Llandysul, baratoi'r lluniaeth hwn i'w phlant, gan roi menyn a siwgr ynddo ac, yn ôl tystiolaeth ei merch, byddai'n siŵr o glirio'r annwyd erbyn bore drannoeth.[42] Un feddyginiaeth syml iawn o Forgannwg oedd yfed dŵr a chan, a baratoid drwy gymysgu llwyaid o flawd mewn dŵr. Neu, gellid yfed cwpanaid o de gyda llond llwy fwrdd o fenyn ynddo.

Mêl, ar ryw ffurf neu'i gilydd, oedd un o'r meddyginiaethau mwyaf cyffredin at annwyd a pheswch. Crybwyllodd amryw o'r siaradwyr y byddai eu rhieni yn tueddu i gadw'r mêl ar gyfer trin annwyd, yn hytrach na'i fwyta, er bod ganddynt berthnasau a chymdogion a oedd yn cadw gwenyn, gan mor werthfawr ydoedd yn eu golwg. Cymerai rhai lwyaid o fêl ar ei ben ei hun tra byddai eraill yn rhoi llwyaid neu ddwy ohono mewn dŵr poeth a lemwn, neu'n ei gymysgu ag ychydig o finegr. Dywedid bod mêl a finegr yn torri'r fflem a ddatblygai yn sgil annwyd trwm, a'i fod hefyd yn dda at y gwddf a'r llais. Ychwanegid dŵr poeth at y cymysgedd hwn ambell waith. Cofiai Ernest Vyrnwy James, gŵr o Lanerfyl a fagwyd yng Nghwm Nant yr Eira, mai'r hyn a wnâi ei fam oedd rhoi ychydig o ddŵr poeth yng ngwaelod y cwpan gyda llond llwy de o fêl a rhyw bedwar diferyn o finegr am ei ben.[43] Roedd ei dad yn arfer cadw gwenyn, a byddai gan y teulu ddewis o ddau fath o fêl, sef y mêl o neithdar y blodau yn y caeau, neu fêl blodau'r grug o'r cychod ar y mynydd. Roedd ganddo ffydd eithriadol mewn mêl blodau'r grug at annwyd a pheswch.[44]

Dichon mai'r cyfuniad mwyaf poblogaidd oedd mêl, menyn a finegr. Yn ôl tystiolaeth o Groes-lan, Llandysul, rhoid tua dau neu dri llond llwy de o fêl, menyn a finegr mewn sosban i godi i'r berw, yna codi'r ewyn a'i daflu ac yfed y cymysgedd tra oedd yn boeth.[45] Roedd swm y cynhwysion yn gallu amrywio – dylid defnyddio maint cneuen o fenyn, dwy lwyaid dda o fêl a llwyaid o finegr yn ôl rysáit arall.[46] Weithiau, gadewid y cymysgedd i oeri a chymerid llond llwy de ohono bob yn awr ac yn y man yn ystod y dydd. Câi ei gyfrif yn arbennig o dda at annwyd, peswch a dolur gwddf.

Cyfuniad cyffredin arall oedd mêl, finegr a siwgr, a chafwyd tystiolaeth am ddefnyddio mêl, menyn a sudd lemwn (Treorci); mêl, finegr a sudd lemwn (Ynys-hir); mêl, menyn a siwgr coch (Y Creunant); a mêl, menyn, siwgr coch a finegr (Solfach; Cleirwy). Cymerai rhai y mêl gyda sbeis neu wirod, er enghraifft, mêl a wisgi (Trawsfynydd); mêl, menyn a wisgi (Ewenni; Coety); mêl a rỳm (Bryncroes); mêl, menyn a rỳm (Ewenni); mêl, finegr a wisgi (Llandysilio; Cwmlline); dŵr poeth, mêl a sinsir (Bryncroes); a mêl, finegr a sinsir (Cwmlline). Ambell waith ceid rhai o'r cyfuniadau uchod heb y mêl. Dywedodd amryw o'r siaradwyr yr arferent gael siwgr, menyn a finegr a chafwyd peth tystiolaeth am ddefnyddio siwgr coch, menyn a sinsir (Aberteifi). Arfer arall lled gyffredin oedd twymo peint o gwrw casgen a rhoi siwgr a sinsir ynddo. Nid yw'n ymddangos fod unrhyw batrwm pendant i'r amrywiadau hyn a'r tebyg yw bod cynnwys y feddyginiaeth yn dibynnu'n aml ar chwaeth bersonol neu arfer teuluol ac ar y ddarpariaeth a oedd ar gael ar yr aelwyd.

Gwraidd y planhigyn gwylys neu berwraidd (*Glycyrrhiza glabra*) yw licris, neu 'sbanish' fel y'i hadwaenir yn aml. Mae'n tyfu'n naturiol ar dir prysg yn ne-orllewin Asia ac ardaloedd Môr y Canoldir. Roedd yn llysieuyn pwysig yn yr hen Aifft, Asyria a China ond ni chafodd ei gyflwyno i Ewrop hyd y bymthegfed ganrif.[47] Cyfeirir ato yn llysieulyfr William Turner (1562), a nododd 'I neuer saw it growe in England sauynge onely in gardens … The iuice of Lycores is good for the harishenes or rowghnes of the throte …'[48] O Sbaen y dôi cyfran helaeth o'r gwraidd a gâi ei fewnforio, sy'n esbonio pam y'i gelwid yn 'sbanish'. Cyfeirir ato ar lafar fel lic(i)s-bôl, nic(i)s-bôl, rics-bôl, neu licismôl (o'r Saesneg *liquorice ball*). Defnyddid y gwreiddiau mewn ffisig annwyd, a gellid prynu *stick liquorice*, sef darnau o'r gwraidd wedi'i sychu, at ddibenion meddyginiaethol ac ar gyfer eu cnoi. Hefyd, câi'r gwreiddiau eu malu a'u berwi i gael y sylwedd du a ddefnyddir i wneud fferins.

Paratoid meddyginiaeth yn y cartref drwy roi dŵr poeth ar ddarn o'r licris. Yn ôl tystiolaeth J. R. Jones, Brynsiencyn, a fu'n gweithio yn chwarel Dinorwig yn y 1920au, arferai'r chwarelwyr a oedd yn lletya yn y barics fynd i lawr at y fferyllydd yn Llanberis i brynu licris pan oedd annwyd arnynt, ac yna ei sleisio a rhoi dŵr poeth am ei ben.[49] Yn Nhreforys, arferid prynu 'cough candy' a 'liquorice stick' i wneud moddion peswch,[50] a chofnodwyd rysáit ar gyfer moddion o'r fath mewn llawysgrif o ardal Penderyn sy'n dyddio o'r 1880au. Y cynhwysion oedd owns o licris, owns o siwgr candi, pedair owns o driog, hanner owns o glofau, pedwar neu bump o godau Cayenne a pheint o ddŵr. Rhoid y cymysgedd ar y pentan i doddi ac yna'i hidlo a'i botelu.[51] Cyfeiriwyd eisoes at ddefnyddio licris, siwgr candi, had llin a lemwn yn gymysg â blodau gwyllt i baratoi diod ddail. Byddai Mari Jones y widwith, o Glwydyfagwyr, Merthyr Tudful, neu 'Mari Tai Mawr' fel yr adwaenid hi yn lleol, yn berwi licris gyda mêl a 'salts' ac yn mesur llond ecob ohono i'r claf, yn ôl tystiolaeth ei hwyres.[52]

Roedd had llin yn elfen allweddol mewn rhai meddyginiaethau a oedd yn cynnwys licris. Yn ôl tystiolaeth o Benrhyndeudraeth, câi'r had llin ei ferwi nes y byddai fel jeli, ac yna'i hidlo cyn rhoi licris a mêl ynddo.[53] Dywedodd gwraig o Bren-gwyn, Llandysul, wrth sôn am ei phlentyndod yn Nhregroes gerllaw, y byddai ei thad yn arfer gwneud meddyginiaeth at frest gaeth drwy ferwi had llin, 'sbanish' a siwgr candi.[54] Meddyginiaeth boblogaidd yng nghylch Llansannan oedd had llin a sudd lemwn. Un ffordd o'i pharatoi oedd rhoi llond llwy fwrdd o had llin mewn llestr, tywallt peint o ddŵr berwedig arno ac ychwanegu sudd un lemwn. Fe'i cedwid mewn cwpwrdd cymharol oer a'i defnyddio yn ôl yr angen.[55] Amrywiad ar y feddyginiaeth oedd had llin, lemwn a siwgr.[56] Roedd y feddyginiaeth yn dal yn boblogaidd yn yr ardal ac roedd gan un teulu gyflenwad o had llin yn barod ar ei chyfer pan gofnodwyd y dystiolaeth hon ym mis Tachwedd 1982.

Moddion parod

Byddai pobl hefyd yn arfer prynu moddion parod gan y fferyllydd neu yn siop y pentref. Cymysgedd o 'sbirit neitar' (*spirit of nitre*) a 'tintur riwbob' (*tincture of rhubarb*) oedd un o'r meddyginiaethau mwyaf effeithiol at annwyd trwm yn ôl tystiolaeth o siroedd Môn, Caernarfon, Meirionnydd, Dinbych a Fflint, a byddai'r siopwr ei hun yn aml yn mesur dogn cyfartal i wneud dos i'w gwsmeriaid. Dywedwyd y byddai trigolion Llansannan yn mynd i siop Aled House yn y pentref, a gedwid gan hen ferch o'r enw Catherine Jones, i gael y moddion.[57] Roedd y ddiod hon yn peri i rywun chwysu'n ofnadwy a byddai'n rhaid aros yn y gwely am ddiwrnod neu ddau ar ôl ei chymryd.

Cafwyd sawl cyfeiriad hefyd at brynu moddion megis balm benswyn (*Friar's Balsam*) neu olew merywen (*oil of juniper*) a rhoi dau neu dri diferyn ohonynt ar lwmp o siwgr a'i sipian. Moddion cyffredin eraill oedd balsam mêl, gwin ipecaciwana, clorodyn, ac olew iau penfras. Arferai gŵr o Lansamlet ym Morgannwg baratoi moddion gyda licris, sarsaparila (o wraidd y planhigyn *Smilax spp.*), sglodion cwasia (*Quassia chips*) (o'r goeden *Picraenia excelsa* o Jamaica) a chwinîn (cyfansawdd crisialog o risgl y goeden *Cinchona*).[58] Defnyddid glyserin naill ai gyda mêl neu mewn llefrith poeth tra gwneid defnydd allanol o olew camfforedig ac olew pren ewcalyptws. Ceir olew camfforedig o wraidd neu ddail a brigau'r goeden *Cinnamomum camphora* sy'n tyfu yn China a Japan. Distyllir olew ewcalyptws allan o ddail y goeden *Eucalyptus globulus* sy'n tyfu yn Awstralia a Thasmania. Y Barwn Ferdinand von Müller, y botanegydd Almaenig a chyfarwyddwr y Gerddi Botanegol ym Melbourne o 1857 i 1873, a fu'n gyfrifol am ledaenu rhinweddau'r goeden, ac ef oedd y cyntaf i awgrymu y gallai'r arogl o'r dail weithredu fel diheintydd.[59] Fe'i defnyddid yn gyffredin ym Mhrydain at anhwylderau'r gwddf a'r frest.

Edrych yn ôl a wnaeth y siaradwyr hyn, gan ddatgelu llu o atgofion am y meddyginiaethau a gaent pan oeddynt yn blant, meddyginiaethau, fe ymddengys, y rhoid coel mawr arnynt ac y profwyd eu gwerth sawl gwaith drosodd. Ceid hefyd gredoau lawer am afiechydon yn ogystal â'r dulliau o'u gwella, ac nid oedd tinc mor obeithiol i'r rhain bob amser. Roedd Elias Owen (1833-99), clerigwr a hynafiaethydd, yn un o arloeswyr casglu llên gwerin yng Nghymru, a dyma gred a glywodd ef am hirhoedledd annwyd a'i effeithiau:

> Should a person take a cold in the fall of the summer, it is thought that it cannot be got rid of until he or she hears the cuckoo's notes. In November, I took a severe cold, and a gentleman farmer told me I should have to wait for the cuckoo before I could part with my cough. I pen this in February, and my cough has not left me. I am waiting patiently – or impatiently – for the genial days of spring, and the welcome visit of the cuckoo.[60]

Mae'r dywediadau a gofnodwyd gan Evan Jones, Ty'n-y-pant, Llanwrtyd, yn fwy digalon fyth:

> Utgorn angau yw peswch sych

neu

> Peswch sych, diwedd pob nych.[61]

Ond mae'n debyg bod y rhain yn cyfeirio at ryw anfadwch llawer gwaeth na pheswch annwyd.

Dolur Gwddf a Chwinsi

Er bod nifer helaeth o'r meddyginiaethau uchod at annwyd yn cael eu cyfrif yn dda at y dolur gwddf a ddôi yn ei sgil, rhoid pwyslais mawr ar drin yr anhwylder yn allanol er mwyn ceisio lliniaru'r anghysur. Roedd nifer o'r meddyginiaethau allanol hyn yn gyffredin drwy Gymru gyfan, ac un o'r rhai mwyaf cyfarwydd oedd rhoi'r hosan wlân y buwyd yn ei gwisgo drwy'r dydd am y gwddf wrth fynd i'r gwely gan ofalu bod troed yr hosan, lle y ceid y mwyaf o chwys, yn cael ei gosod ar dwll y gwddf. Ymddengys fod hosan y tad yn eithaf poblogaidd ar gyfer y driniaeth hon[62] – roedd hosan dyn yn fwy o faint na hosan plentyn, ac mae'n debyg bod mwy o chwys ynddi hefyd, yn enwedig ar ôl diwrnod caled o lafur. Credai rhai ei bod yn bwysig defnyddio'r hosan a wisgwyd am y droed chwith,[63] a chlywyd hefyd fod hosan ddu yn dra effeithiol.[64] Bryd arall, clymid darn o wlanen am y gwddf, ac roedd ffydd arbennig yn rhinweddau'r wlanen goch.

Meddyginiaeth arall yr un mor boblogaidd oedd rhoi sleisen o gig moch am y gwddf. Arferid crogi ochr mochyn o dan y nenfwd yn y ceginau ers talwm a phan fyddai angen peth ohoni i drin dolur gwddf torrid sleisen neu ddwy o'r cig gwynnaf neu frasaf. Weithiau, fe'i rhoid am y gwddf fel ag yr oedd, dro arall fe'i twymid o flaen y tân nes ei fod yn dechrau toddi a dyfrhau. Rhoddai rhai ef ar y gwddf mor boeth ac y gellid ei oddef, gan daro cefn y llaw arno i ofalu nad oedd yn rhy boeth. Yn ôl ambell un, câi'r cig moch ei gyfnewid am sleisen gynnes cyn gynted ag y byddai wedi oeri, ond ei roi cyn mynd i'r gwely a'i adael dros nos y byddai'r mwyafrif o bobl, a'i dynnu yn y bore. Cofiai Mrs Elizabeth (Leisa) Francis, Crymych (Leisa Gwndwn ar lafar gwlad), a fagwyd mewn bwthyn to gwellt ar odre Foel Drygarn, fel y byddent yn gwisgo sgarff fach am y gwddf i fynd i'r ysgol ar ôl tynnu'r cig moch, ac yna'n cael y cig am y gwddf drachefn y noson honno.[65] Fel rheol, gwneid hyn am ryw dair neu bedair noson yn olynol nes y byddai'r gwddf wedi gwella'n llwyr. Gadawai rhai y cig moch am y gwddf am wythnos gyfan, fodd bynnag, heb ei dynnu o gwbl. Byddai'r meddygon yn dilorni'r feddyginiaeth, yn ôl pob sôn, gan ddadlau y byddai'n well i'r cig moch fod ym moliau'r plant nag am eu gyddfau.[66]

Byddai angen cael rhywbeth i ddal y cig moch yn ei le a nodwyd bron yn ddieithriad mai hen hosan neu ddarn o wlanen – gwlanen goch ambell waith – a ddefnyddid i'r diben hwn. Rhoi'r cig moch i mewn yn yr hosan a wneid gan amlaf, ond cafwyd ambell gyfeiriad at ddodi'r hosan ar ben y cig am y gwddf. Arferai rhai dwymo'r wlanen yn ogystal â'r cig moch. Yn ôl tystiolaeth Mrs Leisa Francis, arferid torri stribed hir o wlanen goch a'i 'galedu' o flaen y tân cyn rhoi'r bacwn gwyn arno.[67] Er mai'r wlanen neu hosan wlân a ddefnyddid amlaf, roedd ambell eithriad – mwslin tenau yn ôl tystiolaeth o Drawsfynydd,[68] cadach sidan yn ôl tystiolaeth o Bandytudur,[69] tra dywedodd siaradwr o Lansannan y byddai ei fam yn arfer lapio'r cig moch mewn papur sidan a rhoi sgarff neu gadach i'w gadw yn ei le.[70]

Defnyddiai rhai gadach sidan yn unig, wedi'i wlychu mewn dŵr. Dywedodd Mrs Katie Jenkins, Cil-ffriw, y byddai ei mam yn arfer gwlychu darn o sidan gwyn mewn dŵr oer a'i roi ar y gwddf. Byddai'r defnydd yn sychu'n gyflym, a byddai'n rhaid ei wlychu'n gyson.[71] Cafwyd cyngor cyffelyb gan wraig o Lanharan, Morgannwg, a lenwodd un o Lyfrau Ateb yr Amgueddfa Werin ar ddiwedd y 1950au: 'Er gwella *sore throat* gosodwch liain wedi ei wlychu mewn dwfr oer o amgylch eich gwddwg cyn mynd i'r gwely, a bydd yn 'olliach yn y bore.'[72] Cafwyd tystiolaeth o'r un natur o Benfro hefyd: 'a cold water bandage' oedd cyngor gwraig o Langwm yng ngwaelod y sir,[73] tra dywedodd gŵr o Efail-wen, a fagwyd nid nepell i ffwrdd ym Mynachlog-ddu yng ngogledd-ddwyrain Penfro, mai golchi'r gwddf â dŵr oer oedd y peth gorau a welodd ef at ddolur gwddf.[74]

Un feddyginiaeth rymus a phoblogaidd oedd rhwbio saim gŵydd ar y gwddf. Gŵydd a geid at y Nadolig yng nghyfnod plentyndod y siaradwyr, a byddai'r hen bobl bob amser yn cadw'r saim. Toddi'r bloneg amrwd a wneid fel rheol, drwy ei roi mewn llestr wrth y tân i doddi'n araf neu mewn sosban ar y tân, ac yna arllwys y saim i jariau pridd. Saim o'r ŵydd ei hun oedd saim gŵydd i eraill, hynny yw, y saim a geid ar ôl ei rhostio, ond dywedodd Ernest Vyrnwy James y byddai ei fam ef, yng Nghwm Nant yr Eira, yn rhoi'r ŵydd yn y popty am ychydig cyn rhoi halen na dim arall arni, a'i rhostio nes y byddai ganddi lond dysgl o'r saim i'w gadw dros y gaeaf.[75] Ar ôl rhwbio'r saim gŵydd ar y gwddf rhoid darn o wlanen drosto fel arfer gan ei fod yn beth mor anhyfryd, ond byddai rhai yn rhoi cadach bach arno i ddechrau gyda hosan fawr ddu wlanog wedi'i chlymu am y gwddf ar ben hwnnw wedyn.[76] Dywedid bod saim gŵydd yn agor y mandyllau ac y byddai'n rhaid gofalu peidio â mynd allan i'r oerni ar ôl y feddyginiaeth rhag ofn cael rhagor o annwyd. Mewn achosion mwy difrifol, eid gam ymhellach a llyncu llwyaid o'r saim.

Arferid defnyddio powltis poeth i geisio lladd y boen pan fyddai'r dolur gwddf yn ddrwg iawn. Powltis eithaf cyffredin mewn rhai rhannau o Gymru – siroedd Aberteifi, Penfro a Morgannwg yn arbennig – oedd powltis halen a baratoid drwy gynhesu'r halen a'i roi mewn hosan neu wlanen am y gwddf.

Cofiai gwraig o Dremarchog fel y byddai ei mam yn ei grasu ar y planc,[77] sef y plât crwn o haearn bwrw a ddefnyddid i grasu bara a theisennau arno. Yr arfer yn ardal Treforys oedd ffrio'r halen mewn saim gŵydd – rhoid saim gŵydd yn y 'ffrimpan' a rhoi halen wedi'i falu'n fân ynddo, a'i ffrio nes y byddai'n boeth cyn ei ddodi mewn hosan wlân.[78]

Powltis arall eithaf poblogaidd oedd powltis tatws. Dewisid tatws gweddol fân fel arfer a'u berwi drwy eu crwyn, heb hyd yn oed olchi'r pridd oddi arnynt yn ôl rhai, ac yna eu rhoi'n gyfan mewn hosan am y gwddf neu wasgu ychydig arnynt i'w hagor. Dull arall o baratoi'r powltis oedd mwtro'r tatws a rhoi llwyaid o saim gŵydd ynddynt.[79] Nododd siaradwraig o Lanelli y byddai ei thad, yn Nant Gwynant, Arfon, yn arfer gwasgu garlleg yn ysgafn gyda haearn smwddio, gan ofalu na fyddai gormod o'r sudd yn dianc, a'i roi rhwng dwy wlanen am y gwddf.[80] Cysylltir powltis bran ag anhwylderau megis penddüyn neu gornwyd fel rheol, ond câi ei ddefnyddio at y gwddf yn ogystal pan fyddai angen powltis cymharol ddiniwed. Roedd powltis had llin yn boblogaidd ym Meirionnydd. Gwneid powltis o fara ceirch a bara gwyn yn gymysg hefyd, gan ei adael am y gwddf am rai oriau a'i newid ar ôl iddo oeri. Nododd dwy siaradwraig, y naill yn hanu o Dre-groes, Llandysul,[81] a'r llall o Bontarddulais ym Morgannwg,[82] yr arferid cymysgu blawd a dŵr yn 'bancwsen' neu 'ffroesen' a'i ffrio mewn lard neu saim gŵydd cyn ei rhoi am y gwddf.

Dulliau eraill cymharol gyffredin o drin dolur gwddf oedd garglo gyda dŵr a halen, sugno lwmp o siwgr gyda dau neu dri diferyn o foddion megis balm benswyn arno, neu chwythu powdr fflŵr sylffwr (*flowers of sulphur*) i lawr y gwddf. I wneud hyn, rhoid tua dau lond llwy de o fflŵr sylffwr ar ganol darn sgwâr o bapur, rholio'r papur gan adael y ddau ben yn agored, rhoi un pen yng ngheg y plentyn a chwythu drwy'r llall.[83] Meddyginiaeth lai cyffredin oedd rhoi wy yn ei blisgyn mewn gwydraid o finegr gwyn dros nos nes y byddai'r cyfan wedi troi'n hylif, a chymryd llond llwy fwrdd ohono yn awr ac yn y man.[84] Credai Daniel Llewelyn o Flaenrhondda fod meddyginiaeth a ddefnyddid at asthma, sef anadlu'r ager cynnes a godai ar ôl rhoi dŵr poeth am ben blodau camomeil neu ddarnau o helogan, yn arbennig o dda at ddolur gwddf yn ogystal.[85] Meddyginiaeth effeithiol, yn ôl tystiolaeth o Grymych, oedd torri garlleg yn ddarnau mân a'u llyncu.[86]

Byddai hen wraig o'r enw Catrin Roberts, a oedd yn byw yn Rock Terrace, Cricieth, ac yn ennill ei bywoliaeth drwy halltu penwaig a'u gwerthu, yn trin dolur gwddf gyda chymysgedd o finegr a gwyddfid wedi'i ferwi. Adroddodd gwraig o'r dref, a fagwyd y drws nesaf i Catrin Roberts, fel y bu iddi gael diffitheria pan oedd yn blentyn. Roedd ei mam yn bryderus iawn yn ei chylch, ac aeth i weld Catrin Roberts. Daeth hithau draw a rhoi clwt am ei bys a'i daro yn yr 'eli' gwyddfid a finegr, a'i wthio i lawr gwddf y ferch fach. Roedd y wraig yn argyhoeddedig mai dyma a achubodd ei bywyd. Cafwyd yr hanes gan nai i Catrin Roberts, a gofiai i'w fam gael peth o'r eli i garglo ag ef.[87]

Câi rhai diodydd dail eu cyfrif yn dda at ddolur gwddf, a dywedid bod te teim, er enghraifft, yn lladd pob haint yn y gwddf.[88] Roedd cryn ffydd mewn te saets hefyd. Yn ôl un feddyginiaeth, dylid torri'r saets yn fân, rhoi dŵr berwedig arno, ac ychwanegu ychydig o finegr a mêl. Yna, llyncu llond llwy de ohono, a defnyddio'r gweddill fel gargl.[89] Un o rinweddau corn carw'r mynydd oedd cadw'r llais rhag mynd yn gryg a chofiai siaradwr o Lanwrtyd iddo gael y te ar sawl achlysur pan oedd yn blentyn yn Llanddewibrefi, gan ei yfed ar ôl i'r llysieuyn gael pedair awr ar hugain i fwrw ei ffrwyth.[90]

Gall dolur gwddf ddatblygu'n gwinsi neu ysbinagl, sef crawniad o gylch y tonsil, ac y mae llawer iawn o orgyffwrdd rhwng y meddyginiaethau a ddefnyddid i drin y ddau anhwylder. Roedd nifer helaeth o'r meddyginiaethau mwyaf cyffredin a ddefnyddid i drin dolur gwddf, er enghraifft, cig moch, saim gŵydd neu wlanen, yn cael eu cyfrif yn addas at y cwinsi hefyd, ond yn aml iawn byddai angen rhywbeth mwy nerthol i dorri'r crawniad, megis powltis halen neu bowltis tatws. Mynnai rhai fod powltis tatws yn un o'r meddyginiaethau gorau y gellid ei chael ond bod yn rhaid defnyddio'r powltis mor boeth ag y gellid ei oddef a'i newid yn gyson. Cofiai un wraig iddi ferwi cymaint â deg pwys o datws mewn un diwrnod wrth drin claf â'r cwinsi arno.[91] Cyfeiriwyd eisoes at yr arfer o ddefnyddio powltis neu ffroesen blawd a dŵr at ddolur gwddf, a chafwyd tystiolaeth bellach o Dreorci, Treforys a Llanwrtyd y paratoid y feddyginiaeth hon i drin cwinsi yn ogystal.

Paratoid nifer o feddyginiaethau llysieuol eraill at y cwinsi. Un o'r rhain oedd powltis afal poeth: câi'r afal ei bobi a'i roi ar damaid o wlanen goch gydag ychydig o dybaco a saim gŵydd arno, ac wedyn ei roi am y gwddf mor boeth ag y gellid ei oddef a'i adael yno dros nos.[92] Gwneid powltis hefyd o ddail bysedd y cŵn wedi'u twymo gydag iraid mewn popty poeth; dywedid bod hwn yn 'giwar' ac na cheid yr anhwylder drachefn ar ôl ei ddefnyddio.[93] Byddai ffermwr o Lanarmon yn Eifionydd yn dioddef o'r 'sbinagl' yn weddol gyson, yn ôl tystiolaeth ei fab, ac yn ei drin gyda phowltis halen poeth, nes iddo gael cyngor gan hen grwydryn i roi plastr o nionod am ei wddf. Aeth y nionod i chwysu a drewi'n ofnadwy, ond ni chafwyd yr anhwylder byth wedyn.[94] Cafwyd tystiolaeth hefyd am dorri dail persawrus hen ŵr, eu cymysgu ag wy a blawd ceirch, a gosod y cyfan yn blastr ar y gwddf,[95] neu dorri taten amrwd a'i rhoi mewn hosan am y gwddf.

Dull arall o drin y cwinsi oedd golchi'r geg neu garglo. Dŵr a halen a ddefnyddid amlaf i olchi'r geg at ddolur gwddf, ond trwyth perlysiau a oedd fwyaf cyffredin at y cwinsi. Berwi finegr a saets oedd un cyngor,[96] a byddai ambell un yn garglo gyda the rhosmari a hefyd yn yfed y te.[97] Roedd eirin Mair yn dda am glirio'r cwinsi, yn ôl tystiolaeth o Gas-mael ym Mhenfro, a dywedwyd y dylid sugno sudd rhai o'r cwsberins mwyaf aeddfed a bwyta peth o'r ffrwyth.[98]

Tra bo rhoi saim gŵydd yn blastr ar y gwddf yn feddyginiaeth gyffredin at ddolur gwddf, argymhellid y dylid mynd gam ymhellach wrth drin cwinsi a llyncu llwyaid o'r saim. Un gwyn fawr gyda'r cwinsi oedd y byddai'r claf yn mynd yn wan iawn ac yn cael trafferth i lyncu. Dywedodd siaradwraig o Dreorci mai'r hyn a wnâi ei mam mewn achosion o'r fath oedd rhoi ychydig o friwsion bara, siwgr a menyn mewn cwpanaid o de a rhoi llwyaid ohono i'r claf bob yn awr ac yn y man i gynnal ei nerth.[99]

I drin y cwinsi, mae angen nid yn unig wrthfiotigau i reoli'r haint, ond llawdriniaeth fechan mewn rhai achosion er mwyn torri'r crawniad a gofalu nad yw'n lledu. Gellir deall felly pam yr oedd yr afiechyd yn gymaint o fygythiad ar ddechrau'r ugeinfed ganrif. Roedd y rhan fwyaf o'r siaradwyr yn ymwybodol iawn o bwysigrwydd torri'r cwinsi ac o'r angen i'w drin yn ddygn nes cyflawni hyn. Yr hyn sy'n ddiddorol yw iddynt, yn ddieithriad bron, nodi i'r feddyginiaeth gartref fod yn llwyddiannus.

Annwyd ar y Frest a Broncitis

Roedd cyfran dda o'r meddyginiaethau niferus a ddefnyddid i drin annwyd yn cael eu cyfrif yn arbennig o effeithiol at y frest ac at froncitis, er enghraifft, trwyth licris, lemwn a had llin neu ddiod ddail yn cynnwys llysiau'r esgyrn, llysiau'r ysgyfaint a dail carn yr ebol. Hefyd, câi dail carn yr ebol wedi'u sychu eu hysmygu i lacio'r frest. Ond, fel rheol, pan fyddai'r annwyd wedi mynd ar y frest, defnyddid meddyginiaeth allanol naill ai ar ei phen ei hun neu ar y cyd â meddyginiaethau eraill.

Yn ystod y gaeaf byddai llawer o blant yn mynd i'r ysgol yn gwisgo darn o gamffor am y gwddf. Darn bach gwyn sgwâr oedd hwn, a gwneid cwdyn pwrpasol i'w roi amdano, ambell waith o wlanen neu wlanen goch, gydag incil neu dâp drwyddo i'w grogi am y gwddf.[100] Gadewid y cwdyn am y gwddf nes bod y darn camffor wedi mynd yn ddim.[101] Credid bod y camffor yn dda at frest gaeth ac, o'i ddefnyddio mewn da bryd, yn cadw'r frest rhag annwyd. O ogledd-orllewin Cymru y daeth y rhan fwyaf o'r dystiolaeth hon.

Perthynai rhin fawr, os nad hudol bron, i wisgo gwlanen goch i atal a gwella annwyd. Byddai plant gyda 'brest wan' yn gorfod gwneud hyn yn rheolaidd yn ystod y gaeaf. Gwisgo gwasgod o wlanen goch agosaf at y croen a'i gadael yno nes y byddai wedi treulio oedd yr arfer ym Mlaenrhondda,[102] ac yn ôl tystiolaeth o Lansannan arferai pobl a phlant wisgo syrcyn o wlanen goch i geisio lleddfu anghysur brest gaeth.[103] Dywedodd hen saer o Wernymynydd, sir y Fflint, a oedd yn chwech a phedwar ugain oed pan gofnodwyd ei dystiolaeth ym 1959, y byddai ei wraig yn arfer rhoi gwlanen goch iddo 'all round' gan ei phwytho yn ei 'singlet' neu 'syrcyn', ac yn ei gwnïo wrth syrcyn glân pan fyddai'n newid ei ddillad: 'a wedyn 'i dynnu o i ffwr' pan uddan yn newid y syrcyn, 'tê, a'i roi o ar y llall, tê.' Gadewid y wlanen nes ei bod yn llyfreiau gan y byddai'n berygl cael annwyd wrth ei thynnu'n gyfan gwbl.[104] Ceir enghreifftiau o ddilladach pwrpasol yng nghasgliad gwisgoedd Amgueddfa Werin Cymru. Maent ar ffurf tabar, mwy neu lai, yn gorchuddio'r cefn a'r frest, gydag incil neu fotymau yn eu cau ar bob ochr.

Credid bod y lliw coch yn meddu ar rinweddau gwarchodol a'i fod felly yn gallu amddiffyn y sawl â'i gwisgai rhag afiechydon a phwerau gwrthnysig. Gwelir bod gan amryw o blanhigion gwarchodol megis celyn neu griafol aeron cochion. Mae coch hefyd yn un o'r tri lliw sylfaenol, y 'triawd lliw' (du, coch a gwyn), y cyfeirir atynt gan anthropolegwyr ac a ddefnyddid i addurno'r corff. Mae'n symbol o'r ddaear, bywyd da, a gwres.[105]

Defnyddid bacwn bras gyda'r wlanen goch ambell waith. Gellid rhoi sleisiau o'r bacwn brasaf posibl ar y frest a'r wlanen goch drostynt neu gwiltio gwlanen goch a rhoi sleisiau o gig moch a phupur Cayenne i mewn ynddi a'i dodi ar y frest a'r cefn.[106] Yn ôl tystiolaeth o Frycheiniog, arferid rhoi ychydig o dyrpentin ar wlanen (er na chyfeiriwyd yn benodol at wlanen goch) a'i gosod ar y frest, ond byddai'n rhaid gofalu peidio â defnyddio gormod ohono gan ei fod yn llosgi.[107]

Meddyginiaeth arall hynod o boblogaidd oedd saim gŵydd a thystiodd amryw byd o bobl i'w rym iachaol. Mynnodd un gŵr mai dyma'r feddyginiaeth orau bosibl at annwyd a broncitis ac y câi ei defnyddio mewn naw tŷ allan o bob deg. Cofiai fel y rhoid dogn helaeth ohono ar y frest o dan ddarn o wlanen a glymid yn ei lle ag incil.[108] Yn ôl tystiolaeth o Lansamlet, defnyddid 'goose grease back and front',[109] a dywedodd siaradwraig o Farloes yn ne Penfro yr arferid ei rwbio ar y frest, y cefn a than wadnau'r traed i'r un diben.[110] Roedd Oliver Jones, Talwrn, Llanwrthwl, Brycheiniog, yn argyhoeddedig y gallai atal niwmonia, a pharhâi i'w ddefnyddio at wahanol anhwylderau, gan brynu gŵydd bob Nadolig, a dwy bob yn ail flwyddyn, er mwyn gofalu bod ganddo ddigon ohono.[111] Yn ogystal â'i ddefnyddio'n allanol llyncid peth ohono ambell waith yn y gred ei fod yn mynd i lawr i'r frest ac yn rhyddhau'r annwyd. Câi ei gyfrif yn beth cryf iawn a haerodd gŵr o Benfro y gallai weithio ei ffordd drwy grochan haearn hyd yn oed.[112]

Roedd gan wraig o Ddowlais Top, Merthyr Tudful, wybodaeth ddiddorol am ddefnyddio lard mochyn yn hytrach na saim gŵydd. Esboniodd fel y byddent, ar ddiwrnod lladd mochyn, yn crafu'r braster oddi ar y perfedd ac yn ei doddi i'w ddefnyddio i iro esgidiau ac ati ac i'w rwbio ar frestiau plant anwydog. (Cadwent floneg y mochyn ar gyfer coginio.) Pan oedd y saim yn dal yn gynnes rhoid lwmpyn o gamffor ynddo i doddi,[113] a cheid felly rinwedd y camffor yn ogystal â'r saim. Soniodd Mrs Margaret Jennie Thomas, Llwyncynhyrys, Llanymddyfri, fel yr arferid rhoi papur llwyd, gyda phlastr o lard a nytmeg wedi'i ratio arno, ar y frest, a'i gysylltu wrth y crys â phin. Credai fod y feddyginiaeth hon, megis y te ro rownd a'r te gamil a grybwyllwyd ganddi, yn bur effeithiol.[114] Cofiai gwraig arall, o Dreforys, iddi fynd i'r gwaith gyda phapur llwyd a gwêr anifail arno ar ei brest.[115]

Gwneid defnydd helaeth o bowltis mwstard a phowltis had llin at annwyd ar y frest ac at froncitis a dyma hefyd oedd y prif feddyginiaethau at niwmonia ac eisglwyf.

Niwmonia ac Eisglwyf

Y meddyginiaethau mwyaf cyffredin at niwmonia (llid yr ysgyfaint) ac eisglwyf neu bliwrisi (llid yr eisbilen neu'r pliwra, sef haenen ddwbl o bilen denau sy'n amgylchynu'r ysgyfaint) oedd powltis had llin a phowltis mwstard. Powdr mwstard o dun, ac nid y pâst mwstard parod a geir yn gyffredin yn y siopau heddiw, a ddefnyddid i'r diben hwn. Fe'i cymysgid â llefrith neu ddŵr cynnes a'i daenu ar bapur llwyd a'i roi ar y frest. Gan fod y plastr hwn yn dueddol o godi'r croen rhoid ychydig o lard ynddo ambell waith, neu cymysgid gwynnwy gyda'r mwstard i'w liniaru. Adroddodd Miss Doris Rees o Lansamlet fel y bu i'w mam osod plastr cynnes o fwstard ar ystlys ei thad pan oedd yn dioddef o'r eisglwyf; cododd chwysigen fawr yno, a llifodd y dŵr allan ohoni pan roddwyd pin ynddi.[116] Byddai powltis mwstard, megis powltisau poeth eraill, yn gweithredu fel gwrthlidydd.

Gellid paratoi'r powltis had llin drwy ferwi'r hadau nes y byddent fel jeli, neu drwy roi dŵr berwedig am ben blawd had llin (*linseed meal*), sef y blawd masnachol a geid drwy falu'r gacen oel neu gacen linad a oedd yn weddill ar ôl tynnu'r olew o'r hadau wrth gynhyrchu olew had llin, neu drwy falu'r hadau'n uniongyrchol. Roedd y blawd yn boblogaidd iawn fel defnydd powltis, er bod hyn yn arfer mwy diweddar na defnyddio'r hadau berw.

Fel yn achos y powltis mwstard rhoid ychydig o lard neu olew olewydd yn y powltis had llin weithiau rhag iddo losgi'r croen. Dywedodd Mrs Martha Mary (Mei) Jenkins o Dreorci y byddai ei mam yn arfer rhoi ychydig o olew camfforedig ac olew coedwyrdd (*oil of wintergreen*) yn y blawd had llin, ac iddi ei gweld yn gwneud hyn sawl gwaith pan oedd ei thad yn dioddef o'r eisglwyf.[117] Ar ôl paratoi'r cymysgedd, fe'i rhoid mewn gwlanen neu liain yn barod i'w osod ar y man poenus. Byddai Mary Jones, y widwith, o Glwydyfagwyr, Merthyr Tudful, yn arfer rhoi'r blawd had llin poeth ar ddarn o hen orchudd gobennydd, rhoi 'clawr' arno, a'i ddal o flaen y tân i gael y dŵr ohono;[118] yna fe'i gosodid mor boeth ag y gellid ei oddef ar y frest, y cefn, yr ochr, neu ble bynnag y byddai'r boen. Câi ei gyfrif yn neilltuol am dynnu.

Cafwyd tystiolaeth y byddai'r meddygon yn cyd-fynd â'r defnydd hwn o bowltis had llin, ac mai dyma'r driniaeth a ddefnyddient hwy eu hunain. Dywedodd gwraig o Lansamlet y byddai'r hen feddyg lleol yn cynghori y dylai'r sawl a oedd yn dioddef o'r eisglwyf gael ei mam i'w bowltisio.[119] Byddai Mary Jones y widwith hithau yn arfer rhoi gwybod i'r meddyg pan fyddai wedi rhoi powltis blawd had llin ar y claf.[120] Roedd merch fferm o Gaergeiliog ym Môn wedi cael cyfarwyddyd gan y meddyg i baratoi powltis had llin i'w thad pan oedd yr eisglwyf arno, a dywedwyd wrthi y gallai aildwymo'r powltis i arbed iddi orfod berwi rhagor o had llin.[121]

Defnyddid powltisau poeth eraill megis powltis bran neu bowltis bara ac roedd gŵr o Randir-mwyn yn cofio fel y byddid weithiau, pan oedd rhywun mewn poen mawr gydag 'inflammation', yn rhwymo llieiniau wedi'u gwlychu mewn dŵr mor boeth ag y gellid ei oddef am y corff.[122] Rhoid platiau poeth hefyd ar y corff i esmwytháu'r boen, a nododd Ernest Vyrnwy James o Lanerfyl y byddai ei fam yn rhoi plât poeth yn y popty i dwymo cyn gynted ag y byddai un o'r plant yn dechrau teimlo poen yn ei ochr ac yna'n ei osod ar y man lle'r oedd y boen gan ei newid am un arall wrth iddo oeri.[123] Cofiai gwraig o Lanymddyfri i'w nain roi platiau poeth a phlastr mwstard ar frest ei thaid pan oedd yn dioddef o niwmonia.[124]

Ond nid powltisau poeth a ddefnyddid bob amser. Yn ôl tystiolaeth o Groes-lan, Llandysul, arferid rhoi papur llwyd a oedd wedi bod yn wlych mewn finegr ar y cefn, meddyginiaeth a oedd yn fwy cyffredin at drin clais.[125] Cafwyd un o'r storïau mwyaf hynod am ddefnyddio plastr 'oer' gan Mrs Catherine Margretta Thomas o Nantgarw, Morgannwg, a oedd yn bymtheg a thrigain oed pan gofnodwyd ei thystiolaeth ym 1955. Sôn yr oedd fel y cafodd ei gŵr wellhad o'r eisglwyf ar ôl defnyddio hances sidan goch wedi'i gwlychu mewn brandi. Roedd y meddyg, meddai, wedi dweud wrthi bod y 'pliwrisi' fel rwdan y tu mewn i rywun ac y byddai'n mynd i gysgu ar ôl i'r claf gael y pwl ac yn deffro yr un amser y flwyddyn wedyn, ond ei fod yn llawer cryfach erbyn hynny. Ei gyfarwyddyd ef oedd rhoi neisied neu hances sidan goch yn wlych mewn 'three star brandy' a'i gosod ar y man poenus. Erbyn bore drannoeth, roedd ei gŵr yn chwysu'n drwm, a phan godwyd y flanced oddi arno gwelwyd bod y neisied yn yfflon a bod pothell fawr wedi datblygu. Cyrhaeddodd y meddyg a dweud mai hyn oedd y 'pliwrisi', a gollyngodd y dŵr o'r bothell. Datblygodd crachen ar ei hôl ond fe ddiflannodd gydag amser ac ni chafodd ei gŵr yr eisglwyf byth wedyn. Roedd y meddyg wedi dweud bod yn rhaid lladd y gwres o'r tu mewn gan ofalu na cheid rhagor o wres o'r tu allan, ac y byddai'r 'rwdan' yn gweithio ei ffordd allan drwy'r mandyllau.[126]

O Forgannwg hefyd y cafwyd tystiolaeth am feddyginiaeth hynod arall i wella niwmonia, sef gosod rhan o anifail, ysgyfaint dafad fel rheol, wrth draed y claf. Roedd gwraig a fagwyd yn Abercynon yn cofio fel y daeth cymdoges i'r tŷ pan oedd hi'n blentyn a gweld ei brawd bron â drysu mewn poen gyda niwmonia. Aeth i'r lladd-dy lleol a dychwelyd gydag ysgyfaint dafad, a'u gosod dan ddwy droed y plentyn, a rhoi pâr o hosanau gwlân am ei draed. Gadawyd yr ysgyfaint dan ei draed am ddeuddeg awr a'r bachgen yn gwella drwy'r amser. Pan dynnwyd yr hosanau i ffwrdd roedd yr ysgyfaint wedi diflannu ond roedd arogl ffiaidd ar yr hosanau, ac fe'u lapiwyd mewn papur newydd a'u llosgi yn yr ardd. Roedd y plentyn yn holliach pan alwodd y meddyg drannoeth. Ni soniwyd am y driniaeth wrtho, er ei fod wedi synnu braidd fod y bachgen wedi gwella cystal. Gwraig a oedd yn hanu o deulu o sipsiwn oedd y gymdoges dan sylw, a gellir dyddio'r stori i'r 1920au.[127] Adroddodd siaradwraig o Donyrefail fel y bu i'r un feddyginiaeth gael ei defnyddio yn achos ei nith ddwyflwydd a hanner oed yn Nhrehafod tua 1930 pan oedd hithau yn dioddef o niwmonia. Trodd yr ysgyfaint yn wyrdd y tro hwn.[128]

Er gwaethaf y ffaith y byddai pobl yn gyndyn iawn i sôn wrth y meddyg am y driniaeth hon, ymddengys fod y meddygon hwythau yn gwybod am yr arfer. Ceir hanes am feddyg yn trin bachgen bach ym Mhort Talbot, oddeutu 1930, a oedd yn dioddef o 'lobar pneumonia'. Ni allai ddirnad beth oedd yr arogl rhyfedd yn yr ystafell wely nes canfod bod ysgyfaint dafad wedi'u clymu wrth draed y plentyn. Dywedwyd wrtho y byddai'r ysgyfaint wrth bydru yn tynnu'r drwg o ysgyfaint y plentyn.[129] Ceir hanes tebyg gan George Ewart Evans, brodor o Abercynon a ymgartrefodd yn East Anglia ac a ysgrifennodd nifer o lyfrau ar fywyd gwerin yr ardal honno. Roedd cyfaill o feddyg wedi dweud wrtho iddo ddarganfod ysgyfaint dafad wrth draed claf a oedd yn dioddef o niwmonia dwbl. Roedd hyn yn ystod y 1930au pan oedd y cyfaill yn feddyg mewn ardal ddiwydiannol yn ne Cymru.[130] Cafodd meddyg o Rymni ym Mynwy brofiad cyffelyb tua'r un cyfnod.[131]

Defnyddid rhannau eraill o gorff anifail yn yr un modd. Cafodd Daniel Llewelyn o Flaenrhondda ei anfon i siop y cigydd i nôl elwlod neu arennau oen neu fochyn yn y 1920au pan oedd ei dad yn dioddef o niwmonia ac wedi bod mewn twymyn am naw diwrnod. Hen wraig o'r cylch a oedd yn gyfrifol am y feddyginiaeth, a gosodwyd yr arennau yn hosanau ei dad.[132] Y gred oedd y byddent yn tynnu'r gwres i lawr i'r traed. Yn ôl tystiolaeth o Glwydyfagwyr, gosodid bloneg dan wadnau'r traed, a dywedid y byddai'r claf yn gwella wrth i'r bloneg doddi.[133]

Gwyddai Miss Doris Rees i'w mam ddefnyddio 'llen' cig oen at niwmonia. Fe'i gosodid dan y traed a'i rhwymo yn ei lle â gwlanen goch. Roedd hithau, megis Daniel Llewelyn, yn gyfarwydd â'r gred y byddai'r gwres yn cael ei dynnu o'r corff ac allan drwy'r traed. Gwyddai hefyd i gymdoges o Dreforys o'r enw Mrs Joseph roi triniaeth gyffelyb i'w hŵyr ar ddechrau'r 1960au, ac i hynny fod yn llwyddiannus, er bod y meddyg wedi dweud nad oedd unrhyw obaith i'r plentyn.[134] Clywyd am driniaeth Mrs Joseph o ffynhonnell arall hefyd – ni soniwyd am y llen cig oen yn benodol, ond dywedwyd mai darn o groen anifail a geid gan y cigydd a ddefnyddid, ac y'i torrid yn ei hanner a rhoi tamaid ohono dan bob troed.[135] Gwelir mai ym Morgannwg y lleolwyd y digwyddiadau hyn, ac eithrio'r un enghraifft o Fynwy. Ceir cyfeiriad at feddyginiaeth gyffelyb, fodd bynnag, mewn erthygl ar lên gwerin Maldwyn ('For pneumonia, kill a sheep, take out the lungs, place them in a large bag, and put the patient's feet in this bag.'),[136] ond ni wyddys beth yw ffynhonnell wreiddiol y dystiolaeth hon.

Meddyginiaethau allanol oedd y mwyafrif llethol o'r meddyginiaethau at niwmonia a phliwrisi er bod ambell un at ddefnydd mewnol. Yn ôl tystiolaeth o Frycheiniog, roedd te wermod lwyd yn ardderchog at liniaru poenau'r pliwrisi, yn enwedig pan oedd ar ei waethaf.[137] Dichon mai te blodau ysgaw oedd y feddyginiaeth lysieuol fwyaf poblogaidd at niwmonia, a chafwyd nifer o straeon am ei effeithiolrwydd. Dywedwyd mai dyma'r unig feddyginiaeth a gâi'r claf ambell waith: roedd gŵr o Fyddfai wedi clywed am gymydog o Landdeusant gerllaw a oedd yn dioddef o niwmonia ond nad oedd, serch hynny, yn cymryd moddion meddyg. Yn hytrach, rhoddai ei wraig de blodau ysgaw iddo, ac fe wellodd yn fuan.[138] Dro arall, cymerid y te yn ychwanegol at driniaeth y meddyg. Yn ôl tystiolaeth Daniel Llewelyn eto, cafodd ei dad de blodau ysgaw i'w yfed ac arennau oen neu fochyn dan ei draed, yn ogystal â thriniaeth gan y meddyg.[139] Adroddodd Morgan John, Ffrwd Uchaf, Cefncoedycymer, fel yr oedd ei ferch wedi cael gwellhad llwyr o'i ddefnyddio; yn yr ysbyty yr oedd hi ar y pryd a'r meddyg wedi dweud wrtho ei fod yn bryderus oherwydd nad oedd yr ysgyfaint wedi clirio'n llwyr. Mynnodd ei mam ei bod yn cael te blodau ysgaw, ond gan nad oeddynt yn siŵr a fyddai'r ysbyty yn caniatáu hynny bu ei thad yn mynd ag aml botelaid iddi yn ystod y tair wythnos ganlynol a hithau'n eu hyfed yn y dirgel. Pan gafodd y pelydr-X dilynol roedd yr ysgyfaint yn hollol glir a'r meddygon yn ôl yr hanes yn methu â dirnad sut y cliriodd mor rhwydd, a hwythau wedi rhagweld problemau. Roedd hyn mor ddiweddar â chanol y 1960au.[140]

Clywyd hefyd fel y bu i de blodau ysgaw wella claf o niwmonia ar ôl i'r meddyg ddatgan nad oedd unrhyw obaith iddi. Dyna, yn ôl yr hanes, a ddigwyddodd yn achos gwraig o ochrau Hwlffordd. Ar ôl i'r meddyg ddweud na allai ef wneud dim byd arall dros y claf, gofynnodd cyfeilles am ganiatâd i roi'r te iddi, a dywedodd yntau y gallai wneud yr hyn a fynnai gan na wnâi unrhyw wahaniaeth bellach. O fewn wyth awr a deugain o roi'r te iddi roedd ei gwres wedi gostwng, a hithau'n dechrau gwella. Dyna'r stori fel y'i hadroddwyd gan athrawes o'r cylch.[141]

Ar y cyfan, roedd pobl yn barod i dderbyn bod angen cael y meddyg i drin niwmonia. Serch hynny, anaml y teimlid bod hynny'n ddigon ynddo'i hun. Fel y dywedodd George Ewart Evans wrth sôn am yr adeg pan ddarganfu'r meddyg ysgyfaint dafad dan draed y claf:

> At his next visit he discovered that the drug, although effective, had not been strong enough to carry all the hopes of the patient and the desires of her relatives to see her well again. They had, therefore, resorted to a substitute activity …[142]

2

Y Crŵp, y Pâs a'r Ddarfodedigaeth

Y Crŵp

Afiechyd ar blant yw'r crŵp neu'r crygwst a'r symptomau amlycaf yw anadlu trwm a pheswch cras. Gall gael ei achosi gan dwf araf y laryncs, sy'n ei gywiro ei hun gydag amser, neu gan alergedd, heintiad firws neu heintiad bacteriol megis diffheria (crŵp pilennog).[1] I'w drin, defnyddid amryw o'r meddyginiaethau a gyfrifid yn dda at annwyd, peswch a dolur gwddf. Paratoid powltisau hefyd fel y gwneid at ddolur gwddf, gan gynnwys powltis halen a phowltis 'pancwsen'. Un powltis nas crybwyllwyd yn flaenorol yw powltis saets a bloneg mochyn, y cafwyd gwybodaeth amdano gan Mrs Mary Davies, Hendre, Pennant, Llanbryn-mair. Adroddodd fel yr oedd un o'i chwiorydd yn dueddol o gael y crŵp pan ocdd yn blentyn ac fel y byddai ei mam yn arfer pwnio bloneg mochyn gyda 'hen stympar', ysgeintio saets am ei ben a'i roi mewn hosan am y gwddf. Bu'n rhaid galw am y meddyg ar un achlysur pan oedd ei chwaer yn wael iawn, ond tra oedd yn aros iddo gyrraedd roedd ei mam wedi rhwbio saim gŵydd ar hyd ei hwyneb ac fe aeth peth ohono i mewn i'w cheg gan lacio'r peswch. Pan gyrhaeddodd y meddyg, dywedodd na ellid bod wedi rhoi gwell meddyginiaeth iddi.[2] Arfer arall oedd rhwbio olew camfforedig ar y gwddf a'r frest neu glymu cydau camffor am y gwddf. Rhoid gwlanen ar y frest hefyd.

Dewis arall oedd ceisio cael y plentyn i anadlu awyr laith a chynnes, ac arferid berwi tecellaid o ddŵr nes bod yr ager yn llenwi'r ystafell, neu ddal dysglaid o ddŵr poeth o dan wyneb y plentyn yn y gobaith yr âi peth o'r ager cynnes i lawr y gwddf ac i fyny'r ffroenau. Ambell waith, rhoid ychydig o falm benswyn (*Friar's Balsam*) neu finegr yn y dŵr. Câi garglo gyda dŵr a finegr ei gyfrif yn llesol hefyd.

Yn ogystal â rhwbio saim gŵydd ar y gwddf, rhoid llwyaid ohono i'r plentyn i'w lyncu yn aml iawn. Dywedid y byddai'r saim yn codi pwys ar y plentyn, ac yn gwneud iddo gyfogi a chael gwared â'r fflem. Dywedid hefyd y dychwelai'r awch am fwyd ar ôl i hyn ddigwydd. Un arall o'i ragoriaethau, meddid, oedd ei allu i adfer y llais. Yn ôl tystiolaeth Daniel Jones, Bronfynwent, Bronnant, llais cryg a chras oedd un o nodweddion amlycaf yr anhwylder, ond byddai'n gwella pe cymerid peth o'r saim gŵydd yn rheolaidd am bythefnos neu ragor. Roedd ef yn adnabod un gŵr yr oedd ei lais yn dal yn gryg ers iddo gael y crŵp yn blentyn, a chredai mai'r prif reswm am hyn oedd y ffaith na roddwyd saim gŵydd iddo pan oedd yn dioddef o'r afiechyd.[3]

Meddyginiaethau eraill a gymerid yn fewnol at y crŵp oedd te saets coch; sudd swedsen a siwgr coch; siwgr coch, menyn a finegr; nionod wedi'u berwi mewn llefrith; ychydig ddiferion o ipecaciwana ar lwmp o siwgr; a llond llwy de o olew paraffin (*liquid paraffin*). Adroddodd gŵr o Lansannan fel yr arferid gwneud sbilsen, rhoi hynny a safai ar dair ceiniog wen o 'fflwar brwmstan' (fflŵr sylffwr) i mewn ynddi, a chwythu'r cynnwys i lawr y gwddf. Ychwanegodd fod hyn yn gallu bod yn beth peryglus iawn i'w wneud, ac roedd wedi clywed i ŵr o'r ardal fygu ei blant drwy roi'r driniaeth hon iddynt, i wella'r crŵp fe dybiai, a hwythau mewn gwirionedd yn dioddef o ddifftheria.[4]

Ymddengys, fodd bynnag, mai eithriadau prin oedd digwyddiadau o'r fath, a bod gan y mwyafrif o'r siaradwyr ffydd enfawr yn y meddyginiaethau hyn. Dywedwyd bod y swedsen a'r siwgr, er enghraifft, yn anffaeledig ac y byddai'n gwella'r crŵp ar unwaith.[5] Y gred gyffredinol oedd bod y meddyginiaethau hyn a baratoid ar yr aelwyd yn hanfodol. Fel yr ychwanegodd Mrs Katie Jenkins, Cil-ffriw, byddai'n rhaid marchogaeth cryn bellter i nôl y meddyg (i Gastell-nedd yn eu hachos hwy), ac roedd perygl y byddai'r claf, mewn amgylchiadau o'r fath, wedi mygu yn y cyfamser oni bai bod y moddion syml hyn ar gael ar yr aelwyd.[6]

Y Pâs

Digwydd y gair pâs yn y Gymraeg mewn ffynonellau llawysgrifol o ddechrau'r bymthegfed ganrif ymlaen, ond fe'i defnyddid ar y cychwyn am beswch yn gyffredinol ac nid yn yr ystyr a roddwn ni iddo heddiw, sef afiechyd heintus ar blant. Yng Nghanu Llywarch Hen, cyfres o englynion y tybir eu bod yn dyddio o'r nawfed neu'r ddegfed ganrif, a gofnodwyd yn Llyfr Coch Hergest (tua 1382-1410), cwyna'r bardd:

> Ympedwar prifgas eirmoet:
> yngyueruydunt yn vnoet:
> pas aheneint heint a hoet.[7]

Ceir cyfeiriad pellach at y pâs yn un o draethodau Meddygon Myddfai: 'Da rac hen bas neu ysgeueint sud[d] y kennin a llaeth bronneu'.[8] O *A Welsh Leech Book*, sef testun llawysgrif y mae ei chynsail yn dyddio o tua 1600, y daw'r feddyginiaeth ganlynol sy'n gwneud defnydd o ddulliau swyn er peri gwellhad:

> Rhag y pâs – kymer fodfedd o wialen ysgaw a thynn y galon ar pabwyr o honi allan a nadd y wialen yn bump sqwâr ac ysgrivena y pum gair hynn arni gair ar bob ystlys iddi, o hyd modfedde fal hyn. + Sator + Arepo + tenet + opera + rotas + a fferi i'r claf yfed y ddiod o ddwfr ffynon o gylch y wialen a rhwymo y wialen am fwnwgl y claf ac iach fydd.[9]

Mae'n debyg mai at yr hyn a adwaenwn ni heddiw fel y pâs y cyfeiria *A Welsh Leech Book*, gan fod yr afiechyd yn hysbys yn Lloegr erbyn yr unfed ganrif ar bymtheg – ceir y cofnod cyntaf ohono mewn print yn y Saesneg ym 1519, lle y cyfeirir ato fel *chyne cough* ('chin cough').[10] Roedd William Salesbury yn gyfarwydd â'r term hwn erbyn 1547 o leiaf canys noda yn ei eiriadur: 'pas, pesswch, chyncoughe'.[11] Dyma'r ffurf Saesneg a ddefnyddiodd Lewis Morris mewn llythyr at William ei frawd ym 1755:

> I dont know whether I gave you an account of my poor child's death. The chincough killed him at two months old.[12]

Roedd y meddyg Thomas Willis (1621-75) wedi cyfeirio ato fel 'puerorum tussis convulsia (chin-cough dicta)' sef 'peswch ysgytiol mewn plant' ond Thomas Sydenham (1624-89) oedd y cyntaf i ddefnyddio'r termau yr ydym ni'n gyfarwydd â hwy heddiw, sef 'pertussis' a '[w]hooping cough'.[13] Yn y Gymraeg, daethpwyd i ddefnyddio'r hen ffurf 'pâs' yn benodol ar gyfer *whooping cough* gyda threigl amser.

Peswch yw prif nodwedd y pâs felly. Ceir pyliau o beswch trwm na ellir eu rheoli, gyda chyfogi ambell waith. Pan fo rhywun ar fin pesychu bydd fel rheol yn anadlu'n ddwfn i gychwyn, ond mae peswch y pâs yn dod mor gyflym fel na fydd y plentyn yn aml yn cael cyfle i gymryd ei anadl nes bod y pwl o beswch drosodd, a cheir yr argraff ei fod yn mygu. Er mwyn ceisio goresgyn y diffyg anadl mae'n tynnu aer i mewn, a hyn sy'n achosi'r sŵn a gysylltir â'r afiechyd.[14] Mae'r pâs yn afiechyd heintus a gall achosi niwed mawr i fabanod, yn enwedig i'w hysgyfaint.[15] Nid oedd brechiad ataliol ar gael yn ystod plentyndod y to hynaf o'r siaradwyr, a anwyd ar ddiwedd y bedwaredd ganrif ar bymtheg a dechrau'r ugeinfed ganrif. Ni chafodd yr organeb achosol, *Bordetella pertussis*, ei harunigo hyd 1906[16] ac ni ddechreuwyd brechu ym Mhrydain hyd tua chanol yr ugeinfed ganrif. Roedd yr afiechyd yn gyffredin iawn ymhlith plant y cyfnod, fel y tystiodd amryw ohonynt. Arwydd o hyn yw'r lliaws helaeth o feddyginiaethau at y pâs a geid ar lafar gwlad.

Cafwyd tystiolaeth o siroedd Aberteifi, Penfro, Caerfyrddin, Dinbych, Trefaldwyn, Maesyfed a Brycheiniog am yfed llaeth caseg i wella'r pâs. Yn ôl tystiolaeth o Fronnant, dylid cael llaeth caseg wen,[17] ond dyma'r unig awgrym a gafwyd bod unrhyw arwyddocâd i liw'r gaseg yr yfid ei llaeth. Roedd cryn ffydd yn effeithiolrwydd y feddyginiaeth a thystiodd y siaradwyr, a gafodd y llaeth eu hunain neu a welodd ei roi i eraill, ei fod bob amser yn gwneud lles ac yn gwella'r pâs. Dywedodd siaradwraig o'r Foel, Llangadfan, i'w bachgen ieuengaf gael y pâs pan oedd yn flwydd oed, ac i'r afiechyd effeithio'n drwm arno. Nid oedd ffisig y meddyg wedi gwneud unrhyw les, ond cafodd wellhad llwyr ar ôl yfed llaeth caseg.[18] Cafwyd cadarnhad pellach o effeithiolrwydd y feddyginiaeth gan wraig o Benegoes ger Machynlleth a ddywedodd i'w merch gael y pâs pan oedd yn fabi ac iddi wella'n gynt na phlant eraill nad oeddynt wedi yfed llaeth caseg.[19]

Roedd cyfnod gweithredu'r driniaeth yn amrywio. Cofiai William Gibby o Landysilio, Penfro, i blentyn a oedd yn byw gerllaw wella ar ôl yfed un llond basnaid yn unig o'r llaeth,[20] ond byddai'n rhaid ei yfed am rai dyddiau yn ôl profiad Mrs Edith Margretta Ellis o Ddolanog, a gofiai fel y byddai ei brawd a hithau yn mynd i'r stabl, a'r gwas yn godro cwpanaid yr un iddynt.[21] Bu gwraig o Gas-mael, a fagwyd yn Tufton, Penfro, yn yfed cwpanaid ohono ddwywaith y dydd am oddeutu wythnos i naw diwrnod pan gafodd y pâs yn blentyn.[22] Rhôi rhai ef i faban tua thair neu bedair gwaith y dydd yn lle llaeth buwch. Dyna a gafodd Mrs Kate Davies, Maesymeillion, Pren-gwyn, yn gynhaliaeth am dair wythnos gyfan pan oedd yn dioddef o'r pâs a hithau yn ddim ond blwydd oed.[23] Ni fyddai'r plant hŷn yn aml yn cael gwybod mai llaeth caseg ydoedd, rhag ofn iddynt wrthod ei gymryd. Câi eraill 'wobr' fechan er mwyn eu hannog i'w yfed – cofiai siaradwr o Stop and Call, Wdig, iddo gael sawl ceiniog am yfed cwpanaid o laeth y cesig a ddôi i'r efail ym Mhontiago pan oedd yn blentyn.[24]

Nid pawb a oedd yn berchen ar gaseg mewn llaeth, a byddai'n rhaid mynd ar ofyn cymydog yn aml iawn. At hynny, yn hwyr yn y gwanwyn y deuai'r cesig ag ebolion, felly meddyginiaeth ar gyfer yr haf yn unig oedd hon, o fis Mai i fis Medi dyweder. Yn wir, dywedodd amryw o'r siaradwyr a gyfeiriodd at laeth caseg fel meddyginiaeth at y pâs na wyddent beth a wneid yn ystod y gaeaf.

Roedd agwedd dymhorol i'r feddyginiaeth felly. Ceir hefyd rai coelion a dywediadau am y pâs y mae eu harwyddocâd tymhorol yn fwy amlwg fyth ac ymddengys eu bod yn adlewyrchu credoau a briodolai rinweddau haniaethol i'r gwanwyn a dechrau haf. Un cyngor at y pâs oedd dilyn yr aradr yn y gwanwyn ac anadlu'r tawch a godai o'r pridd wrth i rinweddau'r ddaear gael eu rhyddhau ar ôl segurdod a thrwmgwsg y gaeaf.[25] Credai rhai o'r hen bobl y byddai'r pâs yn gwella ohono ei hun yn y gwanwyn.[26] Mae hen ddywediad hefyd na fydd y pâs yn gwella nes bod blodau ar y pys,[27] hynny yw, nes ei bod yn haf, ac roedd cred yn ardal Tyddewi y byddai plentyn yn gwella o'r pâs ar ôl bod yn chwarae wrth ymyl y planhigion ffa pan fyddai'r blodau du a gwyn arnynt, cyn i'r cnwd ddod.[28] Yn ôl tystiolaeth o Gwmlline, ni fyddai plentyn yn gwella o'r pâs nes y câi haul yr haf dilynol ar ei gefn.[29] Mae'n werth nodi yn y cyswllt hwn i'r meddyg Thomas Willis fynnu y byddai plentyn yn fwy tebygol o wella gyda'r newid yn y tymor nag o ganlyniad i unrhyw feddyginiaeth.[30] Yn ôl tystiolaeth o Benfro, ar y llaw arall, byddai'n rhaid i'r pâs 'gael ei ras', a gallai hyn gymryd hyd at chwe wythnos.[31]

Gellid atgyfnerthu rhinwedd y llaeth caseg drwy ferwi gwahanol blanhigion ynddo, a chafwyd tystiolaeth o Lanfair Caereinion am ferwi dail robin (eidral: *Glechoma hederacea*) mewn llaeth caseg.[32] Câi'r llysieuyn hwn, y ceir sawl enw arno ar lafar gwlad, er enghraifft, dail feidrol neu lysiau'r esgyrn yn sir Gaernarfon, dail robin ac eiddew'r ddaear ym Meirionnydd a Maldwyn,[33] ei gyfrif yn dda at annwyd ar y frest. Mae'r ail blanhigyn y gwelwyd ei ferwi mewn llaeth caseg i drin y pâs, sef y mwsogl bach sy'n casglu ar y rhosyn gwyllt (pincas robin),[34] yn llawer llai cyffredin mewn meddygaeth werin yng Nghymru.

Gan Miss Mary Winnie Jones, Cwm Main, ym mis Gorffennaf 1978, y cafwyd y cyfeiriad cyntaf at ddefnyddio cen o'r enw cwpanau pâs,[35] sy'n tyfu mewn lle sych, ar gerrig neu gloddiau yn aml iawn. Berwi'r planhigyn mewn llefrith a wneid yn ei chartref hi. Cafwyd tystiolaeth bellach gan William Christmas Williams a Gwen Williams o Bandytudur a welodd wneud trwyth ohono, heb y llefrith y tro hwn. Fe'u cofient yn tyfu ger y grug mewn tir heb ei wrteithio nid nepell o'u cartref.[36] Arferid berwi dail iorwg mewn llaeth hefyd. Gwyddai hen löwr o Abertyswg, Rhymni, am dri gwahanol de a ddefnyddid at y pâs: te wedi'i wneud o ddail ac aeron y gelynnen, te o'r planhigyn clust y llygoden, a the llwynhidydd.[37] Yn ardal Llangwm, ger Hwlffordd, defnyddid te dail mafon wedi'i felysu â mêl.[38]

Byddai rhai rhieni yn rhwbio saim gŵydd ar frest y plant, eraill yn rhoi llwyaid ohono iddynt i'w fwyta, fel y gwneid at ddolur gwddf, y cwinsi, a'r crŵp, yn y gred y byddai'n codi pwys arnynt ac yn peri iddynt gyfogi'r drwg allan. Braster arall a ddefnyddid i godi cyfog oedd siwed wedi'i ferwi mewn llaeth, fel y tystiodd gwraig a fagwyd yn Nhrawsgoed ger Aberystwyth.[39] Yr hyn a wneid i gael ymadael â'r fflem pan fyddai baban yn dioddef o'r pâs, yn ôl tystiolaeth o ardal Penderyn, oedd sgaldio cwilsen mewn dŵr poeth i'w diheintio, a'i rhoi i lawr ei wddf er mwyn iddo gyfogi.[40] Un feddyginiaeth led gyffredin i geisio lleddfu ychydig ar y peswch oedd rhoi siwgr coch ar ben haenau o swedsen a chymryd llwyaid o'r sudd tua dwywaith neu dair y dydd. Yr un oedd pwrpas meddyginiaethau megis mêl; llaeth enwyn, mêl a thriog; olew olewydd; neu drwyth o had llin a licris. Dichon y byddai'r rhan fwyaf o'r rhain yn eithaf dymunol i'w cymryd hefyd, yn wahanol iawn i un feddyginiaeth a gofnodwyd, sef blingo tua hanner dwsin o falwod duon a'u rhoi ar blât gyda siwgr coch drostynt, eu gadael dros nos, a chymryd llond llwy de o'r hylif ohonynt deirgwaith y dydd.[41] Cafwyd sôn am un prifathro yn sir Ddinbych a fyddai'n rholio papur ar siâp twmffat neu dwndis ac yn chwythu 'fflwar brwmstan' drwyddo i lawr gyddfau'r plant pan fyddai'r pâs ar led i geisio eu cadw rhag yr haint.[42]

Meddyginiaeth arall at y pâs oedd yfed dŵr ffynnon, yn enwedig dŵr ffynhonnau'r saint. Dywed J. Ceredig Davies (1911) yr arferid cyrchu at Ffynnon Ddewi ger Llandysul i gael gwellhad o'r pâs, a bod tystiolaeth o hyn o fewn cof.[43] Credid hefyd fod yr un rhinwedd yn perthyn i ddŵr Ffynnon Fair, Llangynllo.[44]

Newid aer

Dywedodd William Buchan, meddyg o'r Alban, wrth ysgrifennu am y pâs yn ail hanner y ddeunawfed ganrif: 'One of the most effectual remedies in the chin-cough is change of air. This often removes the malady even when the change seems to be from a purer to a less wholesome air'[45] ac i'r dosbarth hwn y perthyn y mwyafrif helaeth o'r meddyginiaethau at y pâs a gasglwyd oddi ar lafar gwlad yng Nghymru.

Un ffordd o newid aer oedd mynd â'r plentyn i wynt y môr. Cafwyd tystiolaeth o hyn o siroedd megis Môn, Caernarfon a Phenfro, lle'r oedd y môr o fewn cyrraedd y mwyafrif o'r trigolion, yn ogystal â siroedd megis Dinbych a Chaerfyrddin lle'r oedd rhai o'r trigolion yn byw gryn bellter o'r môr, a hefyd o sir Drefaldwyn, nad oes iddi arfordir o gwbl. Fel y gellid disgwyl, o'r siroedd glan môr y cafwyd y dystiolaeth helaethaf am yr arfer hwn: byddai plant o ardaloedd mewndirol yn gorfod dibynnu ar gael mynd i aros at berthynas yn aml iawn. Cofiai gwraig o Lanymddyfri iddi gael mynd i aros i Aberaeron pan oedd yn blentyn tua saith mlwydd oed ac yn dioddef o'r pâs,[46] a dywedodd ffermwr o Gwmlline ym Maldwyn i'w dad gael pythefnos o wyliau yn Nhywyn pan oedd yn blentyn, ac iddo ddychwelyd yn holliach yn ôl yr hanes.[47]

Credai rhai fod yn rhaid croesi'r môr mewn cwch i gael gwared â'r pâs. Dyma'r cyngor a gafodd gŵr o Hook ger Hwlffordd pan oedd ei fab yn dioddef o'r afiechyd.[48] Roedd gan J. R. Jones, Brynsiencyn, Môn, brofiad personol o'r driniaeth hon gan y byddai ei fam yn mynd â'i chwaer ac yntau drosodd o'r Foel i Gaernarfon ar y 'stemar bach'. Cofiai hefyd y byddai'n rhoi ei llaw yn nŵr y môr ac yn codi peth o'r dŵr at eu ffroenau. Roedd yn gred gref iawn yn yr ardal y dylid mynd â'r plant drosodd i Gaernarfon yn y modd hwn cyn i'r pâs waethygu.[49]

Mynd i lan y môr a wnâi'r rhan fwyaf o bobl, sut bynnag. Yn ôl rhai adroddiadau, dylid gwneud hyn pan oedd y llanw i mewn, neu'n dod i mewn, ac aros yno nes y byddai'n mynd allan, er mwyn i'r peswch gilio gyda'r trai. Ymddengys nad yw'r arfer wedi marw'n gyfan gwbl chwaith – gwelodd gwraig o Solfach rywrai yn dod â merch fach â pheswch y pâs arni at ymyl y dŵr pan oedd ym Mhorth Mawr, Tyddewi, yn ystod haf 1979, a hithau'n meddwl pam y gwnaent y fath beth nes iddi gofio am y gred.[50] Mae'n bosibl mai atgyfodi hen arfer yn hytrach na'i barhad a welir yma. Mae'n debyg mai estyniad ar yr arfer hwn yw'r cyngor a gafodd gwraig o Gwm Ystradllyn yn Eifionydd gan hen ŵr o Ddyffryn Ardudwy ddiwedd Awst 1978 pan oedd ei merch fach deirblwydd oed yn dioddef o'r pâs a hithau wedi mynd â hi i lan y môr, sef rhoi llond blwch o wymon o dan y gwely a'i adael yno. Cafodd ar ddeall yn ddiweddarach fod cymdoges iddi, a oedd yn hanu o Fynytho yn Llŷn, yn gwybod am yr arfer.[51]

Awyr iach y mynydd oedd y feddyginiaeth orau yn ôl eraill, a soniwyd, er enghraifft, am fynd i ben y Mynydd Du[52] neu'r Frenni Fawr.[53] Arferai gŵr o Fyddfai fynd â'i blentyn i ben bryncyn uchel bob nos ar ôl dod o'i waith nes iddo wella'n llwyr.[54] Cofiai Glyn Rees, Crymych, y byddai ei fam yn mynd â hwy i ben y Frenni neu Foel Drygarn, ac yn cynnau tân yn y grug ar ôl cyrraedd y copa, ac yna'n gwneud i'r plant anadlu'r mwg er mwyn iddynt besychu a chael y fflem i fyny.[55] Dyna gyfuno dwy feddyginiaeth felly: newid aer wrth fynd i ben y mynydd ac anadlu'r mwg i lacio'r fflem – y 'less wholesome air' y cyfeiriodd Buchan ato. Arferid llosgi eithin i'r un pwrpas. Yn ogystal ag esgyn i uchder, cafwyd tystiolaeth o Forgannwg am fynd i lawr y pwll glo. Soniodd Mrs Katie Jenkins, Cil-ffriw, fel y bu iddi elwa ar y naill brofiad a'r llall pan aethpwyd â hi i lawr gwaith glo March Hywel pan oedd yn dioddef o'r pâs. Gan fod y gwaith ar y mynydd, roedd wedi cael mynd i fyny'r mynydd ac i lawr i'r lefel lo.[56]

Un o'r dulliau gorau o sicrhau y byddai'r plant yn anadlu awyr amhur oedd mynd â hwy am dro ar y trên ac agor y ffenestri wrth fynd drwy'r twnnel. Roedd gan amryw o'r siaradwyr brofiad personol o hyn a chlywyd, er enghraifft, am fynd drwy'r twnnel a oedd ar y lein rhwng Blaenrhondda a Blaengwynfi,[57] neu drwy dwnnel y Sugar Loaf ar y lein o Gynghordy i Lanwrtyd. Aeth gwraig o Lanymddyfri â'i merched ar y siwrnai hon, a chofiai fel yr agorwyd y ffenestri er mwyn i'r mwg ddod i mewn i'r trên ac fel yr oedd pawb yn pesychu, ond neb yn hidio rhyw lawer gan fod y pleser o fynd ar y trên i Lanwrtyd yn cael ei ystyried yn ddigon o dâl am yr anghysur.[58] Cafodd Ronald Davies, Glangwydderig, Llanymddyfri, awdur y gyfrol *Epynt without people,* y profiad hwn yn nhwnnel y Sugar Loaf mor ddiweddar â'r 1940au.[59] Dull arall o weithredu'r feddyginiaeth oedd cerdded drwy'r twnnel ar ôl i'r trên fynd trwyddo.

Roedd y gwaith nwy yn gyrchfan boblogaidd arall. Dyma dystiolaeth Dr T. C. Williams, Port Talbot, am y cyfnod pan oedd yn blentyn yng nghymoedd y De: '… when I was a small boy in Cwmavon a favourite remedy for whooping cough was to take the child to the local gas works (which was next to my father's surgery!) and let him inhale the sulphur fumes from the purifying tanks there'.[60] Roedd Mrs Fay Rees, Crymych, a fagwyd wrth ymyl y gwaith nwy yn Aberteifi, yn cofio fel y byddai'r pibellau'n cael eu glanhau'n achlysurol a'r defnydd gwastraff yn cael ei arllwys ar boncyn ar ben y rhiw, ac fel y byddai'r mamau wedyn yn mynd â'u plant yno ac yn cymysgu'r lludw â rhaw fechan nes bod y mwg yn codi ohono ac yn gwneud i'r plant besychu.[61] Llosgi golosg o'r gwaith nwy yn y llofft a chadw'r mwg i mewn a wnaeth gŵr o Lanerfyl mewn ymgais i wella un o'i blant.[62] Ceid arfer arall yn ardaloedd calch Dinbych a Fflint, sef mynd â'r plant i'r odyn galch, a chofiai gŵr o Allt Ami ger yr Wyddgrug, a fagwyd ym Mwlch-gwyn, Brymbo, fel yr eid â'r plant i odynau Mwynglawdd (Minera), Dinbych.[63]

Dywedir i ŵr o'r enw T. W. Wansbrough, meddyg yn Fulham ar ddechrau'r bedwaredd ganrif ar bymtheg, ddefnyddio anwedd tar yn llwyddiannus i wella'r pâs. Crëid yr anwedd drwy roi procer poeth yn y tar, ac yna gwneid i'r plentyn ei anadlu.[64] Estyniad naturiol ar y feddyginiaeth hon oedd yr arfer o roi rhaff â thar arni am wddf plentyn a oedd yn dioddef o'r pâs. Mae'n debyg y byddai'n haws i weithwyr mewn rhai galwedigaethau gael gafael ar hyn nag y byddai i eraill, a chysylltid y feddyginiaeth yn aml iawn â morwyr neu lowyr. Yn ôl tystiolaeth o'r Gilfach-goch, Morgannwg, roedd yn arfer cyffredin gan y glowyr lleol ddod â rhaff neu gortyn yn llawn o byg neu gôl tar adref o'r gwaith gyda hwy pan oedd eu plant yn dioddef o'r pâs neu ddolur gwddf.[65] Dywedwyd y byddai morwr o'r enw William Thomas o Bortheiddi yn arfer rhoi rhaff â thar arni am wddf ei blant,[66] a nododd gŵr o Gaerdydd iddo dderbyn y driniaeth ei hun pan oedd yn blentyn, ac i'w fam gael y rhaff gan gymydog a oedd yn gweithio yn y dociau.[67] Ffordd arall o weithredu'r feddyginiaeth oedd gwneud i'r plentyn arogli'r anwedd o'r tar poeth yr oedd y gweithwyr wedi'i arllwys ar y ffordd wrth osod wyneb newydd arni.

Meddyginiaeth sy'n dilyn yr un egwyddor yw'r un a gofnodwyd gan Miss E. Cecily Howells, cyn-athrawes o Hwlffordd, a oedd yn ferch i of. Dywedodd hi yr eid â'r plant i'r efail pan fyddai'r gof yn pedoli er mwyn iddynt anadlu'r mwg a godai o'r carnau poeth.[68]

Iacháu drwy drosglwyddo

Roedd hen goel y ceid gwellhad o'r pâs drwy gysylltiad â dyn neu anifail. Yn ôl tystiolaeth o Abergeirw ym Meirionnydd, roedd mynd â'r plant i'r beudy amser godro er mwyn iddynt arogli'r gwartheg a'r tail yn dda at y pâs,[69] er bod y feddyginiaeth hon yn llawer mwy cyffredin yng Nghymru at y ddarfodedigaeth. Cyfeiria Wayland D. Hand, yr awdur llên gwerin Americanaidd, at enghreifftiau cyffelyb o Brydain a'r Unol Daleithiau sy'n ymwneud ag arogli mewn beudai, stablau a chorlannau defaid.[70] Sonia hefyd am yr arfer o ddod i gysylltiad â safn anifail megis asyn er mwyn synhwyro ei anadl.[71]

Gan fod yr anadl yn gyfystyr ag einioes a bodolaeth dichon y byddai meddyginiaeth a sicrhâi fod y claf yn derbyn 'anadl einioes' yn ei gyfanrwydd ymysg y fwyaf rhinweddol. Cyfeiria yr awdur D. Parry Jones at feddyginiaeth o'r fath:

> Older and cruder remedies had once existed, but happily, most had died out before my time … swallowing milk in which a trout had expired.[72]

Câi anadl neu 'einioes' y brithyll ei drosglwyddo i'r ddiod y bu farw ynddi. Ceir tystiolaeth gyffelyb o swydd Amwythig: yno, eid â dysglaid o seidr at lan afon, dal brithyll a'i foddi yn y seidr a gwneud i'r claf fwyta'r pysgodyn yn ogystal ag yfed y ddiod.[73] Drwy hyn, derbyniai rinwedd yr 'anadl einioes' yn ogystal â'r nerth a oedd yn weddill yng nghorff y pysgodyn.

Cyfeiria Francis Jones yn ei gyfrol ar ffynhonnau sanctaidd Cymru at yr hen arfer o yfed allan o benglog ddynol at ddibenion meddyginiaethol, ac mae'n dyfynnu tystiolaeth lawysgrifol am yfed allan o benglog Gruffudd ab Adda ap Dafydd, uchelwr o'r bedwaredd ganrif ar ddeg a laddwyd yn Nolgellau, fel meddyginiaeth at y pâs. Ychwanega fod David Jones, offeiriad Llanfair Dyffryn Clwyd, a ysgrifennai tua 1580-90, wedi gweld y benglog hon, gydag ôl yr ergyd arni.[74] Roedd arfer cyffelyb yn gysylltiedig â Ffynnon Deilo, Llandeilo Llwydiarth, yr yfid ei dŵr rhinweddol o 'benglog Teilo'. Credid bod Teilo, cyn ei farwolaeth, wedi gorchymyn i'w was fynd â'i benglog o Landeilo, sir Gaerfyrddin, i Landeilo Llwydiarth ym Mhenfro.[75] Dywedir bod y ffynnon yn gwella'r pâs, y ddarfodedigaeth a phroblemau anadlu,[76] a bod tystiolaeth o'r 1840au i lanc ifanc gael iachâd o'r ddarfodedigaeth wedi iddo yfed ei dŵr allan o'r benglog, a hynny ar ôl iddo yfed o'r ffynnon yn uniongyrchol heb gael unrhyw wellhad.[77] Mor ddiweddar â 1906 cafwyd tystiolaeth gan hen ŵr a ddywedodd iddo ef a dau arall, pan oeddynt yn fechgyn ifanc, gael iachâd ar ôl yfed o benglog Teilo yn y bore.[78]

Awgrymwyd bod yr arfer yn deillio o'r gred yr etifeddid doniau'r ymadawedig wrth yfed o'r pen,[79] ac o gofio bod y Celtiaid yn credu bod yr enaid yn trigo yn y pen, a oedd yn symbol o hanfod bywyd ac yn meddu ar fodolaeth ar wahân,[80] (megis pen Bendigeidfran yn chwedl Branwen), dichon mai'r hyn a welir yma yw ymgais i fanteisio ar nerth y pen i atgyfnerthu grym iachaol dyfroedd rhinweddol y ffynnon. Byddai'r Celtiaid yn torri pennau eu gelynion er mwyn gallu rheoli eu nerth a'u henaid,[81] a châi pennau'r rhai pwysicaf ohonynt eu harddangos mewn man o anrhydedd tra defnyddid eraill at ddibenion gwarchodol.[82] Mae Livy yn nodi i lwyth Celtaidd y Boii, yn y drydedd ganrif cyn Crist, dorri pen y conswl etholedig Lucius Postumius, a laddwyd yng ngogledd yr Eidal, a'i ddefnyddio fel llestr yfed yn y deml.[83]

Ceir tystiolaeth bod y Celtiaid yn addoli ffynhonnau, llynnoedd ac afonydd, a bod cysylltiad rhwng y cwlt hwn a chwlt y pen.[84] Yn ôl Anne Ross, yr hanesydd Celtaidd, y ffynnon fwyaf nodedig y gwyddys iddi gael ei chysegru i dduwies Geltaidd yw'r ffynnon yn Carrawbrough ger caer Rufeinig Procolitia ar Fur Hadrian, a gysegrwyd i'r dduwies Conventina.[85] Ym 1876, darganfuwyd nifer o bennau efydd bychain, ynghyd â phenglog ddynol yn y ffynnon,[86] a thystia Ross i bennau dynol gael eu darganfod mewn nifer o ffynhonnau Brythonaidd-Rufeinig.[87] Awgrymir i'r pennau gael eu rhoi yn y ffynhonnau fel offrwm, neu fel rhan o ddefod arall.[88] Ceir tystiolaeth helaeth yn llenyddiaeth a llên gwerin y byd Celtaidd am y cysylltiad rhwng y ddau gwlt.[89] Yng Nghymru, cafodd y cysylltiad paganaidd rhwng y pen a ffynnon sanctaidd ei drosglwyddo i chwedlau'r saint, y mae eu pennau mewn rhyw ffordd yn cael eu cysylltu'n oruwchnaturiol â ffynhonnau, fel ym Muchedd y Santes Lludd. Torrwyd pen y santes yn sir Frycheiniog, a rholiodd i lawr y bryn gan ddod i orffwys ar graig, y tarddodd ffynnon o ddŵr pur ohoni.[90] Ceir hanes cyffelyb am y Santes Gwenfrewi.[91]

Ceir elfennau o'r gred mewn iachâd drwy gysylltiad â pherson arbennig a derbyn o'i rinweddau ym meddyginiaeth y 'frechdan ddeubas' hefyd (deubas yw'r enw a roir ar y pâs mewn rhannau o'r gogledd-ddwyrain). Yn ôl tystiolaeth o'r 1870au, nodir y dylai tad y plentyn claf fynd ag ef at y seithfed mab mewn teulu o fechgyn yn unig, a'i gael i baratoi darn o fara menyn i'r plentyn ac anadlu arno saith gwaith cyn ei roi iddo i'w fwyta.[92] (Mae galluoedd iachaol y seithfed mab yn ddiarhebol mewn meddygaeth werin a phriodolir rhinweddau swyn i'r rhif saith ynddo'i hun.) Yn yr achos neilltuol hwn derbyniai'r claf iachâd drwy 'nerth' y seithfed mab, nerth a drosglwyddwyd ganddo drwy anadlu ar y frechdan ddeubas.

Cafwyd tystiolaeth ysgrifenedig bellach ym 1902 gan ŵr o Lanrhaeadr-ym-Mochnant a fuasai'n siarad â hen ŵr a oedd wedi cael y frechdan ddeubas pan oedd yn blentyn, tua deng mlynedd a thrigain ynghynt.[93] Yn yr un flwyddyn, nododd gohebydd arall ei fod yn wybyddus â'r arfer hwn ym mhlwyf Rhiwabon yn sir Ddinbych ac y gwyddai am deulu lle y ceid seithfed mab, y gelwid am ei wasanaeth i weini'r frechdan ddeubas.[94] Nid oes sôn am 'anadlu' ar y frechdan yn y ddwy enghraifft hyn, ond roedd yr union feddyginiaeth yn gyffredin drwy Ewrop ac America, er nad gan 'seithfed mab' y câi ei gweithredu o angenrheidrwydd.

Gellid cael gwellhad neu osgoi'r afiechyd drwy wisgo swynogl, a ystyrid yn amddiffyniad rhag pob drwg. Defnyddid glain nadredd i wella'r pâs yn sir Ddinbych, yn ôl tystiolaeth o ail hanner y bedwaredd ganrif ar bymtheg. Dywedir i feddyg lleol, wrth ymweld â chleifion yn ardal Clocaenog ger Rhuthun, gyfarfod â bachgen a oedd yn mynd i nôl y 'fodrwy' ar gyfer ei chwaer a oedd yn dioddef o'r afiechyd.[95] Cylchoedd bychain o wydr amryliw yw'r rhain y credid iddynt gael eu ffurfio o'r ewyn a grëid wrth i haid o nadredd ymgordeddu drwy'i gilydd.[96]

Meddyginiaeth arall oedd torri dyrnaid o flew o'r rhesen ddu sy'n rhedeg ar draws ysgwydd asyn, rhoi'r blew mewn cwdyn, a chlymu'r cwdyn am y gwddf.[97] Caiff yr asyn ei ystyried yn anifail cysegredig gan mai ar gefn ebol asyn y daeth Crist i Jerwsalem ar Sul y Blodau. I nodi hyn, rhoddwyd arwydd y groes arno, a gynrychiolir gan resen dywyll ar hyd y cefn, gydag un arall yn rhedeg yn groes iddi ar draws yr ysgwydd.[98] Fe gofir hefyd fod y feddyginiaeth o *A Welsh Leech Book*, y cyfeiriwyd ati ar ddechrau'r ymdriniaeth hon â'r pâs, yn cynghori y dylid rhwymo gwialen ysgaw, yr ysgrifennwyd arni'r geiriau 'Sator + Arepo + tenet + opera + rotas', am wddf y claf.[99] Byddai'r geiriau hyn yn ychwanegu at rym iachaol yr ysgawen, y priodolid iddi rinweddau gwarchodol.

Gwaredu'r afiechyd

Gellid cael gwared â'r haint yn ogystal drwy ei drosglwyddo i anifail, ei yrru neu ei fwrw ymaith neu ei adael ar ôl. Cyfeiria D. Parry Jones at yr arfer o roi pen broga neu lyffant yng ngheg plentyn am ychydig eiliadau, ac awgryma mai trosglwyddo anadl heintus y plentyn i'r llyffant oedd hanfod y weithred hon,[100] hynny yw, trosglwyddir yr afiechyd drwy gyfrwng yr 'anadl', yn union fel y trosglwyddid iachâd yn yr adran flaenorol. Roedd sawl dull arall o drosglwyddo'r afiechyd. Mae gohebydd o'r enw 'Cyffin' (sef Thomas Griffiths Jones (1834-84), yr hynafiaethydd o Lansanffraid-ym-Mechain, Maldwyn) yn y 1870au yn cyfeirio at gred a fodolai yn ardal Llansanffraid, y gellid cael gwared â'r anhwylder drwy ei drosglwyddo i bryf copyn a garcherid mewn cneuen a grogid am y gwddf.[101] Cymerid cneuen gollen weddol fawr a gwneud twll bach yn un pen iddi er mwyn gallu tynnu'r ffrwyth allan; yna rhoid y pryf copyn i mewn yn y twll a chau arno, a chrogi'r plisgyn am wddf y plentyn. Byddai'r plentyn yn gwella ar ôl i'r pryf farw. Ceir tystiolaeth ategol o Faldwyn o ddechrau'r ugeinfed ganrif.[102] Sail y feddyginiaeth oedd y gred y byddai'r pryf copyn, drwy fod mewn cysylltiad agos â'r plentyn, yn derbyn yr afiechyd, ac y diflannai'r anhwylder gyda'i dranc.

Mae enghreifftiau hefyd o drosglwyddo'r afiechyd er mwyn iddo gael ei yrru ymaith. Cyfeiria T. C. Evans (Cadrawd)[103] a Marie Trevelyan[104] at yr arfer ym Morgannwg o dorri cudyn o wallt y claf (a gynrychiolai'r afiechyd) a'i osod rhwng bara menyn a rhoi'r frechdan i'r ci, a'i yrru yntau allan o'r tŷ. Ceir tystiolaeth bellach am ddefnyddio bara i gael gwared â'r pâs: yn ôl un feddyginiaeth a gofnodwyd yn swydd Amwythig ym 1902[105] âi'r claf â darn o fara menyn at nant redegog, ac ar ôl poeri i'w dyfroedd deirgwaith fe daflai'r bara i mewn. Credid y byddai'n gwella o fewn ychydig ddyddiau.

Roedd coel bellach yn Llansanffraid y gellid swyno'r pâs drwy yn gyntaf baratoi darn o fara menyn a'i osod wrth odre draenen wen ac yna gwthio'r plentyn deirgwaith dan y llwyn lle y gosodwyd y bara.[106] Ceir yn y feddyginiaeth hon ddwy elfen o gael gwared ag afiechyd drwy ei 'adael ar ôl'. Yn gyntaf, gadewir y bara (y trosglwyddwyd yr afiechyd iddo) wrth y ddraenen ac yn ail, caiff y plentyn ei dynnu drwy'r llwyn. Roedd tynnu person drwy gylch naturiol mewn coeden neu lwyn – neu drwy hollt artiffisial a wnaethpwyd ynddi – i gael gwared ag afiechyd yn arfer cyffredin drwy Ewrop. Roedd mewn bodolaeth yng Nghymru hefyd, a gwŷr eglwysig megis y Ficer Prichard (1579?-1644) yn feirniadol iawn ohono:

> Tynnu'r plentyn trwy bren crwcca,
> Neu trwy'r fflam ar nos G'langaua',
> A'u rhoi ym mhinn y felin uchel,
> Yw offrymu plant i gythraul.[107]

Anaml y deuid o hyd i goed a ffurfiai gylch naturiol ac, oherwydd hyn, priodolid iddynt rymoedd goruwchnaturiol.[108] Gan eu bod mor brin, datblygodd yr arfer o wneud hollt mewn coeden, tynnu'r person trwodd, a chau'r hollt: credid y byddai'r plentyn yn gwella pe bai'r goeden yn adfer.[109] Un pren, fodd bynnag, sy'n creu 'cylch' naturiol yw'r fiaren neu'r llwyn mwyar duon; mae naill ai'n dringo dros lwyni a pherthi neu'n ymledu ar hyd y ddaear, gan ffurfio gwreiddiau lle y bo blaen y brigyn yn cyffwrdd â'r ddaear. Dywed yr awdur William George Black (1883) y defnyddid y cylch naturiol hwn yn Lloegr i wella'r pâs ac yr adroddid rhigwm wrth i'r plentyn gael ei dynnu drwyddo:

> In bramble, out cough,
> Here I leave the whooping cough.[110]

Yn ôl tystiolaeth y Parch. T. A. Davies, ficer Llanisien, Mynwy, ym 1937, câi'r plentyn ei dynnu drwy'r cylch naw gwaith yn olynol i gael gwared â'r pas:

A forest man who lived in this district said that in the forest a child was cured of whooping cough by making him pass nine times under the arch formed by a long bramble branch which had thrown itself on to the roadside and rooted there.[111]

Cafwyd tystiolaeth am un o'r dulliau mwyaf hynod o gael gwared â'r afiechyd drwy ei adael ar ôl gan D. Parry Jones, a gofnododd feddyginiaeth a glywodd ar lafar gan reithor plwyf Llangatwg ym Mrycheiniog:

There the children were taken to the famous caves in the parish and swung round, held only by the heels in the curious belief that the cough was caused by some evil spirit which had entered their bodies, and that by swinging them thus, head downwards, it would drop out, or in some way come out of them.

Aiff ymlaen i esbonio:

At the back of their minds there seemed to exist another belief that this sort of spirit dwelt in dark caves, and that taken to such as these, with narrow apertures, they could not come out again. Some of the older people still remember being subjected to this treatment.[112]

Pan ddechreuwyd brechu rhag y pâs yng nghanol yr ugeinfed ganrif bu lleihad sylweddol yn nifer y plant a ddioddefai o'r afiechyd. Erbyn y flwyddyn 1972, roedd nifer y plant a ddioddefai o'r pâs yng Nghymru a Lloegr wedi gostwng i 2,000 y flwyddyn, o'i gymharu â 100,000 y flwyddyn mewn blynyddoedd blaenorol. Yna, ar ddechrau'r 1970au mynegwyd pryderon y gallai'r brechiad achosi niwed i'r ymennydd mewn achosion arbennig a lleihaodd nifer y plant a dderbyniai'r driniaeth hanner cant y cant gan beri cynnydd drachefn yn yr afiechyd (roedd dros 60,000 o achosion ym 1982) hyd nes y daeth brechu yn fwy poblogaidd eto yng nghanol y 1980au.[113] Mae'n bosibl i rai o'r meddyginiaethau mwyaf cyffredin gael eu hatgyfodi yn y cyfnod hwn, fel yr awgryma'r ddau gyfeiriad uchod at fynd â'r ddwy ferch fach a oedd yn dioddef o'r pâs i lan y môr yn ystod hafau 1978 a 1979.

Asthma a Mygdod

Prin yw'r meddyginiaethau a gasglwyd oddi ar lafar at asthma. Roedd rhai llysieuol yn eu plith, un ohonynt yn defnyddio dail gwyddfid. Y cyfarwyddyd oedd pwnio'r dail a'r blodau i ryddhau'r sudd, yna berwi'r cyfan gyda siwgr coch a chymryd llond llwy fwrdd o'r cymysgedd deirgwaith y dydd fel meddyginiaeth at asthma a 'hen beswch'.[114] Câi'r feddyginiaeth hon ei defnyddio hefyd i lacio fflem ar y frest. Credai Mrs Elizabeth Roberts, Bryncroes, fod 'mint stilio' yn dda at fygdod. Dywedodd y tyfid dau fath o fintys yn yr ardd fel rheol, sef y mintys gardd cyffredin a'r hyn a alwai yn 'fint stilio', planhigyn ag arogl mint poeth arno (pupur-fintys, mae'n debyg). Fe'i berwid a rhoi 'darn gwpanad' ohono i'r claf.[115] Crybwyllodd hen löwr o Abertyswg, Mynwy, y defnyddid aeron y gelynnen fel meddyginiaeth.[116]

Meddyginiaeth ychydig yn wahanol a gofnodwyd gan Daniel Llewelyn o Flaenrhondda. Dioddefai modryb iddo o asthma pan oedd yn ferch ifanc a'r hyn a wnâi hi i geisio cael esmwythâd oedd tywallt dŵr poeth ar ben darnau o helogan neu flodau camomeil mewn basn, rhoi tywel dros ei phen, ac anadlu uwchben y basn er mwyn i'r ager cynnes dreiddio i lawr ei gwddf.[117] Anadlu awyr gynnes oedd sail meddyginiaeth arall hefyd, sef cael y sawl a oedd yn dioddef o asthma i anadlu i gwd papur.

Un o'r meddyginiaethau mwyaf cyffredin oedd yfed llaeth cynnes yn syth o bwrs y fuwch, tra rhoid llaeth asen yn aml iawn i blant a ddioddefai o'r clefyd. Roedd ambell feddyginiaeth yn fwy gwrthun na'i gilydd, er enghraifft, sudd malwod a siwgr coch, a gofnodwyd yn Nhreforys. Cesglid malwod cregyn, eu malu â rholbren bobi a'u rhoi mewn cwdyn mwslin. Yna, crogid y cwdyn uwchben dysglaid o siwgr coch gan adael i'r gwlybaniaeth o'r malwod ddiferu iddi, ac wedyn cymerid llwyeidiau o'r siwgr gwlyb.[118] Dichon fod clywed am y feddyginiaeth hon yn gwneud i ddewis arall, sef llyncu pelen fach o we pryf copyn gydag ychydig o ddŵr,[119] ymddangos yn llawer mwy derbyniol. Solpitar oedd sylfaen un feddyginiaeth a ddefnyddid yn allanol. Câi lwmpyn ohono ei roi mewn dŵr berwedig ac, wedi iddo doddi, rhoid papur llwyd yn wlych yn y dŵr a'i daro yn y popty am ychydig o funudau i sychu cyn ei daenu ar y frest.[120]

Nid asthma a oedd yn gyfrifol am bob anhwylder anadlu. Llwch oedd un o'r problemau a wynebai ddosbarth o weithwyr megis y glowyr, yn enwedig yn yr ardaloedd glo carreg. Mae'n debyg mai'r gwaith mwyaf llychlyd oedd gyrru drwy graig (yn hytrach na glo) yn yr hedin caled, un ai i ailddarganfod y wythïen lo neu i gysylltu dwy wythïen â'i gilydd.[121] Ni ellid anadlu'n rhwydd iawn yn y mygydau a ddarperid ac felly tyfai llawer o lowyr fwstas, gan gredu y byddai'n dal rhyw gymaint o'r llwch. Byddai amryw yn cnoi baco hefyd a cheid gwared â pheth o'r llwch a oedd wedi mynd i mewn i'r genau pan boerid y baco allan.[122] Câi cwrw glod yn yr un modd a dywedid y byddai llawer o'r glowyr yn defnyddio'r peint cyntaf i olchi'r geg yn unig, gan ei boeri i gyd allan.[123] Dwysaodd y broblem yn nhridegau a phedwardegau'r ugeinfed ganrif gyda dyfodiad mecaneiddio.

Dosbarth arall o weithwyr a ddioddefai o afiechyd yr ysgyfaint o ganlyniad i lwch oedd y chwarelwyr. Ceid sôn am 'ddarfodedigaeth y chwarelwr' yn y bedwaredd ganrif ar bymtheg, sef niwmoconiosis a achosid gan graig risial. Mae'r afiechyd hwn yn datblygu'n araf, a gall gymryd hyd at bymtheng mlynedd cyn y gellir ei ddarganfod drwy radiograffeg. Yn ddiweddarach, daw'r symptomau i'r amlwg, sef peswch a diffyg anadl. Yn arwynebol, nid yw'r afiechyd yn ymddangos cyn waethed ag anhwylder y glöwr, ond gall y ddarfodedigaeth ddatblygu ochr yn ochr ag ef, ac roedd y cyfuniad hwn o afiechydon yn gyffredin iawn ymhlith y chwarelwyr.[124]

Y Ddarfodedigaeth

'O'r holl anhwylderau heintus, y pennaf yn ddiau yw dicâu'r ysgyfaint, afiechyd a ddwg ymaith yn annhymig chwarter poblogaeth Ewrop, ac un sydd mor farwol ei natur fel na ddichon meddyg brin gynnig meddyginiaeth'.[125] Dyna farn y meddyg adnabyddus, Thomas Young, ym 1815. Roedd yr afiechyd yn ei anterth yng Nghymru erbyn canol y bedwaredd ganrif ar bymtheg gan daro pobl ifanc yn arbennig, ond mae digon o gyfeiriadau ato mewn llenyddiaeth Gymraeg cyn hynny.[126] Ceir un o'r disgrifiadau mwyaf adnabyddus o effeithiau'r afiechyd yn awdl goffa Robert ap Gwilym Ddu i'w ferch Elen a fu farw'n ddwy ar bymtheg oed ym 1834:

> Y peswch marwol, pwysig,
> Fu'n erlyn i'w derfyn dig;
> Poethi ac oeri i gyd,
> A'i blinodd bob ail ennyd;
> Chwys afiach, a chas ofid,
> A'i grudd fach dan gryfach gwrid;
> Pob arwyddion, coelion caeth,
> A welid o'i marwolaeth.[127]

Ceir hefyd ymdriniaeth helaeth ag arwyddion yr afiechyd yn *Y Llysieu-lyfr Teuluaidd*, un o'r llyfrau meddyginiaethol mwyaf poblogaidd ar aelwydydd Cymru yn ail ran y bedwaredd ganrif ar bymtheg:

Peswch byr a sych, weithiau yn parhau am fisoedd; ac os bydd y peswch yn annog cyfogi ar ol bwyta, sicr yw fod y ddarfodedigaeth wedi dechreu: gwres mwy na chyffredin yn y corph, gwasgfa a chyfyngder yn y ddwyfron, y poer yn hallt, a rhyw edafedd gwaedlyd ynddo … Yr arwyddion diweddaf yw y traed a'r coesau yn chwyddo, nerth y corph yn pallu, y llygaid yn soddi yn ddwfn i'r pen, y claf yn y diwedd yn methu llyncu y diferyn gwin; rhanau pellaf y corph yn oeri ac yn styffu, chwys oer yn treiglo ar yr arleisiau, y llygaid yn pwlu, y parabl yn pallu, pob cydnabyddiaeth ddaearol yn cael ei cholli, yr anadl yn dianc …

Mae rhywbeth yn hudolus yn y clefyd hwn: mae y claf yn credu ei fod yn gwella bob dydd hyd y diwedd, a hyny oblegyd natur y clefyd. Pan y byddo y cornwydon yn casglu, mae yr ysgyfaint yn gorboethi ac yn chwyddo, a'r dyoddefydd yn teimlo poen mawr yn yr ochor aswy, diffyg anadl, a chyfyngder mawr. Pryd hyn mae y claf yn bryderus iawn am ei fywyd; ac yna mae y cornwydon yn addfedu ac yn tori allan, ac yntau yn taflu y crawn i fynu. Pryd hyn mae y gwres yn oeri, y cyfansoddiad yn llonyddu, a'r poen a'r cyfyngder yn ysgafnhau i raddau; yna mae y dyoddefydd, druan, yn benderfynol ei fod yn gwella yn gyflym; ond yn fuan ail gasgla y cornwydon, ac ymledant dros holl ddalenau yr ysgyfaint, a threiddiant yn ddyfnach i'w sylwedd. Yna â y claf, druan, glafach glafach, wanach wanach, bob tro; ond pan y byddo y cornwydon yn addfedu, ac yntau yn eu poeri i fynu, mae yn meddwl gwella hyd y diwedd. Y peth goreu pan weloch yr arwyddion lleiaf o'r clefyd angeuol hwn yw gochelyd yr achos, ac ymofyn am ryw feddyginiaeth yn ddioed; canys os â y cornwydon yn ddwfn i'r ysgyfaint, fe chwardd y clefyd hwn am ben holl gyffuriau y byd.[128]

Disgrifia Dr Glyn Penrhyn Jones fel y daethpwyd i ramanteiddio'r afiechyd:

Oherwydd ei gysylltiadau â'r ifanc ym mlodau eu dyddiau tyfodd rhyw awyrgylch o ramant ogylch yr afiechyd yn ystod y ganrif ddiwethaf [y bedwaredd ganrif ar bymtheg], a phan drodd ambell glaf darfodedig oddi wrth y llu ac o irder ei flynyddoedd gadawodd ar ei ôl awgrym o ferthyrdod. Ac os digwydd fod cyffro'r awen yn ei fywyd, yna dyrchafwyd ei farw'n ddwyfol drasiedi, a rhoddwyd i'r afiechyd y clod am ei ysbrydiaeth a'r bai am ei dranc.[129]

Roedd yr afiechyd yn ddrwg ymhlith y Cymry, ac un rheswm a gynigir am hyn yw'r ffaith bod y Celtiaid wedi arfer byw mewn cymunedau gwledig anghysbell, ac felly heb ddatblygu gwrthsafiad iddo.[130] Roedd y cymoedd diwydiannol gorboblog, lle'r oedd tuedd i un aelod o'r teulu drosglwyddo'r afiechyd i bawb ar yr aelwyd, yn fagwrfa i'r ddarfodedigaeth, ac roedd prinder bwyd da a diffyg awyr iach yn dwysáu'r sefyllfa.[131] At hynny, roedd amodau gwaith rhai gweithwyr megis y chwarelwyr yn ychwanegu at y broblem, a byddai niwmoconiosis y chwarelwr, yn wahanol i'r glöwr, yn cael ei gymhlethu pe câi'r ddarfodedigaeth.[132] Un o'r ardaloedd a ddioddefodd fwyaf oedd Blaenau Ffestiniog, ac yn ôl tystiolaeth o ddechrau'r ugeinfed ganrif roedd rhywun mewn bron bob yn ail dŷ yn y dref yn dioddef o'r ddarfodedigaeth.[133] Allan o 157 o ddynion yr ardystiwyd eu marwolaeth gan Dr R. D. Evans, Blaenau Ffestiniog, yn y cyfnod cyn iddo gyflwyno ei dystiolaeth i'r Pwyllgor Adrannol ar Chwareli Llechi Meirionnydd ym 1893, nodir fod 78 ohonynt, sef bron eu hanner, wedi marw o afiechydon yr ysgyfaint, o'i gymharu â 31 allan o 129 o farwolaethau ymhlith y merched.[134] Byddai rhai dosbarthiadau o chwarelwyr, megis yr holltwyr llechi a oedd yn gorfod gweithio ynghanol y llwch, yn dioddef yn waeth na'i gilydd. Mewn llythyr a anfonodd at Dr John Williams ym mis Ionawr 1890, dywedodd Dr John Roberts am y chwarelwyr:

> … it seems to be their lot to die young of consumptive diseases, while their English masters die of gout and apoplexy, with white hair and rubicund faces above sixty.[135]

Ond roedd yr afiechyd yn ffynnu mewn cymunedau anghysbell yn ogystal, a nifer y plant a'r bobl ifanc a oedd yn marw o'r ddarfodedigaeth yn uchel.[136] 'A oes mwy o dycâu neu o gancr yn unman nag sydd yn ein tai ffermydd?' oedd cwestiwn R. T. Jenkins.[137] Roedd yn gred gyffredinol bod y dycáe yn rhedeg mewn teuluoedd ond y gwirionedd yw bod un aelod o'r teulu yn ei drosglwyddo i aelodau eraill. Ffynnai'r afiechyd hefyd mewn awyrgylch llaith a thywyll, sef yr union amodau a geid yn llawer o dai'r cyfnod.

Er bod Hipocras, mor bell yn ôl â'r bedwaredd ganrif cyn Crist, yn gyfarwydd â'r afiechyd, ni chafwyd gwir adnabyddiaeth o'r clefyd hyd yr ugeinfed ganrif.[138] Weithiau, byddid yn cymysgu rhyngddo a rhai o afiechydon eraill yr ysgyfaint, ond cafwyd mwy o sicrwydd am natur y clefyd wedi i Robert Koch ddarganfod y bacteriwm achosol ym 1882. Yna, ym 1895, dyfeisiwyd y peiriant pelydr-X gan Roentgen, dyfais a daflodd oleuni newydd ar afiechydon yr ysgyfaint yn gyffredinol.[139] Ym 1912, sefydlwyd y Gymdeithas Goffa Genedlaethol Gymreig fel cofeb i'r Brenin Edward VII, cymdeithas a fyddai'n addysgu pobl Cymru am yr afiechyd a sut i'w adnabod a'i drin. Ar yr adeg hon, roedd un ym mhob 200 o'r trigolion mewn rhai pentrefi yng Nghymru yn dioddef o'r afiechyd, ac un o bob 500 yn marw o'i effeithiau.[140] Gyda ffurfio'r Gymdeithas, cyflogwyd swyddog meddygol, a chymerwyd gofal o'r unig sanatoriwm yng Nghymru, sef sanatoriwm Llanybydder yn sir Gaerfyrddin. Yn ogystal, llogwyd gwelyau mewn ysbytai a sanatoria eraill ledled Prydain.[141] Yn ychwanegol at hyn, cyflogwyd Dr Morris, a arferai fod yn bregethwr wrth ei alwedigaeth, yn Gyfarwyddwr Addysgol, ac âi o gwmpas y wlad gyda charafán a cheffyl i geisio addysgu pobl sut i osgoi'r afiechyd. Cynghorid pobl i gadw'n iach a chryf, i beidio â phoeri'n ddifeddwl rhag lledaenu'r afiechyd, ac i osgoi byw mewn cartrefi gorboblog, cyngor amhosibl ei ddilyn yn aml iawn.[142] Sefydlwyd nifer o glinigau neu sefydliadau hefyd, er nad oeddynt yn aml yn ddim amgenach nag ystafelloedd mewn tai, a phrin iawn oedd adnoddau'r meddygon. Roedd yn rhaid iddynt yn aml allu adnabod yr afiechyd heb gymorth pelydr-X, a'u prif feddyginiaeth oedd olew iau penfras, y credid ei fod yn cryfhau gwrthsafiad y corff i'r haint, a sylwedd o'r enw twbercwlin a chwistrellid i gorff y dioddefydd ar ffurf brechiad.[143] Argymhellid gorffwys, bwyd da ac awyr iach, a châi rhai cleifion eu hanfon i sanatoriwm allan yn y wlad.[144]

Nid oedd meddygaeth broffesiynol felly yn gallu cynnig unrhyw sicrwydd o wellhad yn rhan gyntaf yr ugeinfed ganrif, er bod y peirianwaith yn ei le gogyfer â thrin yr afiechyd. Fodd bynnag, ceid hefyd, ochr yn ochr â'r ddarpariaeth swyddogol, gorff o gynghorion ar lafar gwlad ar sut i drechu'r afiechyd, beth bynnag am eu gwerth meddygol. Un o'r cynghorion mwyaf cyffredin oedd gofalu cael digon o awyr iach, cyngor sy'n adleisio'r canllawiau swyddogol. Clywodd gŵr o'r Foel ym Maldwyn y byddai rhai dioddefwyr yn cysgu allan i geisio cael gwellhad,[145] a chofiai gwraig o Dreforys y byddai cyfeilles iddi a oedd yn dioddef o'r ddarfodedigaeth yn cerdded am chwech o'r gloch bob bore at ben uchaf y graig ym Mharc Llewelyn, Abertawe, yn y gred bod y pedwar gwynt yn cyfarfod yno.[146]

Meddyginiaeth arall a ddibynnai ar rym natur oedd anadlu'r tawch o'r pridd. Yr hen gyngor yng nghylch Llanfair Caereinion oedd cerdded yn y gwys ar ôl yr aradr er mwyn arogli sawr y pridd,[147] a soniwyd hefyd fel y byddai un ferch ifanc o'r ardal yn mynd ar ei hwyneb ar y ddaear y peth cyntaf bob bore i synhwyro'r pridd lle cawsai darn o'r ardd neu dir glas ei agor ar ei chyfer.[148] Cafwyd tystiolaeth ategol gan wraig o Wesbyr, sir y Fflint, a ddywedodd y byddai ewythr iddi yn arfer mynd i'r cae bob dydd a thorri tywarchen newydd, a mynd ar ei wyneb i arogli'r pridd.[149]

Credid bod synhwyro anadl gwartheg yn llesol hefyd, ac ymddengys fod rhai meddygon yn bleidiol i'r arfer. Mae'n debyg nad dycáe'r ysgyfaint yw'r afiechyd y cyfeirir ato yn yr enghraifft isod, ond gan y 'T.B. doctor' y cafwyd y cyngor i eistedd wrth y preseb am awr ar y tro bob bore a hwyr, gyda drysau'r beudy ar gau, er mwyn anadlu anadl y gwartheg. Dywedwyd wrth y claf hefyd am yfed dysglaid o laeth yn syth o bwrs y fuwch fel rhan o'r driniaeth. Dyma dystiolaeth Mrs Katie Jenkins, Cil-ffriw:

> Odd cnithder i fi, gas 'i wely damp yn Aberystwyth, a fe fu hi gyda pob doctor nawr odd 'i 'di colli'i llaish. Odd dim llaish o gwbwl 'da 'i. Odd 'i 'di bod at bob doctor yn yr ardaloedd 'ma a fe 'alodd hi yn diwedd at Doctor Tattersall, y T.B. doctor, *Medical Health Doctor* cynta' fu yng Nghastell-nedd, a fe 'wedodd e' w'thi os odd ffarm galle 'i fyn' iddo fe taw 'na'r *treatment*. Ishte awr y bore a awr y nos – y prynhawn – gyda'r da, caeed y drws, pob ffenest ar gau. Anadlu'u ana'l nhw. Ishte yn y manjer, anadlu'u ana'l nw a godro peint o la'th i fasin, gwedwch, myslin drosto fe. Godro fe a'r ffroth i gyd a ifed 'wnnw – llond basin o la'th. A fe 'nath e' am un diwyrnod ar ugen a fe gas 'i llaish nôl.[150]

Yn wir, rhoid cryn bwyslais ar yfed llefrith neu hufen wrth drin y ddarfodedigaeth oherwydd y maeth ynddynt. Bryd arall, defnyddid llefrith fel sylfaen meddyginiaeth, megis yn y rysáit hon o'r Fach-wen, Llanddeiniolen, lle y cymeradwyid cymysgu wy ffres, llond llwy fwrdd o rỳm ac ychydig o ddail mintys wedi'u malu'n fân mewn llefrith a'i gymryd bob bore.[151] Yn ôl tystiolaeth y gohebydd 'Llywarch Hen' ar ddechrau'r 1890au, arferai trigolion Cwm Maen Gwynedd ar lethrau'r Berwyn, nid nepell o bentref Llanrhaeadr-ym-Mochnant, ferwi aeron y ddraenen wen mewn llefrith wedi'i felysu at y ddarfodedigaeth.[152] Honnid bod llaeth enwyn yn beth da hefyd. Byddai rhai yn argymell yfed llaeth gafr gan eu bod yn credu nad oedd ynddo ddim a allai achosi'r ddarfodedigaeth, a dywedodd gwraig o Nantgarw ym Morgannwg i fachgen ifanc o'r ardal a fu'n dioddef o'r afiechyd am ddwy neu dair blynedd gael gwellhad ar ôl yfed llaeth asen,[153] arfer a gymeradwyir yn *Y Llysieu-lyfr Teuluaidd*:

> … mae llaeth gwartheg newydd odro yn dda hynod; mae llaeth enwyn newydd gorddi yn well; mae llaeth asen yn well na hyny. Nid oes dim hanes bod llaeth asen wedi methu iachau y darfodedigaeth unwaith erioed, os cymerir ef mewn pryd, a chymeryd digon o hono. Dyma brif fai y claf, oedi y feddyginiaeth, nychu heb gymeryd dim nes bo y clefyd wedi gwneud ei gyfansoddiad yn breswylfa oesol iddo, … Os cymerir llonaid cwpan tê o laeth asen unwaith y dydd, bydd hyny yn beth mawr … Rhaid i chwi wneud y llaeth yn brif gynaliaeth natur, gyda ychydig lysiau a bara gwyn, os ydych am wella; ac onide, marw heb gymeryd dim … Gyda bendith Rhagluniaeth ddwyfol, fe iacha llaeth asen y darfodedigaeth a'r peswch mwyaf cyndyn, oni fydd y bai arnoch chwi trwy beidio a'i gymeryd mewn pryd, neu trwy beidio a chymeryd digon o hono.[154]

Bwyd da felly, a digonedd ohono, oedd ei angen i wrthsefyll y dycáe, bwyd megis llefrith a wyau yn arbennig, er y cafwyd sawl cyfeiriad at fwydydd eraill a ddefnyddid i geisio adfer iechyd y claf. Er enghraifft, câi pryd megis stiw wedi'i wneud â llefrod, nionod a moron ei gyfrif yn hynod o faethlon.[155] Bwyteid llawer o fetys hefyd yn y gred fod y sudd yn magu gwaed â'i fod felly yn llesol i bobl a oedd mewn gwendid, megis gyda'r dycáe. Cofiai Miss Katie Olwen Pritchard, y Gilfach-goch, y byddai ei mam yn arfer taenu siwgr coch am ben y betys, ac y byddid yna'n yfed y sug.[156] Llysieuyn gardd arall y bwyteid llawer ohono am ei fod yn cael ei gyfrif yn fwyd iach oedd letys. Daethpwyd o hyd i un cyngor ar glawr hen lyfr cownt o Ddolwyddelan, sef rhoi hanner cant o lemwnau mewn dŵr a'u gadael yno nes ei fod yn dechrau codi berw ac wedyn gwasgu'r sudd ohonynt i botel a gwneud i'r claf gymryd peth ohono bob awr o'r dydd.[157]

Yn ogystal â pharatoi bwydydd iach gyda llefrith neu lysiau'r ardd, arferid gwneud gwahanol fathau o de o lysiau'r maes. Bu gwraig o Lanfallteg, Penfro, yn casglu gwreiddiau beilïaid (*Arctium minus*) i wneud trwyth i fachgen o'r ardal a oedd yn dioddef o'r ddarfodedigaeth,[158] a nododd gŵr o Wernymynydd, sir y Fflint, y gwneid te gyda llysiau'r ysgyfaint, neu '[llaeth] bron Mair'.[159] Dywedodd gwraig a oedd yn hanu o Lŷn iddi yfed llawer o ddiod ddail pan oedd y dycáe arni'n blentyn. Arferai ei mam anfon at gwmni o'r enw

Heath & Heather am y llysiau, a byddai'n paratoi meddyginiaeth ohonynt ar gyfer ei merch ac yn rhoi gwydraid iddi bob bore er mwyn codi archwaeth bwyd arni.[160] Cafwyd tystiolaeth lafar o Benfro am ddefnyddio trwyth blodau camomeil at y ddarfodedigaeth,[161] a daeth meddyginiaeth a oedd yn argymell yfed y gwlith oddi ar gamomeil i sylw gohebydd *Seren Gomer* yn y 1830au, meddyginiaeth yn ôl yr hanes a wellhaodd un a oedd wedi llwyr anobeithio, ond mae'n bosibl mai un o bapurau newydd neu gylchgronau Seisnig y dydd oedd ffynhonnell y stori hon:

> Y Ddarfodedigaeth. – Boneddiges ieuanc, ag oedd wedi ei dwyn yn isel iawn yn y dolur angeuol hwn, a adferwyd i'w hiechyd yn ddiweddar trwy wneyd defnydd o'r feddyginiaeth ganlynol:- Dilynodd y meddygon goreu dros hir amser, ond heb gael un lles oddiwrth eu cynghorion; a chan ei bod yn ystyried ei hun yn dynesu at awr ei hymddattodiad yn fuan iawn, hi a ymneillduodd dros yr haf i ddyffryn tawel a llonydd yn y wlad, lle y gallai ddysgwyl mewn tangnefedd am y ddyrnod angeuol. Tra y gwnelai ei gartref [sic] yn y lle hwn, arferai godi mor foreu ag y caniatâi ei hafiechyd, i fyfyrio ar harddwch anian, a rhyfeddol weithredoedd Iôr, yn ffenestr ei gwely-ystafell. Fel yr oedd, y naill foreu ar ôl y llall, yn eistedd yn ei ffenestr, yn gwrandaw ar y cor asgellog yn odli eu 'Boreugerdd ar y brigyn,' rhyfeddai yn fawr weled ci a berthynai i'r tŷ, yr hwn nad oedd ond croen ac esgyrn, yn myned yn wastad bob boreu i lyfu y gwlith oddiar wely milwydd, (camomile) ag oedd yn yr ardd, a synai fwy fyth wrth ei weled yn gwella yn ei olwg bob dydd, ac o'r diwedd edrychai yn dew, ac yn ei lawn iechyd. Hynodrwydd yr amgylchiad a argraffwyd yn ddwfn ar feddwl y foneddiges, ac nis gallai ymattal rhag gwneyd prawf o'r hyn oedd wedi bod mor effeithiol i'r ci. Anfonai ei morwyn allan bob boreu i gasglu y gwlith oddiar y gwely milwydd mewn cadach sidan, gwasgai ef i lestr, ac yfai ryw gyfran o hono cyn cymmeryd dim arall yn y boreu, ac yn fuan teimlai ei hun yn gwella; ei hysbrydoedd a adlonasant, ei harchwaeth at ymborth a ddychwelodd, ac yn y diwedd adferwyd hi i'w hiechyd cynnefin. Nid ydym yn gwybod, oddiar brawf, pa effaith sydd yn y feddyginiaeth gyffredin hon; ond gan fod pob un arall yn methu, a hithau mor hawdd a rhad, ni allwn lai nâ chynghori pawb a flinir i wneyd prawf o honi.[162]

Clywyd fel y bu i Edward Richards, taid Telynores Maldwyn, wella merch Tŷ Isa, Llanyblodwel, o'r 'clefyd gwyn'. I baratoi'r feddyginiaeth, rhoddwyd wyau yn eu plisgyn yn wlych mewn finegr gwyn mewn llestr pridd aerdynn a chladdwyd y llestr yn y ddaear hyd nes bod y cynnwys wedi troi'n jeli gwyn. Bu'r driniaeth yn llwyddiannus a gwahoddwyd ei thaid i ganu a dawnsio yn neithior y ferch fel arwydd o werthfawrogiad, ond roedd diweddglo anffodus i'r hanes gan iddo gael damwain angheuol y noson honno.[163] Roedd meddyginiaeth gyffelyb yn hysbys i drigolion Dinas Mawddwy.[164]

Y feddyginiaeth fwyaf gwrthun at y ddarfodedigaeth, yn ddiamau, oedd bwyta neu lyncu malwod. Ymddengys mai'r malwod bach gwynion a oedd fwyaf poblogaidd, ac y caent eu llyncu'n amrwd. Yn ôl tystiolaeth o Randir-mwyn, byddai plentyn o'r ardal yn arfer casglu malwod gwynion at y ddarfodedigaeth,[165] a nodwyd y byddai gyrrwr cerbydau ysgafn o Wrecsam, o'r enw Ned Edwards, yn eu casglu a'u llyncu'n fyw.[166] Roedd gŵr o Donyrefail wedi gweld hyn yn cael ei wneud pan oedd yn blentyn, er na wyddai i sicrwydd ai'r malwod gwynion a ddefnyddiwyd yn yr achos hwn.[167] Roedd ei dad yn gyrru lori i'r cyngor lleol ac arferai yntau fynd gydag ef yn ystod y gwyliau. Un tro, pan oedd gweithwyr y cyngor yn trwsio'r ffordd yn Stryd Fawr Tonyrefail, ger yr hen eglwys, roedd ef yn digwydd bod yn sefyll ger y lori yn edrych arnynt yn gwagio'r calch a'r tar macadam, a gwelodd Ted Randolph, gŵr o Dretomas, yn mynd at wal yr hen eglwys ac yn gafael mewn malwen a'i llyncu. Fe'u galwai yn 'wall-fish', ac erbyn deall byddai'n eu bwyta'n rheolaidd. Yn ôl yr hanes, bu'n dioddef o'r ddarfodedigaeth ers blynyddoedd, ac fe'i cynghorwyd gan yr 'herbalist' i ddechrau bwyta malwod.

Byddai rhai yn coginio'r malwod. Wrth edrych drwy bapurau Rhys Wiliam, Hafod y Llan, Beddgelert, am y flwyddyn 1817, gwelodd Carneddog gyngor i hel 'y malwod bychain gwynion fydd i'w gweled ar y gwlith cyn i'r haul godi' a'u berwi mewn llefrith.[168] Cafwyd tystiolaeth hefyd am ferwi malwod mewn dŵr ac yfed y sudd. Nodwyd y byddai hen ŵr o Hwlffordd yn casglu malwod a'u berwi ar gyfer ei ferch ac yn rhoi'r sudd iddi i'w yfed.[169] Cofiai gwraig o Lansamlet i'w thad ddweud wrthi y byddai ei dad ef yn ysgeintio halen ar y malwod a chymryd llwyaid o'r sudd bob dydd.[170]

Roedd i elod swyddogaeth bwysig mewn meddygaeth werin fel cyfrwng i dynnu gwaed 'amhur', a diddorol yw cofnodi un cyfeiriad, o Glwydyfagwyr, Merthyr Tudful, at ddefnyddio gelod ar ferch o'r enw 'Sioned yr Arp' (yr Harp oedd yr unig siop yng Nghlwydyfagwyr) a oedd yn dioddef o'r ddarfodedigaeth, er mwyn sugno'r gwaed drwg y tybid ei fod wrth wraidd yr afiechyd.[171]

Roedd y ddarpariaeth werin yn eithaf amrywiol felly, a gwelir bod peth gorgyffwrdd rhwng y cynghorion a geid ar lafar ac yn llyfrau a chylchgronau'r cyfnod a'r hyn a oedd gan feddygaeth swyddogol i'w gynnig. Gellir tybied bod amryw o'r cynghorion meddygol wedi dod yn rhan o'r gynhysgaeth lafar.

Bu cynnydd mewn achosion o'r clefyd yn ystod y Rhyfel Byd Cyntaf, ac ym 1921 sefydlwyd adran ymchwil yng Nghaerdydd.[172] Yn ystod yr Ail Ryfel Byd, a'r afiechyd eto ar gynnydd, daethpwyd i ddefnyddio dull newydd o adnabod y clefyd, sef radiograffeg gyffredinol, a thynnwyd darluniau pelydr-X o'r boblogaeth gyfan.[173] Ar ôl y Rhyfel, dechreuwyd defnyddio brechlyn y BCG, 'Bacillus Calmette Guérin', ar raddfa eang i ddiogelu babanod a phlant rhag yr haint.[174] Yna ym 1955 daethpwyd i wybod yn iawn sut i ddefnyddio'r cyffur rhyfeddol Streptomycin (a ddarganfuwyd yn America ym 1946), gan ei gyfuno ag asid para-aminosalisylig (PAS) (1948) ac isoniasid (INAH) (1950).[175]

3

Y Llwybr Treuliad

Ceir tystiolaeth swyddogol am ymborth cyffredinol y gweithiwr amaethyddol yng Nghymru yn ail hanner y bedwaredd ganrif ar bymtheg a ddengys mor gytbwys oedd ei luniaeth, er yn undonog.[1] Comisiynwyd Edward Smith, meddyg a gwyddonydd, a oedd yn Ddirprwy Swyddog Meddygol i'r Llywodraeth, i wneud arolwg o ymborth pobl gwledydd Prydain, ac ym 1863 cychwynnodd ar daith drwy Gymru gan gofnodi ymborth tua hanner cant o deuluoedd gweithwyr amaethyddol mewn gwahanol rannau o'r wlad dros gyfnod o saith niwrnod. Cyflwynodd ei sylwadau i'r Llywodraeth ym 1864.[2] Dengys ei adroddiad mor syml a chyfyng oedd ymborth y Cymro yn y 1860au – ceid 80% o'r egni a'r protein yn y deiet o bedwar bwyd yn unig, sef bara, tatws, llaeth enwyn neu sgim a chaws. At hynny, byddai pob person yn bwyta tua dwy owns o geirch mâl bob dydd. Ni fwyteid wyau na chig, heblaw am gig moch, a phrin iawn oedd y llysiau a'r ffrwythau yn y deiet. Serch hynny, roedd yn lluniaeth hollol gytbwys a chyflawn o safbwynt cynnal iechyd ac yn agos iawn at y 'deiet delfrydol' a argymhellid dros ganrif yn ddiweddarach i osgoi afiechydon megis clefyd y galon.[3] Ceir darlun ehangach o ymborth y gymdeithas amaethyddol gan S. Minwel Tibbott yn ei hymdriniaeth 'Bwyd y Cymro'.[4] Noda fod Adroddiad y Comisiwn Brenhinol ar Dir yng Nghymru ym 1890 yn dangos patrwm cyson: 'Yn yr arolwg hwn, gwelwyd mai cig wedi'i halltu, llysiau o'r cae neu'r ardd, caws, ymenyn, a bwydydd llwy fel llymru, uwd a brwes, oedd bwyd cyffredin rhannau helaeth o'r wlad. ... Gwelwyd bod cynnwys y prydau yn dilyn patrwm sefydlog, sef bwyta math o fwyd llwy i frecwast a swper, gyda'r prif bryd, y cinio canol dydd, wedi'i seilio ar gig hallt, a hwnnw gan amlaf wedi'i ferwi ynghyd â llysiau i wneud cawl neu botes.'[5]

Ar un wedd, efallai bod adroddiad Edward Smith yn anghyson â'r corff mawr o feddyginiaethau at liniaru ac esmwytháu anhwylderau cyffredin y llwybr treuliad a oedd yn hysbys i'r werin bobl ar ddechrau'r ugeinfed ganrif, ond rhaid cymryd i ystyriaeth ffactorau megis bwyd a baratoid yn sâl, gormodedd o fwydydd llaeth a chaws a'r ffaith i fara gwyn ddisodli bara ceirch i raddau helaeth yn ystod chwarter cyntaf yr ugeinfed ganrif, hyd yn oed yn y gymdeithas amaethyddol. Yn ôl S. Minwel Tibbott: 'Y duedd gyffredinol erbyn hynny oedd prynu peilliad i'w gymysgu â blawd haidd neu flawd gwenith a dyfid ar y fferm i wneud bara cymysg. Yn yr ardaloedd mynyddig, ceirch oedd yr unig gnwd a dyfid, a phrynent beilliad i wneud bara gwyn. Ail fara oedd bara ceirch iddynt erbyn y cyfnod hwn.'[6] Mewn cymdeithasau diwydiannol roedd y dirywiad mewn ymborth wedi gafael ynghynt, er enghraifft, yn achos chwareli llechi gogledd Cymru ceir adroddiadau meddygol o'r 1890au sy'n collfarnu'r diffyg maeth ym mwyd y chwarelwyr o ganlyniad i'w harfer o yfed gormod o de a bwyta gormod o fara menyn.[7] Mae un adroddiad yn cymharu eu hymborth yn anffafriol ag ymborth llafurwyr amaethyddol y cyfnod a oedd yn arfer bwyta blawd brasach ac yn iachach o'r herwydd.[8] Yr oedd, wrth reswm, ddigon o enghreifftiau o fwyd da a gwael yn y ddwy gymdeithas fel y tystia awduron megis D. J. Williams[9] a Kate Roberts[10] yn eu portreadau ffafriol o'u plentyndod yn Rhydcymerau, sir Gaerfyrddin a Rhosgadfan, sir Gaernarfon, y naill â chefndir amaethyddol a'r llall o gymdeithas chwarelyddol, a'r hanesydd R. T. Jenkins yn ei ymosodiad chwyrn ar ymborth dinistriol cefn gwlad: ' "Hymbyg" noeth yw'r canmol a glywir byth a hefyd, mewn cylchoedd sentimental-wlatgar ar "hen fwyd y wlad". Diamau fod bob amser ddigonedd ohono, ond hyd yn oed pan fo'n dda ei ansawdd, fe'i coginir yn druenus o ddihidio a diflas, ac fe'i llowcir ar frys, oblegid "coll amser" yw pryd bwyd ar lawer fferm.'[11]

Dengys y dystiolaeth lafar a gasglwyd ledled Cymru fod cryn amrywiaeth o feddyginiaethau at anhwylderau megis camdreuliad a oedd, fe ymddengys, yn un o'r cwynion mwyaf cyffredin ymysg y werin bobl. Gall unrhyw beth sy'n amharu ar weithgarwch naturiol y stumog, megis gorfwyta, bwyta'n rhy gyflym, a phrydau bwyd anneniadol, achosi camdreuliad, gan ddwyn i gof sylwadau R. T. Jenkins am luniaeth ddiflas, undonog y ffermydd, a fwyteid ar frys. Cafwyd tystiolaeth lafar sy'n cadarnhau'r ffaith mai 'coll amser' oedd amser bwyd i rai ffermwyr gan ŵr o Wdig, sir Benfro, pan oedd yn sôn am y cyfnod y bu'n gweini ar ffermydd y cylch. Roedd yn un o bump o weision ar un fferm, lle y ceid trensiyrnau yn lle platiau, a lle y defnyddid cyllell goden i fwyta yn hytrach na chyllell a fforc. Pan gaeai'r hwsmon ei gyllell, meddai, disgwylid i'r gweision i gyd godi oddi wrth y bwrdd, pa un a oeddynt wedi gorffen bwyta ai peidio.[12]

Camdreuliad

Y driniaeth bennaf at gamdreuliad neu ddiffyg traul oedd te wermod lwyd, meddyginiaeth a oedd yn hysbys drwy Gymru benbaladr. Dywedodd cyfran helaeth o'r siaradwyr a holwyd am arferion meddyginiaethol yr aelwyd yng nghyfnod eu plentyndod y byddai eu rhieni yn arfer tyfu'r wermod lwyd yn yr ardd gartref a'i chasglu ddiwedd yr haf at ddefnydd y gaeaf, gan ei chrogi wrth y distiau i sychu. Yn ôl tystiolaeth o Fronnant, gwneid hyn fel arfer ym mis Medi wedi i'r blodau aeddfedu, neu ddechrau Hydref fan bellaf cyn iddynt ddarfod.[13] Gellid felly ei defnyddio yn syth o'r ardd neu wedi'i sychu, gan ddibynnu ar yr adeg o'r flwyddyn. I baratoi'r te, rhoid dŵr poeth ar y dail a'r pennau blodau mewn jwg, jwg chwart fel rheol, a'i adael i fwrw ei ffrwyth. Gellid ei yfed yn boeth neu'n oer. Cedwid llond jwg ohono ar y pentan yn wastadol mewn rhai cartrefi,[14] a dywedwyd y byddai ambell un yn cymryd joch neu ddau ohono bob bore cyn brecwast ar stumog wag er mwyn cadw'n iach.[15] Dyma fel yr adroddodd Ernest Vyrnwy James o Lanerfyl am ei brofiad o de wermod lwyd pan oedd yn blentyn yng Nghwm Nant yr Eira:

> Dyna chi beth afiach ofnadwy odden ni'n giel – trw diwedd Awst, a Septembar oe' ni'n ciel stumog ddrwg ofnadwy o hyd, wrth fyta bob meth o bethe wyddoch chi. A peth gore at stumog a diffyg traul oedd wermod lwyd. Fyse rhaid chi 'mond mynd tu allan i'r iard, flynyddodd 'nôl, oedd o'n tyfu fel dala poethion ar ochor wal. Cymyd ryw jwg oedd Mem, cwart, torri 'chydig bech o dopie'r pethe – mae nw mor daled â dala poethion – a'u rhoi nw mewn jwg, a dŵr poeth am 'i penne nw i neud te ohono fo. Oedd o'n ddu fel te. Ac yn chwerw – o'n ofnadwy o chwerw. Mi stopie diffyg traul a'r poen yna yn y stumog. Dyna'r unig beth odden nw'n iwsho at y sdumog, a diffyg traul, oedd wermod lwyd. 'Tyse'r he' yn pashio, wedi dwad jesd i G'lan Gua' rwan, oedd Mem yn mynd allan a torri digon o'r wermod lwyd, cyn iddo fo drigo, am y tymor … A'i hongian o wth y silin i sychu, i neud te ohono fo … Wedyn, o'n neud te cry, mor gryfed â gallech chi feddwl

am 'run paned o de. Oedd o yn ddu reit. A cofiwch oedd o'n ofnadwy o chwerw i gymyd. Ond mwya chwerw, gore'n byd, am y ciwar 'te.[16]

Yn ogystal â bod yn feddyginiaeth at gamdreuliad câi'r te ei gyfrif yn dda at gyfog a dŵr poeth, at chwalu gwynt yn y stumog ac at stumog wan. Adroddodd Miss Sarah Anne Davies, Pren-gwyn, Llandysul, fel y bu i'w stumog fynd mor wan ar ôl gwaeledd nes iddi golli llawer iawn o bwysau, ond pan aeth ar ei gwyliau i Dre-saith cafodd gyngor gan hen ŵr o'r ardal i yfed te wermod ac fe wnaeth hynny drwy gydol y tair wythnos y bu yno, gan wella bob dydd, a'r te a gafodd y clod ganddi.[17] Nid oedd dim fel te wermod i godi archwaeth bwyd yn ôl barn bendant llawer o hen bobl a oedd â chof byw am y cyfnod. Mae'r wermod lwyd, ysywaeth, wedi diflannu o'r gerddi erbyn hyn, a dyrnaid yn unig o'r siaradwyr hynny y cofnodwyd eu tystiolaeth yn ystod saithdegau ac wythdegau'r ugeinfed ganrif a ddywedodd eu bod yn dal i wneud y te. Un o'r rhain oedd gŵr o Efail-wen, a fagwyd ym Mynachlog-ddu, a gredai'n gryf fod y wermod lwyd cystal ag unrhyw feddyginiaeth fodern.[18]

Roedd blas llawer mwy derbyniol ar de camomeil, a oedd yn feddyginiaeth gymharol boblogaidd at gamdreuliad ac anhwylderau cyffelyb, yn enwedig yn siroedd Meirionnydd, Caernarfon, Dinbych, Aberteifi a Phenfro. Câi ei gyfrif yn dda am godi archwaeth bwyd, megis y wermod lwyd, a dywedodd Mrs Elizabeth Roberts, Bryncroes, na fyddai cefnder iddi byth yn dechrau bwyta ei frecwast heb yn gyntaf gymryd llymaid o'r te.[19] Cofiai gwraig o Lanrwst fel y cymerid cyfuniad o ddiod wermod a chamomeil bob nos a bore at gyfog neu surni yn y stumog yng nghyfnod ei phlentyndod yn ardal y Fach-wen, Llanddeiniolen.[20] Gan mlynedd a rhagor cyn hynny, byddai Anne Griffith, 'meddyges Bryn Canaid', Uwchmynydd (a fu farw ym 1821) yn berwi wermod lwyd a chamomeil i wneud meddyginiaeth at 'chwerwedd yn yr ystumog', a byddai'n mynd i Drwyn Gwyddel yn ymyl i nôl llond piser o ddŵr blaen llanw. Byddai'n defnyddio hanner llond cwpan o'r trwyth wermod a chamomeil ac yn ei orffen gyda dŵr y môr − 'digon i ladd ceffyl'.[21] Cafwyd enghraifft arall, o Lansannan, o ddefnyddio camomeil i godi archwaeth bwyd, ond rhwbio mintys a chamomeil gyda'i gilydd a wneid yn yr achos hwn gan ddibynnu ar hyfrydwch y perarogl i roi hwb i'r claf.[22] Dywedodd ffermwr o Wdig, Penfro, y byddai'r 'gamil' yn tyfu'n feichiau ar y waun pan oedd yn blentyn, ac yr arferai ei hen dad-cu gasglu peth ohoni a'i chrogi yn y simdde fawr i sychu, a thorri rhyw 'bwythyn' ohoni a'i roi mewn llestr a dŵr berw arno.[23] Perlysiau eraill a dyfid yn y gerddi ac a gâi eu cyfrif yn dda at y stumog yn gyffredinol oedd ruw (Treforys), rhosmari (Cil-ffriw), tansi neu wermod felen (Bronnant; Cwm Main), saets (Llanfair Caereinion; Aberystwyth; Tufton), mintys (Llanfair Caereinion; Ystalyfera), persli (Aberystwyth) a ro rownd (Synod Inn). Prif rinwedd 'te tansli', yn ôl tystiolaeth Daniel Jones, Bronnant, oedd lleddfu cnofeydd neu boenau yn yr ymysgaroedd, a dywedodd y byddai'r llysiau i'w gweld yn aml ar y cloddiau ger hen fagwyrydd ar hyd y wlad. Fe'u cesglid hwythau i'w sychu at y gaeaf, a byddai digon o 'dasgell' dan y llofft i bara am flwyddyn.[24]

Mae'n debyg mai ffa'r corsydd, neu ffa'r gors, sy'n tyfu mewn lle gwlyb, oedd y llysiau mwyaf poblogaidd at y stumog o blith y blodau gwyllt. Câi llawer o ddefnydd ei wneud o'r te fel meddyginiaeth at y stumog yn sir Drefaldwyn, ac i raddau llai yn siroedd Meirionnydd, Penfro, Caerfyrddin a Brycheiniog. Soniodd gŵr o Lanafan Fawr, Brycheiniog, fel y bu iddo gael llythyr gan hen weinidog o Landrindod yn gofyn iddo fynd i waelod y Wenallt i gasglu dail ffa'r corsydd iddo. Ar ôl hyn dechreuodd eu defnyddio ei hunan pan fyddai ganddo ddiffyg traul a byddai'n gwella bob tro. Byddai'n well ganddo gymryd ffa'r corsydd na'r wermod os gallai gael gafael arnynt, er y byddai llai o de wermod yn gwneud y tro.[25]

Gwneid peth defnydd o amrywiaeth helaeth o blanhigion gwyllt eraill, er enghraifft, llysiau'r gerwyn (Ewenni) neu lysiau diadwyth (Abergwesyn) (*Glechoma hederacea*), llysiau llwydion (*Artemisia vulgaris*) (Llanfair Caereinion; Pren-gwyn, Llandysul), 'agrimoni' neu lysiau'r dryw (Berea, Penfro), ysgol Fair (Niwbwrch; Hwlffordd), chwerwlys yr eithin (Penrhyndeudraeth; Rhuthun; Llanerfyl; Bronnant), cribau San Ffraid (Ystalyfera), cywarch gwyllt (*Eupatorium cannabinum*) (Pwllheli). Nododd y siaradwraig o Ewenni mai 'llysiau'r gerwn' a ddefnyddiai hi bob amser pan fyddai rhyw anhwylder ar ei stumog, ac fe'u rhoddai mewn diod fain yn ogystal. Roedd ganddi esboniad diddorol i'w gynnig hefyd ar darddiad yr enw: dywedodd fel y byddai ffermwyr flynyddoedd yn ôl yn gwneud eu cwrw eu hunain ac yn rhoi'r llysiau hyn ynddo i'w glirio a'i lanhau. Gan mai yn y gerwyn (llestr mawr i ddal diod tra bo'n eplesu) y gwneid y cwrw, dyma'r enw a etifeddodd y llysieuyn gyda threigl amser.[26]

Byddai planhigion megis danadl poethion, dant y llew, neu lygad y dydd o fewn cyrraedd pawb ac fe'u defnyddid hwythau i baratoi meddyginiaeth at y stumog. Derbyniwyd tystiolaeth o Landysilio, Penfro; Cwm Hepste, Brycheiniog; Rhyd-y-fro a'r Gilfach-goch, Morgannwg, am ddefnyddio te danadl poethion ac ychwanegodd Miss Katie Olwen Pritchard, y siaradwraig o'r Gilfach-goch, ei fod yn cael ei gyfrif yn neilltuol o dda pe bai plentyn yn cael pwl o gyfog ar ôl gorboethi wrth chwarae, gan ei fod yn tynnu'r gwres i lawr.[27] Arferid berwi gwreiddiau dant y llew ac yfed y trwyth at ddiffyg traul yn Llandysilio, Penfro,[28] tra cymerid dŵr llygad y dydd at boenau yn y stumog yn Aberdaron, Llŷn.[29]

Defnydd allanol a wneid fel rheol o'r planhigyn gwenwynig bysedd y cŵn ond cafwyd ambell eithriad diddorol. Gwelodd gŵr o Lanfachreth, Meirionnydd, ei ddefnyddio mewn dos ar gyfer y dŵr du ar wartheg,[30] a gwyddys fod gŵr o'r Bontnewydd yn Arfon wedi bwyta peth o'r dail pan oedd yn dioddef yn ddrwg o gamdreuliad, fel y tystia'r llythyr canlynol a ysgrifennwyd gan ei nai:

> Ar un adeg câi W[illiam] E[dward] G[riffith] gamdreuliad ofnadwy. Clywsai fod dail bysedd y cŵn yn dda at hyn. Penderfynodd geisio bwyta darn o ddeilen ifanc, at faint hanner hen bisyn chwech. Dywedodd ei fod 'ddeg gwaith chwerwach na'r wermod', ond llyncodd ef. Cliriodd y camdreuliad yn syth. Digwyddodd hyn tua 1958-9. Tybiodd iddo fwyta tamaid o ddeilen tua pum gwaith o fewn y blynyddoedd er hynny.[31]

Yn anffodus, ni wyddys beth oedd ffynhonnell y feddyginiaeth hon. Fe welir mai yn ystod y cyfnod 1958-9 y'i gweithredwyd, pan nad oedd meddygaeth werin bellach yn boblogaidd. Dywed y llythyrwr ymhellach fod ei ewythr yn gredwr mawr mewn 'ffisig cartra' ac yn 'giamblar' am wneud eli.

Cafwyd peth tystiolaeth o Frycheiniog a Morgannwg am ddefnyddio te blodau ysgaw at anhwylderau'r stumog, ac roedd y feddyginiaeth hon yn boblogaidd iawn yn ne Penfro. Sut bynnag, rhisgl coeden arall, y ddraenen ddu, yr arferai ffermwr o Dremarchog, Wdig, ei ddefnyddio, yn enwedig pan fyddai allan yn y caeau ac yn dioddef o 'sgella' (llosg cylla) ar ôl cinio. Âi at y clawdd a thorri peth o risgl y ddraenen â chyllell a llyncu'r llaeth a lifai odano.[32]

O blith y ffrwythau a'r llysiau, cafwyd tystiolaeth am fwyta afal i lanhau'r stumog, rhoi te dail mafon i blant bach yn yr haf, ac yfed dŵr bresych.

Nodwyd ambell achos o ddefnyddio cynhyrchion 'llyfn' y llaethdy i gael esmwythâd. Llaeth enwyn neu fwyd llaeth a argymhellwyd gan nifer o siaradwyr o siroedd Aberteifi, Penfro a Chaerfyrddin at ddiffyg traul ac i godi archwaeth bwyd. Dywedwyd y byddai ffermwyr ym Morgannwg yn yfed y maidd, sef y llaeth sy'n weddill ar ôl gwneud caws, gan ei fod yn tynnu'r melyster o'r stumog – ceid maidd hyfryd ar ôl gwneud cosyn o gaws Caerffili, er enghraifft.[33] Cofiai gwraig o Langwm, ger Hwlffordd, y byddai'r hen bobl yn arfer gwneud ffisig at y stumog gyda gwynnwy a sudd lemwn,[34] a chafwyd tystiolaeth o Feirionnydd am fwyta pennog coch i godi archwaeth bwyd.

Roedd defnyddiau crai y gegin megis finegr, mwstard a halen yn sylfaen barod a defnyddiol ar gyfer sawl meddyginiaeth. Arferai Mrs Elizabeth Roberts, Bryncroes, gael diod o ddŵr gyda phinsiad o fwstard ynddo, neu ddos o ddŵr a halen pan fyddai ganddi gyfog yn blentyn, a dywedodd y byddai'r dŵr a halen yn sicr o'i gael i fyny.[35] Câi finegr hefyd yr un effaith. Meddyginiaeth gyffredin arall oedd rhoi llwyaid o soda pobi mewn dŵr a'i yfed. Gwneid defnydd o feddyginiaethau parod yn ogystal, megis asiffeta (yn y Gogledd), *quinine bitters*, gwin ipecaciwana, *Lewis's Drops*, rhisgl llithrig (*slippery elm*), olew iau penfras, dŵr barlys a halwynau iechyd.

Fel y byddai gan y ffermwr yn y caeau feddyginiaeth yn y fan a'r lle, sef rhisgl y ddraenen ddu, felly hefyd y glöwr dan ddaear. Roedd dŵr poeth neu losg cylla yn anhwylder cyffredin yn y pyllau, o ganlyniad i fwyta'n rhy gyflym. Hefyd, roedd y prydau bwyd yn anghyson, a'r math o fwyd a fwyteid, caws, er enghraifft, yn dueddol o achosi anghysur yn y stumog.[36] Un feddyginiaeth oedd sugno clap bach o lo, a byddai rhai o'r glowyr yn gwneud hyn yn syth ar ôl gorffen bwyta i osgoi cael dŵr poeth. Dywedodd gŵr o Gwm Rhymni fod un o'r haliers wedi dweud wrtho na fyddai byth yn bwyta dim yn ystod y sifft, ond y sugnai bisyn o lo drwy'r adeg.[37] Meddyginiaeth arall oedd sugno tamaid o'r sialc a ddefnyddid i farcio'r tramiau, er y byddai rhai yn mynd gam ymhellach ac yn cnoi peth ohono a'i lyncu. Yn ôl gŵr o Bontardawe, tra oedd sugno glo yn feddyginiaeth at ddŵr poeth, câi'r sialc ei sugno at ddiffyg traul.[38] Dywedodd cyn-löwr o'r Coelbren ym Mrycheiniog yr arferai ei dad-cu sugno peth o'r 'cliff', sef haen o garreg a geir ar ben neu rhwng yr haenau glo mewn rhai ardaloedd. Credai fod alcali ynddo, a fyddai'n gwrthweithio'r asid yn y stumog.[39]

Nid oedd y meddyginiaethau hyn wedi'u cyfyngu i weithwyr tanddaear. Byddai'r plant hwythau yn cnoi glo yn ôl tystiolaeth Miss Katie Olwen Pritchard o'r Gilfach-goch, nid at unrhyw anhwylder yn benodol, ond oherwydd eu bod wedi gweld yr oedolion yn gwneud hynny. Cofiai hefyd fel y byddai ei thad yn dod â thalpiau mawr o galch adref o'r pwll glo, ac fel y byddent yn eu malu'n llwch a'i fwyta, ac ychwanegodd fod y corff yn newynu am sialc.[40] Yn ardal Clwydyfagwyr, Merthyr Tudful, rhoid dŵr calch i rywun i'w yfed os nad oedd y wermod lwyd wedi bod yn llwyddiannus.[41] Mewn rhai ardaloedd, rhoid gloywon calch, sef y dŵr clir a ffurfiai wrth i'r calch waddodi, i blant a oedd yn wanllyd eu stumog, fel y tystiodd Mrs Kate Davies, Pren-gwyn, Llandysul, a gofiai i'w mam roi'r gloywon am ben llaeth i un o'r merched a oedd yn wan ei hiechyd ac a fu farw'n ifanc.[42]

Cyfeiria Francis Jones at nifer o ffynhonnau a gâi eu cyfrif yn llesol at anhwylderau'r stumog[43] a chafwyd tystiolaeth lafar i ategu hyn. Er enghraifft, roedd Mrs Katie Jenkins o Gil-ffriw, a fagwyd ar fferm Glynrhigos, yn cofio ei mam yn sôn y byddai gŵr o Resolfen yn arfer dod gyda'i gaseg i nôl dŵr i'w chwaer o Ffynnon Gorchest ar dir Llety'r Afael. Byddai ganddo bob amser ddwy waled ar ochr y gaseg i gario dwy jar, un yn llawn o ddŵr o Ffynnon Gorchest at y stumog, a'r llall yn cynnwys dŵr o Ffynnon Ithel i drin anhwylderau'r croen.[44]

Gwynt

Amlygwyd ffydd yn y wermod lwyd unwaith yn rhagor a chynghorai ambell un y dylid cymryd y te mor fuan â phosibl cyn i'r gwynt gael cyfle i droi'n golig.[45] Ond pupur-fintys, yn hytrach na'r wermod, oedd y llysieuyn mwyaf poblogaidd at drin gwynt ym Mrycheiniog, Morgannwg a Phenfro. Hefyd, gellid prynu rhinflas pupur-fintys (*essence of peppermint*) neu olew pupur-fintys a rhoi diferyn bach ohono mewn dŵr cynnes. Y mintys gardd cyffredin, ar y llaw arall, a ddefnyddid amlaf yn y Gogledd. Cafwyd tystiolaeth hefyd fod cnau daear yn dda am chwalu gwynt, a chaent eu bwyta'n amrwd, wedi'u berwi, neu wedi'u rhostio.[46] Yn ôl tystiolaeth o Faldwyn, câi llysiau llwydion eu cyfrif yn dda at wynt ar ôl y geni, a rhoid dos ohonynt hefyd i fuchod wedi iddynt ddod â llo er mwyn torri'r gwayw a'u rhwystro rhag bwrw'r 'fam' (y llestr).[47]

Un arfer cyffredin yn y Gogledd oedd defnyddio dŵr a sinsir, a baratoid drwy roi dŵr poeth ar ychydig o'r powdr parod neu beth o'r gneuen wedi'i gratio (credai rhai fod mwy o rinwedd yn y gneuen nag yn y powdr) ac ychwanegu siwgr ato pe dymunid, er mai rhoi'r powdr mewn llefrith poeth neu laeth enwyn wedi'i ferwi a wnâi rhai. Byddai gwraig o Lanfair Caereinion yn cymryd diod o sbirit neitar, dŵr a siwgr pan fyddai'n dioddef o ddiffyg treuliad gyda gwynt o gwmpas y galon, yn ôl tystiolaeth ei merch.[48] Credai llawer un fod soda pobi, neu 'soda bara' fel y cyfeiriodd siaradwyr o Faldwyn ato, yn fodd effeithiol o chwalu gwynt. O blith yr holl feddyginiaethau a gofnodwyd, dichon mai yfed dŵr cynnes ar ei ben ei hun oedd y symlaf.

Pan fyddai'r boen yn ddrwg iawn roedd gofyn mynd gam ymhellach a defnyddio gwres allanol i'w leddfu, powltis bran neu blatiau poeth, er enghraifft. Cofiai un siaradwraig ei thad yn cael y colig yn ddrwg iawn a hwythau'r plant yn twymo'r platiau y naill ar ôl y llall wrth danllwyth o dân a'u mam yn eu rhoi fesul un ar ei stumog i dorri'r gwynt.[49]

Cofnodwyd rhai dulliau o chwalu gwynt a ddefnyddid yn benodol i drin babanod. Roedd dŵr hadau carwe yn feddyginiaeth boblogaidd. Gellid berwi'r hadau gyda siwgr, eu rhoi drwy fwslin neu hidlen a photelu'r dŵr. Yna, pan fyddai angen, rhoid llond llwy de ohono i'r babi gydag ychydig o siwgr a diferyn o ddŵr cynnes i ddilyn.[50] Dull arall oedd rhoi dŵr berw yn uniongyrchol ar yr hadau. Ymddengys mai crasu'r hadau carwe a'u rhoi mewn gwlanen ddwbl ar y stumog oedd yr arfer yn ardal y Fach-wen, Llanddeiniolen.[51] Yn ddiamau, y feddyginiaeth fwyaf poblogaidd pan fyddai gwynt neu golig ar faban oedd dŵr colsyn (Llŷn; Eifionydd; Môn), te slecyn (Llanuwchllyn; Uwchaled), te cecars (Llanefydd) neu de cec(e)syn (Llanrwst), a baratoid drwy gymryd colsyn coch o'r tân, ei roi mewn cwpanaid o ddŵr oer a'i adael i sefyll am ychydig er mwyn iddo waddodi cyn 'gloyfi' neu hidlo'r dŵr i gwpan glân. Rhoid llwyaid neu ddwy ohono i'r babi a byddai rhai yn ychwanegu ychydig o siwgr ato. Amrywiad ar y feddyginiaeth hon oedd rhoi'r colsyn mewn siwgr coch a hidlo'r sudd ac ychwanegodd gwraig o Lantrisant, Morgannwg, y byddai'n cadw peth ohono wrth ochr y gwely'n wastadol.[52] Dŵr calch a ddefnyddiai eraill ac, yn ôl tystiolaeth o Lanuwchllyn,

byddai Ann Jones, Tyrpeg, yn ei werthu am ddimai y botel ar gyfer babanod.[53]
Daeth dŵr chwalu gwynt masnachol (*gripe water*) yn boblogaidd mewn cyfnod
diweddarach. Cafodd 'Gripe Water' ei greu am y tro cyntaf yn Lloegr gan
fferyllydd o'r enw William Woodward ym 1851, ac fe'i cofrestrwyd ganddo fel
nod masnach ym 1876. Y cynhwysion gwreiddiol oedd sodiwm bicarbonad,
olew llysiau'r gwewyr ('dill': *Anethum graveolens*), siwgr ac alcohol.

Yr Igian

Er mai effeithio ar y system resbiradol y mae'r igian, gall gael ei achosi
gan anhwylder ar y stumog, er enghraifft, ar ôl bwyta'n frysiog. Mae'r
meddyginiaethau a gasglwyd yn rhannu'n dri dosbarth, sef rhai i'w cymryd
yn fewnol, rhai sy'n gofyn am ryw ymdrech gorfforol neu'i gilydd, a rhai sy'n
cael effaith seicolegol. Ceir cyfuniad o'r gwahanol elfennau mewn ambell
feddyginiaeth.

Un o'r meddyginiaethau mwyaf cyffredin sy'n perthyn i'r dosbarth cyntaf
yw'r cyngor i yfed dŵr oer, er y cafwyd ambell gyfeiriad at yfed dŵr cynnes.
Byddai rhai yn argymell bwyta llwyaid neu glap o siwgr, a rhôi eraill ddiferyn
neu ddau o frandi, wisgi neu finegr ar lwmp o siwgr. Gellid cymryd llond llwy
de o finegr a'i yfed bob yn dipyn hefyd. Cafwyd sawl cyngor i fwyta ychydig
o fara sych, ond yn ôl ffermwraig o Bandytudur, bara wedi'i grasu nes ei fod
yn ddu oedd fwyaf effeithiol pe byddid yn methu â chael gwared â'r igian. Bu
perthynas iddi yn dioddef o igian di-baid am yn agos i wythnos a'r meddyg
wedi galw sawl gwaith ond heb allu ei wella. Cyngor gan hen nyrs o'r cylch
oedd y bara crasu, ac fe beidiodd yr igian ar ei union ar ôl ei fwyta.[54]

Casglwyd nifer o amrywiadau diddorol ar y cyngor i yfed dŵr oer,
argymhellion y credid eu bod yn ychwanegu at effeithiolrwydd y feddyginiaeth.
Roedd rhyw ymdrech gorfforol neu'i gilydd ynghlwm wrth y mwyafrif
ohonynt, er enghraifft, yfed dŵr o'r ochr bellaf i'r cwpan, neu yfed dŵr gan
ddal yr anadl – gafaelai rhai yn y trwyn wrth geisio gwneud hyn. Arllwys te
i soser, ei osod ar gongl y bwrdd, a rhoi ei fysedd yn ei glustiau gan fynd ar
ei bengliniau wrth ochr y bwrdd i yfed y te oedd y cyngor a gafodd ffermwr
o Wdig, ger Abergwaun. Roedd ef wedi rhoi cynnig ar y feddyginiaeth ac
roedd ganddo eithaf ffydd ynddi.[55] Mae'r feddyginiaeth hon yn gofyn am
gryn dipyn o ymdrech ac efallai bod hyn ynddo'i hun, yn ogystal â rhyw elfen

gorfforol arall yn y weithred, yn foddion i ddod â'r pwl dan reolaeth. Dichon fod y cyfuniad o'r corfforol a'r seicolegol yn bwysig hefyd.

Ymdrechion corfforol eraill oedd plygu i lawr i gyffwrdd y pen-glin â'r pen, neu blygu i lawr a chyffwrdd blaen yr esgid â phen y bys. Cyngor arall oedd cydio yn rhywbeth oddi ar y llawr, carreg fechan er enghraifft, a'i thaflu'n ôl dros y pen saith gwaith. Credai'r sawl a soniodd am y feddyginiaeth i hyn fod yn llwyddiannus yn ei achos ef.[56] Roedd saith yn rhif lwcus a dichon yr ystyrid bod arwyddocâd arbennig i'r ddefod o ailadrodd y weithred y nifer hon o weithiau. Yn yr un cyd-destun y dylid edrych ar gynghorion megis llyncu dŵr dair gwaith, neu reoli'r anadl drwy ddal y gwynt a chyfrif hyd at ugain, trigain, neu gant. Gallai'r dioddefydd fod yn dawel ei feddwl ei fod wedi cyflawni'r ddefod briodol a oedd yn gysylltiedig â'r weithred gorfforol a thrwy hynny wedi ychwanegu at ei heffeithiolrwydd. Argymhellion eraill oedd ceisio dal y gwynt cyhyd â phosibl, dal y tafod, cydio yn y trwyn, pwyso'r bys ar y wefus uchaf o dan y ffroenau, neu roi pwysau y tu ôl i'r clustiau.

Crybwyllwyd dwy garfan o feddyginiaethau lle y defnyddid dychryn fel cyfrwng i atal yr igian. Gellid dychryn drwy beri braw â sŵn annisgwyl neu drwy beri anesmwythyd meddwl, er enghraifft, drwy gyhuddo rhywun ar gam yn fwriadol. Cafwyd enghraifft o hyn gan siaradwraig o Fachau, Llannerch-y-medd, a soniodd fel y byddai nai bach iddynt yn dod i gynorthwyo ei mam a hithau ar y fferm bob dydd Sadwrn. Un tro cafodd bwl o igian ar ganol ei ginio a gofynnodd ei mam pwy oedd wedi cymryd yr hanner coron oddi ar y cwpwrdd, gan beri cymaint o fraw iddo nes i'r igian beidio ar ei union.[57]

Yn wahanol i'r hyn a ddigwyddodd ym maes meddyginiaethau gwerin yn gyffredinol mae lliaws o'r cynghorion hyn wedi cael eu trosglwyddo i'r genhedlaeth iau. Gall fod amryw o resymau am hyn. Yn un peth, nid yw'r anhwylder fel rheol yn ddigon difrifol i fynnu sylw meddygol, ac ystyriaeth arall yw nad oes angen unrhyw ddefnyddiau neu waith paratoi i allu rhoi cynnig ar y gwahanol driniaethau. Mae'r pwyslais yn hytrach ar ddull a defod, y ceir ynghlwm wrthynt elfen o ymdrech gorfforol neu orchest a fydd yn arwain at drechu'r igian.

Roedd yr hen bobl yn credu bod igian ar blentyn yn rhywbeth hollol naturiol ond nad oedd yn argoeli'n dda i oedolyn:

Ig ar blentyn – tyfiant,
Ig ar henddyn – methiant.[58]

neu

Cynnydd plentyn
A methiant henddyn.[59]

Dyna oedd y gred.

Rhwymedd

Dengys y dystiolaeth lafar fod yr hen bobl yn credu'n gryf y dylai'r corff gael ei weithio'n rheolaidd a'u bod yn fwy na pharod i gymryd meddyginiaeth ryddhaol. Te senna, a baratoid drwy roi dŵr poeth ar y codau a'u gadael i fwydo drwy'r dydd neu dros nos oedd y brif feddyginiaeth heb unrhyw amheuaeth, ac adroddodd nifer helaeth o'r siaradwyr fel y byddent yn cael dos ohono'n rheolaidd ar nos Wener pan oeddynt yn blant (dewisid nos Wener gan nad oedd ysgol fore drannoeth). Cofiai Mrs Martha Mary (Mei) Jenkins, Treorci, fel y byddai'r jwg enamel ar y pentan bob bore Gwener, a hwythau'r plant yn gwybod beth oedd i'w ddisgwyl nos Wener – byddent i gyd yn cael te senna, pa un a oedd ei angen ai peidio.[60] Ceir sawl amrywogaeth o'r planhigyn senna ond y ddau fath y gwneid y defnydd helaethaf ohonynt oedd *Cassia acutifolia* a *Cassia angustifolia*. Mae rhinwedd yn y dail a'r codau wedi'u sychu, ond y codau a ddefnyddid yn gyffredin ym Mhrydain. Mae'r planhigyn yn tyfu mewn rhannau o ogledd Affrica a'r Dwyrain Canol, ac er iddo gael ei gyflwyno i Brydain yng nghanol yr ail ganrif ar bymtheg parheid i'w fewnforio at ddibenion meddyginiaethol.[61]

Roedd halwynau Epsom (*Epsom Salts*) bron mor boblogaidd â the senna. Dywedodd un wraig, a gyfeiriodd at y feddyginiaeth fel peth 'aflawen', y byddai'n arfer cymryd yr halwynau y peth cyntaf yn y bore. Gwnâi gwpanaid o de a thywallt ychydig ohono i'r soser, rhoi peth o'r halwynau ynddo a'i yfed, ac yna yfed y cwpanaid te yn syth ar ei ôl.[62] Rhôi eraill owns ohono mewn dŵr a'i yfed. Gellid ei brynu am ddimai neu geiniog y pecyn. Meddyginiaethau cyffredin eraill oedd olew castor, surop ffigys, olew paraffin (*liquid paraffin*), cascara ac alws (*aloes*), ond er helaethed y dystiolaeth am ddefnyddiau pryn o'r fath ceid hefyd lu o feddyginiaethau mwy traddodiadol eu naws.

Blodyn bach gwyn sy'n tyfu ar weundiroedd neu mewn hen weirgloddiau yw llin y mynydd (*Linum catharticum*), ac ymddengys fod cryn ffydd yn y te a wneid ohono. Yn ôl cyfarwyddyd teulu a oedd yn ffermio ym Mhant-y-dŵr ger Rhaeadr Gwy, rhoid tamaid bach o'r planhigyn gyda chwpanaid o ddŵr mewn sosban a'i ferwi hyd nes bod tua llond llwy fwrdd o hylif yn weddill. Byddai angen ei gymryd tua dwywaith neu dair cyn cael gwellhad. Un o'i fanteision, meddid, oedd ei fod yn cael y corff i weithio'n naturiol, yn wahanol, dyweder, i halwynau, a fyddai'n gweithio'n gyflym iawn ond a oedd yn dueddol o wneud i'r corff rwymo drachefn o fewn ychydig ddyddiau.[63] Cafwyd tystiolaeth ategol o Lanuwchllyn, Abergeirw, Uwchaled, Abergwesyn, Ystalyfera a Llangynwyd. Cofiai Morgan John, Cefncoedycymer, y byddai ei fam yn arfer berwi gwreiddiau dail tafol ac yfed y te,[64] ond dant y llew oedd y feddyginiaeth a gofnodwyd ym Myddfai.[65] Rhôi eraill ddŵr poeth ar hadau carwe, ac ychwanegodd siaradwraig o Gwm Main y byddai ei mam yn tyfu carwe yn yr ardd gartref,[66] ond mewnforio'r ffrwyth neu 'hadau' a wneid yn bennaf, a hynny at ddefnydd coginiol. Dibynnai meddyginiaethau llysieuol eraill ar rinweddau adnabyddus coed a llwyni, er enghraifft, te dail ysgaw.

Arfer arall lled boblogaidd oedd yfed dŵr swêds neu ddŵr bresych. Dywedodd Daniel Llewelyn, Blaenrhondda, y rhoid dŵr bresych i'r plant hynaf i'w yfed fel rheol, a hynny ar ôl berwi'r llysieuyn ar gyfer cinio dydd Sul – byddai'r plant iau yn gorfod cymryd te senna.[67] Ond ymddengys mai riwbob oedd fwyaf poblogaidd o blith y llysiau gardd. Gellid berwi'r coesau i wneud stiw, neu eu bwyta mewn tarten. Byddai'r hen bobl yn gwneud llawer o win riwbob, ac yn cymryd tua hanner llond cwpan ohono ben bore yn ôl yr angen, yn ôl tystiolaeth Mrs Magi Jones, Hafodowen, Hermon, Llanfachreth, a fagwyd yng Nghwm Prysor, Trawsfynydd. Cofiai hefyd y byddai ei mam yn arfer potelu riwbob ffres at y gaeaf ac yn paratoi diod ohono i'r plant.[68] Ambell waith, paratoid meddyginiaeth o wreiddiau riwbob, gan eu berwi am ryw hanner awr i dri chwarter awr a chymryd peth o'r trwyth bob rhyw dair neu bedair awr. Dywedwyd bod blas annymunol iawn arno.[69]

Cafwyd tystiolaeth hefyd am nifer o fwydydd cyffredin y cyfnod y credid eu bod yn rhyddhau'r corff, er enghraifft, llaeth enwyn, a gedwid o un wythnos i'r llall yn y gred mai gorau po suraf ydoedd. Mynnai un gŵr ei fod yn 'un o'r glanheuwrs gora'.[70] Bwyteid uwd gyda lwmpyn o fenyn neu lwyaid o driog du yn ei ganol i'r un diben. Dywedid bod triog yn sylwedd rhyddhaol hynod effeithiol, ac fe'i hychwanegid hefyd at 'fflwar brwmstan' (fflŵr sylffwr).

Credai rhai mai braster a gâi'r effaith orau ar yr anhwylder, a chafwyd tystiolaeth am lyncu llond llwy o saim cig moch neu gig eidion. Dywedodd Miss Katie Jenkins, Cil-ffriw, y llwyddai'r saim cig moch tawdd ar ôl i bopeth arall fethu a chofiai i un o'r gweision ddod i'r tŷ i chwilio am ddarn o gig moch gwyn ar gyfer y feddyginiaeth.[71] Arfer arall oedd rhwbio saim gŵydd ar y bogail yn y gred y byddai'n treiddio i'r coluddion. Roedd Mrs Elizabeth Roberts, Bryncroes, wedi rhoi cynnig ar feddyginiaeth gyffelyb ar ôl cael cyngor gan gymdoges i roi powltis bara gwyn gyda dwy lwyaid o olew castor ynddo ar fogail y baban. Dyma'r hanes fel y'i cafwyd ganddi:

> Mi odd y babi odd gin i, odd ddim wedi câl 'i weithio, ar ddiwrnod, 'tê. Ag odd yn bwysig iddo fo neud. Oddwn i'n rhoid *olive oil* yn 'i cheg 'i bob bora. Wel y bora yma, 'doddwn i'm wedi gneud, a dyma ryw ddynas yn dod acw, a dyma hi'n gofyn sut odd y [babi]. O sôn amdani mor fychan, 'tê. 'Sut ma'r hen hogan bach?' 'O, dwn i ddim wir,' medda finna. 'Mae hi ddim wedi câl 'i gweithio hiddiw a dwi 'di rhoid lot o betha iddi,' medda fi, 'a ma nw'n dod i fyny yn 'i hola.' 'Wel ylwch,' medda hi 'tha i, 'gnewch bowltris bara gwyn a rhowch ddwy lwyad ne ddwy lwyad a darn o gastar oel yn y powltris a rhowch o ar 'i bogal 'i. Pidiwch â rhoi dim byd iddi hi. Rhowch o ar 'i bogal 'i.' A mi neis, felly, yn gynnas, 'tê. W'ch chi be, odd 'i'n iawn cyn pen hannar awr. Odd o 'di mynd trw'r bowals, 'tê. A dwi'n meddwl bod hwnna yn gyngor gwerthfawr ofnadwy. Odd hi yn ddynas tipyn yn hŷn na fi, 'tê. Ia. A fydda i'n meddwl amdano fo byth, 'tê. Ma'n siwr na fase hi'm byw hiddiw blaw fo − y powltris, 'tê.[72]

Rhyddni

Coed a llwyni oedd ffynhonnell nifer o'r meddyginiaethau a ddefnyddid i drin rhyddni. Cafwyd tystiolaeth o Benfro a Maldwyn o ddefnyddio ail risgl neu risgl mewnol y ddraenen ddu. Dywedodd saer o Faenclochog i'w nain gael y feddyginiaeth gan sipsi a ddigwyddodd alw heibio'r cartref ym Mynachlog-ddu pan oedd hi'n dioddef o'r anhwylder. Aeth y sipsi allan a chrafu darn o'r rhisgl du ymaith nes cyrraedd yr haen werdd oddi tano, yna crafu peth o'r rhisgl mewnol hwn a dweud wrth ei nain am roi dŵr berwedig arno a'i yfed.[73]

Yn ôl tystiolaeth o Johnston, arferid gwneud y crafion yn bâst cyn rhoi dŵr poeth am ei ben.[74] Y cyfarwyddyd o ardal Llanfair Caereinion oedd berwi'r rhisgl yn dda a thywallt y trwyth poeth ar ben blawd nes y byddai fel jeli, ac yna rhoi diferyn o jin ynddo.[75] Dull arall o ddefnyddio'r pren oedd berwi'r brigau. Gwneid hyn mewn llaeth ambell waith (Pren-gwyn, Llandysul)[76] gan fod llaeth y fuwch yn cael ei gyfrif yn un o'r pethau gorau am rwymo'r corff.

Cesglid ffrwyth y pren, sef eirin duon bach, eirin bach tagu neu eirin perthi, yn benodol at ryddni. Yn eu tymor, gellid berwi'r aeron chwerw gyda dŵr a siwgr i baratoi'r feddyginiaeth, a chafwyd tystiolaeth o Fôn, Meirion a Maldwyn am botelu'r ffrwyth at ddefnydd y gaeaf. Yna, pan fyddai angen meddyginiaeth, rhoid ychydig o'r sudd mewn cwpan a thywallt dŵr poeth am ei ben. Gwneid gwin o'r aeron hefyd. Bu Miss Elizabeth Mary Davies o Lanymddyfri, a fagwyd ym Methlehem, Dyffryn Ceidrych, yn gwneud gwin eirin duon bach ar gyfer dyn ac anifail. Rhoddai lond cwpan ohono i lo a oedd yn sgwrio, ond pe bai dyn yn cymryd gormod ohono byddai angen 'dos o salts' arno fore drannoeth i'w ryddhau gan mor effeithiol ydoedd. Dywedodd hefyd y byddai ei nain yn arfer gwneud rhyw botiad neu ddau o jam gyda'r eirin i'w ddefnyddio'n arbennig at ryddni – byddai'n rhy chwerw i'w fwyta – a chymerid llwyaid neu ddwy ohono yn ôl yr angen gydag ychydig o ddŵr poeth am ei ben.[77]

Coeden sy'n perthyn yn agos i'r ddraenen ddu yw'r goeden eirin, a defnyddid jam eirin hefyd, eto gydag ychydig o ddŵr cynnes am ei ben, i drin rhyddni. Derbyniwyd tystiolaeth gyffelyb am rinwedd y dderwen. Yn yr hydref, gellid casglu'r mes a'u gratio i laeth cynnes, ond yn y gaeaf byddai'n rhaid dibynnu'n aml ar ferwi ychydig o'r rhisgl ac yfed dau neu dri llond llwy de o'r trwyth. Roedd modd trin gwartheg â'r un feddyginiaeth.[78] Yn ôl eraill, roedd cryn rinwedd yn y te a wneid â dail mwyar duon. Hyn a welodd gŵr o Grymych yn cael ei ddefnyddio bob amser at y dolur rhydd: i'w baratoi, byddai angen berwi'r dail am tua deng munud ac yna hidlo'r trwyth i botel.[79] Yn ôl tystiolaeth o Gwm Main, fe ychwanegid sinsir a nytmeg at y trwyth, a gellid defnyddio'r ffrwyth yn yr un modd pan fyddai'n dymor mwyar.[80] Arferai eraill ferwi'r dail mewn llaeth. Dyna a wnâi Mari Hughes, Grove Cottage, Pennant, Llanbryn-mair (ganwyd tua 1820), a fyddai'n paratoi llawer o foddion ar gyfer y gymdogaeth.[81] Ambell waith, câi gwin mwyar duon ei ddefnyddio i drin anhwylder ar yr ymysgaroedd.

Prin iawn yw'r meddyginiaethau llysieuol eraill a gofnodwyd at ryddni. Cafwyd tystiolaeth o Fronnant am ddefnyddio te gamil a the tansi.[82] Roedd gŵr o Wdig wedi cael meddyginiaeth o'r tansi pan oedd yn gweini ar fferm yn y cylch yn fachgen ifanc, ond y llysieuyn wedi'i ferwi mewn llaeth newydd a gafodd ef yn hytrach na'r te.[83] Cafwyd enghreifftiau o ddefnyddio ffa'r corsydd yn ardaloedd y Foel, Llangadfan a Llanymddyfri, ac o ddefnyddio'r safri fach ym Myddfai. Argymhellid bwyta letys hefyd yn ôl tystiolaeth o Hook, ger Hwlffordd.

Manteisiai dosbarth arall o feddyginiaethau ar fwydydd a defnyddiau pob dydd o'r gegin. Un cyngor cyffredin, yn enwedig ym Morgannwg, oedd bwyta wy wedi'i ferwi'n galed. Cymerid wyau amrwd hefyd, naill ai wedi'u curo neu wedi'u llyncu'n gyfan. Y gwynnwy a ddefnyddiai pobl eraill, a gellid ei gymryd ar ei ben ei hun gydag ychydig o ddŵr cynnes arno neu wedi'i guro ac ychwanegu tipyn o flawd corn ato.

Cofiai Mrs Hannah Mary Davies o Aberteifi y bwyteid bara planc twym fel meddyginiaeth at ryddni yn Tufton, Penfro, lle y cafodd ei geni a'i magu. Bara wedi'i grasu ar y planc, sef y radell, yn hytrach nag mewn ffwrn oedd hwn, boed yn fara â burum ynddo neu'n fath arbennig o fara cri. Y bara cyffredin a oedd ganddi hi mewn golwg ac esboniodd fel y'i gwneid yn aml pan fyddai'r bara wedi gorffen neu os nad oeddynt am ddechrau bwyta'r bara ffres o'r ffwrn. Câi ei wneud yn unswydd at ryddni.[84] Meddyginiaeth a weithiai mewn modd cyffelyb oedd bwyta tafell o dost neu frechdan grasu.

Câi blawd ynddo'i hun ei ystyried yn gyfrwng effeithiol i ddod â'r rhyddni dan reolaeth. Fe'i cymysgid â dŵr fel rheol a defnyddid blawd corn yn ei le ambell waith. Câi blawd wedi'i gymysgu ag ychydig o ddŵr (digon i'w wneud yn hylif llyfn) ei ychwanegu at lefrith wedi'i ferwi hefyd, a throid y cymysgedd nes ei fod wedi tewychu. Cyfeirid ato fel llaeth a fflŵr, griwel, uwd peilliad neu bac fflŵr. Byddai rhai yn ychwanegu siwgr a lwmpyn o fenyn ato. Er gwaethaf y mân wahaniaethau a'r gwahanol enwau a geid arno, griwel peilliad oedd hwn yn ei hanfod ac fe'i cymerid fel pryd ysgafn i swper, gan ychwanegu bara ato yn ôl y dewis.[85]

Bwyd arall a ddefnyddid yn y cyswllt hwn oedd bara llefrith neu fara llaeth, a baratoid drwy falu bara i sosban, ei orchuddio â llefrith neu laeth ffres, a'i fud-ferwi nes bod y bara wedi tewychu'r llefrith, ac ychwanegu ychydig o siwgr neu halen ato i'w flasu. Roedd hwn yn bryd cyffredin i frecwast neu swper, a byddai rhai yn rhoi ychydig o bupur neu sinamon ynddo. Ond nid oedd hyn mor boblogaidd â llefrith (llaeth) wedi'i ferwi neu lefrith poeth gydag ychydig o nytmeg neu sinsir wedi'i ysgeintio ar ei wyneb. Llaeth poeth gyda lwmpyn o fenyn ynddo yr oedd siaradwr o Abergwesyn yn gyfarwydd ag ef ar y llaw arall.[86] Cafwyd meddyginiaeth led anghyffredin o ardal Cas-mael, Penfro, at ryddni ar blentyn bach yn yr achos hwn, sef llaeth y berwasid amlenni ynddo. Dywedwyd y byddai angen berwi'r llaeth yn dda cyn ei roi i blentyn â rhyddni arno, felly, wrth baratoi cyflenwad ar ei gyfer am y dydd rhoid dwy amlen ynddo, aros iddo godi berw, a'i adael i ferwi am ychydig o funudau – roedd hon yn feddyginiaeth anffaeledig.[87]

Paratoid diodydd eraill hefyd i drin yr anhwylder, er enghraifft te nytmeg, neu de cyffredin gyda nytmeg ynddo, te sinsir a the carwe. Yr hyn a argymhellwyd gan ŵr o Lanrhian oedd te cryf neu de cig eidion, yr arferai werthu ychydig o gig coch ar ei gyfer pan oedd yn gigydd yn ail ddegawd yr ugeinfed ganrif.[88] Cyngor ffermwr o Dremarchog oedd yfed dŵr calch i gael gwellhad.[89] Hefyd, defnyddid y gwirodydd a gedwid yn y tŷ at ddefnydd meddyginiaethol yn gyffredinol, yn eu mysg, port wedi'i dwymo â phrocer poeth; brandi gyda dŵr cynnes a siwgr; neu jin â phupur ynddo, sef meddyginiaeth a nodwyd gan siaradwr arall o Lanrhian a oedd â chryn ffydd ynddi gan ei bod wedi gwella perthynas iddo a fuasai'n dioddef am bythefnos nes ei bod bron yn rhy wan i gerdded. Dywedodd mai meddyginiaeth Edward Powell, Porth-gain, ydoedd a gwyddai ei bod wedi rhoi gwellhad i lawer er nad oedd hi'n feddyginiaeth hawdd ei chymryd gan ei bod fel llyncu tân.[90]

Roedd moddion pwrpasol i'w cael gan y fferyllydd, megis arorwt a rhisgl llithrig (slippery elm). Powdr yw arorwt, sef startsh a geir o wreiddiau'r planhigyn Maranta arundinacea, a châi ei gyfrif yn fwyd maethlon i bobl wael, yn enwedig at anhwylderau'r stumog.[91] Fe'i paratoid mewn ffordd debyg i riwel peilliad, drwy gymysgu tua llond llwy fwrdd o'r powdr ag ychydig o ddŵr neu lefrith ac yna ychwanegu peint o lefrith wedi'i ferwi ato. Defnyddid powdr rhisgl llithrig, a geir o risgl y goeden Ulmus fulva (llwyfen lithrig), yn yr un modd, ac ychwanegid tua llond llwy de o'r powdr at beint o ddŵr.[92]

Roedd peth gwahaniaeth barn ynghylch y ffordd orau o drin rhyddni. Mynnai rhai ei bod yn well cymryd meddyginiaeth ryddhaol megis dos o halwynau Epsom neu olew castor i gael gwared â'r drwg i gyd. Roedd hon yn ddadl ddigon rhesymol gan y byddai'r feddyginiaeth yn cael gwared â'r amhuredd yn y stumog ac yn gwagio'r coluddyn mawr gan wneud y claf yn rhwym am gyfnod. Ceid gan eraill gynghorion i beidio â gwneud dim a fyddai'n gwaethygu'r rhyddni – peidio â bwyta nac yfed dim a oedd yn rhy boeth, yfed dŵr oer yn unig, neu beidio â bwyta dim hyd drannoeth.

Llyngyr

Awgryma'r dystiolaeth lafar fod llyngyr yn broblem eithaf cyffredin yng Nghymru ar ddechrau'r ugeinfed ganrif, yn enwedig ymhlith plant. Credai rhai fod bwydydd neilltuol, megis llaeth neu gig moch ffres, weithiau'n gallu magu llyngyr a rhoid dos o wermod lwyd i'r plant ar ôl diwrnod lladd mochyn, cyn dechrau bwyta'r cig.[93] Gwneid hyn hefyd pan fyddent wedi bod yn bwyta gormod o bethau melys. Yn sicr, te wermod lwyd oedd y feddyginiaeth fwyaf poblogaidd at gael gwared â llyngyr. Perlysiau eraill y cyfeiriwyd atynt oedd ruw (Llanfair Talhaearn; Pren-gwyn; Crymych; Treforys), hen ŵr (Aberystwyth), tansi (Morfa Nefyn; Cwm Main), a phren bocs (Llanerfyl a Chwmlline). Cafwyd tystiolaeth o Feirion a Maldwyn am ddefnyddio chwerwlys yr eithin, sy'n tyfu'n wyllt ar ochrau'r ffyrdd. Yn ôl tystiolaeth o Lanfair Caereinion, gellid rhoi'r te chwerwlys yr eithin gydag ychydig o siwgr a llaeth ynddo i'r plant y peth cyntaf yn y bore a byddai'n ddigon hawdd eu twyllo i feddwl mai te cyffredin oedd pe gwneid ef yn ddigon gwan. Roedd hwn yn effeithiol ar ôl i bopeth arall fethu.[94]

Daeth dros bedwar ugain y cant o'r cyfeiriadau at ddefnyddio te wermod lwyd i gael gwared â llyngyr o siroedd y Gogledd. Garlleg oedd y feddyginiaeth gyffredin yn siroedd y De. Yn ddiddorol iawn, cafwyd peth tystiolaeth am ddefnyddio garlleg at lyngyr ym Maldwyn hefyd, ochr yn ochr â'r wermod lwyd. Roedd sawl dull o weithredu'r feddyginiaeth: gellid torri'r garlleg yn ddarnau mân a'u llyncu, eu bwyta rhwng tamaid o fara menyn, neu wneud trwyth drwy ferwi'r ewinedd mewn dŵr a llaeth. Un cyngor o Lanfair Caereinion oedd rhoi hanner llond cwpan o jin mewn potel, ychwanegu garlleg ato a'i adael i fwydo, ac yna cymryd llond llwy de o'r sudd y peth cyntaf yn y bore. Gwneid hyn ar fore Sadwrn gan amlaf, pan fyddai'r plant adref o'r ysgol. Roedd yn drwyth dychrynllyd o ddiflas i'w gymryd, ond yn ardderchog am symud y llyngyr.[95]

Yn ôl tystiolaeth o ardaloedd Pren-gwyn, Penrhiw-llan a Thre-groes ger Llandysul roedd yn arfer cyffredin i glymu garlleg am yddfau'r plant os oedd amheuaeth bod llyngyr arnynt, a chofiai Miss Sarah Anne Davies o Bren-gwyn y byddai'n gwisgo garlleg bron drwy'r amser. Rhoddai ei mam edau a nodwydd drwy'r garlleg a'i glymu am ei gwddf cyn gynted ag y byddai'n dechrau ofni bod llyngyr arni.[96] Gwyddys bod yr arfer yn gyffredin hefyd yn Llanddewibrefi (Aberteifi) a Tufton (Penfro). Dywedwyd y gwneid hyn yn y gred y byddai'r llyngyr yn dod i fyny o'r cylla i'r gwddf ac yn cael eu lladd gan arogl y garlleg.[97] Adroddwyd stori sy'n ategu'r gred hon bod y llyngyr yn teithio at i fyny gan Mrs Margaret Roberts, tafarnwraig o Wesbyr, sir y Fflint, ond yn enedigol o Lanasa, a recordiwyd gan Amgueddfa Werin Cymru ym 1959. Yma paratoesid cinio da yn abwyd i'r parasit:

> Wel, odd 'na lanc gynnyn nw, yn Llanasa esdalwm, ag uddan nw'n 'ffithio ar 'i fennydd o, ar adega, wyddoch chi. Uddan nw'n gweithio i fyny 'dach chi'n gweld. A dwi'n cofio 'i fam yn gneud cinio ardderchog, ag yn gosod y cinio o'i flaen o ar y bwr', a fynta â'i geg yn 'gorad fel hyn; mi ddôi un – 'wrach dô[i] na un – odd'no cofiwch. Ond 'dach chi'n gweld, odd reid ichi châl 'i i gyd. Dodd ddim iws i chi gâl 'i phen 'i heb gâl 'i chwnffon 'i, neu odd 'i'n ail friwio wedyn, 'dach chi'n gweld.[98]

Perthnasol yn y cyd-destun hwn hefyd yw tystiolaeth o Dal-y-bont, Aberystwyth, y gwisgid plisgyn cangen griafol mewn cwdyn am y gwddf yn y gred ei fod yn darostwng y ffitiau y dywedid y byddai plant yn dueddol o'u cael pan oedd llyngyr arnynt.[99] Yn ardal Cil-y-cwm, Caerfyrddin, roedd yn arfer i roi garlleg ar fogail y plentyn,[100] a chafwyd tystiolaeth o Ddyffryn Ceidrych y paratoid pâst o winwns neu arlleg i'r un diben.[101] Dyma enghraifft bellach o weithredu ar sail y gred y gellid cael gwellhad drwy'r bogail, egwyddor a grybwyllwyd eisoes yn yr adran ar rwymedd ac y cyfeirir ati gyda hyn wrth drafod y defnydd o bryfed genwair ar y bogail. I gael gwared â llyngyr ar blant bach, gellid rhwbio gwadnau eu traed â garlleg.[102]

Roedd asiffeta, hylif gydag arogl drwg a blas gwaeth, a geid o wreiddiau'r

planhigyn *Ferula foetida* o Affganistan a dwyrain Persia gynt, yn feddyginiaeth
gyffredin yng nghartrefi'r Gogledd a byddai wrth law bob amser. Yn ôl
tystiolaeth o siroedd Môn, Caernarfon, Meirionnydd a Dinbych, roedd yn
feddyginiaeth boblogaidd pan fyddai llyngyr ar blant a chofiai amryw ohonynt
fel y byddent yn mynd i'r ysgol yn drewi ohono. Rhoddodd Mrs Magi Jones,
Hermon, Llanfachreth, ddisgrifiad manwl o sut y paratoid y feddyginiaeth yn
y cartref yng Nghwm Prysor pan oedd yn blentyn: byddai ei mam yn torri
ymyl y corcyn i lawr at y moddion er mwyn gofalu na ddôi ond un diferyn
allan ar y tro, ac yna'n ysgwyd diferyn o'r asiffeta i lond ecob o ddŵr cynnes.
Byddai'n rhaid cymryd y cyffur deirgwaith er mwyn sicrhau bod y llyngyr
wedi'u difa'n llwyr, ac felly caent y feddyginiaeth drachefn fore drannoeth
ac wedyn ar y pedwerydd diwrnod.[103] Cymerai eraill yr asiffeta mewn dŵr a
sinsir neu mewn llefrith.

Ystyrid bod te senna, un o'r prif feddyginiaethau at rwymedd, yn gallu
cael gwared â llyngyr yn yr un modd. Credai Ernest Vyrnwy James mai dyma'r
peth gorau y gellid ei gael, yn enwedig pe cymerid tua chwarter llond llwy de
o bowdr gwn du gyda llwyaid o jam ar ei ôl. Roedd hefyd wedi clywed sôn
fod cnoi clapyn bach o lo a'i lyncu cystal bob tamaid â'r powdr gwn (mae'n
werth nodi, efallai, ei fod wedi bod yn gweithio yn Waunarlwydd, Abertawe,
am gyfnod).[104] Dywedwyd bod arogli tyrpentein neu oel tyrpant yn gymorth
i ladd llyngyr ac arferid ei rwbio yn y ffroenau yn ogystal â llyncu rhyw ddau
neu dri diferyn ohono, boed ar ei ben ei hun neu mewn ychydig o ddŵr.
Un feddyginiaeth yn ardal Cynghordy oedd llyncu pelen fach o faco Franklin
wedi'i rowlio mewn mêl.[105] Triniaethau eraill oedd 'dos o salts', dŵr a halen,
dŵr calch, sylffwr wedi'i gymysgu â surop neu jam, neu de cryf heb siwgr
na llefrith ynddo. Rhôi rhai ddail te mewn cwdyn a'u berwi yn y tegell nes
cryfhau'r trwyth yn ddirfawr. Byddai'n rhaid i'r plant hŷn yfed llond cwpan
ohono ond fe roid ychydig ar lwy i blentyn llai.[106] Gellid hefyd brynu powdr
llyngyr neu 'deisen' lyngyr, math o siocled ar ffurf tabled, gan y fferyllydd
lleol, meddyginiaeth a gâi wared â'r llyngyren o fewn pum munud yn ôl pob
sôn.

Credid hefyd fod cymryd meddyginiaeth y peth cyntaf yn y bore ar stumog
wag yn cymell y llyngyr i fwyta llond eu boliau nes eu bod yn chwyddo ac yn
byrstio. Y prif abwyd a argymhellid oedd siwgr, rhesins neu frandi. Y cyngor

a gafodd Mrs Mary Davies, Pennant, Llanbryn-mair, gan hen wraig o'r cylch oedd cymryd llond cwpan o siwgr clap a thywallt llaeth arno nes ei fod wedi toddi a llyncu'r cymysgedd,[107] a chlywyd yn ardal Dinas Mawddwy y byddai'r un mor effeithiol i sipian clap o siwgr gyda diferyn neu ddau o wisgi arno.[108] Bwyta rhesins wedi bod yn wlych mewn brandi oedd y cyngor a gafodd dwy siaradwraig o Grymych, a'u cyfarwyddyd hwy oedd rhoi'r rhesins yn y brandi dros nos nes eu bod wedi chwyddo ac yna roi dwy neu dair ohonynt i'r plant y peth cyntaf yn y bore.[109] Byddai angen rhoi dos o ffisig i'r plant ymhen rhyw ddeuddydd neu dri er mwyn cael y cyfan allan. Dywedid bod brandi ar ei ben ei hun yn cael yr un effaith, a chynghorwyd gwraig o Langadog, pan oedd llyngyr ar ei phlant, i roi llwyaid o frandi iddynt y peth cyntaf yn y bore gan y byddai'r llyngyr i gyd yn agor eu pennau fel adar bach yn 'starfo', a'r brandi'n eu chwyddo gan roi terfyn ar eu hynt.[110]

Un o'r meddyginiaethau mwyaf hynod oedd rhoi pryfed genwair (mwydod) mewn cwdyn mwslin glân ar y bogail, a'u gadael yno nes y byddent wedi mynd yn llwch. Roedd cyn-athrawes o Lansannan yn cofio am fachgen o'r ardal, flynyddoedd lawer ynghynt, a oedd yn dioddef o lyngyr ac yn tueddu i gael ffitiau. Clywodd fod sipsi wedi dod heibio ac wedi sôn wrth y teulu am y feddyginiaeth ac iddynt ddilyn ei chyngor. Ymhen blynyddoedd wedyn, roedd bachgen arall o'r ardal yn dioddef o'r un anhwylder, a chafodd yntau hefyd wellhad ar ôl rhoi cynnig ar y feddyginiaeth.[111] Gwyddys bod hyn yn arfer hefyd yn ardal Berea ger Tyddewi.[112] Roedd y feddyginiaeth ychydig yn wahanol, fodd bynnag, yn Llanfallteg, Penfro: dywedodd gwraig a fagwyd yno mai 'mwydon a dom da' a roddodd ei mam ar ei stumog hi pan oedd yn dioddef o lyngyr, a bod y cyfan wedi mynd fel jeli erbyn bore drannoeth.[113]

Clwy'r Marchogion

Y feddyginiaeth lysieuol fwyaf cyffredin at glwy'r marchogion oedd eli a wneid o'r planhigyn llygad Ebrill, neu ddail peils fel y'i gelwid weithiau. Gwreiddiau'r planhigyn, ynghyd â'r dail ambell waith, a ddefnyddid fel rheol i wneud yr eli. Dyma a ddefnyddiai Mrs Elin Jane Hatton o Langernyw, yn ôl tystiolaeth ei merch, Mrs Annie Evans, Llanrwst. Golchai'r gwreiddiau a'u sychu, yna eu mwtro a'u berwi ynghyd â'r dail mewn menyn.[114] Deuai pobl yr ardal ati i gael yr eli hwn, er mai fel gwneuthurwraig eli at yr eryr yr oedd hi'n fwyaf adnabyddus yn y cylch. Cafwyd tystiolaeth hefyd y gwneid eli â'r blodau a'r coesau yn hytrach na'r gwreiddiau – dyna a welodd gwraig o'r Foel ei mam yn ei wneud[115] – ond nid oedd yr arfer hwn mor gyffredin. Arfer arall oedd berwi'r gwreiddiau neu roi dŵr berwedig am eu pen ac yfed y trwyth. Cofiai un siaradwraig y byddai ei thaid yn Uwchygarreg yn gwneud hyn,[116] a gwyddai gwraig o Bren-gwyn i ffrind iddi roi cynnig ar y feddyginiaeth oddeutu 1920-30.[117] Berwi'r cyfan, yn ddail, blodau a gwreiddiau, oedd cyngor hen saer o Wernymynydd, a chredai ef mai yn y dail a'r blodau yn hytrach na'r gwreiddiau yr oedd y rhinwedd bennaf.[118]

Mae llygad Ebrill yn feddyginiaeth gydnabyddedig at glwy'r marchogion a soniodd gŵr o Lanrhian fel y bu i gyfaill iddo, a ddioddefai o'r anhwylder, anfon i ffwrdd i Lundain at gwmni a oedd yn gwerthu meddyginiaethau llysieuol i ofyn am feddyginiaeth, ac fel y bu i'r cwmni anfon cyflenwad o'r llysiau iddo.[119] Mae poblogrwydd llygad Ebrill fel meddyginiaeth at glwy'r marchogion yn cael ei briodoli'n aml i athrawiaeth yr arwyddnodau, sy'n honni bod pob planhigyn yn meddu ar ryw nodwedd neu'i gilydd sy'n dynodi pa afiechyd y mae'n ei wella. Gan fod gwreiddiau'r llygad Ebrill yn ymdebygu i'r lledewigwst, roedd y planhigyn felly yn addas ar gyfer trin yr anhwylder. Ymhelaethwyd ar yr athrawiaeth yn yr unfed ganrif ar bymtheg a'r ail ganrif a'r bymtheg, a'r awdur cyntaf i'w hyrwyddo oedd Theophrastus Bombast von Hohenheim (1493-1541) a adwaenid fel Paracelsus. Cafodd yr athrawiaeth groeso mawr ym Mhrydain gan awduron megis William Coles, a gyhoeddodd ei *Art of Simpling* ym 1656, a'i gyfrol fwy, *Adam in Eden*, flwyddyn yn ddiweddarach. Fodd bynnag, roedd awduron megis Dodoens (1517-85) wedi gwrthod yr athrawiaeth cyn diwedd yr unfed ganrif ar bymtheg, ond parhaodd i gael sylw mewn cyhoeddiadau o'r ddeunawfed ganrif.[120] Mae'n anodd gwybod i ba raddau y bu erioed yn rhan o gynhysgaeth lafar y werin bobl, ond mae'n ddiddorol nodi i amryw o'r siaradwyr a fu'n trafod y feddyginiaeth hon gyfeirio at y planhigyn fel 'dail peils' yn hytrach na 'llygad Ebrill', ac i nifer ohonynt gyfeirio at siâp y gwreiddiau gan eu cymharu â'r lledewigwst, sy'n awgrymu eu bod yn ymwybodol o'r athrawiaeth, ac wedi clywed neu ddarllen amdani. Mae botanegwyr cyfoes yn credu mai ôl-resymoli a geir yma, er eu bod yn cydnabod ei bod yn anorfod y byddai planhigyn megis llygad Ebrill, y defnyddid ei wreiddiau i drin anhwylder tebyg iawn ei olwg, yn cael ei ystyried yn enghraifft amlwg o athrawiaeth yr arwyddnodau. Daethai'r planhigyn yn feddyginiaeth boblogaidd at glwy'r marchogion, a byddai pobl wedi sylwi ar y tebygrwydd rhwng y gwreiddiau a'r anhwylder, a daeth hyn yn fodd i'w hatgoffa o'r defnydd a wneid ohono.[121]

Yng Nghwmgïedd, Brycheiniog, gwneid eli o ddail llygad y dydd at glwy'r marchogion. Byddid yn curo'r dail gyda lard i wneud yr eli ac yn ei adael i sefyll am ychydig cyn ei roi mewn potiau bach. Roedd yr eli hwn, a ddefnyddid hefyd i drin cornwydon, yn dda am dynnu, a byddai'n achosi i'r 'piles' a'r cornwydon dorri.[122] Yn ôl tystiolaeth o Ddinas Mawddwy, roedd dail bysedd y cŵn wedi'u malu'n fân a'u rhoi'n blastr ar y man yn gallu dod ag esmwythâd, neu gellid rhoi dŵr berwedig arnynt yn y pot golch ac eistedd arno er mwyn i'r ager poeth dreiddio i'r man dolurus.[123] Un cyngor o Benrhyndeudraeth oedd rhoi danadl poethion mewn bwced a thywallt dŵr berwedig arnynt, a nodwyd y byddai gŵr o Groesor yn arfer gwneud hyn,[124] ond gwneid powltis o'r danadl poethion yn ardal Gwytherin.[125]

Cafwyd tystiolaeth hefyd y paratoid nifer o ddiodydd llysieuol i geisio lleddfu'r anhwylder, er enghraifft, te dail carn yr ebol (Berea), tansi a llysiau llwydion (Bronnant), ffa'r gors (Penrhiw-llan) a dail tafol (Cefncoedycymer). Ymddengys fod te blodau mwyar duon yn hynod o effeithiol, ac roedd William Gibby o Landysilio ym Mhenfro yn adnabod gŵr a fuasai'n dioddef yn aml o'r anhwylder nes iddo gymryd y feddyginiaeth hon. Casglasai'r blodau a'u rhoi mewn jwg gyda dŵr berwedig arnynt a'u gadael ar y pentan dros nos, ac yna bu'n yfed cwpanaid o'r te bob bore a nos am bythefnos nes cael gwellhad llwyr. Roedd blynyddoedd ers hynny, ac ni chafodd yr anhwylder byth wedyn.[126] Cymerid cyfuniad o lysiau ambell waith, er enghraifft, byddai Ifan Thomas, y 'doctor dail' o Forfa Nefyn, yn gwneud trwyth gyda chymysgedd o lygad Ebrill, llysiau'r dryw, cwmffri a milddail.[127] Llyncu tri neu bedwar o hadau pupur du deirgwaith y dydd oedd cyngor Mrs Margaret Roberts, Gwesbyr, a gredai y byddai'r driniaeth hon yn mygu'r peils.[128] Roedd John Henry Jones, Tyddyn y Llan, Llangybi, Eifionydd, wedi clywed bod cnoi'r 'ddeilen gron' (sef dail y gron: *Umbilicus rupestris*; y ddeilen gron, dail gron, dail ceiniog neu lysiau'r geiniog yn gyffredin ar lafar) yn gallu gwella'r peils. Cawsai'r wybodaeth hon gan Cybi, sef Robert Evans (1871-1956), y bardd, llenor, llyfrwerthwr a hanesydd lleol o Langybi, postmon wrth ei alwedigaeth. Roedd Cybi, a oedd yn dipyn o naturiaethwr yn ôl yr hanes, wedi dweud wrtho hefyd fod y ddeilen yn dda am wella bogeiliau plant bach, ac mai 'bogeil-lys' oedd un o'r enwau arni.[129]

Paratoid nifer o feddyginiaethau syml eraill yn y cartref. Cafwyd tystiolaeth o Lanrwst am wneud eli gyda menyn a mêl, gan ddefnyddio'r un faint o bob un, a châi hon ei chyfrif yn feddyginiaeth hynod o sicr i drin y peils.[130] Gellid hefyd fwyta triog (Y Gilfach-goch), neu lwyaid o 'fflwar brwmstan' a thriog (Aberdaron), tra yn Llanrhian byddai gŵr o'r enw Prosser yn gwneud tabledi gyda 'Swedish pitch' wedi'i rowlio mewn blawd. Cadwai gynnwys y feddyginiaeth yn gyfrinach a byddai merched yn cerdded yno o bentref cyfagos Tre-fin i ymofyn y tabledi.[131]

Gellid cael meddyginiaeth gan y fferyllydd hefyd. Credai Morgan John, Cefncoedycymer, fod y tabledi 'pile and gravel' a geid gan George y fferyllydd yn Hirwaun yn ddiguro at glwy'r marchogion. Clywsai ei fam yn dweud lawer gwaith y byddai ei thad yn gofalu bod y tabledi ganddo yn y tŷ yn wastadol. Roedd tri math ohonynt, rhai gwynion, rhai cochion a rhai duon. Cymerid y rhai gwynion i gychwyn ac, os na fyddai'r rhain yn gweithio, cymerid y rhai cochion, ac yna'r rhai duon.[132]

Cafwyd hanesyn diddorol gan J. R. Jones, Brynsiencyn, a fu'n gweithio yn chwarel Llanberis pan oedd yn fachgen ifanc. Roedd gŵr yno o'r enw John Williams, Daron, a oedd yn gyfrifol am drwsio a pharatoi rhaffau i'r gwaith. Pan ddôi rhaffau newydd i'r chwarel byddai angen 'llygad' yn y ddau ben ac roedd yn rhaid tynnu rhai o'r edafedd i wneud hyn. Roedd y rhaffau newydd i gyd wedi cael eu tario i'w cadw rhag pydru ac arferai John Williams gasglu'r toriadau i'w rhannu ymhlith y chwarelwyr a fyddai'n eu rhoi yn eu gafl. Byddai ganddo beth yn ei boced i rywun bob dydd:

> A mi oddwn i mewn barics efo dyn [o'r enw] John Wilias, Daron … a mi fydda fo
> yn sbleishio rhaffa'. Gneud llygad ar ben rhaffa'r chwaral, ag os bydda 'na raff wedi
> torri, fydda'n 'i thrwsio hi. O, rwan, rhaffa' newydd yn dod i'r chwaral, odd ishio
> llygad ar bob pen iddyn nw. I neud y llygad oddach chi'n goro tynnu i ffwrdd rhei
> o'r strands er mwyn 'i thynhau hi. A wedyn odd ych llygad chi'n naturiol yn mynd
> yr un [mor] dew â'r rhaff. Rwan, 'ta, y toriada' hynny odd o yn dorri i ffwr' – odd
> y rhaff newydd wedi câl 'i tharrio … rhag iddi bydru ar y glaw, ar y clogwyn – …

mi 'dda John Wilias yn 'i cadw nw, a mynd â nw i hwn a hwn a hwn a hwn a hwn
a hwn, a mi fydda yn 'i rhoid nw yn 'i afl, rwan, y toriada' yma odd o'r rhaff, a
wedyn mi fydda hwnnw yn gwella'r peils … [133]

Credai'r siaradwr fod clwy'r marchogion yn anhwylder cyffredin ymhlith
y chwarelwyr gan eu bod yn eistedd cymaint ar lechen las, ac ychwanegodd:
'Wyddwn i ddim am beils tan es i i'r chwaral'.[134] Meddyginiaeth arall eithaf
anarferol oedd defnyddio'r saim oddi ar glychau'r eglwys (y saim a roid ar
fecanwaith y clychau, mae'n debyg). Yn ôl tystiolaeth clochydd o Wrecsam ym
1875 dôi amryw o bobl ato i nôl peth ohono ar gyfer trin clwy'r marchogion
a'r ddafad wyllt.[135]

Mae'r bennod hon yn rhoi cipolwg ar gynhysgaeth lafar amrywiol y werin.
Gwelir yn yr adran ar gamdreuliad, er enghraifft, y gellid dewis o chwech ar
hugain o wahanol driniaethau llysieuol cyffredin, ac mae'n debyg fod llawer
mwy wedi mynd yn angof. Mae nifer o'r meddyginiaethau yn codi cwr y llen
ar arferion bwyta'r Cymro yn hanner cyntaf yr ugeinfed ganrif, fel y dengys
y cyfeiriadau at fara planc, uwd peilliad, maidd a bara llefrith. Mae eraill yn
tystio i fodolaeth triniaethau hynod megis trafod anhwylder drwy roi sylwedd
ar y bogail neu ddenu'r llyngyr i fyny'r llwnc. Ceir cip hefyd ar gynnwys silff
foddion y cyfnod, er enghraifft, asiffeta, *Lewis's drops*, rhisgl llithrig a senna.
Meddyginiaethau eilaidd oedd y defnyddiau pryn hyn fel rheol, ond roedd te
senna a halwynau Epsom, a gymerid at rwymedd, wedi hen ennill eu plwyf
ac wedi disodli'r meddyginiaethau traddodiadol i raddau helaeth. Gwelwyd
hefyd fod gweithwyr megis y glowyr a'r chwarelwyr wedi dysgu manteisio ar
y defnyddiau crai a oedd yn rhan o'u hamgylchedd gwaith.

4

Yr Arennau a'r Iau

Yr Arennau

Meddyginiaethau llysieuol yw mwyafrif helaeth y meddyginiaethau gwerin a gofnodwyd at anhwylderau ar yr arennau, a chafwyd tystiolaeth lafar am ddefnyddio dros ddeugain o blanhigion. Persli, heb amheuaeth, oedd y brif feddyginiaeth ac, er cymaint yr amrywiaeth, cyfeiriadau at bersli yw traean y dystiolaeth lysieuol. Er y gellid bwyta'r dail ffres, gwneud te ohonynt y byddid fel rheol drwy dywallt dŵr poeth arnynt mewn jwg a gadael y dŵr persli i sefyll am ychydig funudau i fwrw ei ffrwyth. Byddai eraill yn berwi'r llysieuyn. Yn ôl un rysáit o ardal Parc, y Bala, dylid mudferwi'r persli am ugain munud ac yfed y trwyth ddwywaith yr wythnos.[1]

Roedd llawer o ffydd hefyd mewn planhigion megis ffa'r corsydd, blodau ysgaw, dant y llew, llysiau'r dryw, danadl poethion, y goesgoch a swêds. Tyf ffa'r corsydd mewn tir gwlyb a chorsiog, a chafwyd tystiolaeth o siroedd Caernarfon, Meirionnydd, Trefaldwyn, Aberteifi, Caerfyrddin a Brycheiniog am ddefnyddio'r llysieuyn at anhwylderau'r dŵr. Arferai un siaradwraig, pan oedd yn blentyn yng Nghynghordy, gael ei hanfon i nôl peth o'r dail i'w mam a oedd â'r gofid hwnnw arni, a byddai hithau'n rhoi dŵr berwedig arnynt gydag ychydig o sudd lemwn i dynnu'r blas, ac yn yfed y te ddwywaith neu dair y dydd.[2] Fe'u cesglid a'u sychu at y gaeaf hefyd. O siroedd Penfro, Caerfyrddin, Brycheiniog a Morgannwg y daeth y dystiolaeth am ddefnyddio te blodau ysgaw at y dŵr. Gellid defnyddio rhisgl y pren hefyd, yn ogystal â'r dail ir yn y gwanwyn.

Mae cysylltiad hysbys rhwng dant y llew a'r dŵr fel y dengys rhai o'r enwau llai parchus arno megis 'blodyn piso'n y gwely' neu 'blodyn pi pi'n y gwely' (cymharer â'r Saesneg *piss-a-bed* neu'r Ffrangeg *pissenlit*), ac roedd cenedlaethau o blant yn gyfarwydd â'r gred y byddai'r sawl a gyffyrddai â'r planhigyn yn gwlychu'r gwely. Cafwyd tystiolaeth o siroedd Caernarfon, Meirionnydd, Trefaldwyn, Penfro a Morgannwg am ddefnyddio dant y llew at y dŵr. Adroddodd gŵr o Donyrefail fel y bu i'w dad, a oedd yn dioddef yn ddrwg o anhwylder ar yr arennau, a'i iechyd yn dirywio'n gyflym, gael gwellhad ar ôl bwyta dail dant y llew.[3] Cyngor Evan Owen Roberts, Pwllheli, oedd sychu'r gwraidd yn y popty a'i ratio, ac yna'i ddefnyddio i wneud 'coffi'. Roedd yn argyhoeddedig i gyfaill o'r Ffôr, a oedd yn cael helbul gyda'r dŵr ac wedi bod yn yr ysbyty lawer gwaith, gael gwellhad ar ôl dilyn ei gyfarwyddyd i yfed coffi dant y llew bob bore.[4]

Roedd te llysiau'r dryw yn boblogaidd ym Mhenfro, a chofiai ffermwr o Wdig fel y byddai hen bregethwr o'r ardal, a oedd hefyd yn feddyg llysiau, yn arfer dod i un o'r perci ar y fferm bob blwyddyn i dorri ysgub o'r llysiau,[5] tra oedd gan ŵr o Groes-goch gof am ei daid yn gwneud y te.[6] Arferai Ifan Thomas, y 'doctor dail' o Forfa Nefyn (bu farw ym 1957), gymryd y te y peth cyntaf yn y bore yn ôl tystiolaeth perthynas iddo, Mrs Mary Thomas, a arferai gasglu beichiau o'r llysiau ar ei gyfer. Ychwanegodd fod te llysiau'r dryw yn dda pe bai rhywun yn methu â rheoli'r dŵr neu'n methu â phasio dŵr.[7] Credai siaradwraig o Gwm Main, Meirionnydd, a welsai ei mam yn ei baratoi iddynt pan oeddynt yn blant, mai at helynt y dŵr ar blant bach y'i defnyddid yn bennaf.[8]

Cafwyd tystiolaeth o Bren-gwyn, Myddfai, Llanwrtyd, Tremarchog a Hwlffordd y defnyddid te danadl poethion at y dŵr. Gwneid te o'r goesgoch at anhwylder yr arennau ym Maldwyn, tra ym Mhenfro, roedd y llysieuyn, y cyfeiriwyd ato fel 'pig y grechi' a 'robin y clawdd', yn feddyginiaeth boblogaidd at yr arennau ac at ddŵr coch ar wartheg. Yn siroedd Caernarfon a Dinbych, cedwid y dŵr a oedd yn weddill ar ôl berwi swêds a'i yfed fel meddyginiaeth. Roedd y ddiod a wneid â haidd gwyn yn eithaf poblogaidd hefyd. Gellid berwi'r haidd neu roi dŵr berwedig am ei ben a'i adael i fwydo, yna ei hidlo ac ychwanegu ychydig o sudd lemwn ato. Câi dŵr haidd ei werthu'n fasnachol hefyd, wrth gwrs.

Ceir yn un o lawysgrifau'r Amgueddfa Werin, a luniwyd gan wraig o Ystalyfera, a oedd yn hanu o Lanfair, Harlech, rysáit ar gyfer diod ddail at 'oerfel ar yr arennau', sy'n gwneud defnydd o rai o'r llysiau a enwyd uchod.

Nodir y dylid berwi cyfuniad o ddail dant y llew, dail cyraints, danadl poethion, y goesgoch, mwyar duon, a 'pennau clustiau llygod' ('mouse-ear hawkweed': *Pilosella officinarum*), potelu'r ddiod a'i defnyddio fel y bo angen.[9]

Tystiolaeth wasgaredig a gafwyd am weddill y planhigion, un neu ddau gyfeiriad yn unig ambell waith. Planhigion o'r ardd oedd rhai ohonynt, er enghraifft, ruw (Llanfair Talhaearn), wermod lwyd (Llangïan; Llanfair Talhaearn; Treorci), camomeil (Llansannan; Synod Inn; Treorci), saets (Aberystwyth; Llanddeiniolen), rhuddygl y meirch (Pandytudur), petalau a dail gold Mair (Hwlffordd), dail mefus (Llanddeiniolen), pren bocs (Tegryn), ynghyd â'r llysiau pen tai a dyfai ar y cloddiau neu'r adeiladau o gwmpas y tŷ (Gwytherin). Tyfid origan neu fintys y graig (*Origanum vulgare*) yn y gerddi hefyd, er ei fod yn tyfu'n wyllt. Dywedodd siaradwr o Stop and Call, Wdig, y byddai perth fawr ohono yn arfer tyfu yng ngardd ei gartref yn Llanwnda pan oedd yn blentyn, ac roedd ganddo atgofion am y sawr hyfryd a'r hwyl a gaent yn blant wrth yfed y 'te rhigam'.[10]

Ymhlith y blodau gwyllt y cafwyd yr amrywiaeth fwyaf. Dyma rai planhigion cyfarwydd a enwyd – llysiau Ifan (Bryncroes), saets yr eithin (Bronnant), gwreiddiau cyngaw neu gacimwci (Cefngorwydd, Brycheiniog; Llanuwchllyn), gwreiddiau dail tafol (Mynachlog-ddu; Efail-wen), berwr y dŵr (Llanuwchllyn), milddail (Llanrhian) a llysiau pengaled (Llanidloes) – er nad fel meddyginiaeth at y dŵr y'u defnyddid yn bennaf. Llai cyffredin eu defnydd meddyginiaethol yn gyffredinol yw'r farddanhadlen goch (Y Glog, Penfro), llin y mynydd (Tal-y-bont, Aberteifi), gwraidd celyn y môr (Llanfair, Harlech), y marchwellt (Treorci) neu foron gwylltion (Llanymawddwy). Cofiai gwraig o Lanymawddwy y byddai'r moron gwylltion yn arfer tyfu ar ochr y ffordd i fyny i'r mynydd, a chredai nad oedd dim byd tebyg iddynt at y dŵr. Rhoid dŵr poeth ar eu gwreiddiau a'u gadael i 'stwytho' am ddiwrnod cyn yfed y te.[11]

Roedd gan hen of o Aberdaron ffydd yn rhinweddau paladr y wal ac adroddodd stori am gydnabod o ffermwr y dywedasai arbenigwr wrtho nad oedd unrhyw wellhad iddo gan ei fod yn dioddef o ganser yr arennau. Pan ddaeth y ffermwr i'r efail un diwrnod roedd sipsi yno, ac ar ôl iddo glywed yr hanes dywedodd y gallai ei wella, ac aeth allan i hel dail wrth yr afon. Rhoddodd gyfarwyddyd i'r ffermwr eu berwi am ddwyawr gyda hynny a safai ar chwe cheiniog wen o solpitar ynghyd â ferdigris, y gellid ei gael gan y fferyllydd, a chymryd llond llwy fwrdd o'r trwyth deirgwaith y dydd. Roedd y gof yn adnabod y llysiau, sef paladr y wal, ac ychwanegodd ei fod wedi adrodd y stori ar ddechrau'r 1930au wrth yr Arglwydd Horace Evans, meddyg i'r brenin, a oedd wedi galw yn yr efail pan oedd ar ei wyliau yn y cylch, a'i fod yntau wedi mynd â pheth ohonynt i ffwrdd gydag ef.[12]

Mae'r hanesyn nesaf am y llysieuyn yn dyddio o ddechrau'r 1980au. Roedd ffermwr o Fodedern yn argyhoeddedig fod paladr y wal wedi arbed ei fywyd pan oedd yn dioddef o glefyd siwgr a effeithiai ar yr arennau ac a barai fod ganddo syched parhaus. Dywedodd fel yr oedd wedi bod yn disgwyl galwad i fynd i'r ysbyty ers tua phum wythnos, a dim llythyr yn dod, ac yntau'n dechrau teimlo fod pethau'n mynd i'r pen arno. Roedd erbyn hyn yn mynd â thua chwart o ddŵr gydag ef i'r llofft bob nos, ac yn gorfod codi wedyn i gael rhagor cyn y bore. Yna, un bore fe gofiodd fel y byddai ei fam yn arfer canmol paladr y wal, ac aeth allan i chwilio am beth ohono. Roedd hi'n gynnar yn y gwanwyn, ar ôl gaeaf caled, ond fe lwyddodd i gael gafael ar ryw fymryn o'r llysiau a oedd yn dechrau dod i fyny o'r gwraidd, ac ar ôl eu golchi fe roddodd dusw o bersli gyda hwy a gwneud tua deuchwart o de. Ar fore Llun yr oedd hyn, a dechreuodd gymryd peth o'r te bob tro yr oedd ganddo syched. Erbyn bore Mercher roedd yr ysfa am ddiod wedi cilio ac roedd ei dafod, a oedd yn arfer caledu bob ryw chwarter awr oni châi rywbeth i'w yfed, yn awr yn aros yn feddal drwy'r nos.[13]

Gan ddwy wraig o sir Aberteifi, y naill yn enedigol o Dre-groes, ger Llandysul,[14] a'r llall o Synod Inn,[15] y cafwyd y dystiolaeth am ddefnyddio'r ysgol Fair. Arferent gasglu beichiau o'r blodau bach pinc o'r caeau gwair ar gyfer yr oedolion, a chofiai'r ail siaradwraig, sef Mrs Elizabeth Reynolds, a oedd bellach wedi ymgartrefu ym Mrynhoffnant, fel y byddai bob blwyddyn yn cael swllt am y gorchwyl gan hen wraig o Geinewydd a oedd yn briod â brawd ei mam-gu. Hi hefyd a soniodd am rinweddau'r ysgallen fraith at y dŵr – arferai cyfnither i'w thad dyfu'r planhigyn yn yr ardd, gan ddefnyddio'r dail i wneud y te.

Roedd hen saer o Wernymynydd ger yr Wyddgrug, y recordiwyd ei atgofion ym 1959, yn gredwr mawr yn rhinweddau sawdl y crydd at anhwylderau'r arennau, a chryfhawyd ei ffydd ymhellach wedi i bostmon o'r ardal, a oedd yn pasio gwaed wrth wneud dŵr, gael gwellhad ar ôl yfed y te. Roedd y postmon, gŵr o Henffordd yn wreiddiol, wedi gorfod rhoi'r gorau i'w waith oherwydd yr afiechyd ac wedi penderfynu ymddeol i'w dref enedigol. Wrth ffarwelio ag ef roedd y saer wedi nôl peth o'r llysiau iddo, gan erfyn arno i'w cymryd, a phan gyfarfu ag ef flwyddyn yn ddiweddarach deallodd ei fod wedi cael gwellhad llwyr ar ôl yfed te sawdl y crydd.[16]

Cafwyd gwybodaeth hefyd am bersli'r ddaear a phersli'r graig. Clywsai gŵr o Gemaes, ger Machynlleth, am rinweddau persli'r ddaear gan was ffer y bu'n gweithio ag ef,[17] ond roedd Mrs Kate Davies, Pren-gwyn, Llandysul, yn gyfarwydd â'r llysieuyn, y credai ei fod yn fath o bersli gwyllt, ac wedi ei weld yn tyfu'n drwch yn y rhesi tatws pan oedd yn blentyn. Cofiai fel y byddai rhai yn ei gnoi yn y fan a'r lle pe byddent yn dioddef o anhwylder yr arennau, ac eraill yn mynd â pheth adref gyda hwy i wneud te ohono; fe'i sychid ganddynt i'w ddefnyddio yn y gaeaf hefyd.[18] Dau siaradwr a gyfeiriodd at bersli'r graig hefyd, y naill o Lanrhian[19] a'r llall o Abergwesyn.[20] Yn ôl tystiolaeth David Jones, Abergwesyn, roedd yn hynod o debyg i'r persli cyffredin, ond bod y dail yn fanach, ac roedd yn cofio ei weld yn tyfu mewn hen dwll chwarel.

Câi banadl hefyd ei ddefnyddio at y dŵr. Te o flodau'r banadl oedd y feddyginiaeth a nodwyd gan wraig o Lanfallteg, Penfro, ym mis Gorffennaf 1979,[21] sy'n ategu tystiolaeth a gasglwyd yn ardal Llanymynech, Maldwyn, ar ddiwedd y 1930au, am y meddyginiaethau y dywedid eu bod yn gyffredin yno tua deng mlynedd a thrigain i bedwar ugain mlynedd ynghynt, sef llosgi banadl ar garreg las yr aelwyd, a rhoi hynny a safai ar bisyn tair ceiniog mewn jin a'i yfed at anhwylder ar yr arennau.[22]

Cymharol brin at ei gilydd yw'r dystiolaeth am driniaethau anllysieuol at y dŵr. Un dosbarth o feddyginiaethau oedd cynhyrchion llaeth, er enghraifft, bwydydd megis llymru, a baratoid drwy roi blawd ceirch (neu flawd llymru) yn wlych mewn dŵr oer a llaeth enwyn a'i adael i suro am rai dyddiau ac yna hidlo'r cymysgedd a berwi'r trwyth nes ei fod yn tewhau. Câi ei fwyta'n oer gyda llefrith neu ddŵr a thriog ac roedd yn bryd addas i frecwast neu swper yn yr haf. Yn siroedd gogledd Cymru y ceid llymru, ond yr un oedd ei hanfod â'r sucan neu'r uwd sucan a wneid yn y De.[23] Yn ôl siaradwyr o Fôn a Meirionnydd, roedd yn fwyd bendithiol iawn i'r claf gan ei fod yn ysgafn ac yn hawdd ei dreulio, a chafwyd tystiolaeth, o Feirionnydd yn arbennig, y câi ei gyfrif yn llesol i'r arennau.[24] Credai rhai fod llaeth enwyn yn well at y dŵr na 'ffisig doctor',[25] ac roedd gan eraill gryn ffydd mewn posel llaeth enwyn neu bosel dau laeth[26] (a baratoid drwy dywallt llefrith berw ar laeth enwyn oer). 'Blaenion' llaeth a gâi'r clod gan Evan Owen Roberts, Pwllheli. Adroddodd fel yr oedd ffermwr o ochrau Bryncroes yn dioddef o gerrig yn yr arennau ac yn aros i gael mynd i'r ysbyty am lawdriniaeth. Un noson, pan oedd yn y beudy'n godro ac mewn poen ofnadwy, daeth crwydryn heibio a dweud wrtho am nôl powlen a godro'r blaenion iddi, ac yfed y ddiod hon yn syth o bwrs y fuwch bob tro y byddai'n godro.[27]

Soniwyd am solpitar wrth drafod y feddyginiaeth a argymhellwyd gan y sipsi yng ngefail y gof yn Aberdaron, sef paladr y wal, ferdigris a solpitar. Ond cyfuniad o solpitar, jin ac alws chwerw a welodd Ernest Vyrnwy James, a fagwyd yng Nghwm Nant yr Eira, ei fam yn ei baratoi,[28] tra nododd William Pritchard, y Groeslon, a fu'n ffermio yng Nghwm Pennant, Eifionydd, y cymerid hynny a safai ar dair ceiniog wen o solpitar bob dydd nes cael iachâd.[29] Tyrpentein neu oel tyrpant a ddefnyddiai eraill, gan gymryd y diferyn lleiaf ohono. Dywedwyd hefyd fod dŵr ffynhonnau sylffwr megis ffynhonnau Llandrindod neu Lanwrtyd yn dda at yr arennau. Roedd gŵr o Lanwrtyd, a oedd yn enedigol o Landdewibrefi, wedi yfed dŵr ffynnon sylffwr a geid ar y mynydd uwchben Blaen Twrch, lle y cafodd ei fam ei geni. Câi'r ffynnon hon ei chyfrif yn arbennig o dda at y dŵr, a dywedodd y gellid ei harogli o bell yn yr haf gan gryfed y sylffwr.[30] Yn ôl tystiolaeth o Dreorci, roedd meddyg llysiau o Bort Talbot, a arferai ymweld â'r dref bob wythnos, wedi cynghori un o'i gleifion, a gawsai ddamwain a effeithiai ar ei arennau, i yfed ei ddŵr ei hun ddwywaith y dydd.[31]

Triniaethau allanol a ddefnyddid bryd arall. Byddai'r sawl a oedd yn dioddef o anhwylder ar yr arennau yn tueddu i losgi oddi tano, a chymerid darn o glwt, gwlanen ambell waith, a'i ddal o flaen y tân i ddeifio cyn ei osod yn yr afl. Mae'n debyg y gwneid hyn er mwyn diheintio'r cadach, a dichon y byddai'r cynhesrwydd yn rhoi esmwythâd dros dro. Gwneid powltis hefyd, powltis bran, powltis had llin neu bowltis mwstard, a'i roi ar y cefn pan fyddai'r arennau'n ddrwg iawn ac yn achosi poen, ond byddai pobl yn amharod i ddefnyddio'r powltis mwstard heb yn gyntaf gael caniatâd y meddyg. Gwisgai eraill wlanen goch am y cefn i warchod yr arennau.

Ceir yng nghasgliad gwrthrychau Amgueddfa Werin Cymru ddau wregys gwlanen goch a gafwyd yn rhodd gan Miss E. Cecily Howells o Hwlffordd.[32] Gwnaethpwyd hwy gan ei mam o wlanen leol ar gyfer tad Miss Howells, sef Richard Morgan Howells, gof wrth ei alwedigaeth, a gadwai ei efail ei hunan, yr Old Bridge Smithy, yn Hwlffordd o 1911 hyd ei ymddeoliad ym 1967. Gwisgid y gwregys am y canol, agosaf at y croen, er mwyn gwarchod y meingefn ac roedd iddo swyddogaeth ddeublyg, sef cadw'r cefn yn gynnes i osgoi cael oerfel ar yr arennau, a rhoi cefnogaeth pan fyddai'r gof yn plygu i bedoli ceffylau trymion. Gwnaed y ddau wregys hyn o wlanen ddwbl a rhoddwyd paneli o galico i mewn rhwng y ddwy haen er mwyn rhoi 'stiffnin' ynddynt. Roedd mam Miss Howells wedi gwneud llawer ohonynt i'w gŵr ar hyd y blynyddoedd. Gwisgid gwregysau cyffelyb gan y glowyr hefyd.

Gall anhwylder ar yr arennau achosi poen cefn hefyd a dyma a olygir yn aml pan ddywedir bod cefn rhywun yn ddrwg. Felly, ambell waith, mae'n anodd gwahaniaethu rhwng meddyginiaethau at yr arennau â rhai at boen cefn. Defnyddid amrywiaeth o blanhigion i drin y naill anhwylder a'r llall, ac roedd cryn dipyn o orgyffwrdd, yn enwedig yn achos llysiau poblogaidd megis ffa'r corsydd, y goesgoch, llysiau'r dryw a'r ysgawen, er mai prin yw'r dystiolaeth am ddefnyddio persli, y brif feddyginiaeth at y dŵr, i drin poen cefn. Roedd defnydd cyffredin i rai o'r meddyginiaethau allanol yn ogystal.

Dywedid bod rhai o'r meddyginiaethau syml hyn yn gallu cael gwared â cherrig yn y bledren neu'r arennau. Meddyginiaethau llysieuol ydynt ar y cyfan, a rhai ohonynt megis te persli, te ffa'r corsydd, dant y llew, neu ddŵr swêds, yn gyfarwydd fel triniaethau at y dŵr. Credai siaradwraig o Lanymddyfri fod persli yn arbennig o effeithiol, ac ychwanegodd i gymdoges iddi, pan oedd yn byw yng Nghynghordy, basio nifer helaeth o gerrig mân ar ôl i wraig o'r ardal, a gâi ei chyfrif yn arbenigwraig ar lysiau, argymell ei bod yn yfed y te. Cofiai iddi weld jar fferins ganddi yn hanner llawn o gerrig yr oedd wedi cael ymadael â hwy.[33]

Roedd meddyginiaethau eraill yn llai cyfarwydd. Cafodd gŵr o Gaerdydd gyngor gan hen wraig o Langennech i ferwi grug ac yfed y trwyth at y 'grafel',[34] tra cyfeiriodd gwraig o Ystradgynlais at yr arfer o gasglu blodau cwsberins neu eirin Mair ac yfed y dŵr.[35] Cafwyd tystiolaeth o Forfa Nefyn fod tansi'n dda am dorri'r garreg yn yr arennau,[36] ond trwyth rhisgl pren onnen, a baratoid drwy ferwi'n drwyadl tua phwys o risgl o bren iach, oedd y feddyginiaeth a gofnodwyd gan Morgan John o Gefncoedycymer.[37] Dywedodd fel yr oedd ei fab wedi cael sawl pelydr-X yn ysbyty Merthyr a'r rheiny'n dangos bod ganddo garreg yn yr arennau, ond pan gafodd yr un profion yn ddiweddarach yn yr Ysbyty Athrofaol yng Nghaerdydd, ac yntau wedi bod yn yfed y trwyth am gyfnod, nid oedd arlliw ohoni. Roedd yn argyhoeddedig mai rhisgl y pren onnen oedd wedi gwneud ei waith, a gwyddai i'r un driniaeth fod yn llwyddiannus yn achos hen wraig o'r pentref a oedd yn dioddef gyda cherrig yn y bledren. Yn ôl tystiolaeth y gohebydd 'Llywarch Hen' yn y flwyddyn 1890, defnyddiai trigolion Cwm Maen Gwynedd ar ochr mynydd y Berwyn sudd aeron y griafolen at y grafel.[38]

Roedd gan ŵr o Lanrhian hanes am wraig a oedd yn byw ar fferm gyfagos pan oedd yn blentyn yn sefyll mewn stond neu gasgen facsu at ei gwddf, a hwythau'n tywallt dŵr mor boeth ac y gallai ei oddef i mewn i'r stond nes iddi fynd i lewyg a chael gwared â'r cerrig. Roeddynt yn amau bod y dŵr yfed a geid o'r pwmp yn dueddol o fagu cerrig, a buwyd yn cario dŵr ffynnon iddi ar ôl hynny.[39] Pan oedd gŵr o Gefncoedycymer yn dioddef gyda cherrig cafodd ei fam gyngor gan y meddyg i wneud powltis had llin iddo a gwnaeth hithau hynny, gan roi mymryn o fwstard ynddo i gryfhau ei effeithiolrwydd ynghyd ag ychydig o olew olewydd rhag iddo gydio yn y croen.[40] Rhoddai rhai bowltis o halen cynnes mewn cwdyn am y cefn. Soniwyd eisoes am effeithiolrwydd 'blaenion' llaeth at gerrig yn yr arennau.

Meddyginiaethau i ryddhau llif y dŵr neu rwystrau yn y bledren a'r arennau yw'r rhan fwyaf o'r meddyginiaethau hyn, ond ceid rhai triniaethau, i blant yn fwyaf neilltuol, at ddiffyg rheolaeth ar y bledren. Llygoden wedi'i rhostio oedd y brif feddyginiaeth ac un dull o'i pharatoi oedd rhostio'r anifail yn ulw a rhoi'r llwch ym mara llaeth y dioddefydd. Clywsai gwraig o Aberdaron am y driniaeth hon gan hen wraig o Aber-erch a'i gwelodd yn cael ei gwneud ar fferm lle y bu'n gweini pan oedd y gwas bach yn gwlychu ei wely.[41] Ceir cyfeiriad gan ohebydd o ardal Wrecsam yn y 1890au at rostio llygoden gydag ychydig o friwsion bara,[42] ond rhostio'r llygoden a rhoi'r gwlybwr neu'r grefi i'r plentyn i'w yfed oedd y feddyginiaeth a gofnodwyd gan y Parch. John Evans ym 1939-40 ar sail tystiolaeth o bentref Llanymynech, Maldwyn.[43]

Dro arall, glanheid y llygoden a'i berwi a rhoi'r dŵr i'r dioddefydd i'w yfed. Roedd gŵr o Lanelli wedi clywed am yr arfer hwn pan oedd yn gweithio yn Llundain ac wedi chwerthin am ei ben ar y pryd. Yna, ym 1932, ac yntau'n gweithio yng Nghaerfyrddin, clywodd am y feddyginiaeth gan y fforman, a oedd wedi gorfod ei pharatoi ar gyfer ei nai.[44] Mae T. Gwynn Jones hefyd wedi cofnodi'r ddau ddull, sef rhostio'r llygoden (sir Ddinbych) neu'i berwi ac yfed y dŵr (gogledd Ceredigion), ond rhydd ef y pwyslais ar fygwth y plant â'r feddyginiaeth.[45] Ymddengys felly fod dwy ffordd o weithredu'r feddyginiaeth, sef rhoi'r llygoden i'r dioddefydd heb ddweud wrtho beth oedd, neu ei fygwth â'r driniaeth er mwyn rhoi pwysau seicolegol arno i beidio â gwlychu.

Meddyginiaeth arall a gofnodwyd gan y Parch. John Evans yn ardal Llanymynech oedd clymu bobinau neu riliau ar gefnau'r plant wrth iddynt fynd i'r gwely, i'w rhwystro rhag gorwedd ar eu cefnau, fe dybiai.[46] Nododd Myrddin Fardd, er na wyddys ar ba sail, fod bedydd esgob yn gwella'r anhwylder, a hefyd yn llesol i'r rhai hynny a fyddai'n cerdded yn eu cwsg.[47]

Yr Iau

Meddyginiaethau at y clwyf melyn neu'r clefyd melyn yw'r mwyafrif llethol o'r meddyginiaethau gwerin a gasglwyd gogyfer â'r iau, ar wahân i fân gyfeiriadau at rinweddau llysiau megis persli, ffa'r corsydd, wermod lwyd, llau'r offeiriad a berwr y dŵr, a gâi eu cyfrif yn dda at yr iau yn gyffredinol. Yn ôl tystiolaeth o'r Fach-wen, Llanddeiniolen, roedd diod dail mefus hefyd yn dda pe bai rhywun wedi oeri ar yr iau tra oedd asiffeta yn llesol i blant os oedd rhyw anhwylder ar yr iau: 'Byddai llond potel wydr ddu fawr yn llawn o asiffeta, wedi ei wneud trwy roi dŵr poeth ar yr Asiffeta a'i botelu – a rhoi llond "eggcup" ohono a diferyn o lefrith i ni'r plant os oedd ryw gam hwyl arnom ar yr iau.'[48]

Hepatitis, sef llid ar yr iau o ganlyniad i firws, sy'n bennaf cyfrifol am achosi'r clefyd melyn. Bydd y claf ar y dechrau yn dioddef o anhwylder ar y stumog ac iselder ysbryd ac o fewn ychydig ddyddiau bydd y croen wedi troi'n felyn. Dro arall, bydd carreg yn rhwystro llif y bustl o'r iau i'r perfedd gan achosi poenau dirdynnol, tra, mewn achosion prin iawn, atelir llif y bustl gan dyfiant, a phan ddigwydd hyn bydd lliw'r croen yn fwy trawiadol ac yn llawer cryfach – dyma'r 'clefyd du', neu'r 'black jaundice' a ofnid yn fawr gan y werin. Fodd bynnag, mewn rhai achosion mwy difrifol o hepatitis bydd y croen yn dywyllach nag arfer, gan roi'r argraff bod y claf yn dioddef o'r clefyd du yn hytrach na'r clefyd melyn.[49]

Roedd defnyddio planhigion melyn i drin y clefyd yn arfer cyffredin drwy Ewrop. Y feddyginiaeth fwyaf adnabyddus yng Nghymru yn ôl tystiolaeth lafar oedd y pren melyn, pren sydd ag iddo risgl mewnol melyn yn ogystal â blodau melyn, a'r rhisgl hwn a ddefnyddid fel rheol ar gyfer y driniaeth. Yn wir, cyfeiriodd rhai siaradwyr ato fel 'pren clefyd melyn'.

Bu siaradwraig o Dremarchog yn yfed trwyth o'r rhisgl wedi'i ferwi mewn llaeth pan gafodd yr afiechyd yn blentyn, a dywedodd iddi fod yn araf iawn yn gwella nes cael y feddyginiaeth hon.[50] Moddion yn cynnwys siwgr coch, mêl, 'dom defed' a'r pren melyn wedi'u berwi gyda'i gilydd a gafodd gwraig o Benrhiw-llan pan oedd yn dioddef o'r clefyd, yn cyfogi, ac yn teimlo'n rhy flinedig i symud. Cymerai wydraid bach rhyw deirgwaith neu bedair gwaith y dydd allan o'r botel dri hanner peint yr oedd ei mam wedi'i pharatoi ar ei chyfer. Ni wyddai ar y pryd fod y feddyginiaeth yn cynnwys baw defaid – ni ddaeth i wybod hynny nes gweld ei mam yn gweithio'r un moddion yn ddiweddarach i hen weinidog o'r ardal. Bu'n gwneud y moddion ei hun, gan ddefnyddio'r rhisgl a thamaid o'r pren, ar gyfer plentyn o'r cylch a wellodd ar ôl ei gymryd.[51] Clywsai Mrs Kate Davies, Pren-gwyn, hefyd y cynhwysid baw defaid yn y feddyginiaeth a chredai fod gwragedd yn Llanpumsaint yn arfer gwneud y moddion.[52] Ceir tystiolaeth ategol am ddefnyddio baw defaid yn y rysáit ganlynol a gofnodwyd mewn dyddiadur o Ddyffryn Teifi sy'n dyddio o'r ddeunawfed ganrif: 'Dau gwart o hen ddiod; owns o alws; cwarter pownd o risgl pren y clefyd melyn; cwarter pownd o ddom defaid; berwer hwynt am ben ei gilydd mewn crochan dur, wedi ei gochi mewn tân nes y bo yn un cwart.'[53]

Gellid defnyddio'r dail a'r blodau hefyd. Roedd Miss Sarah Anne Davies, Pren-gwyn, yn gyfarwydd â the a baratoid o ddail y pren melyn a'r ysgol Fair: bu'n rhaid i'w chwaer a hithau gymryd tua llond llwy fwrdd ohono deirgwaith y dydd am fis, a chredai mai rhywbeth i buro'r gwaed ydoedd yn anad dim.[54] Diod a baratoid drwy roi dail a blodau'r pren melyn mewn dŵr a siwgr gydag ychydig o 'allspice' (pupur Jamaica) ynddo a geid mewn cartref yng Nghwm Main.[55]

Bu Mrs Katie Jenkins, Cil-ffriw, yn gwneud te o'r blodau. Roedd pren melyn yn tyfu o flaen ffermdy Glynrhigos, ond nid oedd hi erioed wedi paratoi'r feddyginiaeth nes cael cyfarwyddyd gan hen ŵr o'r ardal a ddaeth i ymofyn tamaid ohono ar gyfer cymydog. Dilynodd hithau ei gyfarwyddiadau gan roi'r blodau'n wlych mewn dŵr berwedig am bedair awr ar hugain ac yna hidlo'r trwyth nifer o weithiau cyn ei botelu. Rhoddid tri diferyn ohono mewn cwpanaid o ddŵr i'r claf. Daeth galw am y feddyginiaeth yn ddiweddarach pan ofynnwyd iddi am beth o'r pren ar gyfer merch a oedd wedi dod adref o'r ysbyty heb wella. Aeth hithau â'r moddion a baratoesid ganddi i lawr i'r ferch gan rybuddio na ddylid cymryd gormod ohono, ac fe wellodd honno'n llwyr ar ôl cael y feddyginiaeth am dridiau. Ychwanegodd Mrs Jenkins y gellid defnyddio'r dail pan nad oedd y blodau ar gael, neu'r rhisgl yn ystod y gaeaf.[56]

Roedd llawer un yn gyfarwydd â'r pren melyn, ac yn ei gofio'n tyfu yng ngardd y cartref, gan berthynas, neu yn rhywle yn y gymdogaeth. Crybwyllodd siaradwyr o Fyddfai fod pren melyn yn arfer tyfu yng ngardd ffermdy Llwyn Meredydd, a gysylltid â Meddygon Myddfai, ac y byddai pobl yr ardal yn mynd yno i nôl peth ohono.[57] Ond mae'r pren, ysywaeth, wedi prinhau erbyn hyn; fe'i torrwyd i lawr oherwydd pryderon ei fod yn achosi llwydni ar y gwenith. Roedd John Monk, yn y detholiadau a gasglwyd ganddo ar gyfer geiriadur amaethyddol a gyhoeddwyd ym 1794, eisoes wedi cofnodi tystiolaeth ffermwyr a goleddai'r gred hon,[58] ac roedd Gwallter Mechain yntau'n gyfarwydd â'r gred ar ddechrau'r bedwaredd ganrif ar bymtheg.[59] Ganrif yn ddiweddarach, gellid cynnig esboniad gwyddonol fel y gwelir mewn llyfrau megis *Stephens' Book of the Farm* (1908).[60] Esbonnir fel y mae ffwng o'r enw *Puccinia graminis* neu'r gawod ddu yn ymosod ar y gwenith. Mae gwawr felen i'w gweld ar y gwenith yn gynnar yn yr haf, a achosir gan sborau oren y ffwng. Trosglwyddir y sborau hyn i blanhigion gwenith eraill, a thua diwedd yr haf mae'r ffwng yn cynhyrchu math gwahanol o sborau, brownddu neu ddu eu lliw. Mae'r rhain yn cysgu dros y gaeaf, a'r gwanwyn dilynol maent yn egino ac yn rhyddhau sborau y mae'n rhaid iddynt gyrraedd y pren melyn i egino (nid y gwenith). Mae'r ffwng sy'n datblygu ar y pren melyn o ganlyniad yn rhyddhau sborau o fath arall sydd, ar ôl cyrraedd y gwenith, yn egino ac yn cynhyrchu'r ffwng ar wenith a ddechreuodd y cylch.

Aeth sawl gwlad ati i ddinistrio'r pren melyn. Yn Nenmarc, cafwyd chwe phla o'r gawod ddu rhwng 1894 a 1901, ac ym 1903 pasiwyd deddf i wahardd tyfu'r pren melyn. Erbyn 1918 roedd bron wedi diflannu o'r wlad. Cychwynnwyd ymgyrch debyg yn yr Unol Daleithiau ym mis Ebrill 1918, oherwydd pryderon am y cyflenwad grawn mewn cyfnod o ryfel, ac o fewn deuddeng mlynedd dinistriwyd deunaw miliwn a hanner o lwyni pren melyn. Ni welwyd ymgyrch debyg yng ngwledydd Prydain: y gawod felen yn hytrach na'r gawod ddu oedd y broblem yn Lloegr ac nid oedd unrhyw gysylltiad rhyngddi a'r pren melyn cyffredin, a oedd yn gymharol brin yno. Fodd bynnag, dangosodd yr arolygon a gychwynnwyd yn ystod y rhyfel fod rhannau o dde-orllewin Cymru yn dioddef o ymosodiadau gan y gawod ddu, sef siroedd Aberteifi, Caerfyrddin a Phenfro ac, o ganlyniad, gwnaed arolwg manylach yno yn ystod haf 1920. Canfuwyd 74 achos o'r gawod ddu yn y tair sir, y cyfan ohonynt lle y ceid llwyni pren melyn. Nodwyd, fodd bynnag, nad oedd y ffermwyr, yn enwedig ffermwyr sir Aberteifi, yn barod i roi unrhyw goel ar y ddadl wyddonol, ac y credent mai'r tywydd oedd ar fai, er eu bod yn cydnabod na cheid fyth gnwd da o ŷd lle tyfai'r pren melyn. Nid oeddynt felly yn barod i dderbyn cyngor yr arolygwyr y dylid dinistrio'r pren ar unwaith, a dywedwyd bod rhai ohonynt yn dal i ddefnyddio'r sudd i drin y clefyd melyn.[61]

Er mai'r pren melyn oedd y llysieuyn mwyaf poblogaidd o ddigon at y clefyd melyn gwneid peth defnydd o flodau melyn eraill yn ogystal. Cofiai gwraig a fagwyd yn y Fach-wen, Llanddeiniolen, yr arferid gwneud diod gyda changen o'r wialen aur. Ychwanegodd mai un llwyn a oedd yn tyfu yn yr ardal yn ystod ei phlentyndod ar ddechrau'r ugeinfed ganrif ac y byddai galw mawr amdano.[62] Soniodd hefyd am ddefnyddio dail neu had sawdl y crydd gyda wermod lwyd i wella'r clefyd.[63] Byddai siaradwraig o Benegoes yn arfer cael diod o lefrith poeth a chamomeil, a chofiai fel y byddai'r llefrith berw yn troi'n felyn wedi rhoi'r camomeil ynddo. Clywsai fod y ddiod hon yn 'clirio'r galon' ac yn gwella'r clefyd melyn.[64] Yn ôl tystiolaeth a gasglwyd yn Llanymynech, Maldwyn, yn y 1930au cymerid diod o jin gyda blodau gold Mair yn wlych ynddo,[65] tra nododd gwraig o Lanymddyfri fod gwin dant y llew yn cael ei gyfrif yn dda at y clefyd melyn.[66]

Ambell waith defnyddid cyfuniad o wahanol lysiau fel yn y rysáit ganlynol ar gyfer ffisig clwyf melyn a gafodd gwraig o Ben-y-groes, Arfon, gan hen wraig o'r pentref. Mae gan hanner y planhigion hyn flodau melyn:

> Saladine [*celandine*], llysiau'r dryw, goes goch, pren melyn, llysiau'r esgyrn, blodau eithin, clust llygoden, dail cwrw, dant y llew, gwraidd wermod lwyd, cywarch gwyllt, cyrens cŵn, gwraidd neu flodau banadl, gwraidd danadl poethion, cribau Sant Ffraid, teim, teim y ddaear, penlas yr ŵydd. Berwi'r cwbl, a'u rhoi trwy hidlen lân.[67]

Yn ardal Llanfallteg, Penfro, cafwyd tystiolaeth y defnyddid rhisgl mewnol yr ysgawen gydag aeron merywen a gwynnwy ar gyfer y feddyginiaeth,[68] tra yn ardal Croes-lan, Llandysul, cafwyd cyfarwyddyd i gymysgu coesyn riwbob wedi'i sychu a'i falu gyda phowdr sinsir a soda pobi, a chymryd llond llwy de ohono deirgwaith y dydd mewn gwydraid o ddŵr.[69]

Cynnyrch fferm oedd ffynhonnell arall, a chynghorodd siaradwyr o sir Gaerfyrddin y dylid yfed digonedd o laeth enwyn,[70] tra ychwanegodd ffermwraig o Dyddewi fod 'llaeth menyn' (llaeth enwyn) mis Mai yn neilltuol o dda gan fod cymaint o lysiau ynddo, ac yn donig yn ogystal.[71] Gwelsai ffermwr o Frynberian wraig o'r ardal yn ystod y 1920au yn gwneud moddion clefyd melyn gyda llaeth enwyn a baw defaid.[72] Gellid hefyd ddefnyddio hufen yn hytrach na'r enwyn. Dŵr a gwynnwy oedd y feddyginiaeth a roddwyd i gyn-athrawes o Solfach pan gafodd y clefyd melyn yn blentyn, a hynny yn ei barn hi ar ôl iddi fod yn bwyta gormod o afalau surion bach.[73] Defnyddid plisgyn wy hefyd, yn ôl tystiolaeth o'r Creunant, Castell-nedd: cofiai gwraig o'r cylch ei brawd yn cael y clefyd melyn a'i mam yn torri plisgyn wy a'i rowlio'n fân a'i gymysgu gyda rhyw sylwedd arall.[74]

Roedd rhai o'r meddyginiaethau yn llai derbyniol na'i gilydd. Llyncu pelen o does gyda gwrachen ludw fyw yn ei chanol oedd un o'r meddyginiaethau a gofnodwyd yn Nhyddewi, a dywedwyd bod gwraig o'r ardal wedi rhoi prawf arni ei hunan pan gafodd y clefyd melyn yn fuan ar ôl rhoi genedigaeth.[75] Diddorol yn y cyswllt hwn yw'r feddyginiaeth ganlynol o *A Welsh Leech Book* (tua 1600): 'Rhag y klwy melyn: Kymer ix o dda[i]l saffrwm a ix gwrach y lludw ai briwo i gyd ai kymysgu a thair llonaid llwy arian o hen gwrwf ai hidlo ai hyfed ar dy gythlwng ac iach fyddi.'[76] Clywyd hefyd fod yfed eich dŵr eich hun yn cael ei gyfrif yn feddyginiaethol.[77] Ceid arfer tebyg yn Iwerddon ond yno cymysgid y troeth hanner yn hanner â llefrith.[78]

Meddyginiaethau a wneid yn y cartref gan aelod o'r teulu, y fam fel rheol, oedd y meddyginiaethau hyn, er y byddai rhai gwragedd yn paratoi trwyth ar gyfer eu cymdogion. Cafwyd sôn, er enghraifft, am Mari Hughes, Grove Cottage, Pennant, Llanbryn-mair, gwraig a âi o gwmpas fel bydwraig answyddogol ac yr eid ar ei gofyn pan oedd angen meddyginiaeth. Roedd ganddi bren melyn yng ngardd y bwthyn a byddai'n paratoi llond potel dri hanner peint o'r trwyth pan ddeuai rhywun i ofyn amdano. Cof plentyn oedd gan y siaradwraig, Mrs Mary Davies, Pennant, Llanbryn-mair, am Mari Hughes, a oedd yn hen wraig dros ei phedwar ugain oed ar droad yr ugeinfed ganrif.[79]

Byddai rhai yn dibynnu ar feddyginiaeth a wneid yn y cartref oherwydd na allent fforddio talu i'r meddyg, ond roedd gan eraill fwy o ffydd mewn meddygaeth werin nag yn y ddarpariaeth swyddogol a chredent nad oedd meddygon yn gallu gwella'r clefyd melyn. Weithiau, troid at feddyginiaeth werin ar ôl i bob triniaeth arall fethu. Awgrymwyd hefyd y byddai gan ambell un o'r meddygon hwythau ffydd yn y meddyginiaethau cartref hyn, a'u bod yn ddigon cefnogol i'r iachawyr answyddogol. Dywedwyd y byddai meddyg yng nghylch Tregaron, a oedd yn hynod o lwyddiannus wrth drin y clefyd melyn, yn arfer cael y ffisig ato – a edrychai fel dŵr gloyw – gan hen wraig o'r ardal.[80] Ni fyddai rhai o'r iachawyr hyn yn fodlon datgelu cynnwys y feddyginiaeth. Roedd Mrs Morgan, Cyfronnydd, Maldwyn, yn parhau i wneud ffisig at y clefyd pan ymwelwyd â hi ym 1982, a chadwai hithau'r cynnwys yn gyfrinach, fel ei mam o'i blaen.[81]

Mewn ambell achos, byddai elfen o gyfrinachedd yn rhan annatod o'r feddyginiaeth, a mynnai'r iachawyr yr amherid ar y driniaeth pe datgelid hi. Gwelir hyn yn y ddwy enghraifft ganlynol, y naill o Dredeml (Templeton) ym Mhenfro a'r llall o Login yn sir Gaerfyrddin. Roedd gwraig o Hwlffordd yn cofio perthynas iddi, gŵr o Arberth, yn mynd at swynwr yn Nhredeml tua hanner can mlynedd ynghynt (tua 1930) pan oedd yn dioddef o'r clefyd melyn, a'r swynwr yn rhoi rhywbeth iddo i'w fwyta rhwng dwy dafell o fara menyn, ond yn gwrthod datgelu beth oedd.[82] Aethai ffermwr o Grymych i weld gwraig yn Login a oedd yn gwella'r clefyd melyn, a dywedodd cymdoges iddo, Mrs Leisa Francis, i'r wraig roi dwy sleisen o gaws iddo i'w bwyta gan ei siarsio i beidio ag edrych i weld beth oedd rhyngddynt gan na fyddai'r feddyginiaeth yn effeithiol pe gwnâi hynny. Roedd yntau wedi gwella o fewn ychydig ddyddiau o gael y driniaeth ar ôl bod yn wael iawn gyda'r afiechyd.[83]

Yn y ddau achos hyn bu'n rhaid i'r claf gymryd y feddyginiaeth ym mhresenoldeb yr iachäwr, gweithred a oedd yn cryfhau'r cysylltiad personol ac, mae'n debyg, yn atgyfnerthu grym y feddyginiaeth o safbwynt y claf. Byddai hefyd yn sicrhau na allai'r claf weld beth oedd ynghudd yn y caws neu'r bara. Roedd llwyddiant y ddwy feddyginiaeth yn dibynnu ar ddisgwyliad y claf a'i ffydd yn yr iachäwr, a gallai'r naill a'r llall gael eu tanseilio pe bai'r claf yn darganfod mai defnydd meddyginiaethol cyfarwydd, neu ddefnydd nad oedd iddo unrhyw werth meddyginiaethol, oedd y cynnwys.

Cofnodwyd meddyginiaeth hynod iawn at y clefyd melyn gan y Parch. W. Meredith Morris (1867-1921), casglwr llên gwerin, a fu'n weinidog gyda'r Bedyddwyr yn Cresswell Quay ym Mhenfro o 1892 hyd 1895 cyn iddo droi at Eglwys Loegr a dal gwahanol fywoliaethau ym Morgannwg, mewn llawysgrif o'i eiddo ar lên gwerin de Penfro. Un o feddyginiaethau swynwyr de Penfro oedd hon eto, megis meddyginiaeth Tredeml, a châi ei gweithredu mewn tri cham. I gychwyn, byddai'n rhaid i'r swynwr gael gafael ar berson yr oedd ganddo lau a dal pump ohonynt a'u rhoi i'r claf mewn surop neu fêl, yna rhoi tair lleuen yr ail dro, ac un y trydydd tro. Wrth i'r claf lyncu'r moddion byddai yntau'n gwneud cylch ac arwydd y Groes dair gwaith uwchben ei iau gan adrodd y swyn canlynol:

> Walleer, old yellow man, by Freeg,
> And cross and crown, I lure thee.[84]

Hynny yw, gelwid ar Frigga i gael gwared â'r gŵr melyn, a gynrychiolai'r afiechyd. Cymeriad mewn chwedloniaeth Diwtonaidd oedd Frigga, ail a phrif wraig Odin, a duwies y cymylau a'r awyr, serch priodasol a gwragedd tŷ. Nodir mewn cerddi cynnar fod gan Frigga ac Odin saith mab ac mai hwy oedd sylfaenwyr saith brenhiniaeth Sacsonaidd Lloegr.[85] Mae gwahaniaethau ieithyddol a diwylliannol pendant rhwng de a gogledd Penfro ers yn agos i fil o flynyddoedd, sy'n esbonio pam y mae'r feddyginiaeth hon yn ymddangos mor estron i ni.

… and the same planted with Englishmen, whose posteritie enioye it to this daie, and keep theire language amonge themselues, without receaueinge the Welsh speache, or learneing any parte thereof, and hold them selues soe close to the same, as that to this daie they wonder at a Welshman comeinge amonge them.[86]

meddai George Owen, Henllys ym 1603, a dengys Edward Laws yntau wrth ysgrifennu ym 1888, tuag adeg cofnodi'r feddyginiaeth hon, i rai o'r arferion a oedd yn perthyn yn arbennig i dde Penfro barhau hyd yn weddol ddiweddar mewn rhai ardaloedd.[87]

Mae'r Parch. Meredith Morris yn troi at y feddyginiaeth unwaith eto yn ddiweddarach yn y llawysgrif. Nid oes unrhyw sôn am y swyn a ddyfynnwyd uchod yn yr ymdriniaeth hon, ond nodir iddo glywed am effeithiolrwydd y feddyginiaeth gan drigolion Cresswell Quay, Martletwy, Jeffreyston a Reynoldston. Mae'n manylu ar un enghraifft:

One case alone of the many cures, will suffice to mention. This is the case of the eldest daughter of Mr. Jones, Pencoed, Lawrenny, a respectable farmer in the district some years ago, but now removed to some part of Carmarthenshire. This young woman had been subject to jaundice for some time, and at length it developed to be a case of a very pronounced nature. Medical aid was resorted to, but with no effect. At last the doctor pronounced the case to be hopeless. The patient was in a very weak state, and the disease was on the point of reaching its last state. In their distress they went to Mary [Cole], Corner Park [Reynoldston]. She came over to Pencoed, and said the case was a bad one, and the patient far gone, but she thought she could effect a cure. She applied the remedy, and wonderful to tell, after the third dose, the young woman was in a fair way to regain her usual health. The medical attendant who had given her up as incurable was amazed and bewildered.[88]

Mae'n feirniadol iawn o'r driniaeth, er gwaethaf ei phoblogrwydd:

Of all the charms that have come under my own observation, this is the only one characterised by loathsomeness, and it must be confessed, this is loathsome in the extreme. Common decency would fain have me omit it, and allow it to be buried in the oblivion which is beginning to enshroud it, but I cannot do so without at least labelling it, before it comes to be a thing altogether of the strange and forgotten past. Believed in by hundreds, and practised by this charmer with unfailing success for a generation, it seems a pity not to chronicle it, even if only as a matter of curiousity.[89]

5

Clwy'r Edau Wlân

Y ddannodd a'r crydcymalau,
Ac hefyd amhuredd y gwaed,
Tictalarŵ 'n y coryn,
A llawer o gyrn ar y traed.
Yr asma a'r colic a'r peswch,
A llawer o glefydau mân,
Darfodigaethau a'r cwinsi,
A chofiwch am glwy edau wlân.

Gan ŵr o'r Foel, Dyffryn Banw, y clywyd y rhestr hon o afiechydon, a hynny ar gân.[1] Enwau digon cyfarwydd yw'r mwyafrif ohonynt, ac eithrio mae'n debyg, 'tictalarŵ' (sef 'tic doloureux',[2] math o ddannodd neu niwralgia) a chlwy edau wlân. Cysylltir 'clwy'r edau wlân' ag afiechydon megis 'clefyd y galon' (poen calon yn hytrach nag afiechyd y galon), y ddarfodedigaeth a'r clefyd melyn, ac un o'i nodweddion amlycaf yw iselder ysbryd dybryd. I'w wella, rhaid troi at iachäwr penodol a'i trinia drwy fesur y corff, o'r penelin i flaen y bys mawr, ag edafedd gwlân. Mae'r broses yn gallu amrywio, ond yn gyffredinol, gwneir tri mesur, y cyntaf i gael mesur gwirioneddol y person, yr ail i ddarganfod a yw'n dioddef o'r afiechyd ai peidio (a yw'r edau'n byrhau), a'r trydydd i roi gwellhad. Yn ogystal, rhoir cyfarwyddyd i'r claf yfed trwyth o naill ai jin a saffrwn neu gwrw a saffrwn.

Mae mesur i ddarganfod presenoldeb afiechydon a'u gwella yn hen arfer, a cheir tystiolaeth o hyn gan awduron ar hyd yr oesoedd, o ddyddiau Pliniws (bu farw OC 79) ymlaen. Y dull clasurol oedd mesur dyn o'i gorun i'w sawdl ac yna o ben bys hwyaf un llaw i ben bys hwyaf y llaw arall gyda'r breichiau ar led. Mewn person iach mae'r ddau fesur yn gyfartal, a pho fwyaf y gwahaniaeth rhyngddynt, mwyaf difrifol yr afiechyd, a lleiaf y gobaith am wellhad. Defnyddid y dull hwn o wella gan Hildergard, Abades lleiandy Benedictaidd ar y Rhein (a fu farw ym 1178)[3] a chyfeiriodd Martin Luther yn ei bregeth ar y Deg Gorchymyn ym 1518 at yr arfer o fesur plant o un penelin i'r llall i ganfod afiechyd a achosid gan bresenoldeb dieflig.[4]

Ceir tystiolaeth fwy diweddar hefyd. Er enghraifft, yn Liegnitz yn Silesia ar ddiwedd y ddeunawfed ganrif ceid ym mhob pentref hen wraig a fesurai'r corff ag edau at y ddarfodedigaeth, a phe bai'r hyd yn fyrrach na'r lled dywedid bod y claf wedi 'colli ei fesur' ac felly'n dioddef o'r afiechyd.[5] Un o'r dulliau a ddefnyddid yn ardal y Rhein oddeutu 1900 i ddarganfod a oedd rhywun yn dioddef o'r clefyd melyn oedd mesur o gylch y corff ag edau, clymu'r edau am wy a rhoi'r ddau ar y tân. Pe bai'r edau'n llosgi cyn i'r plisgyn gracio, roedd y person yn dioddef o'r clefyd.[6] Yng nghylch St. Lambrecht, trigai hen wraig a arferai fesur o'i hysgwydd i flaen y bys hwyaf gan erfyn ar i Grist ddangos iddi beth oedd natur yr afiechyd. Yn ystod y broses, byddai'n enwi'r claf ac yn meddwl am un o chwe afiechyd, a phe bai'r mesur yn cadarnhau'r afiechyd y meddyliodd amdano, yna gallai ei drin â llysiau.[7]

Yn Indiana, parhaodd yr arfer o fesur plant nad oeddynt yn ffynnu ymhell i'r ugeinfed ganrif. Er bod peth tystiolaeth am fesur hyd a lled dywedir mai'r dull mwyaf cyffredin yn America oedd gosod y plentyn i orwedd ar ei fol a mesur o'i gorun i'w sawdl. Dylai'r mesur fod saith gwaith cymaint â hyd ei droed. Pe bai'n fyrrach na hyn roedd y plentyn yn dioddef o ddiffyg twf neu 'short growth', a chlymid yr edau'n gylch a'i rhoi dros ei ben ac i lawr dros ei ganol a'i draed gan adrodd swyn yr un pryd i geisio gwellhad.[8]

Roedd gwella pobl a phlant drwy gyfrwng mesur yn arfer rhyngwladol felly.[9] Ceir tystiolaeth am fesur o wledydd Prydain hefyd. Cyfeiria W. G. Black ym 1883 at wraig o'r enw Eily McGarvey o Ddonegal a fesurai o gylch y canol at glefyd y galon,[10] tra bo Ella Mary Leather yn ei llyfr ar lên gwerin Swydd Henffordd (1912) yn dyfynnu hanes chwedlonol (a ysgrifennwyd ym 1674) am wellhad wrth allor Sant Thomas yn Eglwys Gadeiriol Henffordd ar ôl i wraig gael ei mesur wrth y Groes, ac i'r edau gael ei defnyddio i wneud cannwyll a osodwyd wrth ei thraed.[11] Ar arfordir gorllewinol Iwerddon, yn ôl tystiolaeth o'r 1920au, arferid mesur o gylch y pen er mwyn 'cau'r benglog' a gwella cur pen.[12] Clywodd L. Winstanley ac H. J. Rose (1926), a oedd yn ddarlithwyr ym Mhrifysgol Cymru, Aberystwyth, ei bod yn arferiad yn yr ardal, pan oedd rhywun yn dioddef o grydcymalau, i fynd ar ofyn gwraig leol. Byddai hi yn rhoi diod ddail i'r claf i'w yfed ac yn mesur yr aelod dolurus, er enghraifft, y fraich neu'r goes, ag edafedd coch ac yna'n clymu'r edau am yr aelod perthnasol.[13]

Roedd mesur dilledyn y claf, ei wregys yn arbennig, i ganfod presenoldeb afiechyd yn arfer cyffredin yn Lloegr yn y bymthegfed ganrif a'r unfed ganrif ar bymtheg. Byddai hyd y gwregys yn amrywio gan ddibynnu ar gyflwr y claf. Ym 1566, tystiodd gwraig o'r enw Elizabeth Mortlock o swydd Gaergrawnt yn Llys Esgobaeth Ely iddi ddefnyddio'r dull hwn i wella plant a oedd yn cael eu poeni gan y tylwyth teg. Mesurai o'i phenelin i ben ei bawd ar hyd y gwregys, a byddai'r gwregys yn lleihau yn ei faint, a blaen y fraich yn cyrraedd ymhellach nag arfer, os oedd y person yn wael. Adroddai gyfres o weddïau cyn cychwyn ar y broses:

> five Paternosters in the worship of the five Wounds of our Lord, five Aves in the worship of the five Joys of our Lady, and one Creed in the worship of the blessed Father, the Son and the Holy Ghost … and the holy Apostles, in the vulgar tongue. Which done, she measureth the girdle or band of any such persons being sick or haunted, from her elbow to her thumb, craving God for Saint's Charity's sake that if [they] be haunted with a fairy, yea or no, she may know, and saith that if it be so the band will be shorter and her cubit will reach further than commonly it doth.[14]

Yr Afiechyd

Yng Nghymru, defnyddir mesur fel dull o ddarganfod a gwella clwy'r edau wlân, anhwylder a gysylltir â chlefyd y galon (poen calon), iselder ysbryd, y ddarfodedigaeth a'r clefyd melyn. Yr esboniad a geir arno yn *Geiriadur Prifysgol Cymru* yw 'a complaint resembling consumption, said to be caused by witchcraft (lit. the woollen yarn disease). Ar lafar yng ngogledd Cered. a Sir Drefn.'[15] Dyma'r ardaloedd a gysylltir â chlwy'r edau wlân.

Mae Elias Owen yn ei lyfr *Welsh Folk-Lore, a collection of the Folk Tales and Legends of North Wales*, a seiliwyd ar draethawd buddugol yn Eisteddfod Genedlaethol Llundain 1887, ac a gyhoeddwyd gydag ychwanegiadau ym 1896, yn cyfeirio at brofiad a gafodd tuag ugain mlynedd ynghynt (sef rhwng

1871 a 1875) pan oedd yn gurad yn Llanwnnog, sir Drefaldwyn.[16] Roedd Cymraes ifanc a ddaethai i fyw i'r ardal yn dioddef o'r hyn a dybid oedd y ddarfodedigaeth. Fodd bynnag, pan ymwelodd â hi un diwrnod roedd mewn hwyliau llawer gwell gan iddi gael ei hysbysu ei bod yn dioddef o 'clwyf yr ede wlan' ac i'r edau hwyhau pan fesurwyd hi, arwydd sicr o wellhad. Roedd hefyd wedi cael trwyth o gwrw a saffrwn fel meddyginiaeth. Yr awgrym yma yw mai dau anhwylder gwahanol yw'r ddarfodedigaeth a chlwy'r edau wlân. Bu farw'r ferch, er gwaethaf y ffaith bod yr edau wedi hwyhau. 'The charm failed,' oedd sylw Elias Owen.

Cyfeiria T. Gwynn Jones (1930) at dystiolaeth a gafodd gan David Williams, Llanrhaeadr, ym 1925 am ddwy hen wraig o Ben-y-bont, Maldwyn, a arferai drin afiechyd, y dywedid ei fod yn fath o 'diciâu' a achosid gan swyngyfaredd (sy'n debyg iawn i ddiffiniad *Geiriadur Prifysgol* Cymru), drwy fesur ag edau wlân a rhoi trwyth o gwrw a saffrwn i'r dioddefydd i'w yfed. Sôn am 'clefyd y galon' a 'clwy'r edef wlân' yr oedd T. Gwynn Jones yn flaenorol ac mae'n amlwg ei fod yn ystyried mai'r un mewn gwirionedd oedd yr afiechyd a gâi ei drin gan y ddwy hen wraig. 'At Pen-y-bont, Montgomeryshire, from 25 to 30 years ago, two old women used to cure the disease. It was stated to be a kind of *diciâu* (Eng. *decay*, consumption), and was believed to be due to witchcraft.'[17] Y mae Dr W. Ll. Davies, wrth drafod y consuriwr ym Maldwyn, hefyd yn nodi bod y ddarfodedigaeth yn un o'r afiechydon y defnyddid meddyginiaeth clwy'r edau wlân i'w drin.[18] Yn ôl tystiolaeth R. M. Evans ym 1937, arferid gwneud y mesur mewn rhannau o sir Aberteifi os oedd y claf yn dioddef o glefyd y galon neu'r ddarfodedigaeth.[19]

Mae'r ffynonellau llafar a phrintiedig sy'n cysylltu clwy'r edau wlân â 'chlefyd y galon' yn benodol yn fwy niferus. Cyfeiria Elias Owen (1896) at dystiolaeth a gafodd gan y Parch. J. Felix, rheithor Cilcain ger yr Wyddgrug, am brofiad a ddaeth i'w ran pan oedd yn ŵr ifanc ac yn lletya yn Eglwys-fach ger Glandyfi. Sylwodd ei letywraig ei fod yn edrych yn denau a gwelw ac awgrymodd ei fod yn dioddef o glefyd y galon, clefyd a oedd yn gyffredin ddigon ymhlith pobl ifanc, a dywedodd wrtho am ofyn i David Jenkins, ffermwr parchus a phregethwr lleyg gyda'r Wesleaid, ddod i'w weld. Fe'i mesurwyd, a dywedwyd wrtho ei fod yn dioddef o glefyd y galon. Ar yr ail ymweliad, fe'i sicrhawyd ei fod wedi gwella'n llwyr.[20]

Roedd hen wraig o Aberystwyth a fu farw yn nauddegau'r ugeinfed ganrif yn arfer trin afiechyd a gâi ei adnabod fel 'clefyd y galon' a 'clwy'r edef wlân', yn ôl T. Gwynn Jones, a dywedid ei bod wedi iacháu ugeiniau o bobl o bell ac agos.[21] Esbonia nad yr hyn a adwaenir yn gyffredin fel clefyd y galon, sef anhwylder ar y galon, ydoedd mewn gwirionedd, a bod yr enw arall arno yn gysylltiedig ag un o brif nodweddion y feddyginiaeth ei hun.[22] Cafodd wybodaeth hefyd gan William Jones o Gilfynydd, Morgannwg, gŵr a oedd yn enedigol o Bontrhydfendigaid, y byddai ei fam yntau yn trin 'clefyd y galon' drwy fesur â'r edau wlân ac y bu iddi barhau i wneud y driniaeth ym Morgannwg, ar ôl i'r teulu symud o Geredigion, hyd ei marwolaeth ym 1923.[23]

Nid yw'r cyfeiriadau uchod at glefyd y galon yn rhoi fawr ddim esboniad ar union natur yr afiechyd, ond y mae eraill yn fwy penodol, ac yn ei gysylltu'n fwyaf arbennig ag iselder ysbryd neu boen serch. Cyfeiria J. Myfenydd Morgan, wrth ysgrifennu i *Cymru Fu* ar ddiwedd y 1880au, ato fel ' "disease of the heart", or "love sickness" '.[24] Dyna hefyd yw esboniad gŵr a ysgrifennai i'r un cylchgrawn dan y ffugenw 'Aneurin', a ddywed, 'It is a well-known fact that "clefyd y calon", or "love-sickness", is a very prevalent complaint in Wales especially among young females who have just been jilted, or have failed to win the affection of the young man whom they admire best.' Ychwanega iddo gael cyfrinach y feddyginiaeth gan un a wellai 'clefyd y galon', sef ffermwr a oedd yn byw ger y ffin rhwng Maldwyn a Cheredigion.[25] Dywed T. Gwynn Jones, gan grynhoi tystiolaeth 'Dewi o Geredigion' yn *Y Geninen* (1896), i hen wraig o Fynydd Bach, sir Aberteifi, wella merch a oedd yn dioddef o glefyd y galon o ganlyniad i boen serch,[26] er nad yr edau wlân oedd y feddyginiaeth yn yr achos hwn. Noda Dr W. Ll. Davies hefyd y rhoddid meddyginiaeth clwy'r edau wlân i 'love-sick maidens'[27] ond ni chyfeiria ato fel clefyd y galon yn benodol. Roedd gŵr o Forge ger Machynlleth hefyd wedi clywed y gallai poen serch fod yn un o achosion anhwylder a gâi ei drin â meddyginiaeth yr edau wlân, ond iddo ef, y clefyd melyn yn hytrach na chlefyd y galon oedd yr anhwylder dan sylw.[28]

Cysylltu 'clefyd y galon' ag iselder ysbryd yn bennaf a wnaiff Evan Isaac yn *Coelion Cymru,* a gyhoeddwyd ym 1938. Dan y pennawd 'Clefyd y Galon, neu Clwy'r Edau Wlân', ysgrifenna:

Perthyn i ddosbarth y Swynwyr y mae Torrwr Clefyd y Galon yntau. Prif nodweddion y clefyd ydyw pwysau trwm yn y fynwes, yn gwneuthur anadlu yn anodd ar adegau, musgrellni yn yr holl gorff, a phruddglwyf dwfn yn peri bod byw yn beth diflas a diamcan. Pan fo'r clefyd ar ei eithaf bydd lliw'r croen yn byglyd, a gwyn y llygaid yn troi'n felynllwyd. Teimla'r claf ar y pryd nad yw bywyd yn werth ei fyw, ac weithiau peidia â byw, o'i fodd, a thrwy ei law ei hun. Nid yw'r pethau hyn oll namyn nodweddion. Y mae'r drwg yn y galon – calon tan faich siom a dolur.[29]

Gwelir bod y disgrifiad uchod yn cynnwys nifer o nodweddion y clefyd melyn, er enghraifft, lliw'r croen yn byglyd, gwyn y llygaid yn troi'n felynllwyd, ac iselder, ond, fel y pwysleisiwyd, nid oedd y rhain ond nodweddion – roedd y drwg ei hun yn y galon. Ac eto, gallai'r pruddglwyf neu'r iselder hwn fod yn ganlyniad 'siom a dolur' – poen serch, efallai, neu brofedigaeth neu ofid o ryw fath. Roedd rhywbeth yn pwyso ar y claf. Credai Brinley Richards, Ystumtuen, a ffilmiwyd gan y BBC ym 1966 yn gwneud y mesur,[30] mai 'depression' oedd y clefyd, sef iselder ysbryd, felly hefyd wraig o Garno a oedd yn parhau â'r arfer ym 1991.[31]

Fel 'clwyf-yr-edef-wlan' y cyfeiriwyd at yr anhwylder gan Thomas W. Hancock wrth ymdrin â hanes plwyf Llanrhaeadr-ym-Mochnant (1873) a dywed y byddai'r cleifion yn aml wedi bod yn dioddef am beth amser 'from great debility and prostration of the nervous system, and unable to account for their illness …'.[32] Tebyg yw tystiolaeth y Parch. G. Edwards, rheithor Llangadfan (1885), sy'n seiliedig, fe ymddengys, ar dystiolaeth Hancock.[33]

Yn ôl Dr W. Ll. Davies (1937-8) defnyddid y mesur i drin 'melancholia and dyspepsia'[34] (sef iselder yn deillio o gamdreuliad). Mae'n ddiddorol sylwi i Evan Isaac, mewn rhan o sgwrs a gofnododd gyda gŵr o ogledd Ceredigion ym Mehefin 1929, awgrymu mai diffyg traul oedd y rheswm dros 'ryw bwysau mawr [a deimlai'r gŵr] yn ei fynwes a llesgedd trwy ei holl gorff' ond iddo yntau ddweud: 'Nage, nage, 'machgen i; nid peth cyffredin felly, ond peth canmil gwaeth – clefyd y galon.'[35] Cyfeiriodd Mrs Freda Davies, Penegoes, a oedd yn adnabyddus am drin clwy'r edau wlân, at 'clefyd y meddwl', sef poen meddwl, a 'clefyd y stumog', sef poen calon.[36]

Cofier i Evan Isaac gyfeirio at amryw o nodweddion y clefyd melyn wrth drafod 'Clefyd y Galon, neu Clwy'r Edau Wlân' ond iddo bwysleisio, serch hynny, mai poen calon oedd wrth wraidd y drwg. Diddorol yn y cyswllt hwn yw sylwadau Hywel ab Einion yn *Y Brython* (1861) ar glwy'r edau wlân:

> Dyma glwyf llwyr anfeddyginiaethol, ond yn unig drwy rinwedd swyn-gyfaredd; ac y mae rhai o'i nodweddion, megis adgasrwydd at ymenyn, mor debygol i effeithiau y clwyf melyn fel mai anhebgorol angenrheidiol, yn y lle cyntaf, ydyw cael boddlonrwydd am natur y clefyd ...[37]

Felly, er bod ei nodweddion yn debyg i'r clefyd melyn, awgrymir nad dyna a'i hachosai mewn gwirionedd.

Mae Myrddin Fardd yn ailadrodd yr hyn a ddywed Hywel ab Einion air am air bron, a hynny heb unrhyw gydnabyddiaeth,[38] gyda'r canlyniad bod awduron megis T. Gwynn Jones yn cyfeirio at hyn fel tystiolaeth o sir Gaernarfon.[39] Ni chyfeirir at dystiolaeth Myrddin Fardd o hyn ymlaen, felly. Yn yr un modd, mae Evan Jones, Ty'n-y-pant, Llanwrtyd, wedi aralleirio tystiolaeth Hywel ab Einion yn ei ymdriniaeth â 'Clwyf yr Edau Wlân, neu glefyd y galon'.[40] (Sut bynnag, ceir gwybodaeth ychwanegol gan Evan Jones, mewn rhan arall o'i gasgliad, sy'n cyfeirio at ddull gwahanol o wella 'Clefyd y Galon', yr ymhelaethir arno ar ddiwedd yr adran hon.) Dywed Thomas W. Hancock yntau fod y symptomau'n ymdebygu i'r clefyd melyn.[41] Ceir cyfeiriad tebyg gan 'Mercurius' yn *Cymru Fu* (1888), mewn ateb i ymholiad a gafwyd gan 'Folk-lorist. Cheltenham', lle y dywed ei fod yn debyg i glefyd ar yr iau (a dyna yw'r clefyd melyn):

> 'Clefyd yr Ede Wlan' or 'Yarn sickness' is a term applied to a peculiar malady, the symptoms of which, in all respects, are similar to those attending diseases of the liver.[42]

Sut bynnag, ceir corff o dystiolaeth sy'n awgrymu bod y cysylltiad rhwng clwy'r edau wlân a'r clefyd melyn yn dipyn cryfach. Yn wir, i lawer roedd yr anhwylder yn gyfystyr â'r clefyd melyn. Nododd Richard Williams, yn ei erthygl ar hanes plwyf Llanbryn-mair ym 1888, 'Clwy'r Edau Wlân (the woollen thread disease). This perhaps is the commonest superstition that still survives. There are at the present day several "professors" of the art of healing jaundice and other complaints of the liver and spleen by means of "the woollen thread".'[43] Amlygir hyn yn fwyaf neilltuol yn y dystiolaeth lafar a gofnodwyd. Clywyd y byddai gŵr o Geinws yn gwella'r clefyd melyn drwy fesur ag edau wlân,[44] ac yn ôl tystiolaeth o Benegoes[45] a Forge[46] dyma'r dull a ddefnyddid gan Mrs Evans, Hirddol, yn ogystal. Dywedwyd hefyd y byddai pobl yn arfer mynd at John Davies, Tal y Glannau, Cwm Dugoed, i gael gwellhad o'r clefyd melyn, a chyfeiriwyd at y mesur a'r trwyth a ddefnyddid i'w drin.[47] Adroddodd gwraig o'r Foel fel y bu i'w mab gael y clefyd melyn ac fel y bu i'w frawd fynd ar ei ran at ŵr yn Llanbryn-mair a wnâi driniaeth yr edau wlân ar ôl marw ei fam, sef 'hen wraig Groeshuol' (Groesheol).[48] Nododd amryw o siaradwyr eraill fod y clefyd melyn yn gyfystyr â chlwy'r edau wlân, a wellheid drwy gyfrwng mesur.

Adroddodd gŵr o Aberhosan, ym 1975, yr hanes am anhwylder a ddaeth i'w ran ym 1935 pan gaeodd gwaith Dyngwm, Dylife.[49] Cafodd annwyd trwm a drodd yn froncitis a bu'n wael am wythnosau. Aeth yn ddigalon iawn, heb fawr awydd gweld neb na dim a cheisiai osgoi pawb a ddôi i gwrdd ag ef. Roedd yn mynd at Dr Dafis, Glantwymyn, i Lanbryn-mair bob wythnos, ond nid oedd damaid gwell ac roedd ei rieni'n bryderus iawn yn ei gylch. Yna, rhyw ddiwrnod, aeth am dro i fyny at Fron-llys lle yr arferai Mari Jyrfis fyw. Ei merch, Hannah Wilson – hen wraig tua deg a phedwar ugain oed a oedd yn perthyn i'w fam – a oedd yn byw yno erbyn hyn. Ni soniodd wrth Hannah Wilson am ei anhwylder ond fe ofynnodd hithau iddo beth oedd o'i le arno, gan ychwanegu fod ei lygaid yn dangos nad oedd yn iach. Dywedodd yntau ei fod wedi cael annwyd ac yn hir yn gwella. Roedd merch Hannah Wilson, sef Catrin Williams, yn byw yn y lle agosaf, Plas y Llyn, ac anfonodd ef i'w nôl. Pan ddaeth Catrin, dywedodd Hannah Wilson wrthi am estyn yr edafedd i'w fesur. Gwnaeth hithau hynny, a dywedwyd wrtho ei fod yn dioddef o'r clefyd melyn. Tebyg fu hanes gŵr o Gemais pan gafodd yntau anhwylder cyffelyb. Daethai Mrs Evans, Hirddol, Penegoes, i'w weld, ac ar ôl ei fesur fe ddywedodd wrtho fod y clefyd melyn arno.[50] Nid oedd yntau chwaith yn ymwybodol ei fod yn dioddef o'r clefyd.

Roedd Arthur Price, Derwen-las, yn trin yr edau hefyd, a dywedodd mai meddyginiaeth at y clefyd melyn ydoedd.[51] Crybwyllodd y byddai rhai yn galw'r afiechyd yn glefyd y galon, ond nid oedd hyn yn rhan o'i brofiad ef. Byddai'r cleifion yn cael 'depression' ac yn mynd yn sâl a deuent ato ef yn hytrach na mynd at y meddyg. Weithiau, gallai ddweud wrth edrych arnynt a oeddynt yn dioddef o'r clefyd gan y byddai gwyn y llygaid yn troi'n felyn, ynghyd â phennau'r bysedd, o gylch yr ewin. Clywsai fod pobl yn fwy tueddol o gael y clefyd melyn naill ai ar gwympiad y dail neu ar doriad y dail, cred a ategwyd gan wraig o Benegoes.[52] Roedd yn bwysig yn ôl Arthur Price i'r claf dderbyn triniaeth yn ddiymdroi rhag ofn i'r clefyd droi'n glefyd du – clefyd angheuol a allai, meddai, ladd y dioddefydd o fewn pedair awr ar hugain, gan ledu o fysedd y traed neu'r dwylo a gweithio ei ffordd drwy'r corff.[53] Clywodd gŵr o Forge i wraig o Benegoes wrthod 'cymryd yr edau' ac i'r afiechyd droi'n glefyd du gan achosi ei marwolaeth.[54] Ym marn un siaradwr, ceid clefyd melyn i ddechrau a ddatblygai'n glwy edau wlân, ac yna'n glefyd du os na châi ei drin mewn pryd – ac nid oedd llawer o obaith gwella hwnnw.[55]

Yn wahanol i Arthur Price, cyfeiriodd Mrs Freda Davies, Penegoes, at yr anhwylder fel clwy'r edau wlân, er iddi ychwanegu mai'r un oedd yn ei hanfod â'r clefyd melyn. Dywedodd ei bod yn gwella poen meddwl a phoen stumog (sef poen calon).[56] Yr un dull o fesur a ddefnyddid ar gyfer y ddau anhwylder, ond bod yr hyn a adroddid yn ystod y broses yn wahanol. Ychwanegodd hefyd y gwneid y feddyginiaeth at y clefyd melyn neu iselder ysbryd.

Felly, tra bo'r dystiolaeth brintiedig (sy'n dyddio'n fras o chwedegau'r bedwaredd ganrif ar bymtheg hyd at dridegau'r ugeinfed ganrif) yn cysylltu clwy'r edau wlân â chlefyd y galon a'r ddarfodedigaeth, tuedd gref y dystiolaeth lafar yw cyplysu'r afiechyd â'r clefyd melyn. Dengys yr holl dystiolaeth fod iselder ysbryd yn ffactor gref ym mhob achos o'r afiechyd, beth bynnag y'i gelwid.

Un elfen bwysig o'r feddyginiaeth sy'n awgrymu cysylltiad â'r clefyd melyn yw'r ffaith bod naill ai cwrw a saffrwn neu jin a saffrwn yn rhan hanfodol o'r driniaeth. Byddai'r cwrw a'r jin yn troi'n felyn wedi i'r saffrwn fod yn wlych ynddynt, ac roedd trwyth melyn megis trwyth y pren melyn yn feddyginiaeth gyffredin at y clefyd melyn drwy Gymru gyfan. Mae'n ddiddorol na chafwyd unrhyw dystiolaeth am ddefnyddio jin a saffrwn neu gwrw a saffrwn y tu allan i'r ardaloedd a gysylltir â chlwy'r edau wlân nac mewn achosion o drin y clefyd melyn lle nad oedd mesur ag edau wlân yn rhan allweddol o'r feddyginiaeth.

Ceir peth tystiolaeth sy'n awgrymu bod cysylltiad rhwng yr anhwylder a phobl ifanc. Cyfeiriodd Elias Owen at y Gymraes ifanc yn Llanwnnog a dderbyniodd y driniaeth.[57] Awgrymwyd wrth y Parch. J. Felix y gallai fod yn dioddef o glefyd y galon 'a complaint common enough among young people', a chyfieithwyd hyn gan Elias Owen yn 'love sickness'.[58] Mae amryw o enghreifftiau eraill yn sôn am boen serch, megis 'Aneurin' uchod[59] a Dr W. Ll. Davies sy'n nodi bod y clefyd yn effeithio ar 'love-sick maidens'.[60] Soniodd Mrs Freda Davies hithau ei bod wedi mesur dros nifer o bobl ifanc (a hynny yn ddiarwybod iddynt, ar gais eu mamau), ond poen meddwl oedd yr achos a nodwyd yma, ac ychwanegodd ei fod yn gyffredin iawn ymhlith yr ifanc.[61] Er bod yr enghreifftiau hyn yn cyfeirio'n benodol at bobl ifanc, ceir digon o dystiolaeth sy'n dangos nad yw oedran fel y cyfryw yn arwyddocaol. Roedd gan Mrs Freda Davies brofiad o fesur dros rai o bob oedran – yn amrywio o faban pum wythnos oed i bobl dros eu deg a thrigain, er mai eithriad oedd mesur dros neb dan ddeg oed.[62]

Cyn troi at y mesur ei hun, mae'n werth nodi tystiolaeth bellach o wahanol rannau o Gymru am wella 'clefyd y galon' ynghyd ag afiechyd y dywedid ei fod yn effeithio ar yr iau a'r galon, tystiolaeth sy'n cyfeirio at ddulliau gwella tra gwahanol i'r broses o drin clwy'r edau wlân. Yn yr enghraifft gyntaf, gosodwyd y sawl a oedd yn dioddef o glefyd y galon o ganlyniad i siom serch i orwedd ar wastad ei chefn ar lawr gyda llond twb o ddŵr oer ar ei dwyfron, ac yna arllwyswyd plwm poeth – a oedd wedi'i doddi mewn lletwad ar y tân – i mewn i'r dŵr, gan greu mwg a sŵn dychrynllyd, a rhoi gwellhad llwyr. Dyma'r hanes yn gyflawn fel y'i ceir gan 'Dewi o Geredigion', sef David Samuel (1856-1921), yr ysgolfeistr a hynafiaethydd, ym 1896. Mae'n cofnodi tystiolaeth y cyfaill a oedd yn llygad-dyst i'r digwyddiad.

'Tua deng mlynedd a thriugain yn ol, pan yr oeddwn yn blentyn bach – rhyw chwe neu saith mlwydd oed, gwelais y digwyddiad canlynol. Yr oeddwn yn byw ar y Mynydd Bach, yng Ngheredigion; ac yr oedd gan fy nhad forwyn o'r enw Peggi, yr hon oedd ar y pryd hynny tua deng mlwydd ar hugain oed. Blinid hi yn aruthr, fel y mae yn ofidus dweyd, gan yr hyn a elwid yn "glefyd y galon". Yr oedd yr afiechyd hwn yn yr amser gynt yn un cyffredinol iawn; ac fel y mae yn alarus orfod cyfaddef, nid yw wedi ei ymlid o'n gwlad chwaith yn ein hamser ni. Tybid am Peggi fod yr anhwyldeb hwn wedi cydio yn ei chyfansoddiad oblegid

iddi golli cariad neu gariadon: yr oedd y syniad ar led ymhlith y cymdogion mai
siomedigaeth cariadol oedd wrth wraidd y drwg … Beth bynnag oedd achos yr
afiechyd oedd yn poeni Peggi druan, hyn sydd sicr, iddi glafychu; a hi a ddaeth
i'r penderfyniad fod yr afiechyd yn cymeryd y ffurf hwnnw a adnabyddid o dan
yr enw "clefyd y galon". O dan yr amgylchiadau hyn barnwyd yn ddoeth fynd a
Peggi at feddyges oedd yn alluog i wella'r claf o'r anhwyldeb. Ac fel yr oedd gore'r
hap, yr oedd y cyfryw feddyges yn byw yn y gymdogaeth, o fewn llai na milldir i
dŷ fy nhad, lle yr oedd Peggi, fel y dywedais uchod, yn gwasanaethu. Hen wreigan
o'r enw Letti oedd y feddyges, yn byw yn y Ffrwd Fach, ar y Mynydd Bach, – neu,
yn hytrach, hen ferch, fel y dywedir, yr hon oedd, y pryd hynny, dros driugain
mlwydd oed, ac wedi ei haddysgu a'i hyfforddi yn rhagorol yn y gelfyddyd o wella
pob math o glefyd y galon. Gwnaethpwyd appwyntiad i fynd at Letti ryw noson, ar
ol i gysgodion yr hwyr daflu eu mantell dros y wlad. Daeth y noson appwyntiedig;
a chyrhaeddwyd y Ffrwd Fach yn ddiogel, – Peggi a minnau. Wedi i Peggi siarad
am natur yr afiechyd, a datgan dwys deimlad am iddi gael gwaredigaeth, yna
dechreuodd y feddyges Letti ar ei gwaith. Hi a gymmerth ledwad (*ladle*) haiarn
fawr, ac a'i gosododd ar y tân. Yna taflodd ddarn o blwm i mewn i'r ledwad: a
thra yr oedd y plwm yn toddi ar y tân yr oedd Letti yn brysur iawn efo darpariadau
pwysig eraill. Gosodwyd Peggi ar ei chefn ar ei hyd ar y llawr; a rhoddwyd twba,
o faintioli go fawr hefyd, ar ei dwyfron; ac yna tywallt dwfr i hwnnw. Erbyn hyn
yr oedd y plwm wedi toddi yn y ledwad, a Letti a'i cymmerth ac a'i harllwysodd
yn eirias toddedig, berwedig, i lawr i'r dwr, ar gyfer y ddwyfron. Dychmyger y
canlyniad: swn aruthrol, ac ager, a mwg; ac effaith feddyginiaethol ac iachusol ar y
galon! Ymhen ennyd etto yr oedd yr oruchwyliaeth drosodd. Tynwyd y llestr dwfr
i ffwrdd; a chododd Peggi yn holliach, yn greadigaeth newydd, wedi cael llwyr
waredigaeth oddi wrth y blin a phoenus glefyd a'i trallodai. Dyma'r unig engraifft
a welais erioed o dorri clefyd y galon; ond y mae'r hanes mor wir a bod dwr yn y
môr; yr wyf yn cofio'r digwyddiad fel pe cymerasai le neithiwr ddiweddaf; ac yr
oeddwn yn teimlo'r dyddordeb dyfnaf yn yr holl weithrediadau … Bu Peggi fyw
ar ol hyn am yspaid deugain mlynedd. Hi a fu yn hen ferch holl ddyddiau ei hoes:
os cafodd waredigaeth o glefyd y galon ar y noson fythgofiadwy honno yn y Ffrwd
Fach, collodd hefyd yr un pryd bob siawns am gymmar bywyd i ddyddanu ei gyrfa
yn y byd is-loerawl hwn.' Dyna'r ystori fel y cefais i hi o enau y cyfaill oedd yn
llygad-dyst o'r hyn a gofnodir.[63]

Cyfeiria Evan Jones, Ty'n-y-pant, Llanwrtyd, at ddull cyffelyb o drin
'clefyd y galon' ond yn yr achos hwn gosodid y plwm poeth mewn carreg fach
bwrpasol ar ffurf ffiol, a thybiai fod carreg a oedd ganddo yn ei feddiant wedi
cael ei defnyddio i'r diben hwn:

Oesau yn ôl, cyn bod meddygon galluog a phrofiadol ym mhob tref a phentref yn ein gwlad, fel sydd yn ein hoes ni, yr oedd llawer ffordd gan ein henafiaid i wellhau afiechydon.

I wella clefyd y galon, yr oedd ganddynt garreg fechan ar ffurf ffiol, yr hon a osodid ar galon y dioddefydd; yna gollwng plwm toddedig trwy gegyre i'r dwfr yn y garreg, a byddai i'r swn a gynyrchid gan y plwm ar ei ddisgyniad i'r dwfr wellhau y clefyd.

Yn ddiweddar gyrrwyd i mi garreg fechan ar ffurf pen llwy bren, yr hon a gafwyd yn ymyl amaethdy yn Abergwesin, yr hon, mae'n ddigon posibl, a fu ryw adeg yn cael ei defnyddio at y clefyd a nodwyd.[64]

Cyfeiriodd y Parch. Meredith Morris, wrth ymdrin ag arferion gwerin de Penfro, at afiechyd o'r enw 'liveranartegro'. Credai mai llygriad oedd hyn o 'liver and heart in growth', sef yr iau a'r galon yn tyfu i'w gilydd, a dywed y'i priodolid ar un adeg i effeithiau swyngyfaredd. Byddai'r claf mewn gwendid mawr ac yn dioddef o anemia, yn cael trafferth i anadlu a chyda phoen yn ei ochr chwith, a byddai'r meddygon hynny a ddilynai'r hen drefn yn ei drin yn yr un modd â'r ddarfodedigaeth. Ond dywedid mai ei anfon at y swynwr a wnâi Dr Newsam, Saundersfoot, gan ddweud na allai wneud dim iddo.[65]

Byddai'n rhaid ymweld â'r swynwr o leiaf deirgwaith (neu fwy mewn rhai achosion) a gwneud hynny bob yn eilddydd gan gynnwys un dydd Sul. Deuai'r claf â blawd ceirch gydag ef a rhoddai'r swynwr beth ohono mewn cwpan gan ei lenwi hyd at yr ymylon. Rhoid cadach ar ei wyneb a'i glymu fel na fyddai dim yn colli. Cymerai'r swynwr y cwpan yn ei law dde a dechrau ar y swyn. Yn gyntaf, rhoid y cwpan ar ochr chwith y claf, lle y byddai'r boen fwyaf, yna ar ei fynwes, ar ei ochr dde, ar ran isaf y meingefn, ac yn olaf ar ran uchaf y meingefn. Gwneid yr un peth drachefn, gan hepgor rhan isaf y meingefn y tro hwn. Dyna naw gwaith i gyd, felly. Byddai'r swynwr drwy gydol hyn oll yn adrodd fformiwla, sef y rhan o Efengyl Mathew sy'n cyfeirio at wella merch y wraig o Ganaan (Mathew 15: 22-8). Ar ddiwedd y driniaeth, câi'r cwpan ei archwilio i weld a oedd rhywfaint o'r blawd wedi diflannu – arwydd pendant bod y claf yn dioddef o 'liveranartegro'. Maen prawf arall oedd newid yn ansawdd y blawd ei hun – byddai wedi mynd yn gramennog gydag agennau bychain ar ei wyneb. Câi'r agennau hyn, yr ystyrid eu bod yn arwyddion neu symbolau, eu hastudio'n fanwl gan y swynwr.[66]

Roedd Meredith Morris wedi derbyn nifer o adroddiadau ffafriol am y driniaeth hon, a gwyddai am un ar bymtheg o achosion pendant. Ym mis Rhagfyr 1900, derbyniasai lythyr gan ŵr o Ddinbych-y-pysgod, a oedd yn ymwneud â'r swyn hwn. Yn ôl y llythyrwr, cafodd ei dad wellhad o'r afiechyd drwy law swynwr neilltuol, a hynny ar ôl i ddau feddyg fod yn ei drin yn aflwyddiannus am wythnosau. Bu'r swynwr yn trin y claf bob yn eilddydd am dros bythefnos, hyd nes bod swm y blawd yn aros yr un fath.[67]

Mae meddyginiaeth y cyfeirir ati gan Hywel ab Einion (1861) yn nes at driniaeth clwy'r edau wlân, er na nodir beth yw union natur yr afiechyd. Yr oll a ddywed yw ei fod yn glefyd tebyg iddo:

> Clefyd o'r un natur [â chlwy'r edau wlân] a iachawyd yn y wedd a ganlyn, er ys tua hanner can mlynedd yn ol: - Dywaid hen wreigan, yr hon oedd y pryd hyny yn llances o forwyn, iddi gymmeryd dyrnaid o lin at wely ei meistr claf – iddo yntau anadlu arno dair gwaith. Yna hi a gymmerth y dyrnaid llin dros afon a mynydd, bryn a phant, am o ddeutu pedwar ugain neu gan milltir o ffordd, i dy y dewin: yr hwn, yn y fan, a wybu natur yr afiechyd. O'r llin fe eiliwyd llinyn, yr hwn a fesurwyd, ac a gadwyd yn nhy y swynwr, fel ag i'w fesur pan ewyllysiai y swynwr wybod pa un ai gwellau ynte gwaethygu y byddai y claf. Ymwelodd y forwyn â'r dewin dair gwaith neu bedair, yr hwn a ddywedai fod ei holl alluoedd swynol yn ymddibynu ar ei hunan ymwadiad yn gwrthod tâl; ond wrth reswm, gallasai dderbyn pob rhodd a gynnygid iddo. Llyma'r moddion a ddefnyddiwyd, ac a fuont effeithiol, i iachau y meistr, serch fod holl ymdrech y meddygon, am gwrs o flynyddau yn flaenorol, wedi methu yn llwyr ag effeithio unrhyw wellad.[68]

Yr Iachawyr

Cyfeiriwyd eisoes at amryw o'r iachawyr wrth drafod natur yr afiechyd. Ym 1888, nododd 'Aneurin'[69] iddo gael cyfrinach clwy'r edau wlân ddeunaw mlynedd ar hugain ynghynt gan ŵr gweddw ifanc a oedd yn byw ar fferm yng Ngheredigion, gŵr a wellai glefyd y galon drwy gyfrwng yr edau wlân. Ysgrifennu i'r cylchgrawn *Cymru Fu* o Stoke-on-Trent yr oedd 'Aneurin', gan gyfeirio at y cyfnod oddeutu 1850 pan oedd yn ŵr ifanc gartref yng Ngheredigion. Dywedodd mai trigfan y gŵr a wellai'r clefyd oedd y fferm olaf yng Ngheredigion ar y ffin â Maldwyn, a chyfeiria at yr Afon Llyfnwy fel y ffin rhwng y ddwy sir. Mae'n debyg mai camgymeriad yw hyn am

Afon Llyfnant sy'n llifo drwy blwyfi Isygarreg, Maldwyn ac Ysgubor-y-coed, Ceredigion.[70]

Cyfeiria amryw o'r cofnodwyr llên gwerin at ŵr o'r enw David Jenkins a oedd yn ymarfer y feddyginiaeth. Mae Elias Owen ym 1896 yn dweud fel y bu i'r Parch. J. Felix, rheithor Cilcain ger yr Wyddgrug, pan oedd yn ŵr ifanc yn Eglwys-fach ger Glandyfi, ofyn i David Jenkins 'a respectable farmer and a local preacher with the Wesleyans' ddod i'w weld.[71] Dywed Evan Isaac ym 1938 fod David Jenkins, Caerhedyn, yn arfer byw ar ochr Maldwyn i Bont Llyfnant, ond iddo symud i Eglwys-fach rai blynyddoedd cyn diwedd ei oes. Ychwanegodd yntau ei fod yn ffermwr cefnog, mawr ei barch a'i ddylanwad, ac yn bregethwr cynorthwyol gyda'r Wesleaid.[72] Cofnodi tystiolaeth a dderbyniodd gan Evan Isaac a wnaeth T. Gwynn Jones yn ei ymdriniaeth ef â'r iachäwr,[73] ond ceir ganddo'r wybodaeth ychwanegol i David Jenkins symud o Gaerhedyn i Faes Teg, Eglwys-fach. Mae'n ddiogel casglu mai at David Jenkins y cyfeiria 'Aneurin' hefyd. Wedi'r cyfan, dywed mai gŵr ifanc oedd yr iachäwr oddeutu 1850 a nododd hefyd ei fod yn ffermwr ac yn bregethwr cynorthwyol. Fe welir bod fferm Caerhedyn yn union ger y ffin, gerllaw Afon Llyfnant, ar ochr Ceredigion[74] (nid Maldwyn fel y nododd Evan Isaac). A bwrw bod David Jenkins yn ŵr gweddw ifanc oddeutu 1850 gellir tybio iddo gael ei eni oddeutu 1820; byddai'n hen ŵr erbyn diwedd y ganrif.

Roedd dwy hen wraig ym Mhen-y-bont, Maldwyn, yn ymarfer y feddyginiaeth ar droad yr ugeinfed ganrif yn ôl tystiolaeth a gafodd T. Gwynn Jones[75] gan David Williams, Llanrhaeadr. Derbyniodd Evan Isaac[76] wybodaeth gan gyfaill iddo (sef James Lewis, Aberystwyth, gynt o Gorris, ychydig cyn ei farw ym 1936), a oedd yn adrodd hanes gŵr o'r enw John Evans, Esgairgeiliog, ym mhlwyf Llanwrin, yn mynd i weld iachawraig o'r enw Mari Lewis yn Esgairgeiliog ym 1900 pan oedd gwraig i gydweithiwr iddo, Robert Thomas, Corris Uchaf, yn dioddef o'r clefyd. Ni wyddys pa bryd y bu farw Mari Lewis. Clywodd T. Gwynn Jones gan William Jones, Cilfynydd, a oedd yn frodor o Bontrhydfendigaid, fod ei fam yntau yn ymarfer y feddyginiaeth hyd ei marwolaeth ym Morgannwg ym 1923.[77] Bu hen wraig o Aberystwyth a oedd yn ymarfer y greft farw tua 1925-7.[78] Mae Winstanley a Rose (1926) hefyd yn cyfeirio at wraig o gyffiniau Aberystwyth, o'r enw Hannah Jones, a oedd yn trin yr edau. Roeddynt wedi cael yr hanes gan newyddiadurwr lleol, a oedd wedi cofnodi tystiolaeth gŵr o'r ardal, a arferai gario glo, ddeuddeng mlynedd ynghynt.[79] Parhâi'r ddawn i gael ei hymarfer yng nghyffiniau Llanwnnog, Maldwyn, ym 1928[80] (yn y plwyf hwn yr oedd Elias Owen yn gurad oddeutu 1871-5, pan ymwelodd â'r wraig ifanc gyda symptomau'r ddarfodedigaeth, a gredai ei bod yn gwella o glwy'r edau wlân). Roedd R. W. Jones (Erfyl Fychan), a fu'n brifathro ysgol Llanerfyl, hefyd wedi cyfeirio at y feddyginiaeth mewn rhan o Faldwyn ym 1928 ond nid oedd wedi nodi'r ardal.[81] Gwyddai Evan Isaac am wyth o wellhawyr clefyd y galon a nododd ei fod yn adnabod pedwar ohonynt yn dda.[82] Credai fod Mrs Morgan, Llwyn Adda, ffermdy bychan rhwng y Borth a Thal-y-bont, Ceredigion, a fu farw tua 1936, ymhlith yr enwocaf ohonynt.[83] Meddai hi'n ogystal ar y ddawn i atal gwaed o archoll.[84] Yn ôl tystiolaeth Evan Isaac (1938), roedd gŵr Blaen Brwyno, Ceredigion, a fu farw ym 1920 neu 1921, yn gallu atal gwaed o glwyf, tynnu tân o losg a gwella clefyd y galon. 'Mwynwr ydoedd o ran crefft, ac yn ddyn deallus a gwylaidd, llariaidd a defosiynol, yn flaenor yn ei eglwys ac yn arweinydd y gân yn y gwasanaeth.' Roedd mab iddo yn byw ar y mynydd rhwng Cwm Rheidol a Phumlumon, ac roedd yntau hefyd yn meddu ar y ddawn.[85] Soniodd siaradwr o Ystumtuen, mwynwr a saer maen wrth ei alwedigaeth, a anwyd ym 1886, am ddoniau Jonathan Richards, Blaen Brwyno, Ystumtuen. Roedd Jonathan Richards yn hen ŵr pan ddechreuodd y siaradwr bregethu, ac roedd yn flaenor ac yn godwr canu yn Horeb.[86] Dyma ŵr Blaen Brwyno, y cyfeiriodd Evan Isaac ato felly. Crybwyllodd Brinley Richards, Ystumtuen (1966), a oedd ei hun yn gwella clwy'r edau wlân, fod cyfeiriad at gefnder iddo, gŵr o'r enw Jonathan, yn *Coelion Cymru* (gan Evan Isaac),[87] ond mae'n debyg mai cyfeirio at y mab yr oedd ef.

Mae'r rhan fwyaf o'r dystiolaeth lafar a gyflwynir yma am glwy'r edau wlân yn ffrwyth dwy daith gasglu a wnaed ym Maldwyn ym 1982, y naill yn ardaloedd y Foel, Llangadfan, Llanerfyl a Llanfair Caereinion, a'r llall yng nghylch Machynlleth, Penegoes a Llanbryn-mair. Bydd y deunydd hwn o reidrwydd felly yn gogwyddo tuag at yr ardaloedd hynny, yn wahanol i'r deunydd printiedig sy'n perthyn yn bennaf i Geredigion.

Cafwyd tystiolaeth am ddau iachäwr o ardal y Foel. Un o'r rhain oedd Mrs Marged Rees, Felin Graig, a oedd yn nain i un o'r siaradwyr.[88] Gellir bwrw bras amcan iddi gael ei geni oddeutu 1850. Atgofion am Thomas Evans,

Fron Haul, y Foel, a oedd gan ddau siaradwr arall, y naill o ardal y Foel[89] a'r llall o Lanerfyl.[90] Dywedodd Watkin Evans, Llanwddyn, mab Thomas Evans, i'w dad drosglwyddo'r gyfrinach iddo tua 1933 ar ôl marw ei fam. Roedd y cyfarwyddiadau wedi'u rhoi ar glawr, a byddai yntau yn ei dro yn trosglwyddo'r feddyginiaeth i berthynas.[91]

Yn ôl tystiolaeth gwraig fferm o Lanymawddwy, byddai hen ŵr o'r enw John Davies, Tal y Glannau, Cwm Dugoed (rhwng Mallwyd a Garthbeibio), yn arfer trin y clefyd, a gwyddai i'w thad fynd ar ei ofyn pan oedd ei fam yn wael, ac iddi gael gwellhad llwyr.[92] Cafwyd cyfeiriad yn ogystal at John Davies, Cae Eithin, ger Capel Sardis, Dolanog, a fu farw tua 1950 yn bedwar ugain mlwydd oed.[93] Byddai Mrs Davies, Groesheol, Cwm Tafolog, yn gwneud y mesur hefyd, ynghyd â'i mab Inigo Davies a fu'n byw yn Llanbryn-mair yn ddiweddarach.[94] Ato ef yr aethai bachgen ifanc o'r Foel pan gafodd ei frawd y clefyd melyn.[95] Nododd gwraig o Lanfair Caereinion y byddai Susan Francis, Pen Eisteddfod, modryb i'w mam, yn arfer y grefft – bu hi farw oddeutu 1920.[96]

Dyna'r iachawyr a oedd â'u gwreiddiau yng nghylch y Foel a Garthbeibio. A symud i'r de-orllewin, i gylch Machynlleth, soniwyd eisoes am dystiolaeth y gŵr o Aberhosan, ac fel y bu iddo ym 1935 fynd at Hannah Wilson, a oedd yn hen wraig tua deg a phedwar ugain oed ar y pryd ac yn byw mewn tyddyn o'r enw Bronllys, Dylife, hyhi a'i merch Catrin Williams, Plas y Llyn, yn fesurwyr edau wlân. Erbyn 1975, pan adroddwyd yr hanes, roedd Catrin Williams yn ddeuddeg a phedwar ugain mlwydd oed ac yn byw yn Nhreffynnon.[97]

Trigai Alfred Rowlands yng Ngheinws, ger Esgairgeiliog. Ato ef yr aethpwyd pan gafodd siaradwraig o Gorris y clefyd melyn oddeutu 1940.[98] Dywedwyd hefyd y byddai hen wraig o'r enw Mrs Jones, Tŷ Capel, a oedd yn byw ger Capel yr Annibynwyr ym Machynlleth, gwraig o Dal-y-bont yn wreiddiol, yn arfer gwella'r clefyd.[99] Tua 1960 y bu farw Mrs Humphreys, Tŷ'r Efail, Penegoes, a fesurai â'r edau.[100]

Dichon mai'r iachawyr amlycaf yng nghylch Penegoes oedd Maldwyn Evans, Hirddol, a'i wraig. Ffermwr oedd Maldwyn Evans wrth ei alwedigaeth ond roedd hefyd yn denor o fri ac yn arweinydd corau ac wedi bod yn athro cerddoriaeth yn yr Unol Daleithiau cyn dychwelyd i Gymru, yn ôl tystiolaeth Arthur Price, Derwen-las.[101] Credai Arthur Price fod y feddyginiaeth yn rhedeg yn y teulu, er mai ychydig a wyddai am y cefndir. Bu Maldwyn Evans farw tua 1930 yn bedwar ugain a phedair blwydd oed.[102] Efe a ddysgasai'r grefft o fesur i'w wraig, a fu'n athrawes ym Mhenegoes cyn priodi. Amdani hi yn fwyaf neilltuol y cofiai amryw o'r siaradwyr. Gwyddys i Maldwyn Evans drosglwyddo'r feddyginiaeth i ddau berson arall ar wahân i'w wraig. Ganddo ef y cafodd Arthur Price, Derwen-las, y gyfrinach, a hynny pan oedd yn llanc deunaw oed ac yn gweini yn Hirddol, tua dwy neu dair blynedd cyn marw'r hen ŵr. Fe'i siarsiwyd i gadw'r feddyginiaeth yn gyfrinach, ac i'w throsglwyddo i berson ifanc pan ddeuai'r amser, ac roedd hyn yn fwriad ganddo.[103] Gŵr arall a gafodd y gyfrinach gan Maldwyn Evans oedd Edward Walter Lewis, a oedd yn byw yn Henllan, Uwchygarreg ger Machynlleth. Roedd yn ŵr ifanc tua phump ar hugain oed ar y pryd (tua 1917). Bu farw ym mis Mawrth 1981 yn bedwar ugain a naw mlwydd oed, ond roedd wedi datgelu'r gyfrinach i'w ferch, Mrs Freda Davies, Penegoes, tua wyth mlynedd ar hugain cyn hynny, oddeutu 1950. Parhaodd Mr Lewis â'r gwaith am gyfnod ar ôl trosglwyddo'r gyfrinach, ond dechreuodd Mrs Davies hithau ymarfer y feddyginiaeth ar ôl iddi briodi a gadael cartref.[104] Roedd Mrs Freda Davies ac Arthur Price yn dal i ymarfer y ddawn pan ymwelwyd â hwy ym mis Medi 1982. Roedd Mrs Davies wedi rhoi'r gorau i'r driniaeth pan gysylltwyd â hi eto ym 1996. Oddeutu 1974 y dechreuodd Mrs Sarah Maud Hughes, Carno, ddefnyddio'r edafedd ac roedd yn parhau â'r arfer ym 1991.[105]

Y Mesur

Roedd yn rhaid cael edafedd gwlân ar gyfer y mesur. Yr edafedd delfrydol yn ôl Mrs Freda Davies oedd 'dafedd cartre ... yr hen ddafedd trwsio sane erstalwm',[106] a phwysleisiodd hi ac Arthur Price y dylid cael edau dair cainc,[107] er mai edafedd dwbl, 'double-threaded yarn' a ddefnyddiai David Jenkins, Caerhedyn, yn ôl tystiolaeth 'Aneurin'.[108] Dywedodd Hywel ab Einion hefyd, ym 1861, y byddai'n rhaid cael pellen o 'edeu wlan gyfrodedd'.[109] Nododd ymhellach y dylai'r edau fod 'wedi ei hysgwrio yn wyn ac yn lan',[110] ac ategir hyn gan 'Aneurin'[111] – 'scoured white wool' – tra cyfeiria Thomas W. Hancock at ddefnyddio 'clean white woollen yarn having a fair twist in it'.[112] Sut bynnag, credai siaradwraig o Ddinas Mawddwy mai edafedd gwlân heb ei olchi, gyda'r olew ynddo, a ddefnyddiai Mrs Davies, Groesheol, ger

Mallwyd,[113] sy'n cadarnhau tystiolaeth 'Mercurius' ym 1888.[114] Ni chredai Mrs Freda Davies nac Arthur Price fod unrhyw arwyddocâd i liw'r edau er mai edafedd llwyd a ddefnyddiai Mrs Davies ei hun[115] – nodwyd mai edafedd llwyd a ddefnyddiai Alfred Rowlands, Ceinws, hefyd.[116] Dywedodd Arthur Price mai edau werdd a ddefnyddiai ef ar y pryd,[117] tra cyfeiriodd gwraig o Aberystwyth at edafedd glas.[118] Cafwyd tystiolaeth hefyd am ddefnyddio edafedd coch. Cyfeiriodd Winstanley a Rose, wrth sôn am y wraig a ddefnyddiai'r edau i drin crydcymalau, at 'crimson wool';[119] clywodd R. M. Evans am 'measuring the yarn or scarlet wool'.[120]

O edrych ar y dystiolaeth lafar ac ysgrifenedig fe welir bod y dull o fesur yn gallu amrywio o iachäwr i iachäwr. Mae llawer o'r dystiolaeth hefyd yn gymharol fylchog – roedd yr iachawyr yn aml yn cadw rhan o'r feddyginiaeth yn gyfrinach, a gwybodaeth ail-law a oedd gan amryw o'r cofnodwyr. Yr hyn y ceisir ei wneud yma felly yw canolbwyntio ar y prif ganllawiau a nodi'r mân amrywiadau hyd y bo'n ymarferol. Tra bo manylion y mesur yn gallu amrywio, hanfod y weithred yw bod yr iachäwr yn mesur o'r penelin i flaen y bys hwyaf dair gwaith ar hyd yr edau i ganfod mesur naturiol y person, ac yn cymharu hwn â mesuriad neu fesuriadau dilynol i ddarganfod a yw'r afiechyd yn bresennol.

Ymddengys mai'r drefn arferol yw bod yr iachäwr yn mesur ar ei fraich ei hun. Dyma'r dull a welwyd yn cael ei ddefnyddio gan Brinley Richards, Ystumtuen (1966)[121] a dywedodd Mrs Freda Davies ac Arthur Price mai dyma eu dull hwythau hefyd.[122] Roedd gan William Jones, Cilfynydd, brofiad blynyddoedd o weld ei fam yn gwneud y mesur, a dywedodd wrth T. Gwynn Jones (1928) mai ar ei braich ei hun y gwnâi hyn ac yntau'n dal yr edau iddi – yn wir, ni chaniateid i'r claf fod yn bresennol.[123] Bu Edward Palmer Roberts (Ap Eos Erfyl) o Lanerfyl at Thomas Evans yn y Foel laweroedd o weithiau, a thystiodd yntau mai ar ei fraich ei hun y mesurai'r iachäwr.[124] I gofnodi tystiolaeth sydd gryn ganrif yn hŷn, fe gofir i 'Aneurin' (1888) ddweud iddo gael cyfrinach y mesur gan un o'r iachawyr (David Jenkins, Caerhedyn, mae'n debyg) tua 1850, ac mae ei gyfieithiad o'r llawysgrif wreiddiol yn awgrymu mai mesur ar ei fraich ei hun a wnâi'r iachäwr, ar ei fraich noeth yn yr achos hwn. 'Ask the name of the person, and the surname, and the age; and take a double-threaded yarn and measure it with your naked arm from the elbow to the tip of the middle finger …'.[125] Nid yw 'Mercurius' (1888) yn trafod un iachäwr yn benodol ond dywed mai ar ei fraich ei hun y byddai'n mesur,[126] er nad yw'n sôn am fesur ar fraich noeth fel y gwna 'Aneurin'. Pwysleisir yn aml nad oes raid i'r claf fod yn bresennol – gall yn hytrach anfon cynrychiolydd yn ei le gyda'r wybodaeth berthnasol, a dywedodd Mrs Freda Davies ac Arthur Price eu bod wedi gwella llawer yn eu habsenoldeb. Roedd amryw o'r siaradwyr yn gyfarwydd ag achosion cyffelyb, er enghraifft, dywedodd Edward Palmer Roberts, Llanerfyl, i'w fab yng nghyfraith fynd at Thomas Evans, y Foel, ar ran ffermwr o'r cylch,[127] tra nododd gwraig o'r Foel i un o'i meibion fynd i Lanbryn-mair dros ei frawd.[128] Roedd Ann Ffranses, Carno, yn ôl tystiolaeth ei merch, Mrs Sarah Maud Hughes, wedi ysgrifennu at ŵr a oedd yn byw yng Nghwm Pandy, Llanbryn-mair, i ofyn iddo fesur drosti pan oedd yn dioddef o glwy'r edau wlân. Roedd Mrs Hughes hithau wedi mesur dros amryw yn eu habsenoldeb.[129] Ymddengys nad oedd yn rhaid i'r claf hyd yn oed wybod bod rhywun yn mesur drosto. Yn wir, roedd Mrs Freda Davies wedi gwella rhai pobl heb yn wybod iddynt, pan oedd rhywun wedi ffonio ar ran cyfaill neu berthynas gwael, er enghraifft.[130]

Mewn rhai achosion, nid yw'r dystiolaeth a gofnodwyd yn dweud ar bwy y mesurid yr edau. Er bod Hywel ab Einion (1861) yn trafod y mesur yn gymharol fanwl nid yw'n sôn am yr elfen hon, ac nis crybwyllir chwaith gan Evan Isaac (er ei fod yn nodi y gellid gwneud y mesur yn absenoldeb y claf) na chan T. Gwynn Jones pan ddisgrifia'r dull a ddefnyddid gan ŵr o Faldwyn i wella'r clefyd (tystiolaeth R. W. Jones). Mae hyn yn wir i raddau yn achos y dystiolaeth lafar hefyd. Mae'n hollol bosibl, wrth gwrs, bod y siaradwyr yn gwybod yn union ar bwy y mesurid yr edau, ond nad oeddynt wedi crybwyll hyn. Fodd bynnag, fe gafwyd peth tystiolaeth am fesur yr edau ar fraich y claf. Roedd Thomas W. Hancock (1873) o dan yr argraff mai ar fraich y claf y rhoid yr edau,[131] a chafodd Elias Owen ar ddeall gan y Parch. J. Felix i David Jenkins ei fesur ar ei fraich noeth pan ddaeth i'w weld.[132] Dyna felly groesddweud y dystiolaeth ysgrifenedig a gafodd 'Aneurin' gan David Jenkins. Ai camddeall a wnaeth Elias Owen? Byddai'n hawdd tybied mai mesur ar fraich y claf oedd y drefn arferol gan mai ceisio darganfod ei fesur ef oedd y diben wedi'r cyfan. Deallodd T. Gwynn Jones hefyd, ar sail tystiolaeth a gafodd gan Evan Isaac ym 1921, mai mesur ar fraich y claf a wnâi David Jenkins. [133]

Ar ddechrau'r broses o fesur bydd y swynwr yn rhoi un pen i'r edau ar ei benelin ac yn rhoi'r pen arall yn llaw'r claf neu'i gynrychiolydd, ond fe wna unrhyw un y tro i ddal yr edau. Yn wir, fel y dywedodd William Jones, Cilfynydd, wrth T. Gwynn Jones, ni fyddai ei fam yn fodlon i'r claf fod yn bresennol yn y ddefod o gwbl, ac efe felly a ddaliai'r edafedd iddi.[134] Ar ôl mesur o'r penelin i flaen y bys hwyaf dair gwaith ar hyd yr edau, rhoddir cwlwm neu farc ar ben yr edau i nodi'r mesur gwreiddiol neu wirioneddol, neu fe'i torrir o'r bellen yn union ar ben y bys. Yna mesurir yn yr un modd am yr ail waith, a dylai'r mesur hwn ddangos a yw'r person yn dioddef o glwy'r edau wlân. Y gred gyffredinol yw y bydd yr edau'n byrhau os yw'r unigolyn yn ddioddef o'r clefyd, hynny yw, ni fydd bellach yn cyrraedd at flaen y bys hwyaf – dyna a ddywed Mrs Freda Davies ac Arthur Price,[135] (dyna yw byrdwn y dystiolaeth lafar), a dyna hefyd a gofnodwyd gan 'Aneurin'[136] a 'Mercurius'[137] yn *Cymru Fu*, gan siaradwraig o Lanfair Caereinion, wrth drafod Susan Francis, Pen Eisteddfod, modryb i'w mam,[138] gan William Jones, Cilfynydd am ddull ei fam o fesur,[139] a chan y gŵr o Aberhosan, pan sonia am ddull Hannah Wilson a Catrin Williams, Dylife, o fesur.[140] Po fwyaf y bydd yr edau wedi byrhau, mwyaf difrifol yw'r afiechyd. Os digwydd iddi fyrhau y tu hwnt i ail gymal y bys mawr ychydig o obaith a fydd am wellhad yn ôl tystiolaeth 'Aneurin', er y dywedir i rai wella ar ôl colli hyd y bys cyfan hyd yn oed.[141] Dywedid fel rheol, yn achos person iach neu rywun a oedd yn dioddef o afiechyd arall, y byddai hyd yr edau ar yr ail fesuriad yn cyfateb i'r mesur cyntaf. Fodd bynnag, yn ôl tystiolaeth eraill, er enghraifft, Hywel ab Einion,[142] Thomas W. Hancock,[143] y Parch. G. Edwards, Llangadfan,[144] a William Jones, Cilfynydd,[145] hwyhau y byddai'r edau ar yr ail fesuriad os nad oedd yr unigolyn yn dioddef o glwy'r edau wlân.

Yn ôl eraill, hwyhau a wna'r edau ym mhresenoldeb yr afiechyd. Wrth sôn am y Parch. J. Felix yn cael triniaeth gan David Jenkins, dywed Elias Owen i'r edau hwyhau, a oedd yn arwydd, meddid, ei fod yn dioddef o glefyd y galon[146](er y ceir yr un awdur, wrth sôn am y ferch o Lanwnnog, yn dweud ei bod yn credu ei bod yn gwella am fod yr edau wedi hwyhau, ac yntau'n ychwanegu mai arwydd o farwolaeth oedd byrhad yr edau).[147] Hwyhau yn hytrach na byrhau a wnaiff yr edau gyda'r afiechyd yn ôl tystiolaeth Evan Isaac hefyd,[148] a chofnoda T. Gwynn Jones dystiolaeth i'r un perwyl, sydd eto'n deillio oddi wrth Evan Isaac.[149] Pan oedd Brinley Richards, Ystumtuen, yn mesur, gwelwyd i'r edau hwyhau ganddo yntau hefyd, ac iddo ddweud nad oedd y claf yn iach, er iddo ef roi pwyslais yn hytrach ar y ffaith bod y mesur yn amrywio oddi wrth y mesuriad cyntaf.[150]

Fel y soniwyd, mewn rhai achosion, yr ail fesur sy'n dynodi presenoldeb yr afiechyd. Mae tystiolaeth William Jones, Cilfynydd, er enghraifft, am ddull ei fam o fesur yn hollol bendant am hyn.[151] Mesur a wnâi i wella'r claf oedd y trydydd mesuriad, a byddai'n sibrwd dan ei gwynt wrth wneud hyn. Gwelwyd mai ar yr ail fesur y gwnâi Brinley Richards y diagnosis hefyd,[152] a'r un oedd dull Thomas Evans, y Foel.[153]

Mewn achosion eraill, dynodir mai'r trydydd mesur yw'r un arwyddocaol. Yn ôl Hywel ab Einion (1861): 'Os yr ymestyna y pwt edaf hwn, wrth ei fesur dair gwaith yn olynol, yna iach a dianaf y dyn oddi wrth y clwyf; ond cyn wired a bod yr edeu yn byrhau, yn ol yr unrhyw fesuriad, y mae'r clefyd wedi ymaflyd yng nghyfansoddiad y claf, a hyny i'r graddau a arddangosir gan fyrhad yr edeu.'[154] Ategir y dystiolaeth hon gan Thomas W. Hancock.[155] Yr un yw neges Evan Isaac hefyd.[156] Yn ôl eu tystiolaeth hwy byddid yna'n clymu'r edau naill ai am wddf neu fraich y claf ac yn rhoi trwyth neilltuol iddo i'w yfed, am saith niwrnod fel rheol. Yna mesurid drachefn ar ddiwedd yr amser penodedig i weld a oedd yr edau wedi dychwelyd i'w hyd gwreiddiol. Dywed Arthur Price hefyd mai'r trydydd mesur sy'n dynodi afiechyd.[157]

Yn ôl William Jones, Cilfynydd, adroddai ei fam y swyn ar y trydydd mesuriad, y mesur gwellhaol,[158] ond dengys 'Aneurin' fod yr adrodd mewn ambell achos yn cyd-redeg â'r weithred yn ei chyfanrwydd:

The MS. was in Welsh, of which the appended is a translation:-
'1st. Ask the name of the person, and the surname, and the age; and take a double-threaded yarn and measure it with your naked arm from the elbow to the tip of the middle finger three times, naming the person, and saying the age, in the name of the Father, the Son, and the Holy Ghost. Then put a mark on the thread, and if it is on the person the thread will shorten, but if not, the thread will lengthen. For example, say thus:- Jane Joseph, thirty-six years of age, in the name of the Father, the Son, and the Holy Ghost, and measuring, and say it each time while measuring; and do not cut the thread until you have measured three times ... Again, take notice, it is necessary to measure three lengths from the elbow to the tip of the middle finger; then put a mark on the spot, or let anyone take hold of it;

then begin to measure the same way again, naming as said before until you have measured three times, and take notice, as said before, if the thread shortens …'.[159]

Mae'r ôl-nodyn, 'Again take notice …' yn dangos mai'r hyn a geir yma mewn gwirionedd yw mesur tri hyd ('three lengths' – nid dair gwaith) gan adrodd yr un pryd, ac yna clymu'r edau a mesur drachefn am yr ail a'r drydedd waith gan ddal i adrodd y geiriau allweddol. Torrir yr edau ar ôl y trydydd mesuriad.

Tebyg yw'r dystiolaeth a nodir gan 'Mercurius', er bod yr edau'n cael ei thorri ar ôl y mesur cyntaf yn yr achos hwn:

He then takes some unscoured yarn, and from his elbow to the top of the middle finger measures three times, saying while so doing the words, 'In the name of the Father, the Son, and the Holy Ghost.' He then cuts the yarn and proceeds to go through the same performance, repeating the same words. Now comes the crucial test, for should the yarn have contracted since first measured, the patient is said to be undoubtedly very ill but should it prove to be the same length as when first tried, it is understood that the sickness must be of a different character.[160]

Dywed T. Gwynn Jones iddo gael gwybodaeth gyffelyb drwy law R. W. Jones, gan un a oedd yn parhau i wneud y driniaeth:

A piece of yarn is three times measured from the elbow to the index and middle finger. Whilst doing this, the practitioner repeats inaudibly: 'In the name of the Father, the Son and the Holy Ghost, I ask what is the matter with me So and So (the name of the patient), who am so many years of age.'[161]

Defnyddid dull eithaf cymhleth o fesur gan Mrs Freda Davies, Penegoes, a fyddai hefyd yn adrodd yn ystod y mesur i ganfod presenoldeb yr afiechyd. Byddai'n dechrau drwy fesur o'r penelin i flaen y bys canol ar hyd yr edau deirgwaith, er mwyn cael y mesur 'cywir', gyda rhywun yn dal yr edau iddi. Yna mesurai dri hyd eto, gan ddweud enw'r person, ei gyfeiriad, enw'r plwyf, ac oed y person (mewn blynyddoedd a misoedd), a byddai'n cloi gyda'r geiriau 'Yn enw'r Tad a'r Mab a'r Ysbryd Glân'. Y mesur hwn a ddangosai iddi a oedd y claf yn dioddef o glwy'r edau wlân (byddai'r edau'n byrhau). Gwneid y mesuriad hwn (hynny yw, y mesur lle'r adroddai) dair gwaith, gan hepgor enw'r person, y cyfeiriad, enw'r plwyf ac oed y person yr ail a'r drydedd waith.

(Hynny yw, byddai'n adrodd 'Yn enw'r Tad a'r Mab a'r Ysbryd Glân' yn unig.) Dyna bedwar mesur hyd yma. Yna, mesurai ar hyd yr edau deirgwaith, dri thro. Wrth wneud y pumed mesur, byddai'n nodi oed y person (mewn blynyddoedd a misoedd), gan ychwanegu 'Yn enw'r Ysbryd Glân, y Mab a'r Tad'. Ar y chweched a'r seithfed mesur adroddai, 'Yn enw'r Ysbryd Glân, y Mab a'r Tad'.[162] Fel yr eglurodd:

> Ma na rhai'n neud o dim ond y tair gwaith. Ond Dad, oedd o'n neud o fel chwech gwaith [saith gwaith gan gynnwys y mesuriad cyntaf i gael y mesur 'cywir'], trwy fod – oedd 'na fel clefyd, ma nhw'n galw fo yn clefyd y meddwl neu clefyd y stumog, 'dach chi'n gwel'. Wedyn, oedd o'n neud o, yn mesur y ddau, yndê, i'r stumog ag i'r meddwl, yndê ... Odd o'n gallu neud o i'r ddau, ag felly dw i wedi dysgu o, yndê, bo fi'n neud o i'r meddwl ag i'r stumog.[163]

Yna, i orffen:

> Dw i'n deud, dudwch bod y person 'ynny yn digwydd bod yma, ag yn gofyn i mi fesur iddyn nhw, ag wedyn dw i'n deud wrthyn nhw, 'Ych ffydd â'ch iachao', yndê. Dw i'n deud hynny. Neu, dw i'n deud, 'Eu ffydd a'u iachao', ynof fi fy hun os nad 'dyn nhw yma yn bresennol.[164]

Ychwanegodd Mrs Freda Davies y byddai hefyd yn arfer mesur ymhellach i ganfod a oedd y person wedi gwella:

> Fydda i'n gwbod p'run a fydda i wedi gwella dyn ai peidio, yndê, neu dynas, pwy bynnag fydd o. Fydda i'n gwbod ar y mesur. Fydda i'n mesur ar ôl iddo fo fynd. Fydda i'n neud fy hunan, a phwy bynnag fydd yn dal o [yr edau] i mi. A dw i'n mesur o dair gwaith. Ma'r tair yma'n rhedeg ym mhob peth, 'dach chi'n deall. Tair cainc, tair mesuriad, tair mesuriad yr ail waith, yndê. Ag wedyn tair gwaith 'dach chi'n mesur y cyfan, 'dach chi'n deall, fel 'taech chi'n neud heddiw, neud yfory a'r trydydd diwrnod. A mi ddylai y gwellhad ddod ar ôl hynny.[165]

Hynny yw, byddai'n mesur yng ngŵydd y claf (os oedd wedi dod ati'n bersonol), ac yna'n mesur drosto yn ei absenoldeb drannoeth a thradwy.

Clymu'r Edau

Roedd y mesur felly yn gyfrwng i ddarganfod presenoldeb yr afiechyd, yn rhan o'r broses iacháu ac, yn ogystal, yn cael ei ddefnyddio i ganfod a oedd y claf yn gwella. Ambell waith, roedd cysylltiad cryfach fyth rhwng y claf a'r edau, a byddai'r iachäwr yn clymu'r edau a'i rhoi ar y claf, am ei wddf, ei fraich, neu, yn fwy cyffredin am ei arddwrn neu'i ffêr.

Ymddengys fod y cysylltiad agos hwn mewn rhai achosion yn rhan allweddol o'r diagnosis cychwynnol. Dyna yw neges y Parch. G. Edwards, Llangadfan, ym 1885.[166] Ar ôl y mesur cyntaf, meddai, clymir yr edau am wddf y claf am gyfnod byr cyn ei thynnu i ffwrdd i'w hail-fesur. Os yw wedi byrhau mae'r claf yn dioddef o glwy'r edau wlân, ond os yw wedi hwyhau, yna anhwylder arall sydd arno. Ar ôl darganfod mai clwy'r edau wlân yw'r afiechyd, clymir yr edau am y gwddf drachefn a'i gadael yno dros gyfnod y feddyginiaeth ar gyfer gwneud mesur pellach. Cyffelyb yw tystiolaeth hanesydd lleol arall o'r enw Edward Pentyrch Gittins sy'n perthyn i'r un cyfnod, er iddo ef ychwanegu y gall y ffaith fod yr edau'n hwyhau fod yn arwydd bod y person yn gwella yn sgil y driniaeth.[167]

Mewn un achos, rhoid yr edau'n wlych yn y trwyth meddyginiaethol a oedd yn rhan o'r driniaeth (sef y trwyth a roid i'r claf i'w yfed ar ôl iddo gael ei fesur). Cafodd T. Gwynn Jones y wybodaeth hon gan David Williams o Lanrhaeadr ym 1925.[168] Sôn yr oedd David Williams am y ddwy hen wraig o Ben-y-bont, Maldwyn, a arferai drin yr afiechyd tua 25 i 30 mlynedd ynghynt, hynny yw, ar droad yr ugeinfed ganrif. Dywedodd y byddai'r claf yn mynd at yr iachawyr gyda darn o haearn o'r efail, paced o saffrwn a pheint o'r hen gwrw gorau. Byddai'n rhaid talu am y cyfan gan na fyddai'r feddyginiaeth yn gweithio oni wneid hynny. Byddai'r iachawyr yn clymu darn o edau am arddwrn y claf, ac yna'n ei osod yn y cwrw lle'r oeddid eisoes wedi gosod yr haearn a'r saffrwn. Byddai'r claf yna'n dychwelyd ymhen ychydig ddyddiau i gael y dyfarniad. Os oedd yr edau wedi hwyhau roedd gobaith am wellhad, ond nid oedd yn argoeli'n dda i'r claf os oedd wedi byrhau.

Dull mwy cyffredin oedd gadael yr edau ar y person, ar ôl mesur i ganfod presenoldeb yr afiechyd, ar gyfer gwneud mesur pellach i weld a oedd yn gwella. Cyfeirir at y dull hwn gan Hywel ab Einion (1861)[169] – dywed y clymid yr edau a'i rhoi am wddf y claf ar ôl iddo gael ei fesur, ac y byddai yntau'n cymryd trwyth o gwrw a saffrwn am gyfnod o saith niwrnod cyn cael ei fesur drachefn: 'a phrawf estynied yr edeu wrth ei mesur drachefn a thrachefn, ddylanwad llesiol y swyn.' Ategir hyn gan Thomas W. Hancock[170] a'r Parch. G. Edwards, Llangadfan,[171] ac mae'r ddau ohonynt yn nodi y caiff yr edau ei mesur deirgwaith y dydd (cofier i'r Parch. G. Edwards ddweud hefyd y rhoid yr edau ar y claf ar gyfer mesur i ddarganfod presenoldeb yr afiechyd yn y lle cyntaf). Ceir tystiolaeth gyffelyb gan Dr W. Ll. Davies.[172] Cyfeiria T. Gwynn Jones at dystiolaeth debyg o Faldwyn a gafwyd gan un a oedd yn ymarfer y grefft o wella'r clwy edau wlân. Ar ôl gorffen y mesuriadau clymid yr edau am ffêr neu arddwrn y claf, rhoid trwyth iddo, a deuai'n ôl ymhen wythnos pryd y mesurid yr edau drachefn.[173]

Ar ôl gorffen y mesur, arferai mam William Jones, Cilfynydd, blygu'r edau'n ddwbl a'i chlymu am ei braich, uwchben ei phenelin, a'i gadael yno am dri diwrnod cyn ei mesur eto i weld a oedd y claf wedi gwella. Byddai'n arfer llosgi'r edau ar ddiwedd y driniaeth.[174] Yn ôl tystiolaeth Elias Owen, pan alwodd y Parch. J. Felix am wasanaeth David Jenkins, Eglwys-fach, clymwyd yr edau am ei fraich chwith uwchben y penelin ar ôl ei fesur, a gadawyd hi yno hyd yr ymweliad nesaf, pryd y mesurwyd hi i weld a oedd yn gwella.[175] Yn ôl tystiolaeth Aneurin, sut bynnag, roedd y cyfarwyddyd a gafodd gan David Jenkins yn nodi y dylid clymu'r edau am wddf y claf ar ôl gwneud y mesur, a'i gadael yno am dair noson, cyn ei chladdu dan y lludw yn enw'r Drindod.[176]

Prin, at ei gilydd, yw'r dystiolaeth lafar am wisgo'r edau, ac ymddengys mai fel rhan o'r feddyginiaeth, neu ychwanegiad ati, y gwneid hyn yn hytrach nag i weld a fu gwellhad. Pan oedd bachgen ifanc o'r Foel yn dioddef o'r clefyd melyn aeth ei frawd i weld Inigo Davies, Llanbryn-mair, ar ei ran, a daeth yn ôl ag edau i'w rhoi am figwrn ei frawd ynghyd â chyfarwyddyd i gymryd jin a saffrwn. Dychwelodd y claf i'w waith fel athro a'r edau'n dal am ei goes ac yn llacio fel yr oedd yn gwella.[177] Pan yrrodd Ann Ffranses lythyr i Lanbryn-mair i ofyn i'r iachäwr fesur ar ei rhan, anfonodd yntau, ar ôl gwneud y mesur, edau iddi i'w chlymu saith gwaith o gylch yr arddwrn, gyda'r neges y byddai'n gwella wrth i'r edau lacio.[178] Adroddwyd hanes arall gan Edward Palmer Roberts, Llanerfyl: un noson, pan oedd yng nghwmni ei fab yng nghyfraith, daeth ffermwr lleol i'w weld yn teimlo'n ddigalon iawn.

Methwyd â'i annog i fynd at Thomas Evans, ac felly aeth mab yng nghyfraith y siaradwr i'w weld ar ei ran, gan ddychwelyd gydag edau iddo'i gwisgo am ei goes. Roedd y ffermwr eisoes yn teimlo'n well pan ddychwelodd y cennad gan fod Thomas Evans wedi mesur drosto, a chafodd wellhad llwyr. Ychwanegwyd y byddai'r meddyg clwy edau wlân yn dweud am ba goes y byddai angen gwisgo'r edau.[179]

Nid oedd yn arfer gan Mrs Freda Davies glymu edau am y claf, ond gwnâi hynny pe dymunid, gan ei phlygu deirgwaith ac yna ei rhwymo am yr arddwrn neu, yn achos dynion yn arbennig, o dan y pen-glin.[180] Ni fyddai Arthur Price, ar y llaw arall, byth yn rhoi edau am y claf.[181]

Y Trwyth

I atgyfnerthu grym iachaol y mesur, cynghorid y claf i gymryd trwyth meddyginiaethol, sef cwrw, jin neu frandi gyda saffrwn ynddo. Roedd cwrw a saffrwn yn gyffredin iawn. Yn ôl Hywel ab Einion (1861): '... ymofynir am chwart o hen fir, yr hwn a ferwir drwy drochi yn raddol ynddo ddarn o ddur eiriaswyn. Yna cymmerir tua hanner wns o saffrwn mewn llian glan, a chan ei fynych wlychu yn y bir berwedig, gwesgir ei nodd i'w gymmysgu â'r bir. Ceir saith niwrnod o amser i yfed y cymmysgedd hwn, – y seithfed ran o hono bob boreu ...'.[182] a chafwyd tystiolaeth gyffelyb gan Thomas W. Hancock[183] a'r Parch. G. Edwards, Llangadfan,[184] a nododd y dylid cymryd pob seithfed ran ar ffurf dwy ddos y dydd. Tebyg yw'r hanes a geir gan Elias Owen yn Llanwnnog, er na ddywedodd ef faint yn union o'r trwyth y dylid ei gymryd bob dydd.[185]

Y cyfarwyddyd a gafodd T. Gwynn Jones gan R. W. Jones ym 1928 oedd rhoi darn o haearn, yn pwyso hanner pwys, mewn hanner cwpanaid o gwrw a'i adael yno; yna, rhoi gwerth chwe cheiniog o saffrwn yn wlych mewn cwpanaid o ddŵr poeth a'i gymysgu â'r cwrw. Dylid cymryd llond llwy fwrdd o'r trwyth bob dydd am bum diwrnod a llond llwy fwrdd a hanner ar ôl hynny, ond os oedd yr afiechyd yn ddrwg iawn ac wedi effeithio ar yr iau, dylid yfed llond ecob ohono bob dydd am gyfnod amhenodol. Dywedyd y câi'r trwyth hwn ei argymell gan iachäwr a oedd yn parhau i ymarfer y ddawn ym 1928.[186] Yn ôl tystiolaeth T. Gwynn Jones eto (gwybodaeth a gafodd gan David Williams, Croesoswallt, ym 1925) disgwylid i'r cleifion a ymgynghorai â'r ddwy hen wraig o Ben-y-bont, Maldwyn, fynd â darn o haearn o'r efail ynghyd â pheint o'r hen gwrw gorau a phaced o saffrwn gyda hwy (y talwyd am y cyfan i sicrhau effeithiolrwydd y feddyginiaeth).[187]

Ychwanegid defnyddiau eraill hefyd at y trwyth. Yn ôl Dr W. Ll. Davies, cynhesid peint o gwrw drwy daro haearn eirias ynddo, a gwesgid cwdyn mwslin yn cynnwys saffrwn yn y ddiod cyn ychwanegu tyrmerig a sinsir ati.[188] Gwyddai'n ogystal am feddyginiaeth arall y byddai'n well gan rai ei chymryd, ac y'i ceid mewn un siop yn unig. 'This prescription is the sole property of the owner of this shop, and no one can procure it elsewhere, but I know that its chief ingredients are some sulphur, ammonia and rhubarb.'[189]

Felly, yn ôl tystiolaeth ysgrifenedig o ddiwedd y bedwaredd ganrif ar bymtheg a hanner cyntaf yr ugeinfed ganrif, cwrw â saffrwn oedd y ddiod arferol a roid i glaf a oedd yn dioddef o glwy'r edau wlân er bod rhai eithriadau, er enghraifft, mae 'Aneurin' yn cyfeirio at ferwi gwerth chwech o jin, chwart o gwrw a gwerth grôt o'r saffrwn gorau gyda'i gilydd ar dân araf, a chymryd y trwyth, ar ôl ei gynhesu gyda phrocer poeth, am saith bore yn olynol.[190] Sut bynnag, mae'r dystiolaeth lafar a gasglwyd ar ddechrau'r 1980au yn awgrymu mai jin a saffrwn a oedd yn fwyaf poblogaidd,[191] er i rai siaradwyr gyfeirio at gwrw a saffrwn[192] neu frandi a saffrwn.[193] (Dywed T. Gwynn Jones y byddai'r wraig o Aberystwyth a fu farw ym 1925 yn argymell brandi a saffrwn hefyd.)[194] Roedd y gŵr o Aberhosan (1935) wedi cael cyfarwyddyd gan Hannah Wilson a'i merch Catrin i gymryd llond gwydr o jin a saffrwn dair gwaith y dydd, ond dywedwyd wrtho hefyd am fynd i'r dafarn bob bore ac yfed hanner peint o gwrw.[195] Jin a saffrwn a argymhellid gan Mrs Sarah Maud Hughes, Carno (1991) hefyd pe byddai'r afiechyd yn ddrwg iawn – byddai wy wedi'i guro mewn llaeth gyda dau lond llwy bwdin o sieri ynddo yn gwneud y tro mewn achosion llai difrifol.[196.]

Byddai Arthur Price, Derwen-las, yn dweud wrth ei gleifion am gymryd jin a saffrwn neu gwrw a saffrwn, er ei fod yn credu bod cwrw a saffrwn yn fwy diogel gan fod jin yn gallu effeithio ar y galon. Dylid rhoi'r cwrw a saffrwn neu'r jin a saffrwn mewn llestr pridd ac yna rhoi darn o ddur eirias o'r tân yn y ddiod a'i adael yno. Argymhellid llond llwy fwrdd bob bore o gwrw a saffrwn, neu lond llwy de bob bore o jin a saffrwn.[197]

Cymysgedd o gwrw, jin a saffrwn y byddai Mrs Freda Davies, Penegoes, yn ei argymell i'w chleifion.[198] Dylid cael llond potel dri hanner peint o gwrw casgen a rhoi cwpanaid ohono mewn powlen a dodi darn o ddur coch o'r tân ynddo, fel y byddai'n magu ewyn, a rhoi plât ar ei ben. Ar ôl ysbaid gellid tynnu'r dur allan a dylid codi'r ewyn oddi ar wyneb y cwrw a gadael i'r gweddill waelodi. Y noson gynt, clymwyd y saffrwn mewn darn o fwslin a'i roi mewn jin i ystwytho fel y byddai'r gwirod yn felyn erbyn y bore. Rhoid dau lond llwy bwdin o'r hylif hwn ar ben y cwrw, a dylid ei gymryd y peth cyntaf yn y bore am wythnos neu ragor tra parhâi'r cwrw.

Agweddau at y Driniaeth

Beth tybed oedd agwedd pobl tuag at y feddyginiaeth a thuag at y sawl a'i gweithredai? O edrych ar y dystiolaeth ysgrifenedig gwelir mai agwedd ddigon gwrthrychol a geir ar y cyfan – cofnodi yn hytrach na mynegi barn a wneir fel rheol. Cofnodi'n ddisgrifiadol a wnaeth awduron megis Hywel ab Einion (1861), Thomas W. Hancock (1873), Edward Pentyrch Gittins (1884) a'r Parch. G. Edwards, Llangadfan (1885), heb gynnig unrhyw wybodaeth na sylwadau am iachawyr unigol. Ond nid yw sylwadau un o ohebwyr *Cymru Fu* (1888) mor ffafriol: mae cyflwyniad 'Mercurius' yn eithaf gwawdlyd:

> We will suppose the patient to be a female. After she has tried many noted
> remedies and homely receipts from Hynyadi Janos down to the carrying of a
> live frog in the pocket, she calls in one of her confidential friends to whom she
> reveals the sad state of affairs. The conversation is conducted in whispers, and on
> its termination the jaundiced sufferer breathes a sigh of relief, for they have now
> decided that the illness is a mysterious one, and not to be cured but by the process
> of 'measuring yarn.' The friend now visits a 'wise man', who, in the most solemn
> manner, asks the medium a few questions.[199]

a thebyg yw agwedd 'Aneurin':

> A cure of this disease has been for centuries, and still is, a secret of great value in
> the Principality, and there are many old women, and some young men, now living,
> who are making splendid profits out of the secret they have in their possession
> … and many excellent but ridiculous stories are current anent the visits of young
> females, especially the 'Ladies of Borth,' to the chambers of the enchanters.[200]

Fel y crybwyllwyd yn flaenorol roedd 'Aneurin' wedi cael y feddyginiaeth gan iachäwr ifanc tua 1850 (sef David Jenkins, Caerhedyn, mae'n debyg). Mae'n nodi yn ei lythyr fod yr iachäwr yn fyw o hyd ond nid yw hynny'n ei atal rhag cyhoeddi cyfieithiad o'r llawysgrif a roddwyd iddo yn agos i ddeugain mlynedd ynghynt i'w chadw'n gyfrinach, na rhag dilorni'r feddyginiaeth:

> The 'secret' came into my possession thirty-eight years ago in the following manner:– When a young lad at home, I had the privilege of visiting a farmhouse, the last on the borders of Cardiganshire adjoining Montgomeryshire, where resided a wealthy young widower, now living. The landlady of the adjoining farm on the other side of the River Llyfnwy [Llyfnant], during my stay, used to cross the river frequently to visit the young widower, with whom she spent hours closeted in the parlour. The frequency of her calls, and the great secrecy observed at her coming and going, drew my attention and provoked my curiosity, and I began to twit the young widower, who was a local preacher, of something he could not very well relish, and in order to clear himself of all suspicion, he said that the woman visited him only to cure 'Clefyd y Galon,' and handed over to me the cherished secret, which I now divulge as a relic of the dark days of Wales, and for the amusement of the readers of *Cymru Fu*. The MS. was in Welsh, of which the appended is a translation:–[201]

Ysgrifennu i'r *Brython* yr oedd Hywel ab Einion, ac mewn traethodau ar hanes lleol i gylchgrawn y 'Powysland Club', sef cymdeithas hanes Maldwyn, y ceir disgrifiadau Thomas W. Hancock, y Parch. G. Edwards ac Edward Pentyrch Gittins, ond trin y deunydd fel hynodbeth er diddanwch darllenwyr *Cymru Fu* a wnaiff 'Mercurius', fel 'Aneurin' sy'n ysgrifennu o 'Etruria, Stoke-on-Trent'. Prin bod eu hagwedd hwy, gellid tybied, yn adlewyrchu barn brodorion ardaloedd clwy'r edau wlân yn gyffredinol.

Ceir ymdriniaethau â chlwy'r edau wlân gan gofnodwyr llên gwerin cydnabyddedig megis T. Gwynn Jones, Evan Isaac, Elias Owen a J. Ceredig Davies. Nid yw J. Ceredig Davies yn cynnig unrhyw sylwadau personol ar y pwnc – cyflwyno tystiolaeth 'Aneurin' a wnaiff, gan nodi'r ffynhonnell. Roedd T. Gwynn Jones wedi bod yn casglu tystiolaeth am y clwyf gan nifer o'i gydnabod ac y mae'r pedair tudalen a geir ganddo ar y pwnc yn *Welsh Folklore and Folk-Custom* yn llawn gwybodaeth am y sawl a oedd yn gwella'r clwyf a'r dulliau o feddyginiaethu. Ond nid yw'n mynegi unrhyw farn bersonol ar y mater.

Ceir gwybodaeth gymharol lawn gan Elias Owen hefyd. Efe a gofnododd yr hanes am y Parch. G. Felix yn galw am wasanaeth David Jenkins, hanes a gyflwynwyd ganddo mewn modd hollol wrthrychol. Ef hefyd a soniodd am y wraig ifanc a oedd yn dioddef o'r ddarfodedigaeth. Cyflwyno hanes a wnaiff yma eto gan ychwanegu: 'However, although the yarn in this case lengthened, the young woman died. The charm failed.' Ond er iddo gyflwyno'r hanesion eu hunain mewn modd gwrthrychol, mae'r hyn sy'n dilyn yn awgrymu ei fod – yn rhinwedd ei swydd fel gŵr eglwysig mae'n debyg – yn amheus o briodoldeb arferion o'r fath:

> Sufficient has been said about charms to show how prevalent faith in their efficiency was. Ailments of all descriptions had their accompanying antidotes; but it is singularly strange that people professing the Christian religion should cling so tenaciously to paganism and its forms, so that even in our own days, such absurdities as charms find a resting-place in the minds of our rustic population, and often, even the better-educated classes resort to charms for obtaining cures for themselves and their animals.[202]

Dichon mai gan Evan Isaac y ceir y dystiolaeth fwyaf dadlennol a sensitif, o ran ei ymateb personol i'r clwyf a'r iachawyr, ac o ran cofnodi ffydd pobl yn effeithiolrwydd y feddyginiaeth a didwylledd y sawl a'i gweithredai. Er iddo ddechrau drwy ddweud 'Perthyn i ddosbarth y Swynwyr y mae Torrwr Clefyd y Galon yntau', gwelir yn fuan ei fod yn llawn cydymdeimlad â'r pwnc. Gwyddai am wyth iachäwr a oedd yn fawr eu clod, ac roedd yn adnabod pedwar ohonynt yn dda. Un o'r rhain oedd David Jenkins ac y mae'r portread a rydd ohono a'i sylwadau ar y feddyginiaeth yn rhoi darlun clir o agwedd Evan Isaac at y clefyd:

> Un arall a wnaeth gymwynasau lawer yn rhinwedd dawn yr edau wlân ydoedd Mr. David Jenkins, Caerhedyn, ar ochr Trefaldwyn i bont Llyfnant, ac a symudodd rai blynyddoedd cyn terfyn ei oes i fyw i Eglwysfach. Amaethwr cefnog a mawr ei ddylanwad a'i barch oedd Mr. Jenkins, ac ni chlywais erioed amau ei gywirdeb ynglŷn â phawb a phopeth. Pregethai'n gymeradwy fel pregethwr cynorthwyol yn y cyfundeb Wesleaidd, a chlywais ef ddegau o weithiau yng nghapel fy hen gartref. Torrodd David Jenkins glefyd y galon ar ugeiniau, onid cannoedd, ac ni dderbyniai dâl gan na thlawd na chyfoethog. Mor anodd yw dywedyd nad oes dim yn y peth,

neu mai twyll yw'r cwbl, wrth feddwl am berson o safle a chymeriad Mr. David Jenkins yn credu ynddo, ac yn ei arfer![203]

Mae un hanesyn a gofnodir ganddo, sef gwybodaeth a gafodd gan James Lewis, Aberystwyth, gynt o Gorris (ym 1936), yn amlygu ffydd ddigamsyniol pobl yn y feddyginiaeth a hefyd yn cynnig tystiolaeth am ei heffeithiolrwydd:

> Yn 1900, yr oedd Robert Thomas (Robin Bach), Corris Uchaf, a John Evans, Esgairgeiliog, yn gweithio yn ymyl ei gilydd yn chwarel y Tyno. Un bore ar enau'r lefel, holodd John Robin am iechyd ei wraig a oedd yn sâl ers tro. 'Wel, drwg iawn,' meddai Robin, 'ac yr wyf am fynd i Esgairgeiliog heno i weled Mari Lewys. 'Rwy'n ofni bod clefyd y galon arni.' Gwyddai John Evans y byddai mynd heibio i'r ddwy dafarn a oedd ar y ffordd yn ormod temtasiwn i Robin, ac addawodd alw efo Mari ar ei ran – galw am *bedwar o'r gloch*. Ond anghofiodd John ei addewid nes oedd hi'n naw o'r gloch. Aeth Mari drwy'r defodau arferol a chael bod gwraig Robin yn ddrwg iawn, ond y deuai yn well. Cafodd John yr edau, a thalodd ddarn arian i Mari. Bore trannoeth wrth enau'r lefel, cyn i neb yngan gair, meddai Robin, 'Chadwasoch chi mo'ch gair ddoe, John Evans.' 'Pwy ddywedodd?' 'Wel,' meddai Robin, 'yr oeddwn i wrth erchwyn gwely'r wraig am naw o'r gloch neithiwr, ac meddai hi, "Rŵan y mae John Evans efo Mari Lewys." ' Cafodd priod Robert Thomas y trechaf ar y clefyd, meddai Mr. James Lewis, ac yr oedd ef yn gweithio yn y Tyno ar y pryd. Cefais gan gyfaill arall o Aberystwyth hanes sydd â rhai o nodweddion yn debyg i eiddo'r uchod.[204]

Ar ddiwedd ei ymdriniaeth â chlwy'r edau wlân dywed y gallai gynnig amryw o enghreifftiau pellach, ond dewisodd un hanesyn i ddangos bod y feddyginiaeth yn dal mewn bri, gan ychwanegu bod yr iachawraig dan sylw yn parhau i ymarfer ei dawn pan ysgrifennai *Coelion Cymru* (a gyhoeddwyd ym 1938):

> Gellid yn hawdd ychwanegu enghreifftiau, eithr ni roddaf ond un, a honno yn un ddiweddar, i brofi bod y gred yng nghlefyd y galon, ac yng ngallu personau arbennig i'w dorri, mewn bri o hyd. Ym mis Mehefin, 1929, cefais ymgom â dyn a breswyliai yn un o bentrefi gogledd Ceredigion a fuasai'n glaf iawn. Teimlasai ryw bwysau mawr yn ei fynwes a llesgedd trwy ei holl gorff. 'Diffyg traul,' meddwn. 'Nage, nage, 'machgen i; nid peth cyffredin felly, ond peth canmil gwaeth – clefyd y galon.' Ymgynghorodd â pherson yn y pentref a fedr dorri'r clefyd, a chafodd

gwbl iachâd. Y mae'r sawl a dorrodd y clefyd eto'n fyw, a phan fo galw, yn arfer ei dawn.[205]

A throi at y dystiolaeth lafar am glwy'r edau wlân, cyfeiriodd nifer o siaradwyr at bobl a wellai'r clefyd yn y cyfnod pan oeddynt yn blant ac wedi hynny, tra oedd gan eraill brofiad personol o'r feddyginiaeth, rhai wedi bod at iachawyr eu hunain, eraill â rhywun wedi mynd atynt ar eu rhan, a'r lleill yn gwybod am aelodau o'r teulu a gafodd wellhad.

Amlygwyd cryn ffydd yn y feddyginiaeth, yn enwedig gan y rheini a oedd â phrofiad mwy personol ohoni. Er enghraifft, dywedodd Edward Palmer Roberts, Llanerfyl, nad oedd waeth ganddo gyfaddef ei fod yn gredwr mawr yn y feddyginiaeth, ac iddo fynd at Thomas Evans, y Foel, lawer gwaith, ac at ei fab ar ôl hynny. Roedd ef a'i deulu yn 'bobol clwy edau wlân'.[206] Cafodd gŵr arall wellhad drwy law Mrs Evans, Hirddol, a mawr oedd ei ffydd ynddi.[207] Roedd y rhai hynny a oedd â phrofiad llai uniongyrchol o'r feddyginiaeth yn eithaf cefnogol hefyd ar y cyfan. Ond yr oedd peth gwrthwynebiad i'r driniaeth, ambell un heb fawr o feddwl o'r feddyginiaeth, ac eraill yn credu mai 'pobl wan ac ofergoelus' a oedd yn ymddiried ynddi. Barnai rhai mai'r trwyth a gymerid yn dilyn y mesur oedd yr unig beth o werth yn ei chylch.

Roedd y gŵr o Aberhosan (a holwyd ym 1975) wedi bod at Hannah Wilson mor gynnar â 1935, a gwelwyd bod nifer o'r siaradwyr a holwyd ym 1982 hefyd yn cyfeirio at wellhawyr a oedd wedi marw ers blynyddoedd bellach. Ni wyddai amryw ohonynt am neb a oedd yn parhau i ymarfer y feddyginiaeth. Gwyddys, fodd bynnag, fod Mrs Freda Davies, Penegoes, Arthur Price, Derwen-las, a Watkin Evans, Llanwddyn, i enwi tri iachäwr yn unig, yn dal i'w hymarfer ym 1982, pan gasglwyd y dystiolaeth hon. Dywedodd Mrs Freda Davies nad oedd yn ymarfer y mesur cymaint ag y bu. Roedd wedi meddwl rhoi'r gorau iddi ar un adeg, ond roedd ei thad wedi crefu arni i beidio â gadael i'r gyfrinach fynd i ddifancoll.[208] Bwriadai Mrs Davies, Arthur Price a Watkin Evans drosglwyddo'r gyfrinach pan ddôi'r amser er mwyn sicrhau ei pharhad. Roedd Mrs Sarah Maud Hughes, a gychwynnodd arfer y driniaeth oddeutu 1974, yn parhau i'w gwneud ym 1991.[209]

Megis eu rhagflaenwyr, pobl a oedd yn rhan annatod o'r gymdeithas oedd yr iachawyr hyn. Roedd parch mawr atynt yn y gymdogaeth leol a theimlid eu bod yn cyflawni gwasanaeth. Ni dderbynient unrhyw dâl am y gwaith, er y gellid cynnig rhoddion fel arwydd o werthfawrogiad. Byddai'n anghywir synio amdanynt fel 'swynwyr' yn yr ystyr *conjuror* neu ddyn hysbys. Maent yn nes o ran swyddogaeth i swynwyr de Penfro sy'n trin afiechydon megis yr eryr, tân iddwf neu ecsema drwy gyfrwng defod neilltuol. Ceir yr argraff bod cyfrinach y feddyginiaeth yn y mesur ei hun ac yn y geiriau crefyddol eu naws a ddefnyddir fel rhan o'r mesur, a bod hyn ynghlwm wrth ddawn arbennig yr iachäwr, dawn a drosglwyddwyd iddo gan ei ragflaenydd wrth iddo dderbyn cyfrinach y mesur. Y mesur a'r ddefod sy'n gysylltiedig ag ef yw'r elfen hollbwysig – ni fyddai gan y gwellhawr unrhyw bwerau oni bai iddo dderbyn y gyfrinach hon.

Gellid dadlau mai 'swyn' yw hanfod y feddyginiaeth, ond rhaid cofio ar y llaw arall fod y gymdeithas leol at ei gilydd yn edrych arni fel rhywbeth hollol naturiol. Dyna oedd barn un o'r iachawyr hefyd – dywedodd Mrs Freda Davies fod rhai cleifion yn meddwl eu bod yn cael eu 'witshio' (cofier mai 'said to be caused by witchcraft' yw esboniad *Geiriadur Prifysgol Cymru* ar natur yr afiechyd) ond ychwanegodd y byddent yn sylweddoli nad oedd hyn yn wir pe gwyddent y gyfrinach:

> Beth ydi o, ma rhai'n meddwl … deud bod ni'n eu witshio nhw, a rhyw bethe felly. Ma hwnne wedi bod lawer ym meddwl llawer, yndê. Ond 'san nhw'n gwbod beth ydi'r gyfrinach, does ddim ffasiwn beth â *witchery* yn agos i'r peth, yndê.[210]

★ ★ ★

Mae'r arfer yn parhau yn yr ardaloedd hynny a gysylltir â chlwy'r edau wlân, ac roedd Susan Philpin, yn ei hastudiaeth ethnograffig ddiweddar, wedi cyfweld pedwar o iachawyr a barhâi i wneud y mesur, sef tair gwraig ac un gŵr. Roedd hefyd wedi cyfweld deuddeg o bobl a oedd wedi cael eu mesur, a nodwyd bod un ar ddeg ohonynt naill ai'n byw yn yr un pentref â'r iachawyr neu o fewn pellter o bum milltir iddynt.[211] Pan holwyd hwy am effeithiolrwydd y feddyginiaeth, dywedasant eu bod yn teimlo'n llawer gwell ar ôl y driniaeth ac wedi gallu ailafael yn eu gweithgareddau beunyddiol.[212]

Cred Philpin mai triniaeth i drin iselder yw'r mesur erbyn heddiw: '… while in the past the terms *clefyd-y-galon* and *clwy'r-edef-wlan* referred to a wide range of what were described as mainly physical conditions – heart disease,

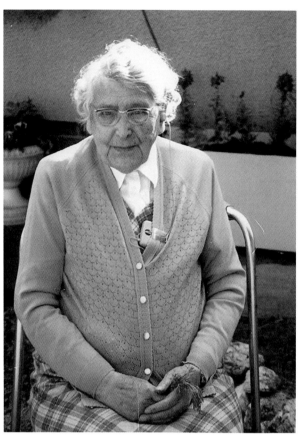

Mrs Mary Davies, Hendre, Pennant,
Llanbryn-mair (1892–1989)
Llun drwy garedigrwydd Mrs Mair E. Davies,
Pennant

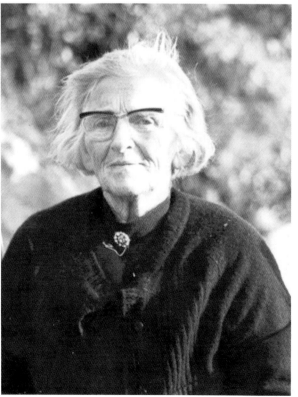

Mrs Kate Davies, Pren-gwyn,
Llandysul (1892–1980)
Llun drwy garedigwydd Dr Monica Price
Williams, Llanfarian

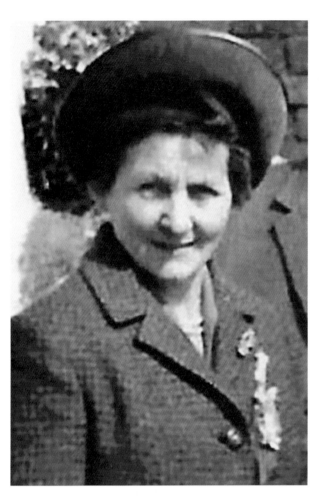

Mrs Annie Evans, Llanrwst
(1907–1996)

Llun drwy garedigrwydd Mrs Blodwen
Williams, Conwy a Mrs Grace Williams,
Clynnog Fawr

John Evans, Blaengornoeth,
Llangadog (Jac Cefngornoeth)
(1902-1995) gyda Gornoeth Deri
Sulwen

Llun: Dai Davies, Glanrannell
Oddi ar wefan Gre Gornoeth
Drwy garedigrwydd Miss Rachel Evans,
Llangadog

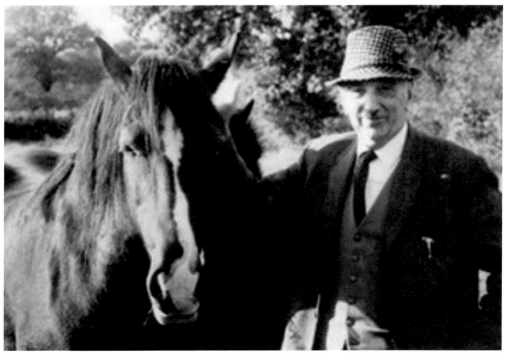

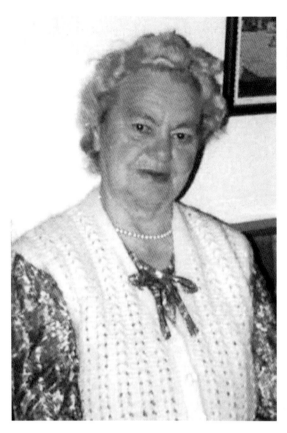

Mrs Leisa Francis, Crymych (1905–1992)

Llun drwy garedigrwydd Mr a Mrs Leslie a
Rhiannydd Francis, Crymych

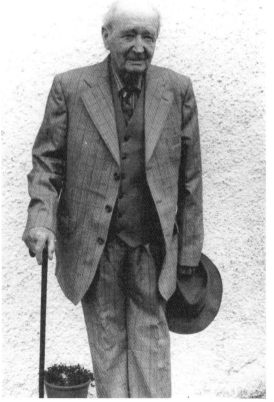

William Gibby, Royal Exchange, Llandysilio (1886–1985)

Tynnwyd ar ddiwedd y 1970au
Llun drwy garedigrwydd John Gibby, Peniel,
Caerfyrddin a Miss Anne Elizabeth Gibby,
Llan-cefn, Clunderwen

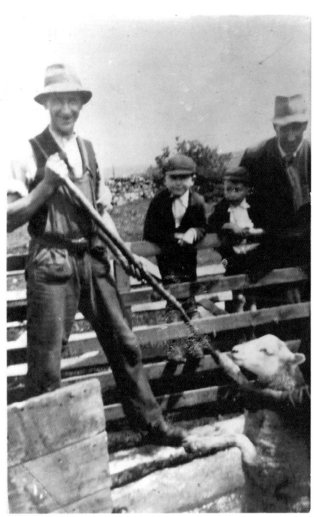

**Herbert Harris, Hepste Fawr,
Ystradfellte (1903–1989)**

Gyda'i feibion William ac Evan
a'i frawd John
Trochi defaid, 1941
Llun drwy garedigrwydd William Harris,
Crai

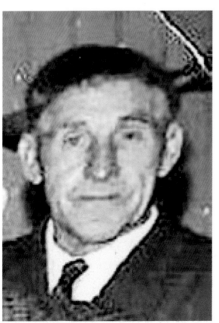

**Ernest Vyrnwy James, Llanerfyl
(1903–1986)**

Llun drwy garedigrwydd Mrs Mair Price, Caernarfon
a Wyn Jones, Ty'n y Braich, Dinas Mawddwy

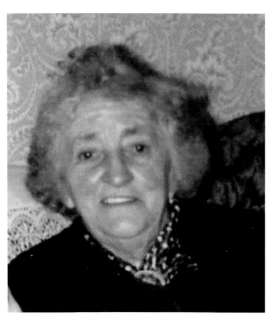

Mrs Katie Jenkins, (Glynrhigos gynt),
Cil-ffriw (1901–1987)

Llun drwy garedigrwydd Mr a Mrs William Jenkins,
Ystradfellte ac Alun, Annwen ac Elen Williams,
Glynrhigos, Cil-ffriw

Daniel Jones, Bronfynwent,
Bronnant (1888–1979).
Ar yr aelwyd gyda'i wraig a'i fab.
Tynnwyd gan Robin Gwyndaf
29 Medi 1970

Llun gyda chaniatâd Amgueddfa Cymru

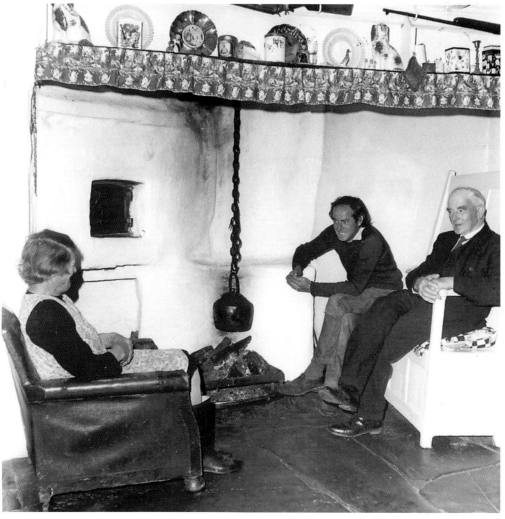

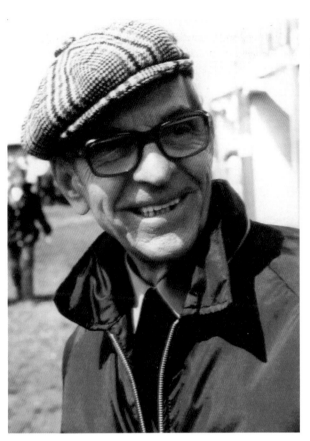

John Richard Jones, Brynsiencyn
(1913–2009)
Llun drwy garedigrwydd Goronwy Jones,
Llanfairpwllgwyngyll

Mrs Magi Jones, Hafod Owen,
Hermon, Llanfachreth (1899-1994).
'Margaret Jones, Hafod Owen,
Llanfachreth a'i menyn cartre'.
Tynnwyd gan Geoff Charles
19 Mehefin 1953
Llun drwy ganiatâd
Llyfrgell Genedlaethol Cymru

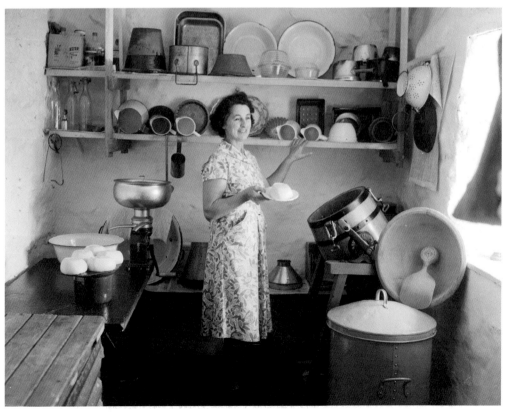

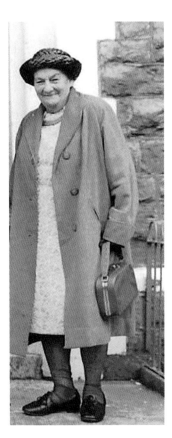

Miss Mary Winnie Jones, Hendre, Cwm-main (1897-1980)
Llun drwy garedigrwydd Mrs Dilys Roberts, Penmachno

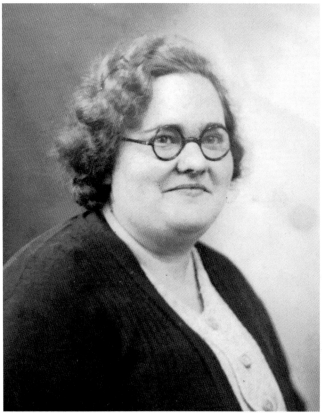

Miss Doris Rees, Llansamlet
(1910-1994)
Llun drwy garedigrwydd Dr Beth
Thomas, Llantrisant

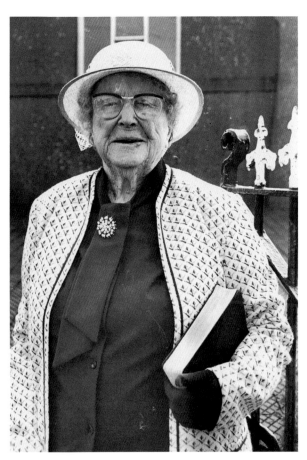

Mrs Elizabeth Roberts, Bryncroes
(1892-1995)

Llun drwy garedigrwydd Mrs Carys Walford,
Abergele

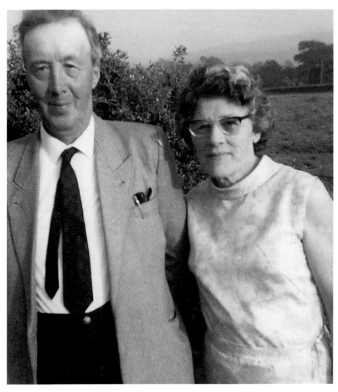

Mr a Mrs Meredydd a Betsi
Roberts, Cyplau, Abergeirw
(1899-1985); (1904-1997).
Tynnwyd tua chanol y
1970au

Llun drwy garedigrwydd Mrs Eirlys
Jones, Llanfachreth

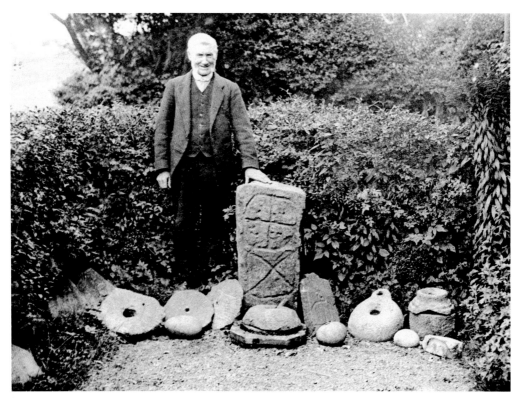

Evan Jones (Ieuan Buallt), Ty'n-y-pant, Llanwrtyd (1850-1928), ffermwr, hynafiaethydd a chasglwr llên gwerin

Llun gyda chaniatâd Amgueddfa Cymru

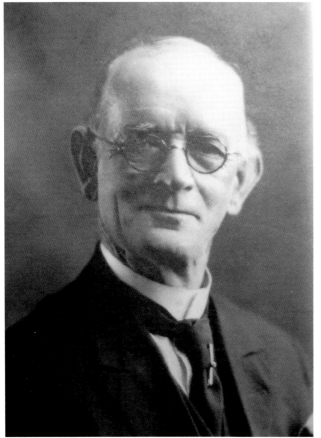

Richard Evans, y meddyg esgyrn (1868-1952). Cynhyrchai'r Olew Gewynnau adnabyddus yn ei feddygfa, Adferle, Stryd Moch, Pwllheli

Llun drwy garedigrwydd Kelvin Evans, Bryncir

Gwaedu.

Gan bod meddygon mor aml
a chyfleus ag ydynt yn awr yn
ein gwlad, yr oedd gwaedu yn
waith tra chyffredin gan yr
hen bobl. Tua diwedd y gwanwyn
a dechrau'r haf, mae'n debyg,
oedd yr adeg oreu o'r flwyddyn at hyn.
Rhoddid rhaff cyn, neu rywbeth
arall cyffelyb, yn dyn am fon
y fraich er rhwystro cylchrediad
y gwaed, ac er i'r wythien lanw,
a chyda "phenciff" fechan lem,
finiog, gollyngid gwaed. Yn gyffredin,
tua llanwid basin o dynid.
Yr oedd llawer yn credu mor gryff yn
yn arferiad, fel y myment waedu
agos bob gwanwyn blwyddyn. Adwaen-
wn lawer o hen bobl a ddangosent
annynt "greithiau gwaedu" ar eu breichiau

1793/510

Detholiad allan o gasgliad llawysgrifau Evan Jones, Ty'n-y-Pant, Llanwrtyd, yn sôn am yr arfer o waedu pobl mewn rhannau o Frycheiniog

Llun gyda chaniatâd Amgueddfa Cymru

Yr aeb gynt yn mhob plwyf a mya
hrasom cynefin a'r gwaith, ac atynt
y cyrchai y bobl yn achlysurol.
Y rhai dimeddaf a fuont wrth y
gwaith hwn oeddynt.—
David Davies, Pencnng, yn Llanafan fawr;
Thomas Davies, y Gledrydd, Tir Abad;
David Jones, Llwynbedw, Llanwrtyd;
yn Tir yr Abad, Sam Top Glas, oed
wradwr enwog iawn.

Y mae'r arferiad yma wedi ei
adael heibio'n llwyr er yn tua
hanner cant mlynedd bellach,

Hysbysiad gan Richard Evans, y meddyg esgyrn, Pwllheli

Llun drwy garedigrwydd Kelvin Evans, Bryncir

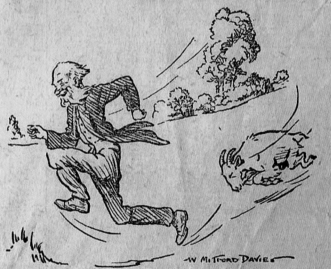
Hysbyseb ar gyfer Olew Morris Evans allan o *Y Seren* (papur wythnosol y Bala a'r cylch), 7 Tachwedd 1936

Llun drwy law Robin Gwyndaf

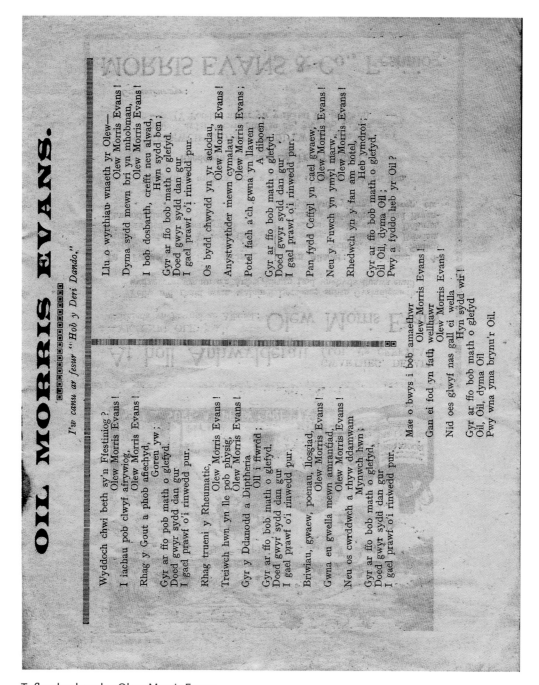

Taflen hysbysebu Olew Morris Evans

Llun drwy garedigrwydd Gwilym Evans, Llanberis

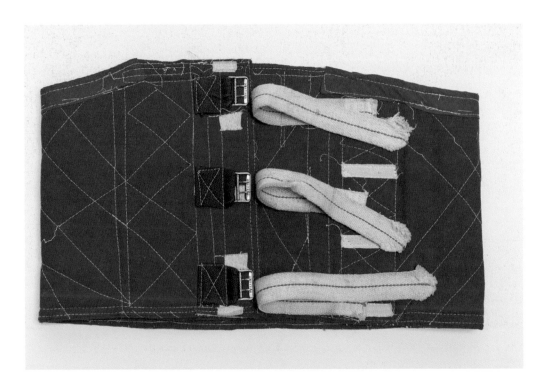

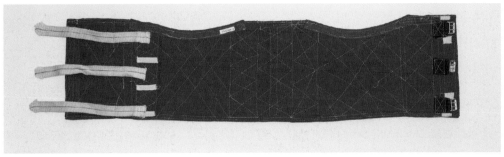

Gwregys gwlanen goch a wnaed gan Mrs Gwendoline Howells ar gyfer ei gŵr, Richard Morgan Howells, a fu'n cadw'r Old Bridge Smithy, Hwlffordd o 1911 hyd 1967.
Casgliad AWC F83.144.1-2

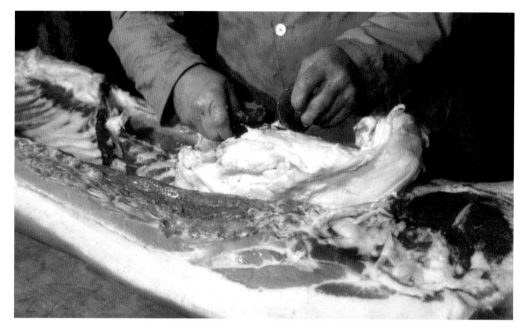

Bloneg mochyn: 'Codi'r lwlen oddi ar y weren' ym Mryn Siôn, Llanymawddwy, 26 Ionawr 1972. Tynnwyd gan M. J. Isaac

Llun gyda chaniatâd Amgueddfa Cymru

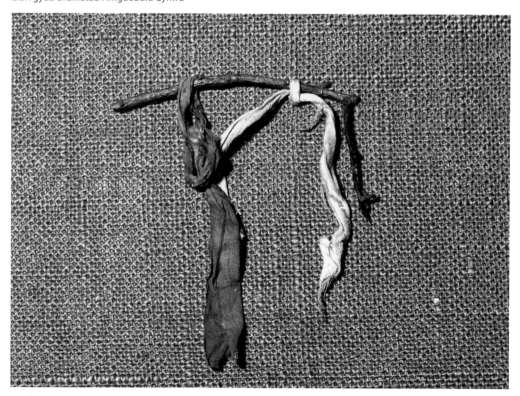

Offrymau carpiau wedi'u clymu wrth frigyn draenen wen. O ffynnon ofuned yn Nhre-mains ger Pen-y-bont ar Ogwr, Morgannwg, 1904

Llun gyda chaniatâd Amgueddfa Cymru

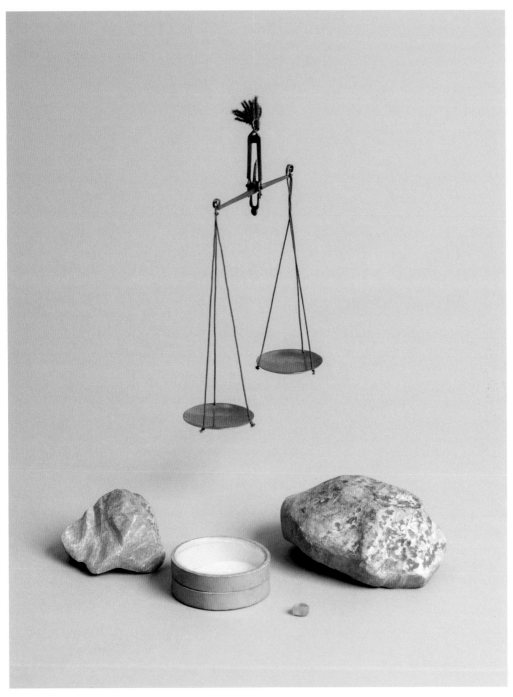

Carreg gynddaredd Blaen Wyre, Lledrod. Mae'r casgliad yn cynnwys dau ddarn o alabastr gwyn, clorian, pwysau gwydr a pheth o'r powdr. Gwelir ôl crafu ar y garreg leiaf.
Casgliad AWC 44.242.1-5

consumption, jaundice, nervous debility – today these terms are used to describe "depression" ',[213] anhwylder, meddai, er yr edrychir arno fel cyflwr sy'n deillio o dreialon y byd modern, y troir at hen, hen arfer i'w wella:

> The cultural construction of depression within these communities illustrates a shared belief system linking members to a wider, historically situated Welsh culture. For the people of these rural communities, 'depression' is perceived as a condition arising from the trials of everyday life, recognised by particular behaviour and amenable to treatment by the very ancient practice of wool measuring. [214]

6

Y Gwaed

Puro'r Gwaed ac Afiechydon y Gwaed

Rhoid pwyslais mawr ar buro'r gwaed. Roedd yr hen bobl yn argyhoeddedig bod y corff ar ei wannaf yn y gwanwyn a'r hydref, hynny yw, ar impiad neu gwympiad y dail, a bod angen meddyginiaeth i gael gwared â'r amhuredd o'r gwaed ac i fywiocáu'r cylchrediad a chryfhau'r cyfansoddiad. Credid y byddai'r amhuredd hwn yn aml yn ei amlygu ei hun, yn enwedig mewn pobl ifanc, ar ffurf plorod a phenddüynnod, yr olaf yn arwydd sicr o wendid, ac y byddai'r gwahanol feddyginiaethau neu ddiodydd dail a argymhellid yn glanhau'r croen yn ogystal â phuro'r gwaed.

Te danadl poethion, a wneid â blaenion y dail ifanc, oedd un o'r meddyginiaethau llysieuol mwyaf poblogaidd. Rhoi dŵr berwedig ar y dail y byddai rhai, ond eu berwi a wneid yn fwyaf cyffredin. I gael diod fwy blasus, gellid ychwanegu siwgr at drwyth danadl poethion. Yn yr achos hwn, dylid berwi'r dail am tuag awr i gychwyn ac yna hidlo'r trwyth, ychwanegu'r siwgr ato, a'i ferwi am hanner awr arall a'i botelu wedi iddo oeri. Roedd teulu o Gwm Main yn gyfarwydd â thair gwahanol ffordd o ddefnyddio'r dail, sef ar ffurf trwyth, wedi'u crasu yn y popty a'u malu'n fân a'u cymysgu â thriog, neu wedi'u ffrio mewn menyn gyda nionyn, a thorri wy iddynt.[1]

Câi danadl poethion eu cynnwys bron yn ddieithriad mewn diod fain neu ddiod ddail, y credid ei bod yn dda at y gwaed. Paratoid y ddiod at y cynhaeaf ar y ffermydd, ond fe'i gwneid ar hyd y flwyddyn yn y cymoedd diwydiannol (gan ddefnyddio llysiau wedi'u sychu yn y gaeaf), a byddai'r gwragedd yn ei gwerthu o'u cartrefi am ryw ddwy geiniog y botel. Defnyddid amrywiaeth o lysiau megis danadl poethion, dant y llew, y goesgoch, llau offeiriad, dail mafon, y feddyges las a suran y coed. Berwid y cyfan ac yna ychwanegu siwgr at y cymysgedd, rhoi burum ar ei wyneb a'i adael dros nos i 'weithio'. Câi'r trwyth ei hidlo i boteli drannoeth.

Câi cacimwci (a adwaenir hefyd fel cedor y wrach, cyngaf neu lysiau beilïaid) ei gyfrif yn arbennig o dda am gael gwared â phob amhuredd o'r gwaed, ac roedd yn feddyginiaeth ddiguro at benddüynnod neu gornwyd yn ôl tystiolaeth o Feirionnydd, Aberteifi, Penfro, Caerfyrddin, Brycheiniog a Morgannwg. Gwneid defnydd helaeth ohono yn siroedd Aberteifi a Chaerfyrddin. Y gwreiddiau a ddefnyddid fel rheol, a pharatoid trwyth ohonynt drwy eu berwi'n dda. Bu'n rhaid i wraig o Lanymddyfri gymryd gwydraid bach o'r trwyth 'cyngaw' am ddyddiau lawer, er bod yn gas ganddi'r blas, pan gafodd darddiant ar ei hwyneb a hithau'n ferch yn ei harddegau. Dywedai ei nain, gwraig o Landdeusant, a roddodd y feddyginiaeth iddi, y byddai'r trwyth yn newid pob diferyn o waed yn y corff o fewn deng niwrnod. Cafodd wared â'r tarddiant yn gyfan gwbl.[2] Dywedid bod y trwyth yn dda pe bai'r gwaed yn rhy denau hefyd. Paratoid meddyginiaeth o'r dail yn ogystal pan fyddent ar gael, yn ôl tystiolaeth o ardaloedd Bronnant, Crymych a Threforys.

Y feddyginiaeth lysieuol fwyaf poblogaidd ym Maldwyn at buro'r gwaed a chael gwared â phenddüynnod oedd trwyth llysiau pengaled, a chafwyd tystiolaeth ategol o Ddinas Mawddwy, Meirionnydd. Gwneid trwyth yn ogystal gyda chyfuniad o lysiau pengaled a chacimwci. Defnyddid dant y llew ar ei ben ei hun neu mewn cyfuniadau megis trwyth danadl poethion, cacimwci a dant y llew, neu ddanadl, y goesgoch a dant y llew. Dywedodd gwraig o Ystradgynlais y byddai ei thad, a oedd yn wan ei iechyd, yn arfer gwneud trwyth o ddail danadl a dant y llew bob haf, ac yn yfed gwydraid ohono am un ar ddeg y bore am naw bore yn olynol.[3]

Planhigion gwyllt eraill, er yn llai poblogaidd, a ddefnyddid i buro'r gwaed oedd berwr y dŵr (Morfa Nefyn; Pandytudur; Llanymddyfri), llysiau'r dryw (Cwm Main; Wdig), carn yr ebol (Llanymddyfri), rhedynen Fair (Bronnant), dail banadl (Llanymddyfri), a ffa'r corsydd (Penrhyndeudraeth; Cwmlline). Paratoi te neu drwyth y byddid o'r rhain, ar wahân i ferwr y dŵr a fwyteid yn amrwd, ond meddyginiaeth yn defnyddio dail chwerwlys yr eithin wedi'u crasu a gafodd Gwylfa Hughes o Ddinas Mawddwy pan oedd yn blentyn. Dywedodd y byddai ei nain yn crasu'r dail a'u malu, ac yna'n eu cymysgu â llwyaid o jam a'i roi iddynt i buro'r gwaed pan fyddai ganddynt unrhyw anhwylder ar y croen.[4]

Gwneid peth defnydd o berlysiau yn ogystal, er enghraifft, persli (Treorci), pupur-fintys (Llanymddyfri), gwreiddiau cwmffri (Synod Inn), wermod lwyd (Tufton), a garlleg (Pandytudur; Llandysul; Ystradgynlais). Ychwanegodd y siaradwraig o Ystradgynlais y byddai ei thad, pe na bai'r trwyth danadl poethion a dant y llew wedi bod yn llwyddiannus, yn arfer cymryd tamaid bach o arlleg am naw bore yn olynol, ond rhybuddiodd na ddylid cymryd gormod ohono gan ei fod yn teneuo'r gwaed. [5]

Cafwyd tystiolaeth am ddefnyddio rhannau o ddwy goeden warchodol i wneud meddyginiaeth at y gwaed, sef yr ysgawen a'r griafolen. Mae'r ysgawen yn bren poblogaidd mewn meddygaeth werin, a gwneid trwyth o'r dail (Llanymddyfri; Treforys) a'r blodau (Bow Street) i buro'r gwaed. Bach iawn oedd y defnydd meddyginiaethol a wneid o'r griafolen, ar y llaw arall, ac ymddengys mai fel pren gwarchodol yn unig y'i hystyrid gan drwch y boblogaeth erbyn yr ugeinfed ganrif. Sut bynnag, soniodd gwraig o Gorris, Meirionnydd, am wneud trwyth o aeron y griafolen, y credai eu bod yn cynnwys llawer o haearn, fel meddyginiaeth at y gwaed.[6] Cafwyd tystiolaeth ategol am rinweddau'r aeron yng nghasgliad llawysgrifau Evan Jones, Ty'n-y-pant, Llanwrtyd: 'Byddai'r hen bobl yn yr amser gynt yn gwneyd diod o'r ffrwyth yma, gelwid hi "diod griafol", ac ystyrid hi yn un hynod iachusol.'[7]

Yn wir, dengys R. Elwyn Hughes fod diod griafol yn un o dair diod draddodiadol y Cymry, ochr yn ochr â bragod a meddyglyn.[8] O'r holl ddiodydd a yfid yng Nghymru ar hyd yr oesoedd, cred mai hon oedd yr un fwyaf 'Cymreig',[9] ac iddi ddod yn boblogaidd mewn ardaloedd ar gyrion gwareiddiad lle y byddai defnyddiau crai eraill ar gyfer diodydd yn brin neu'n gostus.[10] Cred mai un ffactor bwysig yw bod y griafolen yn gallu goroesi mewn ardaloedd llwm a mynyddig, a chyfeiria at dystiolaeth un awdurdod sy'n nodi bod y ddiod wedi'i chyfyngu i bum ardal o'r fath erbyn dechrau'r ugeinfed ganrif, sef Latfia, Sweden, Kamchatka (Siberia), Ucheldiroedd yr Alban a Chymru.[11]

Cyfeiriodd nifer o deithwyr a naturiaethwyr at y defnydd o'r ddiod yng Nghymru, yn eu mysg John Ray (1670), Thomas Pennant (1773), a William Bingley (1814).[12] At hyn, nododd cyfrannwr i'r cylchgrawn *Bye-*

gones ar ddiwedd y bedwaredd ganrif ar bymtheg i'w nain, a fu farw ym 1838, ddweud wrtho y byddai trigolion ardaloedd Ganllwyd a Thrawsfynydd yn arfer gwneud 'cwrw' o'r aeron.[13] Mewn ymateb i'w sylwadau, nododd cyfrannwr arall iddo glywed hen bobl o sir Drefaldwyn a Meirionnydd yn sôn am y cwrw, gan ddweud ei fod yn ddiod lesol iawn.[14] Cyfeiriodd hefyd at dystiolaeth ysgrifenedig (1813) gan y Parch. Richard Warner o Gaerfaddon, a fu'n teithio drwy Gymru ym mis Awst a Medi 1798, a welsai fechgyn ifanc ym Mallwyd yn casglu a bwyta'r aeron, ac a gafodd ar ddeall yn ddiweddarach y byddai'r trigolion lleol yn eu defnyddio i wneud diod.[15]

Yn ogystal â chynnyrch y gwyllt, gwneid defnydd o rai llysiau coginiol. Mynnai sawl un fod nionod yn dda at y gwaed, ac roedd yn gred gyffredin bod betys yn magu gwaed. Dywedodd Morgan John o Gefncoedycymer y byddai ei fam yn gwneud iddynt fwyta helogan bob diwedd haf pan oeddynt yn blant yn y gred y byddai'n newid y gwaed i gyd ac yn eu paratoi at y gaeaf.[16] Roedd llawer o ffydd hefyd mewn dŵr y berwasid llysiau ynddo, yn enwedig dŵr tatws neu ddŵr bresych. Credid bod rhinweddau cyffelyb yn perthyn i rai ffrwythau ac, yn ôl tystiolaeth o Forge ger Machynlleth, byddai gŵr o'r enw Thomas Griffiths, pregethwr a siopwr lleol, yn arfer cymeradwyo'r cacennau riwbob a wneid gan ei wraig i'w gwerthu yn y siop pan geid crachod ar y croen o ganlyniad i waed amhur.[17]

Er mor boblogaidd oedd y llysiau, yn enwedig danadl poethion, brwmstan neu sylffwr yn ddiamau oedd y brif feddyginiaeth at y gwaed. Cyfeirid ato'n aml yn siroedd y Gogledd fel 'fflwar brwmstan', sef fflŵr sylffwr (o'r Saesneg *flowers of brimstone* neu *flowers of sulphur*). Y dull mwyaf cyffredin o'i gymryd oedd wedi'i gymysgu â thriog du. Dywedid bod triog ynddo'i hun yn dda at y gwaed, ac mae'n bosibl y'i hystyrid yn gymaint rhan o'r feddyginiaeth â'r brwmstan, ac nid yn unig fel sylfaen i'r cymysgedd. Gwneid llond jar ohono, gan gymysgu'r brwmstan â thua deubwys o driog.[18] Byddai hen wraig yn Nhreforys y cyfeirid ati fel 'Mrs Lewis llosg tân' yn ei baratoi ar gyfer ei werthu i gymdogion.[19]

Dywedid ei fod yn puro'r gwaed ar ôl hirlwm y gaeaf ac yn cael gwared â phlorod a chornwydon neu benddüynnod, ac fel rheol câi'r plant lwyaid ohono y peth cyntaf yn y bore ar ddechrau'r gwanwyn neu, ambell waith, yn gynnar yn yr hydref. Arferai ffermwr o Daf Fechan, Merthyr Tudful, gael llwyaid ohono am naw diwrnod yn olynol yn y gwanwyn a'r hydref pan oedd yn blentyn,[20] ond yn ôl tystiolaeth o Gefngorwydd, Brycheiniog, byddai'n rhaid ei gymryd am gyhyd â mis i chwe wythnos yn y gwanwyn.[21] Arferai rhai o'r siaradwyr ei gael yn rheolaidd, bob wythnos[22] neu bob pythefnos i fis,[23] heb dalu sylw arbennig i'r adeg o'r flwyddyn. Cofiai gwraig o Johnston ger Hwlffordd y byddent yn ei gael dros y Sul, ac fel y byddent yn blant yn ysgwyd eu hosanau uwchben y tân ar ôl bod yn ei gymryd, a fflam las yn codi wrth i lwch croen marw a oedd yn cynnwys brwmstan ddisgyn arno.[24]

Cafwyd peth tystiolaeth am gymysgu'r brwmstan gyda surop neu driog melyn yn hytrach na thriog du (Abertawe; Llandysul; Tyddewi). Byddai rhai yn ei gymysgu gyda lard (Myddfai; Gwytherin), eraill yn rhoi llwyaid ohono mewn llefrith (llaeth), yn ôl tystiolaeth o Lannerch-y-medd, Trawsfynydd, Mynachlog-ddu, Llanymddyfri ac Ynys-hir. Dywedodd Mrs Elizabeth Reynolds, Brynhoffnant, y byddai ei mam-gu yn ei roi iddi wedi'i gymysgu gyda siwgr coch ac ychydig o ddŵr.[25] Cymerid y sylffwr neu'r brwmstan ar ei ben ei hun hefyd, neu gellid prynu tabledi sylffwr. Roedd cryn ffydd yn ogystal mewn triog du ar ei ben ei hun a dywedid bod bwyta brechdan driog yn cadw'r gwaed yn bur. Mae triog, wrth gwrs, yn ffynhonnell dda o haearn. Credai rhai ffermwyr fod y triog anifeiliaid a brynid mewn casgenni yn well na'r triog cyffredin gan ei fod yn gryfach.

Sylwedd arall y gwneid cryn ddefnydd ohono oedd burum, yn enwedig pan fyddai rhywun yn dioddef oddi wrth benddüynnod neu gornwydon. Adroddodd William Gibby, o Landysilio ym Mhenfro, fel y'i cynghorwyd, pan oedd ganddo ddau gornwyd ar ei wddf, i fynd i dafarn a oedd yn macsu ei hun i geisio cael chwart o ddiod newydd gyda burum ac ewyn ar yr wyneb. Dywedwyd wrtho am fynd i'r gwely ar ôl ei gymryd ac y byddai'n iawn drannoeth. Gwnaeth yntau hynny ac erbyn bore drannoeth roedd y cornwydon wedi gweithio eu ffordd allan heb adael marc ar eu holau. Credai mai'r burum oedd yn gyfrifol am hyn.[26] Roedd y sawl a roddodd y cyngor iddo wedi cael y feddyginiaeth gan feddyg lleol, sef Dr Havard o Drefdraeth. Derbyniodd cyn-athrawes o Solfach gyfarwyddyd tebyg gan y nyrs leol pan gafodd un ar ddeg o gornwydon ar hyd ei braich un haf pan oedd yn dysgu yng Nghilgerran. Fe'i cynghorwyd hithau i fynd i'r dafarn a gofyn am lond llestr o furum gwlyb, a bu'n yfed peth ohono bob nos am wythnosau gan ddychwelyd i'r dafarn bob dydd Sadwrn i nôl rhagor.[27] Bu gwraig o Aberystwyth hefyd yn mynd i'r bragdy lleol pan oedd yn blentyn i ofyn am y burum gwlyb oddi ar wyneb y cwrw. Câi lond pot jam ohono a chofiai fel y byddai'n ei fwyta â llwy.[28]

Byddai'r tafarnau a oedd yn macsu yn gwneud eu burum eu hunain gan ddefnyddio hopys a brag barlys i'w baratoi. Gwneid burum yn y cartref hefyd gyda hopys, tatws yn eu crwyn, dŵr, siwgr, blawd a hen furum.[29] Nid oedd y burum cartref mor gryf â'r burum tafarn na'r burum a brynid yn y siopau ac adlewyrchiad ar hyn yw'r enwau burum total, neu furum dirwest, fel y'i gelwid yn sir Aberteifi. Roedd gwraig o Bren-gwyn, Llandysul, yn cofio fel y byddai ei brawd yn arfer ei gymryd pan oedd ganddo gornwyd.[30] Ffordd arall o gymryd y burum oedd bwyta tamaid bach ohono, tua maint marblen, dair neu bedair gwaith y dydd.

Cafwyd peth tystiolaeth am ddefnyddio brag (*malt*) neu byg. Prynai eraill foddion megis *Clarke's Blood Mixture*, *Scott's Emulsion* neu *Parrish's Food* fel tonig at y gwaed. Gwneid peth defnydd o garthyddion fel codau senna, surop ffigys neu halwynau Epsom – un feddyginiaeth at buro'r gwaed a gofnodwyd yn Nhreorci oedd cymysgu halwynau Epsom gyda chwart o ddŵr a sudd dau lemwn a chymryd llond gwydr gwin o'r ddiod bob bore am naw diwrnod yn olynol.[31]

Credai eraill mewn yfed dŵr oer y peth cyntaf yn y bore, neu yn rhinwedd dŵr o ffynnon iachaol. Arferai siaradwraig o Ystradgynlais, a fagwyd ar Balleg, gyrchu dŵr o ffynnon Cwm-twrch, a cherddai yno gyda chymdoges yn gynnar yn y bore, sef yr adeg o'r dydd y dywedid y byddai'r dŵr ar ei gryfaf, am naw bore yn olynol i gael potelaid ohono.[32] Câi'r sylffwr yn y dŵr ei gyfrif yn dda at y gwaed.

Byddai meddyginiaethau a oedd wedi ennill eu plwyf fel moddion i roi hwb i waed blinedig ac afiach yn cael eu defnyddio hefyd i drin anhwylderau penodol ar y gwaed. Dywedodd amryw fod te neu drwyth danadl poethion yn gostwng pwysedd y gwaed. Cyfuniad o ddanadl a thafod yr hydd oedd cyngor Glyn Rees, Crymych – dylid berwi'r dail am ychydig a'u gadael i sefyll dros nos, yna yfed llond ecob o'r trwyth y peth cyntaf bob bore.[33] Te yn cynnwys danadl, milddail, persli a dant y llew oedd un cyngor o Lanymddyfri, a'i yfed unwaith y dydd am bedwar diwrnod.[34] Clywsai ffermwr o'r un ardal fod gwin riwbob yn cael ei ystyried yn beth da hefyd.[35] Arferai gŵr o Donyrefail, a oedd yn hanu o Gernyw, ddefnyddio gelod i ostwng pwysedd y gwaed yn ôl tystiolaeth ei nai,[36] ond pan gafodd drawiad flynyddoedd yn ddiweddarach byddai'n cael aelod o'r teulu i baratoi dysglaid o ddŵr poeth gyda llond dau dun o bowdr mwstard ynddo ar ei gyfer er mwyn iddo allu rhoi ei draed yn y dŵr mwstard a thrwy hyn ostwng y pwysedd yn yr ymennydd. Roedd gwraig o ardal Felin-foel, Llanelli, yn dioddef o lewcemia a'r meddyg wedi dweud nad oedd ganddi ond rhyw hanner blwyddyn i fyw, ond cafodd gyngor gan sipsi i roi moch coed neu wrachod lludw mewn blawd a'u llyncu'n fyw, a bu fyw am ddeng mlynedd arall yn ôl yr hanes.[37] Byddai 'meddyges' Bryn Canaid, Aberdaron, yn paratoi meddyginiaeth nodedig pan fyddai'r 'gwaed yn darfod' yn y corff. I gychwyn, âi i ffynnon yn y Rhiw i nôl dŵr (y dywedid ei fod yn cynnwys llawer iawn o haearn). Yna, byddai'n hel gwichiaid ym Mhorth Felen ac yn rhoi 'ias o ferw' iddynt er mwyn tynnu'r abwydyn ohonynt. Torrai'r darn caled ymaith a defnyddio'r darn meddal, neu'r perfedd, gan ei droi a'i falu nes y byddai'n mynd yn ddŵr brown a'i roi mewn llestr gyda'r dŵr ffynnon am ei ben.[38]

Gwaedu

Gwaedu yn y wythïen

Roedd gwaedu yn y wythïen yn ddull cyffredin o feddyginiaethu. Fe'i defnyddid gan hen wareiddiadau megis y Mesapotamiaid, yr Eifftiaid, y Groegwyr a'r Rhufeiniaid. Atgyfnerthwyd poblogrwydd gwaedu yn y byd clasurol gan syniadaeth Galen o Bergamum (OC 129-c.216), a ddarganfu fod y rhydwelïau yn ogystal â'r gwythiennau yn llawn gwaed, ac nid aer fel y tybid ar y pryd. Credai fod y gwaed yn cael ei greu ac yna ei dreulio a, gan nad oedd yn cylchredeg, y gallai 'grynhoi' mewn rhannau o'r corff. Credai hefyd, megis Hippocrates (c.460-370 CC), fod iechyd dyn yn ddibynnol ar gydbwysedd y pedair anian neu wlybwr yng nghorff dyn.[39] Deilliai hyn o'r cysyniad bod pob unigolyn, gan ei fod yn ficrocosm o'r bydysawd, yn gweithredu'n union fel y gwnâi'r bydysawd ei hun, ac yn rhannu'r un cydrannau ac yn ymateb yn sensitif i ddylanwadau amgylcheddol a phlanedol. Megis yr oedd y bydysawd wedi'i ffurfio o'r pedair elfen sylfaenol, sef awyr (poeth a gwlyb), dŵr (oer a gwlyb), daear (oer a sych), a thân (sych a phoeth), roedd bodolaeth y corff yn dibynnu ar y pedair anian gyfatebol, sef gwaed, fflem, bustl du a bustl melyn.[40] At hyn, tybiai Galen mai gwaed oedd yr anian gryfaf, a bod angen ei reoli drwy waedu neu ddulliau eraill. Dyma sail meddygaeth ym Mhrydain a gweddill Ewrop drwy gydol yr Oesoedd Canol. Ni chafodd damcaniaeth Galen ynghylch llif y gwaed ei chywiro hyd yr ail ganrif ar bymtheg. Gyda chyhoeddi *De motu cordis* William Harvey ym 1628 y cyflwynwyd am y tro cyntaf y ddamcaniaeth fodern am gylchrediad y gwaed.[41] Gwelwyd, yn dilyn cyhoeddi traethawd Harvey, feddygon megis Thomas Willis (1621-75) yn galw am 'thorough Instauration of Physick, and for the Re-Edifying of the Building (as they say) even from the Ground, the Antient Props being fallen down, on that which our most Famous Harvey hath laid, the Circulation of the Blood, as a New Foundation in Medicine',[42] er bod i athrawiaeth Galen ei chefnogwyr o hyd. Daethai meddygon ac apothecarïaid i ddechrau defnyddio gelod fel dull mwy rheoledig o waedu erbyn y ddeunawfed ganrif,[43] ond roedd yr arfer o waedu yn y wythïen yn dal mewn grym yn y bedwaredd ganrif ar bymtheg, er bod ei boblogrwydd yn lleihau, yn enwedig yn ail hanner y ganrif, ac fe'i hargymhellid mewn rhai traethodau meddygol yn chwarter cyntaf yr ugeinfed ganrif. Roedd y ddau ddull o waedu yn parhau i gael eu harfer mewn meddygaeth werin ar ddechrau'r ugeinfed ganrif.

Ceir tystiolaeth helaeth am waedu anifeiliaid mewn gwahanol rannau o Gymru yn chwarter cyntaf y ganrif.[44] Ceffylau a gwartheg a gâi eu gwaedu yn bennaf, y ceffylau at lid neu 'inflammation' a'r gwartheg pan fyddent yn flwyddiaid fel rheol er mwyn ceisio eu harbed rhag y wharren neu ddolur byr, afiechyd angheuol a fyddai'n taro'r lloi gorau eu gwedd neu'r rhai hynny a oedd wedi gwneud cynnydd mewn byr amser. Ceid offer pwrpasol ar gyfer y gwaith, sef fflaim, cyllell fechan gyda thri llafn yn agor allan a blaen llym trionglog o dri gwahanol faint ar ochr pob un, a morthwyl pren bychan gyda phen trwm arno. Cyn gwaedu'r anifail rhoid rhaff â chwlwm rhedeg arni am ei wddf, gan ei thynhau nes y byddai'r wythïen yn codi. Yna rhoid un o'r llafnau ar y wythïen a tharo'r fflaim â'r morthwyl. Yn gyffredinol, defnyddid y llafn mwyaf i waedu ceffyl, yr un canolig i waedu gwartheg, a'r lleiaf ohonynt i waedu anifail ifanc.

Dull arall o drin dyniewaid i'w harbed rhag y dolur byr oedd eu gwaedu yn y ffroenau â chyllell, neu roi incil a oedd wedi bod yn wlych mewn ïodin drwy'r croen llac dan wddf yr anifail gyda nodwydd fawr, tynnu'r nodwydd trwodd, a rhoi cwlwm ar yr incil. Arferid gwaedu defaid yn eu ffroenau hefyd er mwyn atal y gwayw. Ŵyn a oedd yn fwyaf tueddol o gael yr afiechyd hwn, yn enwedig pan fyddent wedi cynyddu neu wisgo gormod mewn cyfnod byr. Câi defaid ac ŵyn eu gwaedu yn eu ffroenau hefyd, neu fe dorrid eu cynffonnau, pan nad oedd y ffermwr yn sicr beth oedd o'i le arnynt.

O'i chymharu â'r cyfeiriadau niferus at waedu anifeiliaid, prin yw'r dystiolaeth lafar am waedu pobl. Dengys y dystiolaeth hon yr arferid gwaedu pobl i ddau bwrpas yn bennaf, sef at niwmonia neu 'inflammation', ac er mwyn yr iechyd yn gyffredinol. O siroedd Penfro, Caerfyrddin ac Aberteifi y daeth y dystiolaeth am waedu at niwmonia. Cofiai Glyn Rees, Crymych, ei dad (a anwyd tua 1880) yn sôn am hen ŵr o blwyf Mynachlog-ddu a fyddai'n gwaedu pobl at niwmonia, gan ddefnyddio cyllell arbennig at y gwaith.[45] Adroddodd John Evans, Blaengornoeth, a fu'n ffermio yng Nghefngornoeth, Llangadog, hanes ei dad, Daniel Evans, a oedd yn enedigol o Lansadwrn, yn cael ei waedu at niwmonia pan oedd yn fachgen ifanc gan hen ffariar o'r enw Williams, a oedd yn byw yng Nghwm Llynfe, Llansadwrn. Ganwyd Daniel Evans ym 1870, a gellir dyddio'r stori hon i 1884.

> Pan odd e'n grwt pedair ar ddeg ôd, odd e'n gwas'naethu ar ffarm, roedran 'nny … A pedair punt y flwyddyn odd 'i gyflog e. Odd e'n gallu dilyn pâr o geffyle. A cysgu mas ar storws gyda'r gwas hena'. A fe gâs e niwmonia. A fe âth nhadcu i hôl e ar gefen ceffyl, a nôl ag e iddi gartre, ag o fanny draw at hen ffarier. Odd e'n byw yn Cwm Llynfe, Llansadwrn. A dim câl myn' i'r tŷ, myn' i hen gartws, a dod â stôl iddo fe eiste lawr fanny. Ag odd e'n i waedu e yn 'i fraich, fan 'yn. A pan odd e'n mynd mas o'i hunan, pryt 'ynny odden nw'n stopu'r gwâd. Ag odd tua tri chwarter basned o wâd 'na. A cyn pen deg munud, odd hwnna – crawn odd e i gyd – dim gwâd – crawn gwyn. A nôl ag e ar gefen ceffyl, iddi gartre, a dodi e yn ngwely, gartre. Rodd e'n nôl 'th i waith mewn tri diwrnod … 'Rhen Williams, Cwm Llynfe. [46]

Cafwyd tystiolaeth bellach am yr arfer o waedu hyd nes y byddai'r claf yn anymwybodol. Soniodd ffermwr o Dreteio ger Tyddewi fel y byddai ei dad-cu, a oedd yn dueddol o gael niwmonia bob blwyddyn, yn gofyn am gael ei waedu hyd nes y llewygai, ac fel y byddai'n gwella bob tro ar ôl y driniaeth.[47] Mae'r cyfeiriad at y gwaed yn troi'n grawn yn ddiddorol hefyd. Cafwyd sylw tebyg gan ŵr o Lanrhian pan soniodd am waedu ceffyl at y 'fflamashiwn'. Dywedodd fod ffordd arbennig o ganfod a oedd anifail yn dioddef o'r anhwylder: tynnid tua pheint o waed i ddechrau, a phe bai dŵr neu hylif melyn yn crynhoi ar ei ben roedd hyn yn arwydd bod yr anifail yn dioddef o'r 'fflamashiwn' a bod angen gwaedu rhagor arno.[48]

Ymarferwyr answyddogol a oedd yn gyfrifol am y gwaedu mewn dau o'r achosion uchod. Dyna oedd y gŵr o blwyf Mynachlog-ddu, a'r ffariar o Lansadwrn. Ond ni chrybwyllodd y siaradwr o Dreteio fod unrhyw un yn arbennig wedi cael ei alw i waedu ei dad-cu. Yn wir, dywedodd gŵr o Ferea, Croes-goch, y byddai ei dad yn arfer ei waedu ei hunan fel meddyginiaeth at niwmonia.[49] Gelwid ar y meddyg i wneud y gwaith, yn ôl tystiolaeth Miss Sarah Anne Davies, Pren-gwyn, a chofiai ei thad yn adrodd stori am ddyn ym mhentref Rhyd-y-groes a oedd yn wael iawn gyda niwmonia, ac fel y cafwyd doctor Maes y Gardd i'w waedu.[50] Sut bynnag, dywedwyd bod Daniel Evans, flynyddoedd yn ddiweddarach, wedi adrodd yr hanes amdano'i hun yn cael ei waedu wrth y meddyg a ddaethai i weld ei fab (a anwyd ym 1902) pan oedd yn dioddef o'r eisglwyf. Dywedasai'r meddyg wrtho nad oedd gwell meddyginiaeth i'w chael, ond y câi ef ei gosbi am wneud hynny.[51]

Ond nid meddyginiaeth at niwmonia yn unig oedd gwaedu. Credid ei fod yn llesol i'r iechyd yn gyffredinol, ac fe'i gwneid fel rheol ar ddechrau'r haf. Cofnodwyd yr arfer gan Evan Jones, Ty'n-y-pant, Llanwrtyd, (1850-1928) mewn llawysgrif o'i eiddo yn yr Amgueddfa Werin:

> Cyn bod meddygon mor aml a chyfleus ag ydynt yn awr yn ein gwlad, yr oedd gwaedu yn waith tra chyffredin gan yr hen bobl. Tua diwedd y gwanwyn a dechrau'r haf, mae'n debyg, oedd yr adeg oreu o'r flwyddyn at hyn. Rhoddid napcyn, neu ryw rwymyn arall cyffelyb yn dyn am fôn y fraich er rhwystro cylchrediad y gwaed, ac er i'r wythïen lanw; a chyda 'phencïff' fechan lem, finiog, gollyngid gwaed. Yn gyffredin, tua llonaid basin a dynnid. Yr oedd llawer yn credu mor gryf yn yr arferiad, fel y mynent waedu agos bob gwyneb blwyddyn. Adwaenwn lawer o hen bobl a ddangosent amryw 'greithiau gwaedu' ar eu breichiau.
>
> Yr oedd gynt ym mhob plwyf ryw berson cynefin â'r gwaith, ac atynt y cyrchai y bobl yn achlysurol. Y rhai diweddaf a fuant wrth y gwaith hwn oeddynt – David Davies, Pencrug, yn Llanafan fawr; Thomas Davies, Y Gledrydd, Tir Abad; David Jones, Llwynbedw, Llanwrtyd; Yn Tir yr Abad, Sam Top Glas, oedd waedwr enwog iawn.

Y mae'r arferiad yma wedi ei adael heibio'n llwyr er ys tua hanner can mlynedd bellach.[52]

Mae'r rhan fwyaf o bapurau Evan Jones yn dyddio o gyfnod y Rhyfel Byd Cyntaf a chan ei fod yn nodi bod yr arfer wedi mynd allan o fodolaeth ers hanner can mlynedd mae'n debyg ei fod yn sôn am y cyfnod oddeutu 1870.

Cyfeiriodd y Parch. Elias Owen, wrth ysgrifennu ym 1897/8, at dystiolaeth gwraig i reithor o sir Drefaldwyn a ddywedodd y byddai morwyn a adwaenai pan oedd yn blentyn yn cael ei gwaedu'n flynyddol, a hynny er lles ei hiechyd,[53] tra nododd ffermwr o Ddolwyddelan ei bod yn arfer ar un adeg i waedu morynion fferm ar ddechrau haf.[54]

Roedd gan Mrs Mary Davies, Pennant, Llanbryn-mair, gwraig a oedd yn tynnu at ei deg a phedwar ugain pan gofnodwyd y dystiolaeth hon ganddi ym 1982, gof plentyn am ei nain yn cael ei gwaedu bob Calan Mai, sy'n awgrymu bod yr arfer wedi parhau mewn grym mewn rhannau o Faldwyn hyd droad yr ugeinfed ganrif.[55] Tebyg yw tystiolaeth Thomas Morgans o Gwm-bach ger Hendy-gwyn, a anwyd ym 1893, a gofiai am hen wraig o'r plwyf (plwyf Llanwinio) o'r enw Bet Pant Buarthle a fyddai'n arfer gwneud y gwaith. Roedd ef yn adnabod un gŵr, sef crydd a adwaenid fel 'Daniel cobler', a oedd yn byw ym Mlaen-waun, a âi ati'n rheolaidd bob blwyddyn i gael ei waedu. Dywedasai hwnnw wrtho y byddai'n tueddu i gyffio am ei fod yn eistedd cymaint wrth ei waith, ond y byddai wedi ystwytho drwyddo ar ôl cael gwared â thua pheint o waed. Ychwanegodd y byddai'r hen wraig yn gwneud hac yn y fraich yr ochr uchaf i'r penelin, a'i bod yn bwysig torri'r wythïen ar ei hyd yn hytrach nag ar draws.[56]

Ceid math arall o waedu tymhorol hefyd, er nad oes gennym dystiolaeth lafar gyfoes i'r perwyl, sef yr arfer o waedu ar Ddydd Gŵyl San Steffan.[57] Ni chafwyd tystiolaeth am waedu pobl yn y wythïen ar y dyddiad hwn, ond gwyddys y câi anifeiliaid eu gwaedu yr adeg hon o'r flwyddyn yn Llanasa, sir y Fflint, hyd at 1885 o leiaf.[58] Cofnodwyd yr arfer yn swydd Henffordd a swydd Gaer yn ogystal ag mewn rhannau eraill o Loegr.[59] Argymhellodd Thomas Tusser yn ei *Fiue hundred pointes of good husbandrie* a gyhoeddwyd ym 1573 (fersiwn lawnach o *A hundreth good pointes of husbandrie*, a gyhoeddwyd ym 1557), y dylid gwaedu ceffylau ar y dyddiad hwn fel rhan o 'Decembers Husbandrie':

Er Christmas be passed let horse be let blood,
 for many a purpose it doth them much good.
The daie of S. Stephen old fathers did vse:
 if that doe mislike thee some other daie chuse.[60]

Credid bod gwaedu achlysurol yn llesol i iechyd anifeiliaid megis ceffylau a oedd yn gwneud gwaith trwm.[61]

Ceir yn argraffiad Pol Diverres o draethodau Meddygon Myddfai (1913) restr o fisoedd y flwyddyn a'r ymborth a argymhellir ar eu cyfer.[62] Gwelir eu bod yn cynghori y dylid gwaedu ym mis Ebrill, ac ar raddfa lai ym mis Chwefror a Mawrth, ynghyd ag ar ddyddiau penodol ym Mawrth, Ebrill a Mai, sy'n awgrymu traddodiad di-dor o gofio am y dystiolaeth lafar am waedu ar ddechrau'r haf.

Gwaedu â chelyn

Er na chafwyd unrhyw wybodaeth am waedu pobl yn y dull traddodiadol ar Ddydd Gŵyl San Steffan, ceir tystiolaeth o'r bedwaredd ganrif ar bymtheg am yr arfer o waedu â chelyn ar y diwrnod hwn. Noda J. D. Davies yn ei gyfrol ar hanes plwyfi Llanmadog a Cheriton ym Mro Gŵyr (1879), lle'r oedd yn rheithor, i ŵr o Lanmadog ddweud wrtho y byddai hen ŵr o Benmynydd ym mhlwyf Llangynydd (mae Penmynydd yn agos at y ffin â phlwyfi Llanmadog a Cheriton) yn ei waedu ei hun yn y modd hwn bob blwyddyn.[63]

Yn ôl tystiolaeth o Ddinbych-y-pysgod arferai'r dynion a'r bechgyn fynd o gwmpas gyda chelyn ar Ddydd Gŵyl San Steffan gan guro morynion a merched o'r un statws cymdeithasol â hwy ar eu breichiau noethion nes eu bod yn gwaedu:

If, however, the eve of Christmas was a season of mirth and good fellowship, the day after (St. Stephen's-day) was stained with the recurrence, from year to year, of the barbarous and uncouth practice of 'holly beating', which consisted in a furious onslaught being made by men and boys, armed with large bushes of the prickly holly, on the naked unprotected arms of female domestics, and others of a like class; and as the short sleeved jackets of the Welsh servants pointed them out as convenient subjects for the flagellation, their bleeding arms soon bore testimony to the unrelenting barbarity of their unmanly tormentors. It is not very clear what object the people of Tenby could have had in view of such a performance, certainly it was no appropriate offering to the memory of the gentle Stephen; however, we will leave the usage and its commemoration to the past, and congratulate ourselves that the terrors of the law have extinguished this ill-mannered custom of the good old times.[64]

Nodir bod yr arfer wedi darfod amdano yn Ninbych-y-pysgod pan ysgrifennwyd y truth uchod (ym 1857) ond dengys J. D. Davies ei fod yn parhau mewn grym yn Llanmadog mor ddiweddar â 1879. Fe'i gelwid yn 'holming', ('holms' oedd yr enw lleol ar fwndeli o gelyn) a chyfeirid at Ddydd Gŵyl San Steffan fel 'holming day'. Dywed mai bechgyn ifanc a fyddai'n arfer gwneud hyn, ac y byddent yn erlid pob gwraig a welent, ac nid y morynion yn unig fel y nodir yn y dystiolaeth o Ddinbych-y-pysgod, a hyd yn oed yn galw yn y tai.[65] Yn yr un flwyddyn, cyhoeddodd William Spurrell ail argraffiad ei lyfr ar hanes tref Caerfyrddin a'r cyffiniau a chyfeiria at dystiolaeth 'the oldest inhabitant' a oedd yn cofio fel yr arferid chwipio 'with rods of holly persons found in the streets before noon on the 26th December',[66] ond nid oes dim yma sy'n dynodi mai merched yn unig a gâi eu chwipio. Mae tystiolaeth y Parch. Gruffydd Evans am ardal Cydweli, ar y llaw arall, yn nodi'n bendant mai'r merched a gâi eu curo â chelyn:

If a girl, or even a married woman, were caught out of doors on the morning of Calan, the boys would set upon her with holly-twigs and thrash her 'nes fo'r gwâd yn dod' (until the blood came). Instances were known where the participators in this unholy rite actually entered homes and dragged out their victims.[67]

Mae yntau hefyd yn cyfeirio at y ffaith mai'r merched hynny a fyddai wedi mentro allan cyn hanner dydd a gâi eu curo, gan ychwanegu y byddid weithiau hyd yn oed yn mynd i chwilio amdanynt i'w cartrefi. Fodd bynnag, dywed mai arfer a berthynai i fore Calan ydoedd yn hytrach nag i Ddydd Gŵyl San Steffan fel yn yr holl enghreifftiau eraill a gofnodwyd. Efallai ei bod yn werth nodi mai ym 1915 y cyhoeddwyd yr erthygl hon, ymhell wedi i'r arfer ddiflannu o'r tir.

Cafwyd tystiolaeth o ardal y Gororau y câi'r person olaf i godi ar Ddydd Gŵyl San Steffan ei guro â chelyn, ac y disgwylid iddo ufuddhau i ddymuniadau neu orchmynion y teulu am yr hyn a oedd yn weddill o'r flwyddyn. Rhoid y ffugenw 'Tapster' arno hefyd. Ymddangosodd y wybodaeth hon mewn rhifyn o'r *Oswestry Advertiser* ym mis Rhagfyr 1872 ac fe'i cynhwyswyd yn *Bye-gones*.[68] Cofnodwyd tystiolaeth gyffelyb (sy'n deillio o'r un ffynhonnell, o bosibl), gan 'Cyffin' y flwyddyn ganlynol dan y pennawd 'High Days and Holidays in Llansantffraid, Oswestry'.[69]

Awgrymwyd bod yr arfer o waedu â chelyn drannoeth y Nadolig yn gysylltiedig â choffâu marwolaeth Sant Steffan, y merthyr Cristnogol cyntaf, neu, o bosibl, â'r hen ddefod o waedu anifeiliaid, yn enwedig ceffylau, ar y dydd hwn. Ymhelaethir drwy awgrymu y ceid priodas rhwng arwyddocâd symbolaidd y merthyrdod ac elfen iachaol y gwaedu, a wneid yn fwy bendithiol fyth yn rhinwedd safle neilltuol yr haul.[70]

Yn sicr, dylid edrych ar yr arfer yng nghyswllt y calendr cyn-Gristnogol. Rhennid y flwyddyn amaethyddol yn dri chyfnod, sef cyfnod y paratoi, y dwyn ffrwyth a'r cynaeafu. Dechreuai'r hen flwyddyn Geltaidd ar y cyntaf o Dachwedd, gyda nos Galan Gaeaf yn dynodi diwedd un flwyddyn a dechrau un arall. Edrychid ar ran gyntaf y flwyddyn, sef o Dachwedd hyd ddiwedd Chwefror, fel cyfnod o farwolaeth a thristwch pan nad oedd dim yn tyfu. Fodd bynnag, ar ôl Canol Gaeaf, y dydd byrraf, sef 21/22 Rhagfyr, byddai'r haul yn dechrau ar gylchdro'r haf a'r dydd o'r herwydd yn ymestyn. O hyn ymlaen, paratoid ar gyfer yr haf a chynhelid defodau i annog yr haul ac i hybu tyfiant. Cynhelid defodau cyffelyb mewn amrywiol wledydd i ddathlu deffroad cyffredinol y ddaear ac i hybu ffrwythlondeb. Un o'r dathliadau pwysicaf oedd yr ŵyl Rufeinig, y Satwrnalia. Fe'i cynhelid yn wreiddiol ar 17 Rhagfyr ond fe'i hestynnwyd yn ddiweddarach dros gyfnod o saith niwrnod hyd 23 Rhagfyr, sef tuag amser heuldro'r gaeaf ym mis olaf y flwyddyn Rufeinig.[71] Yn dilyn yn glòs wrth hyn, ar 25 Rhagfyr, y dethlid y *Dies Natalis Solis Invicti*, Pen-blwydd yr Haul Anorchfygol.[72]

Gwelodd yr Eglwys Gynnar mai'r ffordd orau o oresgyn y dathliadau hyn oedd drwy newid eu harwyddocâd a'u cyfnewid â Gŵyl Gristnogol, yn hytrach na'u diddymu'n llwyr. Felly, trefnwyd bod dathliadau'r Nadolig Cristnogol yn cyd-redeg â'r Satwrnalia a'r *Dies Natalis Solis Invicti*.[73] Addaswyd rhai o'r coelion a oedd ynghlwm wrth y ffydd baganaidd at ddefnydd Cristnogol ond mathrwyd ar eraill. Daeth rhai o'r hen arferion a oroesodd yn ofergoelion diystyr gan nad oedd dim bellach i'w cysylltu â'r gyfundrefn y deilliasant ohoni, ond llwyddwyd i addasu eraill a'u huniaethu'n eithaf llwyddiannus â'r ffydd Gristnogol. Er enghraifft, ceid ymhlith y defodau paganaidd arferion megis addurno'r tai â phlanhigion bytholwyrdd, a oedd yn symbol o fywyd tragwyddol. Un o'r rhain oedd y gelynnen, y credid bod iddi'n ogystal alluoedd iachaol. Llwyddwyd i'w chysylltu'n llwyddiannus â'r Nadolig gan briodoli iddi elfennau Cristnogol: roedd y blodau gwynion yn cynrychioli purdeb a genedigaeth Crist, y dail pigog yn cynrychioli'r Goron Ddrain a'r aeron cochion yn cynrychioli'r Croeshoeliad a lliw'r gwaed. Gwelir y symboliaeth hon yn y garol Saesneg adnabyddus *The Holly and the Ivy*.

Perthynai i'r dathliadau paganaidd hyn elfennau o ymryson rhwng gwanwyn a gaeaf, goleuni a thywyllwch, a hefyd rhwng gwryw a benyw. Gwelir olion o'r ymryson rhwng gwryw a benyw am oruchafiaeth mewn cerddi Saesneg canoloesol heb eu cristioneiddio, a phersonolir y naill a'r llall gan y cymeriadau 'Holly' ac 'Ivy' fel yr adlewyrchir yn y gerdd ganlynol:

> Holly berith beries,
>   Beris rede enough;
> The thristilcok, the popingay
>   Daunce in every bough.
> Welaway, sory Ivy!
>   What fowlès hast thou,
> But the sory howlet
>   That singeth 'How how'?
>
> Ivy bereth beris
>   As blak as any sloe,
> There commeth the woode colver,
>   And fedeth her of tho;
> She lifteth up her taill
>   And she cakkès or she go;
> She would not for an hundred pound
>   Serve Holly so.
>
> Holly with his mery men
>   They can daunce in hall;
> Ivy and her jentell women
>   Can not daunce at all,

But like a meine of bullokes
    In a water fall,
Or on a hot somers day
    Whan they be mad all.

Holly and his mery men
    Sitt in cheires of gold;
Ivy and her jentell women
    Witt without in fold,
With a paire of kibėd★
    Helės caught with cold.
So wold I that every man had
    That with Ivy will hold![74]

[★ Chilblained]

Cyfeiria Brinley Rees at dystiolaeth yr Athro R. L. Greene sy'n nodi bod y garol hon yn awgrymu rhyw fath ar 'dramatic game during which it would be sung, and in which the feminine party of Ivy would be excluded from a company representing those in the "hall" ', a dyfynnir o lyfr a gyhoeddwyd yn yr ail ganrif ar bymtheg: 'Great is the contention of holly and ivy, whether master or dame wears the breeches'. Dywedir bod y carolau a'r arferion hyn yn dangos 'the general disfavour with which folk-belief seems to have regarded woman (and her symbolic plant) on Christmas day itself.'[75]

Gwelir elfennau o'r ymryson hwn mewn canu Cymraeg hefyd megis 'canu Holyn ac Ifin', a noda'r Dr Rhiannon Ifans fod eu dadl hwy yn debyg i'r hyn a geir yn y canu gwaseila,[76] a adwaenir yn ogystal fel 'canu gwirod', 'canu tan bared' neu 'ganu yn drws'. Roedd gwasael yn un o'r arferion gwerin a oedd mewn bri gynt mewn rhannau o'r De, rhwng y Nadolig a Gŵyl Ystwyll ac wedi hynny, ac a gysylltid â'r Fari Lwyd. Âi mintai o gwmpas o ddrws i ddrws i ganu cân y wasael ac yfed o'r ffiol wasael.[77] Yn y traddodiad Cymreig, cyferchir 'Holin' gan ofyn iddo agor y drws i'r sawl sy'n rhynnu y tu allan:

holin weithian agor yn llydan
y drws imi rwi ymron rhynnu yn canu

ac eto:

Olin olin weithian
agor ddrws yn llydan
ni ddown i fewn i fynu yn llwun
fel gollwng wun or gorlan.[78]

Yn y gân 'Ymrafael Holyn ac Ifin', 'iw ganv y Nydolig', cyfeirir at Holyn fel 'ior o ras yn kadw'r plas yn benna' ond, fel y mae Eiddew yn y garol Saesneg yn dioddef o losg eira 'With a paire of kibėd/Helės caught with cold' mae Ifin y canu Cymraeg yntau yn wael ei gyflwr:

kwlwm gwithi sy ar i hyd
ne glefyd kryd kymale

digon afiach ydiwr kimach
bwbach kilfach koedwig
nid da genyf ddim oi ryw.[79]

Gwelir felly mai ymryson am oruchafiaeth yw byrdwn y canu Saesneg a'r canu Cymraeg fel ei gilydd. Byddai'r elfen hon, ynghyd â chysylltiadau'r gelynnen â dathliadau'r Satwrnalia, yn esbonio i raddau ddwy o'r nodweddion y cyfeiriwyd atynt yn flaenorol, sef bwrw merched ar eu breichiau â chelyn fel arwydd o oruchafiaeth y gwryw dros y fenyw a bwrw'r person olaf i godi fel arwydd o oruchafiaeth dros ei ddiffrwythder.

Awgryma'r enwau Holin a Holyn ac Ifin a geir yn y cerddi Cymraeg fod dylanwad y Saesneg ar y ddefod, er nad yw hyn yn golygu bod y canu ei hun yn tarddu'n gyfan gwbl o Loegr.[80] Sylwer hefyd mai o rannau mwyaf Seisnig y de-orllewin ar y cyfan y cafwyd y cyfeiriadau at waedu merched â chelyn, tra bo'r cyfeiriadau at chwipio'r person olaf i godi yn perthyn i'r Gororau.

Ceir tystiolaeth lafar am fath arall o waedu â chelyn. Cyfeiriodd tua hanner y siaradwyr at yr arfer o chwipio'r traed â chelyn nes eu bod yn gwaedu fel meddyginiaeth at losg eira. Dywedid bod yn rhaid gwneud hyn cyn i'r llosg eira dorri, ac y byddai'r gwaedu yn gyfrwng i gael gwared â'r gwaed drwg.

Gall fod mai meddyginiaeth uniongyrchol i gael gwared â'r gwaed drwg ydoedd, ac nad oedd unrhyw arwyddocâd amgenach i'r celyn nag fel cyfrwng i waedu. Ar y llaw arall, o gofio am arwyddocâd yr arfer o waedu merched ar eu breichiau â chelyn ar Ddydd Gŵyl San Steffan, a'r elfen o ymryson rhwng gwanwyn a gaeaf, goleuni a thywyllwch, a oedd ynghlwm wrtho, a hefyd o gofio am y garol Seisnig a ddyfynnwyd uchod, lle y cyfeirir at Eiddew (y fenyw) yn eistedd allan yn yr oerfel gyda llosg eira ar ei thraed, y mae'n bosibl y gellir edrych ar yr arfer o waedu'r traed â chelyn fel arwydd o oruchafiaeth ffrwythlondeb a gwaedu iachaol dros ddiffrwythder y llosg eira. Efallai ei bod yn werth cyfeirio hefyd at feddyginiaeth berthnasol a gofnodwyd oddi ar lafar yng Nghlarach ger Aberystwyth: roedd ffermwr o'r ardal wedi gweld ei dad yn gwneud twll bychan yng nghlust buwch a fyddai'n cau sefyll tarw (ddim yn cyfloi) ac yn clymu cylch o gelyn yn y twll.[81] Diau fod i'r cylch celyn arwyddocâd fel symbol o oruchafiaeth bywyd a ffrwythlondeb.

Roedd y mwyafrif o'r meddyginiaethau gwerin yr ymdriniwyd â hwy hyd yma yn gyffredin ddigon yng nghyfnod plentyndod y siaradwyr ar ddechrau'r ugeinfed ganrif. Ond ni cheir ond olion tystiolaeth am yr arfer o waedu drwy agor hac yn y wythïen neu waedu tymhorol â chelyn. Nid oes unrhyw dystiolaeth lafar gyfoes am waedu tymhorol (hynny yw, ar Ddydd Gŵyl San Steffan) â chelyn, a rhaid dibynnu ar gyfeiriadau printiedig amrywiol sy'n dyddio ar y cyfan o tua 1857 i 1879, ar wahân i un cyfeiriad a gofnodwyd ym 1915, sef tystiolaeth y Parch. Gruffydd Evans am ardal Cydweli, a'r cyfeiriad hwnnw, mae'n debyg, yn ymwneud â chyfnod cynharach. Fe gafwyd tystiolaeth lafar am waedu pobl drwy agor hac yn y wythïen, a hynny fel meddyginiaeth at niwmonia ac er mwyn yr iechyd yn gyffredinol, tystiolaeth sy'n perthyn yn fras i'r cyfnod 1870 i 1910. Ond yma eto, cofnodi arfer a oedd bron wedi diflannu o'r tir erbyn cyfnod eu plentyndod a wnâi'r siaradwyr, yn wahanol iawn i waedu llosg eira â chelyn, yr oedd llawer ohonynt yn gyfarwydd ag ef.

Gwaedu â gelod

Erbyn y ddeunawfed ganrif, daethai meddygon ac apothecarïaid i ddefnyddio gelod, yn hytrach nag agor hac yn y wythïen, fel dull mwy rheoledig o waedu,[82] ac roedd gelod yn hynod o boblogaidd erbyn canol y bedwaredd ganrif ar bymtheg ac yn cael eu defnyddio'n gyson, yn enwedig ar gyfer gwaedu lleol. Pryf yn perthyn i'r Dosbarth *Hirudinea* yw'r gelen (*Hirudo medicinalis*), ac fe'i ceir mewn llynnoedd a phyllau o ddŵr croyw. Mae ganddi ddau sugnedydd, un ym mhob pen, sy'n ei galluogi i frathu ac i'w hangori ei hun. Yn ôl tystiolaeth lafar o Lŷn, ceir gelod untwll a deudwll, neu unpen a deuben.[83] Adwaenid rhai o'r llynnoedd hyn ac, yn eu tro, y ffermydd yr oeddynt ar eu tir, fel 'llyn gele' neu 'pwll gele' a goroesodd nifer o'r enwau. Cyfeiria'r Athro J. Lloyd Jones at lyn gelod rhwng Bryncroes ac Aberdaron, yn ymyl capel Bethesda,[84] a cheir cyfeiriad yn y *Parochialia*, sef yr atebion i holiadur Edward Lhuyd ar hynodion plwyfi, at Lyn y Gelen yn ardal Llangynllo, ger Trefyclo ym Maesyfed, tua 1700.[85] Mae ffermdy o'r enw Llyn y Gele ger Pontllyfni yn Arfon. Ceir yr enw Pwll y Gele hefyd, er enghraifft, ffermdy Pwll y Gele a Llyn Pwll y Gele ym mhlwyf Llanfachreth ym Meirionnydd. Cyfeiriodd yr Athro Bedwyr Lewis Jones at Bwll y Geloden yn Llanfyrnach yn ymyl Aberhonddu, ac at ddau Bwll y Gelod yng Ngheredigion a Morgannwg fel ei gilydd, sef yn ardaloedd Llanbadarn-y-Creuddyn i'r de o Aberystwyth, yn ardal Bron-gwyn i'r gogledd o Gastellnewydd Emlyn, yn Llandeilo Tal-y-bont ger Pontarddulais, a hefyd yn Llan-maes ger Llanilltud Fawr.[86]

Cofiai amryw o'r siaradwyr am bobl leol, gwragedd gan amlaf, a arferai gasglu a chadw gelod ar gyfer trin trigolion y cylch. Soniodd Mrs Elizabeth Jones, Clynnog Fawr, a oedd yn hanu o Golan ger Garndolbenmaen, am hen wraig o'r enw Doli Gruffydd a oedd yn byw ger Capel Ainon ar ddechrau'r 1920au a gadwai tua deg i ddwsin ohonynt.[87] Gwyddai John Henry Jones, Tyddyn Llan, Llangybi, y byddai ei fam yng nghyfraith, Leusa Jones, Rhos Ddu, Ynys, yn arfer mynd gyda Hannah Jones, Maes Gwyn, gwraig y gelwid am ei gwasanaeth adeg genedigaethau a marwolaethau, i Lyn Tŷ Morfa ger Glanllynnau i hel gelod.[88] Byddai Mary Williams, Plas Coch, Aberdaron, yn defnyddio gelod hefyd, ond byddent ar gael mewn man cyfleus iddi hi, sef mewn llyn yn un o gaeau'r fferm.[89] Yng nghylch Llandysul, oddeutu 1910, fe'u defnyddid gan wraig o'r enw Mrs Mari Jones, Pengelli, Pont-siân, a arferai eu casglu ar y gweunydd o Bren-gwyn i Gwrtnewydd.[90] Yn ei hatgofion am ardal Llannarth yn ystod deunaw mlynedd cyntaf ei hoes (fe'i ganed ym 1879) dywed Hettie Glyn Davies y byddai gwraig weddw a oedd yn byw mewn fferm fach o'r enw Llety'r Wennol yn cadw gelod ac y byddai ar adeg neilltuol o'r flwyddyn yn cerdded drwy'r ffosydd heb hosanau nac esgidiau, a'r gelod yn glynu wrth ei choesau a hithau'n eu rhoi mewn poteli i'w cadw.[91] Byddai hen ŵr o blwyf Mynachlog-ddu yn cadw gelod hefyd, ac yn gwybod ble i'w cael ar unrhyw adeg, ond byddai ef yn defnyddio offer i waedu yn ogystal.[92]

Yn ardal Gilfach-goch, Morgannwg, arferai dwy wraig o'r ardal, a oedd hefyd yn gasglwyr llysiau, fynd i'w nôl o'r 'Griffin Bog' ar gyfer eu cymdogion.[93] Gwyddys hefyd y byddai hen wraig a oedd yn byw mewn tyddyn o'r enw Y Gegin yn Llandecwyn, Talsarnau, ar droad yr ugeinfed ganrif, yn defnyddio gelod.[94]

Gellid eu prynu gan y fferyllydd hefyd, wrth gwrs. Hysbysebai Robert Isaac Jones (Alltud Eifion, 1815-1905), fferyllydd, llenor ac argraffydd, a gadwai'r Cambrian Pill Depot yn Nhremadog a'r Cambrian Medical Hall ym Mhorthmadog, mewn pennawd llythyr o'r 1870au fod ganddo 'Fresh healthy leeches always in stock'.[95] Byddai'r fferyllwyr, y meddygon a'r ysbytai yn eu prynu fel rheol gan y casglwyr lleol, gwragedd gan amlaf, neu gan ganolwyr. Roedd trigolion pentref Marloes yn ne Penfro yn dibynnu'n helaeth ar y fasnach hon, yn ôl tystiolaeth Richard Fenton, yr awdur amryddawn, a brodor o Dyddewi, ar ddechrau'r bedwaredd ganrif ar bymtheg: 'The inhabitants of this village live chiefly by fishing, catching leeches and crabs, and drive a considerable trade in leeches, with which Marlos mere, a little further on to the west of the village, abounds.'[96] Dywedir bod gelod o Flamborough yn yr hen swydd Efrog yn costio pedwar swllt ar ddeg am gant ym 1860, ond roedd gelod wedi'u mewnforio yn cael eu hysbysebu erbyn yr adeg hon hefyd.[97] Cofiai nifer o'r siaradwyr fel yr arferid mynd at y fferyllydd lleol i nôl gelod a hynny weithiau ar gyfarwyddyd y meddyg. Clywodd Hettie Glyn Davies gan fachgen a oedd wedi bod ar y môr yn ystod yr Ail Ryfel Byd fel yr oedd un o'i gyd-forwyr wedi dweud wrtho iddo rai blynyddoedd cyn hynny, pan oedd yn dioddef oddi wrth haint yn ei glust ac mewn poenau mawr, gael ei anfon at arbenigwr yn Harley Street a roddodd bapur iddo fynd at y fferyllydd. Dywedodd y fferyllydd wrtho am alw drannoeth gan nad oedd y defnydd ganddo ar y pryd, a phan alwodd yn ôl cafodd botel a deg geloden ynddi a chyfarwyddyd i roi un wrth ei glust bob bore am ddeng niwrnod. Ar ddiwedd y cyfnod penodedig roedd y glust wedi gwella'n llwyr. Roedd hyn yng nghanol y 1930au.[98] Roedd gan eraill brofiad o weld y meddygon eu hunain yn eu defnyddio – dywedodd Mrs Katie Jenkins, Cil-ffriw, iddi gael ei gwaedu yn ei braich â gelen gan y meddyg pan oedd yn blentyn,[99] a chlywsai Mrs Edith Margretta Ellis o Ddolanog ei thaid yn sôn y byddai'r meddygon lleol yn dod i gasglu gelod o Lyn y Gwylfryn ar y mynydd ger ei gartref, Cae

Penfras, Pont Llogel.[100] Byddai Dr Owen, Llanidloes, yn arfer cadw gelod, yn ôl tystiolaeth ffermwraig o Bant-y-dŵr, Rhaeadr Gwy, a fu'n gweithio iddo oddeutu 1910, a bu hi ei hunan yn eu defnyddio ar y cleifion.[101]

Byddai'n rhaid cadw'r gelod mewn llestr a oedd yn gadael aer i mewn, gan newid eu dŵr o leiaf unwaith yr wythnos. Rhaid hefyd oedd gofalu na allent ddianc a byddai llawer yn rhoi mwslin dros wyneb y botel. Ond byddai gan y fferyllydd fel rheol lestr pwrpasol i'w cadw gyda chaead a mân dyllau ynddo, ambell un ohonynt yn hynod o addurniadol.[102]

I sugno gwaed 'drwg' y'u defnyddid yn bennaf, yn ôl tystiolaeth lafar. Gwelodd Daniel Jones, Bronnant, gymydog iddo yn rhoi 'geloden' wrth ei wefus pan oedd wedi duo a mynd yn ddrwg: rhoddasai bigiad i'r wefus i ddechrau er mwyn cael diferyn o waed i'r wyneb ac yna daliasai'r geloden ar soser wrth y man nes iddi gydio a dechrau sugno.[103] Dull ychydig yn wahanol a oedd gan Mary Williams, Plas Coch, Aberdaron, fel y sylwodd ei hŵyr – rhoddai hi fymryn bach o lefrith ar y man lle'r oedd am i'r gelen frathu. Roedd ef wedi gweld swigen waed ar wefl a'r gelen yn ei thynnu'n lân.[104] Dywedodd Mrs Kate Davies, Pren-gwyn, Llandysul, y'u defnyddid ar blant hefyd pe bai rhyw darddiant yn ymddangos ar y wefus, ac eglurodd y byddai'r geloden, ar ôl iddi sugno digon yn gollwng ei gafael ohoni ei hun ac yn disgyn i ffwrdd gan adael twll bychan ar ei hôl. Ond pan gafodd hi'r driniaeth, parhâi'r gwaed i lifo. Rhoddwyd 'gwe cor' neu we pryf copyn ar y twll gan y byddai hynny'n ceulo'r gwaed fel rheol, ond jou o faco a fu'n llwyddiannus yn y diwedd.[105]

Fe'u defnyddid oddi mewn i'r geg yn ogystal, sef ar y deintgig. Dywed Hettie Glyn Davies yn ei hatgofion mai'r tro cyntaf iddi weld defnyddio gelod oedd ar gnawd wrth fôn dannedd cymdoges iddi.[106] Clywodd siaradwraig o Fodedern gan ei mam mai'r hyn a wneid pe ceid y ddannodd waed yng nghyfnod ei phlentyndod hi oedd nôl gelen o Lyn Traffwll a'i rhoi wrth y chwydd.[107] Roedd gwraig o Langybi, a oedd yn enedigol o Roshirwaun, wedi clywed hanes cyffelyb gan ei mam hithau, a chofiai y byddai pwll gelod yn arfer bod ger Rhyd-y-mieri yn Rhoshirwaun.[108]

Defnyddid gelod i drin llosg eira neu faleithiau hefyd, yn enwedig mewn achosion eithaf difrifol. Yng Ngolan, Eifionydd, eid at Doli Gruffydd, a gosodai hithau un o'r gelod wrth ran ddrwg y llosg eira. Byddai Mari Pengelli ym Mhont-siân hefyd yn defnyddio gelod i drin llosg eira. Mae gan rai pobl groen sy'n hynod o sensitif i oerni, a bydd y pibellau gwaed yn crynhoi i'r fath raddau nes amddifadu'r croen o waed ac ocsigen, gan achosi'r chwyddo, y cosi a'r llosgi sy'n nodweddiadol o losg eira.[109] Mae'n bosibl y gallai gelod, sy'n secretu *hirudin*, a rwystra'r gwaed rhag ceulo, fod o gymorth i adfer y llif.

Rhoid gelod wrth friw yn ogystal, yn enwedig briw a oedd yn dechrau mynd yn ddrwg. Arferai Miss Doris Rees fynd at y fferyllydd yn Abertawe i nôl gelod pan fyddai ei hewythr neu'i brawd wedi cael llygad du wrth chwarae rygbi a rhoddai'r gelen wrth ymyl y llygad i sugno'r gwaed drwg. Bu'n gosod gelen wrth glust ei brawd hefyd ar ôl iddo gael anaf cyffelyb.[110] Cofiai'r ffermwraig o Bant-y-dŵr iddi ddefnyddio gelod ar ddyn a oedd â briw ar ei fraich yn ystod y cyfnod y bu'n gweini gyda Dr Owen yn Llanidloes ac i'r driniaeth fod yn llwyddiannus.[111] Rhoid gelod ar goesau drwg yn ogystal, yn ôl tystiolaeth o Langybi, Eifionydd.[112]

Cafwyd tystiolaeth hefyd y defnyddid gelod i drin afiechydon mwy difrifol yn ogystal ag achosion fel yr uchod lle'r oedd y 'drwg' wedi'i leoli. Clywsai siaradwraig o Ferthyr Tudful iddynt gael eu defnyddio ar wraig o'r enw Sioned yr Arp ('The Harp') yng Nghlwydyfagwyr i sugno'r gwaed drwg gan ei bod yn dioddef o'r ddarfodedigaeth,[113] a soniodd gwraig o Dreorci fel y bu i gefnder iddi ddefnyddio gelod arno'i hun pan oedd yn dioddef o'r un afiechyd, ond na fu ddim elwach o'r driniaeth.[114] Mae Elizabeth Williams yn y gyfrol *Siaced Fraith* hefyd yn cyfeirio at y ffaith iddi weld hen wraig o Lanrwst yn rhoi gelod ar wddf dyn a oedd yn dioddef o'r manwynau neu glefyd y Brenin, sef darfodedigaeth yn y nodau lymff ar ochr y gwddf.[115] Y meddyg a'u defnyddiodd ar Mrs Katie Jenkins, Cil-ffriw, tua 1910 pan oedd yn blentyn seithmlwydd oed ac yn dioddef o *St Vitus's dance*. Dywedwyd wrthi fod ganddi ormod o waed a rhoddwyd gelen ar ei braich.[116]

Defnydd arall iddynt oedd gostwng tymheredd y gwaed. Gwyddys y byddai hen ŵr a oedd yn byw ym mhlwyf Mynachlog-ddu, Penfro, ar droad y ganrif ddiwethaf yn gwneud y defnydd hwn ohonynt.[117] Ar gyfer y dwymyn neu niwmonia y'u cesglid gan y ddwy wraig o'r Gilfach-goch, Morgannwg, hefyd, ac arferai hen wraig o Tufton eu defnyddio i dynnu'r gwres o glwyf llidiog.[118] Roedd gŵr o Donyrefail wedi gweld ei ewythr yn defnyddio gelod arno'i hun i ostwng pwysedd y gwaed yn y 1920au cynnar.[119]

Cafwyd tystiolaeth y'u defnyddid hefyd i drin pobl a oedd wedi cael trawiad neu strôc. Mae Mrs Ellen (Nell) Griffiths, Trawsfynydd, yn ei hatgofion am y cyfnod y bu'n gweini yn Llennyrch, Llandecwyn, rhwng 1920 a 1940, yn adrodd hanes a glywodd gan Marged Evans, a oedd yn ffermio yno gyda Richard Evans ei nai:

> Bu yr hen ferch [Marged Evans] yn dweud am ei mham wrthyf, ac yr oedd mewn oedran teg ac yn cael *strokes* heb fod yn drwm, a byddai hen wraig o'r ardal, tyddyn bychan o'r enw Y Gegin, mae yn adfeilion ers blynyddoedd, yn dod ac un o'r gelod fyddai mewn ffos … Rhoi hono ar wegil yr hen wraig iddi sugno y gwaed drwg afiach, a phan fyddai wedi llenwi ei bol ohono byddai yn gollwng ei gafael, a byddai yr hen wraig yn well dros dro, yna yr un feddyginiaeth wedyn.[120]

Cofiai rhai o'r siaradwyr y rhoid halen ar y gelod wedi iddynt orffen sugno, er enghraifft, eu rhwbio â halen cyn eu rhoi yn ôl yn y dŵr, yn ôl tystiolaeth o Gwm Main,[121] neu eu rowlio mewn halen i gael y gwaed allan ohonynt, meddai Elizabeth Williams.[122] Eu rhoi mewn dŵr a halen a wneid yn ôl tystiolaeth o Fronnant,[123] ac fe fyddent yn chwydu'r gwaed yn ôl. Dywedwyd, fodd bynnag, y byddai Doli Gruffydd yn gafael yn eu 'cynffonnau' ac yn tynnu ei bys ar hyd eu cefnau o'r gynffon i fyny i gael y gwaed allan ohonynt, ac yna'n rhoi eu trwynau yn y 'saltar halan' (y pot halen) cyn eu rhoi yn ôl mewn powlen o ddŵr glân.[124] Credai rhai y byddai'r gelod yn marw ar ôl sugno'r gwaed.

Mae'n debyg bod defnyddio gelod yn hynod o gyffredin ar un adeg, fel yr awgryma'r cyfeiriadau niferus at lynnoedd gelod ac idiomau megis 'glynu fel gelen' a geir yn yr iaith lafar. Ategir hyn hefyd gan stori ddiddorol am Thomas Wakley, a sefydlodd y cylchgrawn meddygol *The Lancet*:

> One evening in 1820, whilst in medical practice in London, Wakley was 'applying leeches to his temple to relieve a headache' when, hearing a knock at the door he hastily tied a bandage round his head to cover the leeches. The caller, shortly after his admittance, knocked Wakley down and set fire to his house. It was thought the bandage (or the leeches) saved Wakley from severe head damage. Leeches were evidently the 'aspirin' of the day.[125]

Mae meddyginiaethau gwerin yn aml yn adlewyrchu meddygaeth swyddogol cyfnodau cynharach a gwelir bod dull o wella nas ceir bellach ym myd meddygaeth yn parhau i gael ei ymarfer gan wellhawyr answyddogol. Ond nid yw hyn yn wir yn achos gwaedu â gelod. Câi'r dull hwn o waedu ei ymarfer gan ysbytai, meddygon teulu, ac ymarferwyr answyddogol fel ei gilydd, a gallai'r dyn cyffredin eu prynu gan y fferyllydd yn ogystal. Yn ôl y dystiolaeth lafar a gasglwyd, i'r cyfnod 1900-20, gydag ambell gyfeiriad mwy diweddar, y perthynai'r to olaf o ymarferwyr answyddogol a arferai gadw gelod. Parhawyd i'w defnyddio ar raddfa fechan mewn ysbytai yn ystod y 1930au a'r 1940au, i drin cleifion a oedd wedi cael strôc yn bennaf. Sut bynnag, mae gelod bellach yn dod yn gynyddol boblogaidd mewn ysbytai yn dilyn llawdriniaethau ailadeiladol lle mae angen ysgogi llif y gwaed.

Atal Llif y Gwaed

Gwaedlin o'r ffroenau

Y cyngor mwyaf cyffredin i atal gwaedlin o'r ffroenau oedd rhoi rhywbeth oer ar y talcen neu'r gwegil, gan ofalu ar yr un pryd y câi'r person ei roi i orwedd ar wastad ei gefn.

Y feddyginiaeth unigol fwyaf poblogaidd, yn ddiamau, oedd rhoi allwedd neu agoriad drws naill ai ar y gwegil neu i lawr y cefn. Yr agoriadau mawr haearn, haearn bwrw fel rheol, a geid bryd hynny a byddai llawer yn cysylltu'r feddyginiaeth hon â'r ysgol yn fwyaf neilltuol. Allwedd neu agoriad mawr drws yr ysgol a ddaeth i feddwl llawer o'r siaradwyr wrth sôn am y feddyginiaeth, er enghraifft, gwraig o Benrhiw-llan ger Llandysul a gofiai fel y bu ei chwaer am gyfnod yn cael gwaedlin bob bore wrth fynd i'r ysgol ac fel y'i rhoid i orwedd ar wastad ei chefn ar sedd gydag allwedd oer ar ei gwegil cyn gynted ag y cyrhaeddai'r ysgol.[126]

Carreg oer neu lechen las a ddefnyddid bryd arall, gan ei rhoi ar y gwegil neu ar y talcen. Nododd dau siaradwr, y naill o Lanerfyl, Maldwyn, a'r llall o Fronnant, Ceredigion, y rhoid y garreg mewn dŵr oer i ddechrau a'i tharo'n ôl yn y dŵr bob hyn a hyn fel y byddai'n cynhesu.[127] Rhoid y dioddefydd i orwedd â'i ben yn gorffwys ar lechen las hefyd, yn ôl tystiolaeth o Lanrhian, Penfro a Chwm Prysor, Meirionnydd. Dyma'r feddyginiaeth a ddefnyddiwyd gan deulu o Lanrhian pan dorrodd gwaed un o'r meibion ac yntau'n gwaedu drwy'r nos hyd nes bod y gwaed yn mynd yn eithaf golau. Galwyd am y meddyg yn ogystal yn yr achos hwn, a'i gyngor ef oedd gofalu rhoi digon o ddŵr iddo i'w yfed tra parhâi'r gwaedu.[128]

Cafwyd peth tystiolaeth am osod darn o arian ar y talcen. Ceiniog yn yr hen bres a ddefnyddid fel rheol ond nododd dau siaradwr, o Grymych ac Efail-wen, y byddai'n rhaid cael darn o wneuthuriad arian, a phisyn hanner coron a welsant hwy'n cael ei ddefnyddio.[129] Cafwyd tystiolaeth o ardal y Glog, Penfro, fodd bynnag, am roi pisyn chwech ar y talcen a phisyn deuswllt yn y boced yr un pryd.[130]

Roedd defnyddio dŵr oer yn arfer lled gyffredin, a rhoid cadach wedi'i wlychu mewn dŵr oer wrth fôn y trwyn yn ogystal ag ar y gwar neu ar y talcen. Cafwyd cyngor hefyd i olchi'r ffroenau mewn dŵr ffynnon – dŵr sy'n eithriadol o oer hyd yn oed yn yr haf poethaf. Yn ôl tystiolaeth o Gefncoedycymer, defnyddid dail bresych wedi bod yn wlych mewn dŵr ffynnon i oeri'r pen.[131] Gwneid ymgais i oeri rhannau eraill o'r corff hefyd ac adroddodd gwraig o Benegoes fel y bu i'w brawd fynd i mewn i stwc o ddŵr oer unwaith pan oedd yn gwaedu'n ddychrynllyd ar ôl bod yn gweithio yn y gwair.[132]

Roedd Glyn Rees, Crymych, yn gyfarwydd â nifer o feddyginiaethau i atal gwaedlin o'r ffroenau, ond dywedodd mai'r hyn yr arferai ei fam ei wneud oedd rhoi rhywbeth oer ar gefn y gwddf – allwedd oer fel rheol – a gosod darn o wlanen yn syth o badellaid o ddŵr oer ar y talcen gan roi'r traed mewn ffwrn mor boeth ag y gellid ei oddef yn y gred y byddai poethi'r gwaed yn y rhan honno o'r corff yn tynnu'r gwaed o'r pen.[133]

Un ffordd o geisio atal y gwaedlin oedd rhwystro llif y gwaed mewn rhan arall o'r corff. Gwneid hyn drwy rwymo'r bys bach yn eithaf tynn. Roedd gan Ernest Vyrnwy James o Lanerfyl brofiad personol o'r feddyginiaeth, gan fod hyn yn rhan o'r driniaeth a gâi gan ei fam pan fyddai ei drwyn yn gwaedu,[134] yn ychwanegol at ddal y pen yn ôl â rhoi dŵr oer wrth fôn y trwyn ac ar y talcen. Nid oedd wedi cael eglurhad dros rwymo'r bys bach, ond roedd yn gredwr mawr yn y feddyginiaeth a dywedodd y byddai'n teimlo llif y gwaed yn arafu ar ei union wedi iddo dderbyn y driniaeth.

Ceir sawl cyfeiriad at yr arfer ac amrywiadau arno mewn arolwg llên gwerin o Faldwyn sy'n dyddio o ddechrau'r 1940au.[135] Clymu edafedd am y bys bach oedd cyngor a glywyd yn ardal Tre'r-llai, ac yn ôl tystiolaeth o ardal Trefedryd roedd yn rhaid clymu bys bach y llaw chwith. Yn y Drenewydd, fodd bynnag, arferid clymu allwedd wrth un o'r bysedd (ni nodir pa un) ag edafedd a gafael yn dynn ynddo. Cyngor arall o'r Drenewydd oedd gwisgo modrwy aur ar fys bach y llaw chwith. Gellir cymharu'r cynghorion hyn â thystiolaeth Mrs Katie Jenkins, Cil-ffriw, Morgannwg, a ddywedodd yr arferid clymu edau cyn dynned â phosibl am fys y fodrwy, sef 'bys y bywyd', pan fyddai gwraig yn gwaedu o'r groth.[136]

Cafwyd tystiolaeth hefyd fod pwyso ar fan neilltuol ar y pen yn gallu atal gwaedlin. Dywedodd Daniel Jones, Bronnant, y byddai ei dad-cu, a oedd yn hanu o Ystumtuen, yn gallu atal llif y gwaed drwy wasgu y tu ôl i'r pen â'i fysedd.[137] Cedwid manylion y feddyginiaeth hon yn gyfrinach gan y teulu ond nid oedd neb ar ôl bellach a wyddai sut i weithredu'r driniaeth. Roedd ei dad-cu hefyd yn gallu atal ffrydlif gwaed drwy chwythu, ond y dull uchod a ddefnyddiai i drin gwaedlin o'r ffroenau.

Triniaethau allanol oedd y rhain i gyd, ac mae'n debyg mai'r egwyddor oedd ceisio arafu cylchrediad y gwaed. Dull arall o drin gwaedlin, er nad oedd yn gyffredin iawn, oedd gwthio rhywbeth i fyny'r ffroenau. Cyfeiriodd siaradwyr o'r Glog, Penfro, a Threorci, Morgannwg, at wthio papur gwyn i'r ffroenau, ond wadin a ddefnyddid gan amlaf, gydag ychydig o alwm arno ambell waith. Cafwyd tystiolaeth hefyd am roi llysiau i fyny'r ffroenau i atal llif y gwaed a chyfeiriodd siaradwyr o siroedd Dinbych, Caernarfon a Chaerfyrddin at ddefnyddio dail milddail i'r pwrpas hwn.[138] Mae'n werth cofio mai llysiau('r) gwaedlin, llysiau('r) gwaedlif neu lysiau gwaedlyd yw'r enwau cyffredin ar y planhigyn hwn yn siroedd y Gogledd. Ymddengys fod y feddyginiaeth wedi bod yn rhan o'r traddodiad meddygol Cymreig ers canrifoedd, fel yr awgryma'r dyfyniad canlynol o un o'r traethodau a briodolir i Feddygon Myddfai, 'kymer y vilffyd [milddail] a mortera dr6y win egyr, a dot yn y froeneu, ac ef a dyrr y g6aetlin'.[139] Ceir tystiolaeth lafar o Gymru am ddefnyddio'r planhigyn i atal gwaed o glwyfau hefyd ac i drin dŵr coch ar wartheg. Roedd milddail yn boblogaidd iawn drwy Brydain gyfan at atal llif y gwaed a gwaedlin o'r ffroenau,[140] ond fe'i defnyddid i'r gwrthwyneb yn ogystal yn Lloegr, sef i ennyn gwaed o'r trwyn, er enghraifft, er mwyn lliniaru cur pen.[141]

Yn sir Gaernarfon, yn ardaloedd Morfa Nefyn a'r Fach-wen, Llanddeiniolen, arferid defnyddio dail danadl poethion i atal y gwaedlin, gan roi'r ddeilen ar y tafod a'i gwasgu yn erbyn taflod y genau.[142] Ond defnyddio'r sudd o goes y danadl oedd y cyngor a gafodd Daniel Jones, Bronnant, pan oedd yn llanc tuag ugain oed ac yn cael ei boeni'n gyson gan waedlin. Fe'i cynghorwyd i wasgu peth o'r sudd ar damaid o wadin a'i roi yn y ffroenau. Gwnaeth yntau hyn amryw o weithiau gan anadlu'r sudd, ac ni chafodd ei boeni gan waedlin byth wedyn.[143] (Mwtro blaenau tair deilen danadl a'u rhoi yn y ffroenau yw cyngor Meddygon Myddfai: 'Kymer blaen teir dynhaden a thara6 6ynt y gyt a dot y bastei honno yn dyfynaf ac y gellych yn y ffroeneu.')[144]

Cofiai Glyn Rees, Crymych, y defnyddid blodyn gwyllt o'r enw 'gamil y cŵn', sef 'gamil gwyllt', yn y ffroenau, a dywedodd mai dyma'r peth tebycaf i wadin oedd i'w gael bryd hynny.[145] Wrth sôn am ei phlentyndod yn y 1920au, tystiodd gwraig o Gellifor, Dinbych, y byddai'n arfer yn y cylch, pan oedd gan rywun friw yn ei drwyn a hwnnw'n gwaedu, i gleisio deilen paladr y wal a'i rhoi yn y ffroen am ysbaid i'w esmwytho.[146]

Prin oedd y meddyginiaethau a gymerid drwy'r genau. Yn eu plith roedd yfed diod alwm neu fwyta rhesins. O Langadfan y daeth y wybodaeth am y feddyginiaeth gyntaf, sef rhoi clap o alwm mewn dŵr poeth a'i yfed, a chredai'r siaradwr mai dyma'r peth gorau y gellid ei gael pan fyddai trwyn plentyn yn gwaedu.[147] Cyngor gan feddyg o Glunderwen oedd bwyta rhesins: dywedodd y siaradwr y byddai nith iddo yn dioddef o waedlin cyson pan oedd yn blentyn tua phum mlwydd oed, ac mai cyngor y meddyg oedd rhoi cymaint o resins iddi ag y gallai eu bwyta.[148]

Byddai pobl ar y cyfan yn gorfod dibynnu ar y meddyginiaethau hyn, ac nid oedd yn arferol i alw am y meddyg oni bai bod rhywun yn gwaedu'n ddifrifol. Credai rhai siaradwyr y byddid yn fwy tueddol o gael gwaedlin yn yr haf gan fod y tywydd yn gynhesach ac awgrymodd amryw y'i ceid ar ôl i'r gwaed dwymo'n ormodol, wrth weithio yn y caeau gwair, er enghraifft. Câi gwaedlin, fodd bynnag, ei ystyried yn beth llesol a dywedid, yn achos oedolion o leiaf, fod perygl i iechyd person a oedd yn dueddol o gael gwaedlin pe peidiai'r pyliau'n gyfan gwbl gan y gallai hyn arwain at drawiad neu strôc.

Atal gwaed o glwyf

Roedd gan feddygaeth werin ddewis eang o driniaethau y gellid manteisio arnynt i atal gwaed o glwyfau hefyd. Byddai'n rhaid gweithredu ar unwaith pe bai rhywun wedi cael damwain, a'r gwaed yn llifo, a golygai hyn wneud defnydd o feddyginiaethau a oedd wrth law yn hwylus gan y gellid bod yn byw cryn bellter oddi wrth y meddyg agosaf.

Y feddyginiaeth fwyaf cyffredin o ddigon oedd rhoi gwe pryf copyn (neu we cor, rhwyd cor, w[h]yth cor, w[h]yth corn, fel y'i gelwid mewn rhai ardaloedd) ar y clwyf i atal llif y gwaed. Byddai digonedd i'w gael ar y ffermydd yn enwedig yn yr adeiladau allan, a chofiai sawl un o'r siaradwyr fel yr arferid rhuthro i nôl dyrnaid o we drwchus o ben y beudy neu o'r tu ôl i ddrws yr ysgubor i'w roi ar y clwyf. Roedd y we a geid o'r adeiladau hyn yn llawn llwch, wrth gwrs, a chredai rhai mai gorau po futraf ydoedd. Y drefn fel rheol oedd gwasgu dyrnaid o'r we a'i roi'n blastr ar y clwyf, gan ei rwymo yn ei le. Roedd cryn ffydd yn y feddyginiaeth hon a gallai nifer o'r siaradwyr adrodd stori am ei llwyddiant. Achosion cymharol ddibwys oedd llawer ohonynt ond roedd eraill, fel yn y stori ganlynol a adroddwyd gan Mrs Katie Jenkins, Cil-ffriw, yn llawer mwy difrifol. Sôn y mae am fachgen bach a oedd wedi cael cic yn ei ben gan geffyl nes bod y gwaed yn pistyllio, a hithau'n gwthio dyrnaid o we i'r twll a'i fandio'n dynn.

> Geso i gês ofnadw' o 'wnnw, bachgen bach yn redeg lawr i'r tŷ ac yn gweiddi, '*I'm bleeding to death,*' medde fe. Odd e' wedi câl cic 'da'r ceffyl ag odd twll mawr yn 'i ben e' ag odd y gwa'd yn pistyllo mas ohono fe … A ddâth 'i dad e' i'r tŷ wrth 'i gwt e', tê, chi'n gwel', a redeg lawr. ''Newch rwpeth iddo fe. 'Newch rwpeth iddo fe,' medde fe w'tha i. 'Retwch wap,' meddwn i w'tho fe, 'i moyn gwe'r corn.' A fe âth a fe ddâth â llond dwrn 'ma ohono fe nôl nawr. O'n i wedi torri'r gwallt *off* i gyd. Odd e'n pistyllo lan arno i a'na fe lanwes y twll o we'r corn i gyd ych chi'n gwel' … A fe baddes e' rown' fel 'yn a fe lanwes i'r twll a fe beindes e'n dynn, ch'mod, rown' man 'yn. 'A 'na fe nawr, ma'n rhaid câl doctor nawr,' wedes i, 'cyn ewch chi o fan 'yn â fe.' A fe ddâth y doctor, ond twtshodd e' ddim â fe am dri diwyrnod ag odd e' wedi conjîlo'n 'yfryd.[149]

Er mai rhyw ddyrnaid o'r siaradwyr a argymhellodd ddefnyddio peilliad (blawd neu gan) roedd eu ffydd ynddo yn ddiysgog, gan eu bod wedi gweld y feddyginiaeth yn llwyddo. Cofiai gwraig o Gellifor, Rhuthun, fel y bu i'w brawd daro ei ben nes yr oedd yn 'gwaedu fel mochyn', ac fel y bu i'w thad gymryd dyrnaid o flawd o'r sach peilliad a'i luchio ar y briw. Ceulodd y gwaed ar ei union.[150] Halen a ddefnyddid gan rai, jou o faco gan eraill. Fel y crybwyllwyd eisoes, llwyddwyd i atal gwaed un ferch a gawsai ei gwaedu yn ei gwefus â gelen drwy roi jou o faco ar y pigiad, a hynny wedi i we pryf copyn fod yn aflwyddiannus.

Cofiai ambell siaradwr fel y rhoid deilen ar y clwyf gan ei lapio'n dynn i geisio atal llif y gwaed, er enghraifft, dail tafol (Llanymddyfri), dail llydan y ffordd (Gwytherin), deilen mynawyd y bugail (Cwm Main), dail derw (Penrhyndeudraeth). Câi danadl poethion a milddail, planhigion y cyfeiriwyd atynt eisoes wrth drafod gwaedlin o'r ffroenau, eu defnyddio i atal gwaed o glwyf yn ogystal. Yn achos y milddail, rhoid ychydig o'r dail (sy'n debyg i redyn mân) yn uniongyrchol ar y clwyf, ond byddai'n rhaid gwneud plastr o'r danadl poethion. Y feddyginiaeth yn ardal Llanrwst oedd torri blaenau'r dail a'u pwnio ac yna eu rhoi'n blastr ar y clwyf a'i rwymo; fe'i gadewid am ddiwrnod neu ddau ac erbyn iddo gael ei dynnu dywedid y byddai'r croen wedi'i staenio gan y sudd o'r dail.[151] Powltis o wreiddiau'r danadl a argymhellwyd yng Nghroes-lan ger Llandysul.[152] Byddai plant ysgol yn ardal Maenclochog yn gwasgu sudd cawnen ar glwyf,[153] ac yn ôl tystiolaeth o Fronnant gellid berwi rhisgl helygen lwyd a golchi'r clwyf gyda'r trwyth neu osod peth o'r rhisgl ei hun yn uniongyrchol ar y clwyf.[154]

Cafwyd tystiolaeth hefyd am ddefnyddio migwyn ar glwyfau. Soniodd Mrs Catherine Jones o Benrhyndeudraeth fel y bu i gaseg o eiddo'r teulu dorri gwythïen wrth rwbio ei choes mewn weiran bigog, a hwythau'n methu ag atal llif y gwaed tra oeddynt yn aros am y milfeddyg er defnyddio rhwymyn tynhau ymhlith pethau eraill. Yna cofiodd hithau am y migwyn a rhedeg i nôl baich ohono o'r mynydd. Rhoddwyd y migwyn ar y clwyf a'i rwymo am y goes ac fe ataliwyd llif y gwaed.[155] Digwyddodd y feddyginiaeth hon yn gymharol ddiweddar gan nad oedd y teulu wedi symud i'r fferm hon hyd 1943. Cofiai'r siaradwraig fel y cesglid migwyn yn ystod y Rhyfel Byd Cyntaf ar gyfer ysbytai ac ni wyddys ai gweld hynny a'i hysgogodd i'w ddefnyddio. Ymddengys mai rhinwedd y migwyn yw ei allu i amsugno gwaed drwy weithredu fel sbwng a dywedir ei fod yn fwy effeithiol na wadin.

Dull arall oedd rhoi'r aelod dolurus mewn dŵr – dŵr ffynnon oedd orau – gan ei adael yno hyd nes y byddai llif y gwaed yn peidio. Byddai eraill yn rhwymo'r clwyf yn dynn neu'n clymu rhwymyn uwchben y clwyf er mwyn arafu'r cylchrediad. Dal ei bys ar y wythïen i atal y gwaed y byddai Mari Jones 'y widwith' a arferai weithredu fel bydwraig answyddogol yng Nghlwydyfagwyr, Merthyr Tudful, hyd ei marwolaeth ym 1929, ac y gelwid am ei gwasanaeth yn aml pan geid gwaeledd neu ddamweiniau.[156]

Dawn y swynwr

Yn ychwanegol at y meddyginiaethau cyffredin y gallai pawb roi cynnig arnynt, cafwyd tystiolaeth am unigolion a feddai ar ddawn neilltuol i atal llif y gwaed, ac y gelwid am eu gwasanaeth pan na fyddai dulliau confensiynol wedi bod yn llwyddiannus. Nid yw'n eglur bob amser pa fath yn union o waedlif yr honnid eu bod yn gallu ei wella, ond gellir tybied, gan mai personau yr ystyrid bod ganddynt allu arbennig oeddynt, y byddai eu dawn yn cwmpasu gwaedlin o'r ffroenau, gwaedlif o glwyf neu archoll ynghyd â gwaedlif o'r geg neu'r groth. Gelwid yr iachawyr hyn yn aml yn swynwyr neu 'charmers', a'r gred gyffredinol oedd y byddent yn gwella pobl drwy gyfuniad annatod o ddawn bersonol a defod gyfrinachol a oedd yn cynnwys swyn, adnod neu weddi.

Mae St. Briavels, Dyffryn Gwy, yn swydd Gaerloyw, tua milltir neu ddwy o'r ffin â Mynwy. Yno, tua 1905, bu farw swynwr o'r enw Luke Page, gŵr y cyrchid ato o ffermydd a phentrefi ddeng milltir i ffwrdd i geisio gwellhad i ddyn ac anifail.[157] Ceir sôn amdano'n gwella gwas fferm a oedd yn gwaedu'n ddifrifol o'i ffroenau. Dywedir iddo estyn am y Beibl a rhoi allwedd ynddo, a pheri i'r bachgen droi'r allwedd fel yr oedd ef ei hun yn adrodd swyn, gan ei rybuddio nad oedd i gyffwrdd yn yr allwedd wedi iddo ei droi am y tro olaf. Yna, rhoddodd y Beibl yn nwylo'r bachgen a gollwng yr allwedd i lawr ei gefn. Ataliwyd llif y gwaed, ac ni thrafferthwyd y bachgen byth wedyn.[158] Nid yw'n beth anghyffredin clywed am swynwyr yn rhoi allwedd yn y Beibl i geisio gwellhad neu ddatrys dirgelwch. Yr hyn sy'n ddiddorol yn yr achos hwn yw bod y swynwr wedi gallu elwa ar y ffaith bod rhoi allwedd oer i lawr y cefn yn un o'r meddyginiaethau mwyaf cyffredin at waedlin o'r ffroenau i greu diweddglo effeithiol i'r feddyginiaeth.

Pan oedd gwraig ym Mhennant, ger Llanbryn-mair, yn dioddef o ffrydlif gwaed galwyd am gymorth cymydog o'r enw Richard Hughes, Pennant Uchaf. Dywedwyd iddo ei gloi ei hun mewn ystafell gyda Beibl, papur, pin dur a pheth o waed y wraig mewn cwpan ac i'r gwaedu beidio yn fuan wedyn.[159] Yn ôl yr hanes, gŵr o sir y Fflint oedd Richard Hughes yn wreiddiol, gof wrth ei alwedigaeth, a ddaethai i weithio i hen waith plwm Dylife. Aeth i ddechrau trin ambell ddolur ac i dynnu dannedd ac yn y blaen gan ddod yn eithaf adnabyddus fel meddyg answyddogol; dywedwyd bod tua mil o weithwyr yng ngwaith Dylife yr adeg honno (rywbryd yn ystod ail hanner y bedwaredd ganrif ar bymtheg) ac y byddent yn mynd ato ef gyda mân anhwylderau.[160] Dyna, felly, wneud defnydd o'r Beibl fel ym meddyginiaeth St. Briavels, ond ceir yma awgrym hefyd fod Richard Hughes yn ysgrifennu adnod o'r Beibl gyda gwaed y wraig.

Mae'n debyg nad oedd ysgrifennu neu wneud arwydd â gwaed y dioddefydd yn arfer mor anghyffredin â hynny. Mae'r Parch. Meredith Morris, a fu'n weinidog gyda'r Bedyddwyr yn Cresswell Quay yn ne Penfro o 1892 hyd 1895, yn sôn am swynwr arbennig o'r enw Jekky Arter o Williamstown ger Neyland a fu farw oddeutu 1850. Efe oedd yr olaf y clywodd amdano a allai wella gwaedlif: 'There is no evidence of a cure, since the days of the great "bleeding charmer" …' meddai.[161] Bodlonodd perthynas i'r swynwr, nad oedd yn ymarfer y ddawn ei hun, i ddatgelu iddo fanylion y broses a ddefnyddiai Jekky Arter, sef rhoi blaen ei fys yng ngwaed y dioddefydd a gwneud arwydd y Groes ar ei dalcen gan adrodd dan ei anadl y chweched adnod o'r unfed bennod ar bymtheg o Eseciel naw gwaith:

> and when I passed by thee, and saw thee polluted in thine own blood, I said unto thee when thou wast in thy blood: Live; yea, I said unto thee when thou wast in thy blood, Live.[162]

Byddai yna'n estyn ei law tuag at y claf fel petai i'w fendithio. Dywedir i'r swynwr wella llawer yn y modd hwn, a rhoddir fel enghraifft hanes un achos a ddigwyddodd yn y flwyddyn 1839 pryd yr achubwyd bywyd gŵr ifanc o bentref Creseli:

> A person now living at Cresselly village remembers a strange case of 'stopping the blood'. It was in the hay season of 1839. A man was pitching hay in a meadow

adjoining the village, and burst a blood-vessel in lifting up a 'pick' of hay. In the natural course of things he would have died in a few minutes, but Jekky happened to be on the spot, and charmed for him, stopping the bleeding in an instant. The case created quite a sensation, and it was long remembered in the neighbourhood as a remarkable demonstration of Jekky's powers. The person who relates the tale vouches for its truth.[163]

Ymddengys fod adrodd adnod neu swyn ffug-grefyddol a oedd yn cynnwys cyfeiriad at atal gwaed yn rhan hanfodol o'r feddyginiaeth yn aml. Byddai swynwr o'r enw Nicholas Johnson a oedd yn byw yn Devauden, sir Fynwy, oddeutu 1887 yn atal gwaed drwy ddarllen o'r Beibl.[164] Nododd un siaradwraig fod gwraig i hen brifathro ym Mlaenau Ffestiniog wedi sôn wrthi y gallai ewythr iddi atal gwaed drwy adrodd adnod neilltuol, a hynny heb iddo orfod bod yn y fan a'r lle.[165] Defnyddid swyn ffug-grefyddol bryd arall. Cafodd Elias Owen y swyn canlynol, gyda'r dyddiad 5 Ebrill 1842 arno, gan wraig o Groesoswallt:

Our Blessed Saviour Jesus Christ was born at Bethlehem,
By the Virgin Mary,
Baptized in the River Jordan,
By St John the Baptist.
He commanded the water to stop, and it obeyed Him.
And I desire in the name of Jesus Christ,
That the blood of this vein (or veins) might stop,
As the water did when Jesus Christ was baptized. Amen.[166]

Mae'n debyg bod swynion storïol o'r fath, a oedd yn cyfeirio at ddigwyddiadau gwirioneddol neu dybiedig ym mywyd Crist, yn lled gyffredin.[167] Roedd awdur 'Cofion Cardi', a ymddangosodd yn Y Geninen ar droad yr ugeinfed ganrif, wedi clywed stori gan gydnabod iddo am ŵr a allai atal ffrydlif gwaed o'r genau neu o'r ffroenau. Yn ôl yr hanes, roedd gŵr o'r ardal yn gwaedu'n ddifrifol ac roedd ei fab wedi neidio ar gefn ei geffyl a mynd i weld y 'dyn medrus' ac wedi ei annog i gymryd y ceffyl a marchogaeth yn ddi-oed at ei dad gan ei fod yn poeni am ei einioes. Dywedodd y 'dyn medrus' wrth y mab am ymdawelu, ac yna, 'wedi gwneud rhyw baratoadau dechreuodd sibrwd wrtho ei hun y litani fer hon:

> Yn ngwaed yr hen Adda, bywyd a gollwyd;
> Yn ngwaed yr ail Adda, bywyd enillwyd;
> A thrwy y gwaed hwnw'r wyf fi yn gorchymyn
> Na redo eto o'th waed un diferyn.'[168]

Dywedodd hefyd y byddai gwaed y tad wedi peidio â rhedeg erbyn i'r mab gyrraedd adref. Ychwanegodd yr awdur ei bod yn berygl bywyd i bobl gyffredin neu blant adrodd y litani, ac na chaniateid chwaith 'i neb ei dysgu y naill i'r llall – rhaid oedd ei hysgrifenu a'i dysgu oddiar y papyr.'[169]

Bryd arall, nid oes unrhyw awgrym y defnyddid adnod, gweddi na swyn i atal llif y gwaed a cheir yr argraff mai dawn gynhenid yr iachäwr yw'r ffactor allweddol. Dywedid y gallai ffermwr o'r enw Meredith o Landeilo Graban atal gwaed yn y fan a'r lle heb wneud dim byd neilltuol.[170]

Dull swyngyfareddol arall a defnyddid i atal ffrydlif gwaed oedd chwythu, fel y gwneid at yr eryr. Gwyddai Daniel Jones, Bronnant, y byddai ei daid, tad ei fam, sef Ifan Jones, a anwyd ym Mwlch y Brynar, Ystumtuen, yr un gŵr ag a fyddai'n atal gwaedlin o'r ffroenau drwy wasgu y tu ôl i'r pen â'i fysedd, yn gallu atal gwaed drwy chwythu yn ogystal.[171] Cadwyd yr union ddull o wneud hyn yn gyfrinach gan gangen o'r teulu a dywedodd fod un ohonynt, a oedd yn byw yn ardal Ystumtuen, yn parhau i ymarfer y ddawn. Clywodd fel y bu iddo wella plentyn a oedd wedi syrthio i'r tân drwy chwythu arno, gan atal y gwaed a lliniaru'r boen.[172]

Cyfeiria Evan Isaac at ddau iachäwr o Geredigion a feddai ar y ddawn i atal gwaed o archoll. Un o'r rhain oedd Mrs Morgan, Llwyn Adda – ffermdy bychan rhwng y Borth a Thal-y-bont, Ceredigion – a fu farw tua 1936. Clywodd Evan Isaac gan gydnabod iddo, sef Isaac Edwards o Dre'r ddôl, fel y bu i Mrs Morgan atal gwaed gŵr Tŷ Hen, Henllys, pan oedd ef yn gweini yno oddeutu 1923. Cafodd y ffermwr ei daro yn ei ben gan ran o'r peiriant yr oedd yn gweithio arno nes bod y gwaed yn pistyllio, a phob ymdrech i'w atal yn ofer. Anfonwyd Isaac Edwards i Lwyn Adda ar frys, ac ar ôl iddo egluro'n ofidus i'r hen wraig fe ddywedodd hithau wrtho 'Paid a gwylltio dim 'machgen i. Dos yn dy ôl, ac fe fydd popeth yn iawn.' Pan ddychwelodd yntau i Dŷ Hen canfu, er mawr syndod iddo, fod y gwaed wedi peidio â llifo yn ystod yr amser y bu'n siarad â'r wraig.[173]

Iachäwr arall a feddai ar y ddawn i atal gwaed o archoll (ac a allai hefyd

wella llosg tân) oedd gŵr a drigai ym Mlaen Brwyno, sir Aberteifi, hyd ei
farwolaeth tua 1920-1. Mwynwr oedd wrth ei alwedigaeth a chlywodd Evan
Isaac fel y bu iddo, pan oedd yn gweithio yng ngwaith mwyn Pen Rhiw,
Ystumtuen, lwyddo i atal gwaed cydweithiwr o'r enw Richard Jones, a oedd
wedi cael damwain ddifrifol yn y pwll, drwy dynnu ei law dros y clwyfau,
heb eu cyffwrdd.[174] Trosglwyddwyd y ddawn i'w fab, a oedd, ym 1938, yn
byw ar y mynydd rhwng Cwm Rheidol a Phumlumon. Roedd y mab, yn ôl
tystiolaeth yr Henadur John Morgan a aeth i'w holi ar ran Evan Isaac, yn gallu
atal gwaed o glwyf, tynnu tân o losg a gwella clefyd y galon (clwy'r edau wlân,
gellid tybied). Un o'r rhai y llwyddodd i atal ei gwaed oedd merch ifanc o'r
cylch a gafodd anaf drwg iawn ar ei llaw.[175]

Ym 1962, bu'r Amgueddfa Werin yn recordio tystiolaeth cyn-fwynwr
a saer maen o Ystumtuen, a anwyd ym 1886. Soniodd am ddoniau Jonathan
Richards, Blaen Brwyno, Ystumtuen, a oedd yn gallu torri 'clefyd y galon'
(clwy'r edau wlân), 'tynnu tân', sef gwella llosg, ac atal gwaed. Roedd Jonathan
Richards wedi cyfaddef wrtho ei fod yn defnyddio 'ryw ddarn o ysgrythur'
wrth atal llif y gwaed. Roedd Jonathan Richards yn hen ŵr pan ddechreuodd
y siaradwr bregethu, ac roedd yn flaenor ac yn godwr canu yn Horeb. Dyma
ŵr Blaen Brwyno, y cyfeiriodd Evan Isaac ato felly.[176]

Ym 1966 cafwyd eitem ar y rhaglen *Lloffa* ar ŵr o'r enw Brinley Richards,
Bwlch y Brynar, Ystumtuen, a oedd yn adnabyddus fel iachäwr clwy'r edau
wlân neu glefyd y galon.[177] (Cofier mai ym Mwlch y Brynar yr oedd Ifan
Jones, taid Daniel Jones, yn arfer byw.) Roedd hefyd yn gwella llosg tân, yn
cael gwared â defaid ac yn atal gwaed. Dywedodd Mr Richards fod cyfeiriad
at gefnder iddo, gŵr o'r enw 'Jonathan' a feddai ar yr un galluoedd, yn *Coelion
Cymru* (Evan Isaac). Mae'n debyg mai hwn oedd y sawl y cyfeiriwyd ato
fel mab y gŵr o Flaen Brwyno, a oedd yn byw rhwng Cwm Rheidol a
Phumlumon ym 1938 (Jonathan Richards, fel ei dad). Sôn am eu dawn yn
atal gwaed o glwyfau'n benodol a wneir yn *Coelion Cymru* a nodir eu bod yn
gwneud hynny drwy dynnu eu llaw dros yr archoll, heb gyffwrdd ynddo. Ni
wyddys pa ddull a ddefnyddiai Brinley Richards, ond ceir un hanesyn am ei
ddawn i atal gwaed. Soniodd fel yr oedd gwraig fferm o'r ardal yn gwaedu'n
ddifrifol, ac fel y bu i'w merch ddod i'w weld a gofyn iddo a allai atal gwaed ei
mam. Dywedodd yntau wrthi nad oedd angen iddo wneud dim, gan y byddai

popeth yn iawn erbyn iddi gyrraedd adref. Siarsiodd hi, fodd bynnag, i alw am y meddyg, rhag ofn. Erbyn i'r ferch ddychwelyd adref roedd y gwaed wedi arafu, ac ni fu'n rhaid i'r meddyg wneud dim pan gyrhaeddodd.

Gweddillion tystiolaeth yn unig sydd wedi goroesi am yr arfer o atal gwaedlif drwy gyfuniad o ddawn bersonol a defod neu swyn. Nid oedd ond cymharol ychydig o iachawyr o'r fath yn dal i ymarfer eu dawn hyd yn oed yn y bedwaredd ganrif ar bymtheg, ac roedd eu nifer wedi prinhau eto fyth erbyn dechrau'r ugeinfed ganrif. Mae'n debyg mai Brinley Richards oedd un o'r rhai olaf i wella gwaedlif drwy gyfrwng y dulliau hyn.

★ ★ ★

Wrth fwrw golwg ar y gwahanol feddyginiaethau a oedd yn ymwneud â'r gwaed, atal gwaedlin o'r ffroenau neu waed o glwyfau, gwelir bod y mwyafrif llethol ohonynt yn dal i gael eu hymarfer yn hanner cyntaf yr ugeinfed ganrif. Sut bynnag, ceir hefyd dystiolaeth wasgaredig am feddyginiaethau sy'n adlewyrchu credoau neu arferion cenedlaethau cynharach. Roedd gwaedu fel dull o iacháu yn ddibynnol i raddau helaeth ar ddamcaniaeth Galen am lif y gwaed, damcaniaeth a heriwyd gan William Harvey yn hanner cyntaf yr ail ganrif ar bymtheg. Er bod yr arfer yn dal mewn grym yn y bedwaredd ganrif ar bymtheg ac, yn wir, yn cael ei argymell mewn rhai traethodau meddygol mor ddiweddar â chwarter cyntaf yr ugeinfed ganrif, lleihaodd ei boblogrwydd yn sylweddol o'r 1850au ymlaen. Mae'n ddiddorol gweld bod yr arfer yn parhau ymhlith y werin bobl ar ddechrau'r ugeinfed ganrif. Dichon fod gwaedu â chelyn hefyd yn adlewyrchu hen gredoau am rinweddau iachaol y pren a gweddillion symbolaeth sy'n ei gysylltu â dathliadau paganaidd croesawu'r flwyddyn newydd a chylchdro'r haf. Gwelwyd bod gwaedu â gelod yn boblogaidd iawn ymhlith y werin bobl yn negawdau cynnar yr ugeinfed ganrif a'u bod yn dal i gael eu defnyddio ar raddfa fechan mewn ysbytai, ymhell wedi dyddiau'r hen ymarferwyr answyddogol. Mae'n bosibl bod yr enghreifftiau prin y llwyddwyd i'w casglu am iachawyr a allai atal gwaedlif, rhai ohonynt yn gwneud defnydd o adnodau neu swynion ffug-grefyddol, yn olion tystiolaeth o'r ffydd yng ngrym iachaol yr eglwys ganoloesol a nerth cyfriniol geiriau crefyddol y gellid ei harneisio at ddibenion ymarferol.

7

Yr Esgyrn a'r Cymalau

Poen Cefn

Mae poen cefn yn gŵyn gyffredin ac roedd darpariaeth sylweddol yn y cartref i'w drin yn fewnol neu'n allanol. Un driniaeth allanol boblogaidd oedd defnyddio haearn smwddio: rhoid y dioddefydd i orwedd ar ei stumog a gosodid darn o bapur llwyd ar ei gefn a smwddio'n ôl ac ymlaen â haearn cymharol gynnes i geisio lleddfu'r boen. Arfer arall oedd gosod gwlanen goch ar y cefn, wedi'i thwymo ychydig o flaen y tân. Bryd arall, gwneid gwregys arbennig o wlanen i'w wisgo am waelod y cefn. Byddai gwraig i of o Hwlffordd, sef Gwendoline Howells, a oedd yn hanu o Lan-non yn sir Gaerfyrddin, yn arfer gwneud gwregysau gwlanen goch i'w gŵr, Richard Morgan Howells, a fu'n cadw yr Old Bridge Smithy, Hwlffordd, o 1911 hyd ei ymddeoliad ym 1967, i warchod y cefn ac i'w gadw'n gynnes wrth iddo wneud gwaith trwm fel pedoli. Mae dau o'r gwregysau hyn, a gafwyd yn rhodd gan eu merch, Miss E. Cecily Howells, bellach yng nghasgliad gwisgoedd Amgueddfa Werin Cymru.[1] Roedd yr arfer hwn yn gyffredin yn Nhreorci hefyd, a chofiai Mrs Martha Mary (Mei) Jenkins y byddai ei mam, a oedd yn enedigol o Dre-lech, sir Gaerfyrddin, yn rhoi cydau bach, wedi'u llenwi â blawd ceirch a'u twymo yn y ffwrn, i mewn yn y gwregysau hyn bob tro y byddai'r dynion yn cwyno gyda'u cefn.[2] Arfer cyffredin arall oedd gwneud powltis had llin neu blastr mwstard, a'i roi ar y cefn mewn lliain. Hefyd, gellid rhwbio gwahanol ddefnyddiau megis olew camffor, 'Lewis' Drops' neu ychydig o oel tyrpant ar y cefn, a byddai rhai yn curo gwynnwy yn gymysg â'r tyrpentein.

Roedd coel ymhlith y glowyr hŷn bod golchi'r cefn yn rhy aml yn niweidiol, gan fod dŵr yn gwanhau, ac oherwydd hyn ni fyddai llawer ohonynt yn credu mewn gwneud y dasg yn amlach nag unwaith yr wythnos, sef ar nos Sadwrn fel rheol. Rheswm arall a gynigiwyd dros yr arfer oedd bod rhinwedd yn y glo ei hun, ac na ddylid felly ei olchi ymaith. Dywedwyd hefyd y byddai'r dynion yn gofalu peidio â golchi eu cefnau pan fyddent yn gweithio mewn lle isel, cyfyng, gan eu bod yn credu y byddai'r olew yn y glo yn cadw'r gwres i mewn ac yn tynnu'r boen.[3]

Er gwaethaf y gred fod dŵr yn gwanhau, roedd dŵr y môr yn cael ei gyfrif yn llesol, ac un cyngor a gofnodwyd ym Morfa Nefyn yn Llŷn oedd golchi gwaelod y cefn bob bore â bwcedaid o ddŵr heli.[4] Pe bai plentyn, ar y llaw arall, â gwendid yn ei gefn, dylid gwlychu'r dwylo yng ngwlith y bore a rhwbio'r asgwrn cefn â'r dwylo gwlyb.[5]

Meddyginiaethau llysieuol yw mwyafrif helaeth y moddion a geid at ddefnydd mewnol. Ymhlith y perlysiau, cafwyd tystiolaeth am ddefnyddio'r wermod lwyd (Y Foel, Llangadfan; Pontsenni), camomeil (Llansannan; Synod Inn; Croes-goch), y wermod wen (Llanerfyl; Abergwesyn), ynghyd ag ambell gyfeiriad at de persli. O blith cynnyrch yr ardd, defnyddid riwbob − sef y gwreiddiau wedi'u berwi (Dinas Mawddwy) − a brigau coed cyraints duon (Uwchaled).

Ond y planhigion gwyllt oedd y mwyaf cyffredin o ddigon, ac o blith y rhain, ffa'r corsydd, y cafwyd tystiolaeth amdano o siroedd Caernarfon, Meirionnydd, Trefaldwyn, Dinbych, Penfro, Brycheiniog a Morgannwg, oedd y llysieuyn mwyaf poblogaidd at boen cefn. Mae ffa'r corsydd neu ffa'r gors yn tyfu mewn mannau gwlyb, a chysylltai amryw o'r siaradwyr y planhigyn â chors neu waun neilltuol yr oeddynt yn gyfarwydd â hi yn y dyddiau a fu, er enghraifft, y 'Griffin Bog' yn ardal Gilfach Goch[6] neu waun ar fferm y Gwndwn, Crymych, lle y deuai pobl o sawl man i'w gasglu a mynd ag ef adref i'w sychu at y gaeaf.[7] Roedd Mrs Leisa Francis, a symudodd i'r Gwndwn ar ôl priodi, yn eithaf cyfarwydd â'r defnydd a wneid ohono at y cefn gan y byddai ei brawd yn dioddef o'r anhwylder hwn pan oedd yn blentyn a'i mam yn arfer gwneud te ffa'r gors iddo gydag ychydig o ddant y llew ynddo er mwyn ychwanegu at y blas. Credai y byddai'n casglu'r llysiau o 'weunydd Caermenyn' yn ystod y cyfnod hwn, pan oeddynt yn byw yn 'Whitwg', rhwng Crymych a Mynachlog-ddu.[8] Cyfuniad o ffa corsydd a llin y mynydd a gymerai gŵr o Drawsfynydd, yn ôl tystiolaeth ei ferch.[9]

Er mai meddyginiaeth at y dŵr oeddynt yn bennaf, câi llysiau'r dryw a'r goesgoch eu cyfrif yn dda at boen cefn. Adroddodd Meredydd Roberts, Cyplau, Abergeirw, fel y bu i ewythr iddo, brawd ei dad, a oedd wedi ymfudo i Ballarat, Awstralia, yn ystod y rhuthr aur, anfon adref am beth o'r goesgoch pan oedd yn cwyno gyda'i gefn, a gofyn a âi rhywun i lawr i geunant Tŷ Nant i chwilio am y llysiau gan ei fod yn eu cofio'n tyfu yn y fan honno.[10] Yfed te neu drwyth o'r llysiau oedd y driniaeth arferol, wrth gwrs, ond defnyddio powltis llysiau'r dryw ar y cefn oedd un o'r cynghorion a gasglwyd yn Llanymynech, Maldwyn, ar ddiwedd y 1930au.[11] Pwysleisiwyd gwerth te milddail hefyd, yn enwedig yng ngogledd Penfro lle y cafwyd cyngor i ferwi'r llysieuyn am tuag ugain munud, gadael i'r trwyth oeri, a chymryd peth ohono am dridiau i gael gwared â'r boen.[12] Roedd trwyth o ddail cacimwci yn feddyginiaeth boblogaidd at y cefn yn rhan ddeheuol y sir.

Planhigion eraill y gwneid peth defnydd ohonynt at boen cefn oedd llysiau pengaled (Llanbryn-mair), danadl poethion (Bylchau), gwreiddiau dail tafol (Efail-wen), banadl (Cefngorwydd), y ddeilen gron (Aber; Llannarth), cribau San Ffraid (Llandysul), llin y mynydd (Tal-y-bont, Aberteifi), moron gwylltion (Y Gyffylliog), rhuddygl y meirch (Pandytudur) a blodau coed ysgaw (Castell-nedd).

Yn sir Aberteifi yn unig y cafwyd tystiolaeth lafar am ddefnyddio corn carw'r mynydd at ddibenion meddyginiaethol. Un o'r rhai a soniodd amdano oedd Daniel Jones, Bronfynwent, Bronnant, a anwyd ym 1888, gŵr a feddai ar wybodaeth helaeth am blanhigion a'u defnydd meddyginiaethol, ac yr oedd ganddo bron yn ddieithriad hanesyn diddorol i'w adrodd am ryw feddyginiaeth neu'i gilydd. Roedd yn adnabod y llysieuyn yn dda iawn, a gwyddai iddo fod yn effeithiol ar o leiaf ddau achlysur, sef yn achos gŵr o Fethel a ddaethai i'r esgair i'w gasglu gan ei fod yn argyhoeddedig ei fod yn gwneud lles i'w gefn, a phan fu cyfaill iddo, Jim Jones y sbaddwr, o Ledrod, yn dioddef o boen cefn. Dyma'r hanes fel y'i hadroddwyd ganddo ym mis Mehefin 1977:

> Ma fe'n tyfu lan ar hyd yr esgair 'na, ar hyd y ddaear, a mi allwch hel hwnna yn dasgelli a'u cadw nhw dros y gaea'. Ma fe'n mynd – pan eith hi mla'n yn agos i'r gaea' 'ma – ma fe'n mynd fase'n darfod, yn rhy lwyd, ond ma fe yna, 'i wreiddie fe. Ag, ma fe'n breicho allan, 'run fath yn gywir â cyrne y carw, dach chi'n 'weld, ag yn dilyn y ddaear. Allwch dynnu pisyn mawr o'r cyrne 'ne oddi wrtho fe. Wel, ma hwnna'n feddyginieth ardderchog rhag cefen tost. Wi'n gwbod am ddyn o Bethel

yn câl i gefen yn boenus iawn, ag yn dod lan i'r esgair fan'na i hela'r corn carw. Ma
fe'n dweud ei fod yn gwella'n iawn.

Ag wi'n cofio am y dyn 'na wedes i w'thoch chi, yn Lledrod, y Jim Jones 'na,
… – sbaddwr odd e, chi 'weld. Odd e'n mynd ar hyd y wlad i bob man, trwy sir
Aberteifi. Wedi marw es rw fis yn ôl – odd e 'run ôd â fi. Odd e'n un enwog. Odd
e'n mynd hyd yn ôd i sir Feirionnydd i dorri ar y ceffyle a phethe, chi 'weld. Ag ôn
i'n mynd gydag e i ryw le lan ar y top 'na, a ma fe'n rhoi cic i'r corn carw. 'Beth
yw hwn, gwêd?' Ag oen ni'n cer'ed wedyn, ag odd e yn achwyn i gefen ofnadw.
'O,' wedes i, 'does dim shwd feddyginieth i gâl at gefen.' 'Wel, diawl,' wedodd e,
'mi hela i beth o'no fe. Shwd ma'i wneud e, gwêd?' 'Wel, cer â fe adre,' wedes i,
'a rho ddŵr berwedig ar dipyn o'no fe, a hyf hwnnw, ne berwa fe, os ti ishie fe'n
gryfach, a hyf y dŵr 'ynny.' Wedodd e bod e wedi gwella i gefen yn berffeth. A
bod e wedi cadw peth yn y tŷ y diwrnod wedyn, os eitha i gefen e'n dost. Odd e'n
câl cefen tost yn go amal. A bod e wedi'i wella fe, a'i gâl e yn ardderchog, iawn,
iawn.[13]

Planhigyn arall sy'n gymharol anghyfarwydd mewn meddygaeth werin
yw celyn y môr. Pan oedd ffermwr o Frynengan, Eifionydd, yn dioddef
o wynegon y glun (*sciatica*) a oedd yn achosi poen cefn cafodd gyngor
gan wraig o Bant-glas i hel gwreiddiau celyn y môr, eu berwi, ac yfed y
trwyth. Aeth ef a'i wraig i fferm perthynas yn Ninas Dinlle i chwilio am
y llysieuyn. Cawsant gryn drafferth i godi'r gwreiddiau gan eu bod mor
ddwfn. Roeddynt wedi cael rhybudd i beidio â'u torri, ac felly fe'u berwyd
yn gyfan am tua dwyawr. Rhaid oedd yna hidlo'r trwyth, ei botelu, a'i gadw
mewn lle tywyll. Bu'n cymryd joch ohono bob dydd am gyfnod nes cael
gwared â'r anhwylder.[14]

Fe sylwir bod llawer o'r llysiau y soniwyd amdanynt uchod yn llesol at y
dŵr hefyd, ac roedd anhwylder ar yr arennau yn gallu achosi poen cefn. Gellir
gwneud rhai cymariaethau diddorol. Ni chafwyd fawr ddim sôn am gymryd
persli at boen cefn, er mai dyma oedd y feddyginiaeth fwyaf poblogaidd at
y dŵr. Yr ail ddosbarth o lysiau o ran poblogrwydd at yr arennau oedd ffa
corsydd, llysiau'r dryw, y goesgoch, dant y llew, danadl poethion, a blodau
ysgaw, ond ffa corsydd oedd y llysieuyn mwyaf poblogaidd o ddigon at boen
cefn, yn cael ei ddilyn gan lysiau'r dryw a'r goesgoch. Prin, o'i gymharu, oedd
y defnydd a wneid o flodau ysgaw, dant y llew a danadl poethion at boen
cefn. Gwneid defnydd cymharol fychan o lysiau eraill megis wermod lwyd,

camomeil, cacimwci, llin y mynydd a moron gwylltion at y dŵr a'r cefn fel
ei gilydd.

Casglwyd rhyw ddyrnaid o feddyginiaethau cyffredinol eraill hefyd, a
gwelir bod rhai o'r rhain hyd yn oed – megis cymryd tabledi merywen neu
roi tri diferyn o 'Oil of Juniper' ar lwmp o siwgr – ag iddynt elfen lysieuol.
Cynghorion eraill oedd cymryd 'Dutch Drops', dos o spirit neitar, halwynau
Epsom neu hynny a safai ar dair ceiniog wen o solpitar bob dydd.

Straen

Y feddyginiaeth fwyaf poblogaidd at straen oedd dal yr aelod mewn dŵr oer
megis dŵr ffynnon neu dan ddŵr rhedegog. Cyngor arall digon cyffredin
oedd golchi'r aelod ysig â chymysgedd o ddŵr a finegr neu roi papur llwyd
yn wlych mewn finegr a'i lapio'n blastr amdano. Gellid hefyd wneud powltis
gyda bran a finegr.[15] Un feddyginiaeth a gofnodwyd yn ardal Llanymawddwy
oedd cymysgedd o lard, tyrpentein ac olew castor – yr un faint o bob un – a
ddefnyddid i rwbio'r ysigiad, boed ar ddyn neu anifail.[16]

Roedd rhai llysiau, yn enwedig llysiau'r cwlwm neu gwmffri, yn cael eu
cyfrif yn arbennig o dda at straen. Gellid lapio'r dail am y ffêr neu'r arddwrn
a'u gadael yno hyd nes y byddent wedi ffurfio'n blastr caled, eu berwi â lard
neu floneg i wneud eli, neu falu'r gwraidd a'i gymysgu gyda lard ar gyfer
gwneud powltis. Dau lysieuyn arall sydd, fel cwmffri, yn llawn mwcilag ac a
ddefnyddid i drin clwyfau ac ysigiadau yw hocys y morfa (*Althaea officinalis*) a'r
hocysen gyffredin (*Malva sylvestris*). Gellid berwi'r dail a defnyddio'r trwyth
i olchi'r man dolurus a'r dail gwlyb i wneud powltis, neu gellid mwtro'r dail
ffres i wneud plastr i'w roi ar ysigiad. Roedd yn arfer hefyd i ferwi migwyn
o'r corsydd a defnyddio'r dŵr i olchi'r aelod poenus ac yna rhoi'r dail arno'n
sypyn gwlyb fel powltis. Byddai dail lloriad (*Plantago major*) neu ddail bresych
yn cael eu gosod yn blastr ar y straen a'u cyfnewid wrth iddynt wywo. Cyngor
arall oedd golchi'r aelod â wermod a finegr. Ym Morgannwg y cofnodwyd
yr arfer o ddefnyddio powltis pannas – crybwyllodd un siaradwraig y byddai
ewythr iddi'n arfer chwarae pêl-droed i Abertawe ac mai dyma'r powltis a gâi
ei ddefnyddio pe byddai wedi cael anaf ar y cae.[17]

Byddai cyflenwad o floneg mochyn ar gael ar y rhan fwyaf o'r ffermydd
ac roedd yn sylfaen i amryw o feddyginiaethau megis elïau at anhwylderau'r

croen. Câi hefyd ei ddefnyddio at ysigiadau, ac yn ôl un cyfarwyddyd fe'i rhoid mewn powltis o waddod sur a newidid bob dydd nes y lleihâi'r chwydd a'r boen.[18] Defnydd arall o blith y stôr o feddyginiaethau a gedwid yn y cartref ac a gâi ei gyfrif yn dda at ysigiadau oedd saim gŵydd, tra, yn ôl tystiolaeth lafar o Faldwyn, defnyddid yr eli a geid o glicied gên mochyn. Byddai'n rhaid torri'r asgwrn yn yfflon i gael yr eli, ac roedd gŵr o'r Foel yn cofio gweld dau neu dri o esgyrn cil gên moch yn cael eu cadw ar rai o'r ffermydd i'r diben hwn.[19] Ategir yr arfer o gadw asgwrn 'cilddwyen' mochyn 'i iro cymalau sigiedig a thynnu chwydd i lawr' gan Evan Jones, Ty'n-y-pant, Llanwrtyd, yn ei gasgliad o lawysgrifau.[20] Meddyginiaeth yn yr un cywair yw'r un a gofnodwyd gan ŵr o Dreorci. Roedd ei fodryb, pan oedd yn gwnïo yn Abergorci, Treorci, wedi gweld rhoi malwod ar y pentan mewn llestr i doddi ac yna defnyddio'r llysnafedd i'w rwbio ar straen.[21] Arfer arall oedd rhoi powltis 'dom da' ar y straen, neu olchi'r man gyda'r gwlith a fyddai wedi ymgasglu ar ben tocyn o hen faw gwartheg.

Ceid hefyd ar hyd a lled y wlad bobl a arferai wneud elïau at anhwylderau megis ysigiadau a chwyddiadau. Un o'r rhain oedd Idwal Jenkins, a oedd yn byw yn Swyddfa'r Post ym Mynachlog-ddu, Penfro. Yn ôl tystiolaeth gŵr o'r ardal, byddai'r straeniad yn sicr o wella o fewn dau ddiwrnod ar ôl cael yr eli os nad oedd asgwrn wedi'i dorri, a phe na cheid gwellhad o fewn y cyfnod hwn byddai'n rhaid mynd at y meddyg i gael trin yr asgwrn toredig.[22] Yng Ngwynedd roedd bri mawr ar yr olew gewynnau a wneid gan Richard Evans, y meddyg esgyrn o Bwllheli, ac ar oel Morris Evans, Ffestiniog. Byddai'r rhain yn cael eu gwerthu'n fasnachol a chaent eu cyfrif yn ddiguro at ysigiadau a chryd cymalau. Roedd Richard Evans yn hanu o deulu meddygon esgyrn Môn, ac roedd ganddo feddygfeydd ym Mhwllheli, Porthmadog, Caernarfon a Môn. Roedd cangen arall o'r busnes ym Mhen-y-groes dan ofal ei frawd Thomas Evans, a drosglwyddodd gyfrinach yr 'olew gewynnau' i'w fab John Evans, ac yntau yn ei dro i'w fab ef, sef Gwyn Evans o Fryncir a fu'n gwneud yr olew am flynyddoedd lawer hyd ei farwolaeth ym 1989. Bellach, paratoir yr olew gan fab y diweddar Gwyn Evans, sef Kelvin Gwynedd Evans, a deellir bod galw mawr amdano o hyd.[23] Trosglwyddwyd y gyfrinach i aelod arall o'r teulu yn ogystal, ac roedd gŵr o Ddinas Dinlle, a oedd yn perthyn drwy briodas, yntau'n gwneud yr olew pan ymwelwyd ag ef ym 1977.[24]

Câi olew Morris Evans, Ffestiniog, ei gynhyrchu yn y 'ffatri' yn y Llan. Busnes glo a oedd gan Morris Evans ar y cychwyn, nes iddo ddechrau gwerthu blawd a nwyddau gan wneud Siop Morris Evans yn ganolfan bwysig yn y pentref.[25] Cynhyrchid dau fath o olew, sef yr 'Household Oil' a'r 'Horse, Sheep and Cattle Oil',[26] ac ymgymerodd Morris Evans â'r gwaith o hysbysebu'r olew gan deithio drwy ogledd Cymru a rhannau helaeth o Loegr. Mae'n bosibl mai ef oedd awdur y penillion a geid ar y taflenni hysbysebu:

Os bydd chwydd yn yr aelodau,
   Olew Morris Evans!
Anystwythder mewn cymalau,
   Olew Morris Evans!
Potel fach a'ch gwna yn llawen
   A diboen;
Gyr ar ffo bob math o glefyd
Doed gwyr sydd dan gur
I gael prawf o'i rinwedd pur.[27]

Bu farw Morris Evans ar ddechrau'r 1920au, ac etifeddwyd y busnes gan ddau o'i feibion. Parhawyd i gynhyrchu'r olew yn y ffatri yn y Llan am flynyddoedd wedi hynny.[28] Mae'r cof am yr olew yn dal yn fyw, ac amlygwyd ffydd ddiysgog ynddo gan lawer un.

Roedd y 'snake oil' a werthid yn y ffeiriau yn dipyn llai dilys. Cofiai gŵr o Gricieth y byddai'r pedler 'snake oil' yn arfer dod i'r ddwy ffair a gynhelid yng Nghricieth, sef Ffair Gyntaf Haf ar y 23ain o Fai, a Ffair Ŵyl Ifan ar y 29ain o Fehefin, i werthu ei nwyddau. Roedd hyn oddeutu 1925 pan oedd y siaradwr yn fachgen ifanc. Byddai'r pedler yn arfer gwisgo fel cowboi, ac roedd chwip anferth ganddo. Byddai'n canmol yr oel i'r cymylau: 'Mi odd hwnnw yn gwella bob clwy'. Yr unig beth na alla fo 'im neud – odd y dyn yn cyfadda hynny – oedd rhoi gwaed mewn coes bren.' Er mwyn denu'r cyhoedd, byddai'n 'datgysylltu' esgyrn y bechgyn, gan dynnu asgwrn yr ysgwydd neu'r penelin o'i le. Roedd y siaradwr yn cofio gweld llawer o fechgyn na allent symud 'na braich na dim byd' ar ôl y driniaeth. Yna, byddai'r pedler yn rhwbio ychydig o'r olew ar y cymal a phwyso, a deuai'r cyfan yn ôl i'w le.[29] Honnai'r gwerthwyr bod yr olew yn cynnwys saim nadredd a bod y feddyginiaeth yn seiliedig ar hen foddion a wneid gan y brodorion yng Ngogledd America.

Daeth y term 'snake oil' i gael ei ddefnyddio i ddisgrifio unrhyw feddyginiaeth hollol ddi-werth yr hawlid bod ganddi rinweddau gwyrthiol.

Cryd Cymalau

Roedd cryd cymalau yn anhwylder cyffredin mewn ardaloedd gwledig ac yn effeithio ar gyfran helaeth o'r boblogaeth. Nid yw'n syndod felly fod darpariaeth mor amrywiol ato, yn feddyginiaethau i'w cymryd yn fewnol mewn ymgais i wella'r clefyd yn ogystal â thriniaethau allanol i liniaru'r boen. Defnyddid nifer o lysiau, ar ffurf te neu drwyth, i drin cryd cymalau a châi amryw o'r rhain eu cyfrif yn dda at y gwaed, poen cefn ac anhwylderau'r arennau gan y credid eu bod yn cael gwared ag amhureddau o'r corff. Y feddyginiaeth lysieuol fwyaf poblogaidd yn ddiamau oedd te ffa'r corsydd, llysieuyn a ddefnyddid yn gyffredin at boen cefn ac at anhwylder yr arennau, ond cafwyd sawl cyngor i beidio ag yfed gormod ohono gan ei fod mor gryf, cyngor a ategir mewn llysieulyfrau modern sy'n rhybuddio bod y llysiau'n gallu achosi rhyddni a chyfogi. Dylid eu berwi, ac yfed llond ecob o'r trwyth deirgwaith y dydd, yn ôl cyfarwyddyd o ardal Llansannan.[30]

Llysieuyn tra phoblogaidd yn ne Penfro oedd brenhines y weirglodd. Roedd gŵr o Hook ger Hwlffordd wedi clywed am y defnydd hwn o'r llysiau, er mai meddyginiaeth yn defnyddio llysiau'r dryw yr oedd yn fwyaf cyfarwydd â hi gan iddo eu casglu o ochrau'r ffyrdd lawer gwaith ar gyfer ei daid pan gâi ef bwl o gryd cymalau. Berwai yntau'r cyfan, yn ddail ac yn flodau, mewn sosban a gedwid yn bwrpasol at y gwaith a chymryd peth o'r trwyth wrth fynd i'r gwely, a byddai'n hollol ystwyth erbyn y bore.[31] Yn ôl tystiolaeth o Grymych, chwerwlys yr eithin oedd y feddyginiaeth fwyaf poblogaidd gan y to hŷn yn yr ardal honno.[32] Roedd gan bobl eraill ffydd eithriadol mewn milddail – adroddodd gwraig o Glaw'r Plwyf, Mynyddislwyn, ym 1959 fel y bu i'w gŵr weld cyfaill iddo yn Ffair Caerffili ar ei ddwy ffon dan effaith y gwynegon, ac fel y bu iddo ei gynghori i gymryd te milddail. Pan welodd ef wedyn rai misoedd yn ddiweddarach roedd yn mynd o gwmpas heb ffon, wedi cael gwellhad llwyr, yn ôl pob golwg, ar ôl yfed te'r filddalen mewn hen gwrw.[33]

Cafwyd peth tystiolaeth hefyd am ddefnyddio dau berlysieuyn poblogaidd, sef y wermod lwyd a'r camomeil, fel meddyginiaeth at gryd cymalau, gan wneud te o'r naill a'r llall. Fodd bynnag, cofiai gwraig o'r Fach-wen, Llanddeiniolen, y byddai ei mam yn berwi'r wermod a'r camomeil gyda'i gilydd mewn sosbenaid o ddŵr ac yn gwasgu gwlanen yn y trwyth a'i rhoi ar y man lle'r oedd y boen, ac y byddai hefyd yn golchi'r aelod â'r dŵr.[34] Plastr o wermod lwyd a finegr a ddefnyddid yn ardal Cwm Main, Meirionnydd.[35] Wermod arall sydd mewn bri bellach, sef y wermod wen, a ddefnyddir fel meddyginiaeth at arthritis a meigryn.

Meddyginiaeth i buro'r gwaed yn bennaf oedd y trwyth a wneid o wreiddiau'r cacimwci, ond cafwyd tystiolaeth o Frycheiniog y'i defnyddid at wynegon yn ogystal,[36] tra ym Maldwyn byddai'r hen bobl yn arfer rhwbio'r aelodau poenus gyda'r dail.[37] Te arall a gâi ei gyfrif yn arbennig o dda at y gwaed oedd te danadl poethion, ac yn ôl tystiolaeth Miss Katie Olwen Pritchard, y Gilfach-goch, fe'i rhoid i blant pan oedd ganddynt wayw yn eu coesau.[38] Dywedodd mai'r gred gyffredinol oedd mai poenau prifio oeddynt, ond roedd hi'n argyhoeddedig mai gwisgo sanau gwlân, a rheiny'n gwlychu yn y glaw ac yn sychu am y coesau gan achosi cryd cymalau a oedd yn gyfrifol am y boen. Dull arall o drin cryd cymalau â danadl oedd rhwbio'r corff gyda'r dail neu'i chwipio ag ysgub o ddanadl. Roedd gan wraig o Lanymddyfri brofiad personol o feddyginiaeth o'r fath gan iddi weld ei mam yn rhwbio'r dail yn ei phengliniau pan oedd yn dioddef o'r gwynegon.[39] Byddai danadl poethion yn cael eu defnyddio fel meddyginiaeth at boen cefn ac at yr arennau yn ogystal. Câi berwr y dŵr hefyd ei gyfrif yn dda at gryd cymalau ac at y gwaed. Un cyngor o Grymych at y rhiwmatig oedd casglu gwreiddiau dail tafol a'u sgwrio'n lân ac yna'u berwi am tuag awr. Wedyn, dylid hidlo'r trwyth a rhoi pecyn o halwynau Epsom ynddo a photelu'r ddiod er mwyn ei chael wrth law i'w defnyddio'n rheolaidd.[40] Dywedodd un siaradwr a arferai gymryd trwyth o'r gwreiddiau y byddai'n teimlo'n llawer ystwythach ar ôl cymryd dracht bach ohono am gyfnod.[41] Câi dail tafol eu cyfrif yn dda at buro'r gwaed, at y dŵr, a hefyd fel meddyginiaeth at boen cefn. Nododd gwraig o Bontarddulais y byddai ei thad yn arfer cymryd nionod a garlleg, naill ai wedi'u berwi neu'n amrwd, am tua phythefnos yn y mis bach at wynegon.[42] Cydnabyddir bellach fod nionod, a garlleg yn arbennig, yn dda at gylchrediad y gwaed.

Cysylltir dant y llew ag anhwylderau'r arennau fel rheol, ond fe'i defnyddid yn ogystal at y rhiwmatig. Byddai Mrs Kate Davies o Bren-gwyn yn arfer ei ddefnyddio i wneud diod, y cafodd y rysáit ar ei chyfer ar lafar gwlad, sef berwi'r blodau am tua hanner awr ac ychwanegu lemwn, oren a siwgr atynt, gadael i'r cymysgedd oeri, rhoi burum ynddo, ac aros iddo aeddfedu.[43] Un cyngor o ardal Brynhoffnant oedd rhoi pinsiad o hadau helogan mewn cwpan a thywallt dŵr poeth arnynt a chymryd peth o'r ddiod deirgwaith y dydd.[44] Yn ôl tystiolaeth o Solfach, Penfro, roedd gwraig o'r ardal wedi cael gwared â rhiwmatig yn ei dwylo wedi i sipsi ei chynghori i fwyta dail helyg.[45] Caiff dail helyg, hadau helogan a gwraidd dant y llew eu defnyddio gan feddygon llysiau fel rhan o'u triniaeth at gryd cymalau gan y credir eu bod yn cael gwared ag amhuredd o'r corff.[46] Câi rhisgl yr helygen (*Salix alba*) ei ddefnyddio mewn meddygaeth i drin cryd cymalau, ond bellach fe'i disodlwyd gan ddarpariaethau synthetig megis asbrin (asid asetylsalisylig).

Cafwyd tystiolaeth hefyd fod bwyta ffrwythau sitraidd megis lemwn, grawnffrwyth ac oren yn gallu lliniaru'r cryd cymalau. Roedd gwraig o Lanymawddwy yn berchen ar rysáit a gafwyd gan sipsi yn wreiddiol, ac yn ôl y cyfarwyddyd roedd angen tri oren, tri grawnffrwyth a thri lemwn ynghyd â dwy owns yr un o halwynau Epsom a hufen Tartar. Dylid gwasgu'r sudd o'r ffrwythau, a malu'r croen a'r hadau, yna rhoi dau beint o ddŵr berwedig am ben y cyfan a'i adael dros nos. Y bore wedyn dylid gloywi'r sudd, ychwanegu'r halwynau Epsom a'r hufen Tartar ato a photelu'r ddiod. Byddai angen ei hysgwyd cyn ei defnyddio, a chymryd llond gwydr gwin o'r feddyginiaeth bob dydd am saith wythnos ar hugain.[47] Roedd gan ŵr o Faenclochog rysáit a oedd yn cynnwys grawnffrwyth a rhyw ddefnydd arall y gellid ei gael gan y fferyllydd am ychydig geiniogau, a chafodd ef a'i wraig wellhad ar ôl cymryd y feddyginiaeth am chwe mis.[48]

Soniwyd eisoes am y defnydd allanol a wneid o rai llysiau megis wermod lwyd, camomeil a danadl poethion. Cynghorion eraill oedd rhwymo dail riwbob neu ddail bresych am yr aelod poenus. Cofiai Miss E. Cecily Howells, cyn-athrawes o Hwlffordd, yr arferid codi gwreiddiau llysiau'r gymalwst (*Aegopodium podagraria*) a'u mwtro i wneud plastr.[49] Arfer arall oedd defnyddio planhigion môr: dywedodd gwraig o Lanymddyfri y byddai ei mam yn arfer ei rhwbio ei hun gyda gwymon, a bod ganddi ffydd eithriadol yng ngwymon Aberaeron.[50] Ategwyd yr arfer hwn gan ŵr o Gilrhedyn, Llanfyrnach, a soniodd fel y byddai pobl yn mynd i lan y môr Aber-porth pan fyddent yn dioddef o wynegon, ac yn casglu gwymon i fynd ag ef adref gyda hwy ar gyfer golchi eu coesau neu rannau eraill o'r corff. [51]

Meddyginiaeth yr oedd cryn ffydd ynddi, ac y dywedid ei bod yn boblogaidd iawn ymhlith ffermwyr a gweision ffermydd, oedd cario taten fechan yn y boced. Un o'r rhai a roddodd gynnig arni oedd Herbert Harris o Bontneddfechan (ganwyd ym 1903) a fu'n byw yn Hepste Fawr, Cwm Hepste, am yn agos i ddeng mlynedd a thrigain, ac a recordiwyd gan Amgueddfa Werin Cymru ym mis Tachwedd 1979. Pan ddechreuodd ddioddef o riwmatig flynyddoedd lawer yn ôl fe'i cynghorwyd gan gyfaill iddo i roi taten yn ei boced, a rhoddodd un yn nwy boced ei wasgod a'i drowsus. Cafodd wared â'r rhiwmatig yn llwyr a byth ers hynny bu'n cario taten yn ei boced. Wedi i'r daten sychu a chrebachu a mynd yn galed fel carreg byddai weithiau'n cael ambell 'dwtsh' o riwmatig ond fe ddiflannai wedi iddo gyfnewid y daten. Yna, ac yntau bellach wedi parhau â'r arfer am oddeutu deugain i hanner can mlynedd, fe gafodd riwmatig yn ei ysgwyddau a oedd yn peri gofid iddo:

> Yn awr, yn ddiweddar, ar ôl ryw ddeugain i hanner can mlynadd, fe gês i tipyn o riwmatig yn yn sgwydda – dôn i ddim yn gwybod yn iawn beth oedd … Odd o'n lled ddrwg, yn siglo'r corff i gyd. Es i lawr i weld y doctor, a fe ddywed y doctor w'tha i ta'r riwmatig ar yr ysgwydd odd, a hwnnw'n peri gofid i'r pen. Es i'n ôl. 'Nes i ffwrdd â'r hen dato ag odd wedi mynd yn galed yn y m'oced i. Rois i daten newydd mewn, a dwi'm yn teimlo dim o w'th riwmatig byth. Mor bell â dwi'n bersonol yn bod, ma'r daten 'ma'n feddyginiath anghyffredin i riwmatig … A wi'n gwbod am rai pobol erill sy'n gneud yr un fath, ta beth sy yn y daten. Ma'r daten yn sychu lan, a ma'r sap sy yn y daten yn cyrr'add y corff rywffordd neu'i gilydd. A ma'r riwmatig yn diflannu am y tro, beth bynnag … [52]

Roedd sawl un arall wedi cael profiad cyffelyb. Adroddodd gwraig o Ynys-hir, Rhondda, fel y bu ei mam yn dioddef o riwmatig yn ei chluniau, ac fel y cafodd gyngor gan hen wraig o'r ardal i roi taten yn ei hosan, yn union dan y pen-glin. Cafodd hithau esmwythyd ar ôl gwneud hyn, ac o fewn ychydig ddyddiau roedd y daten wedi mynd yn galed fel carreg. [53] Ymddengys nad lleygwyr yn unig a goleddai'r gred yng ngwerth y feddyginiaeth: roedd Mrs Catherine Jones, Penrhyndeudraeth, yn cofio i wraig o'r ardal ddweud wrthi ei bod yn codi tatws un tro ac i feddyg o Ffestiniog ddod heibio a gofyn iddi a gâi gymryd un ohonynt. Bu'n chwilio ac yn chwalu ymhlith y tatws nes dod o hyd i un o faint neilltuol ac fe'i rhoddodd yn ei boced gan dynnu un allan a honno cyn dduad â 'chefn tân'. Byddai'r meddyg hwn, yn ôl pob sôn, yn cadw taten yn ei boced rhag cryd cymalau yn wastadol.[54]

Ceid peth amrywiaeth ar y feddyginiaeth. Yn ôl Myrddin Fardd[55] dylid trin a thrafod y daten bob cyfle a geid, cyngor a ategir gan T. Gwynn Jones.[56] Yn ôl tystiolaeth o Faldwyn, a gasglwyd gan R. U. Sayce, y cofnodwr llên gwerin, ar ddechrau'r 1940au, dylid defnyddio taten wedi'i dwyn, neu dorri taten yn ei hanner a rhoi un hanner ym mhob poced (Y Drenewydd).[57] Cynghorion eraill y cyfeiriwyd atynt gan Sayce oedd cario tair ffeuen yn y boced (Trelydan) neu nytmeg (Trelydan a Thre-wern) – arfer a gofnodwyd mewn rhannau eraill o Gymru hefyd, er nad oedd hanner mor boblogaidd â'r daten. Credid y byddai'r drwg yn cael ei sugno i mewn i'r nytmeg, ac y byddai'n mynd yn galed fel carreg erbyn diwedd y flwyddyn.[58]

Câi gwair a gwellt hefyd eu hystyried yn llesol i'r cymalau. Yr arfer yn ardal Melin Ifan Ddu, Morgannwg, oedd gorwedd ar wely us, yn ôl tystiolaeth a gofnodwyd yn y 1950au,[59] ac yn ôl Marie Trevelyan byddai gwerin gwlad canolbarth Cymru, pan glywent y gog yn canu am y tro cyntaf, yn arfer rhowlio deirgwaith yn y gwellt er mwyn cael gwared â phoen cefn, y llwynwst (*lumbago*) a gwynegon y glun.[60]

Roedd amryw o ddefnyddiau pryn yn deillio o lysiau. Cedwid tun o bowdr mwstard yn y tŷ at ddefnydd coginiol a meddyginiaethol, ac er mai fel meddyginiaeth at yr eisglwyf neu niwmonia yr edrychid yn bennaf ar blastr mwstard, a baratoid drwy gymysgu ychydig o'r powdr gyda dŵr neu lefrith nes ei fod yn bâst a'i daenu ar bapur llwyd, câi hefyd ei roi ar yr aelodau i geisio lliniaru poen cryd cymalau. Byddai ambell un yn rhwbio mwstard yn uniongyrchol ar yr aelod poenus. Dywedodd gŵr o Gefncoedycymer y byddai ei ewythr yn arfer cael tipyn o riwmatig yn ei ysgwydd o bryd i'w gilydd ac y byddai'n gofyn iddo ef ddod i lawr i'w weld. Erbyn iddo gyrraedd byddai tun o fwstard yn barod gan ei ewythr ac arferai yntau rwbio'r mwstard amrwd i mewn i'r ysgwydd a dychwelyd drannoeth i barhau â'r driniaeth. Pan ddeuai'n ei ôl drachefn y drydedd noswaith byddai'r boen a'r stiffrwydd wedi cilio.[61]

Byddai olew olewydd ar gael mewn llawer o gartrefi fel rhan o'r ddarpariaeth feddyginiaethol, a chredai rhai pobl ei fod yn ystwytho'r cymalau.

Gwneid peth defnydd o olew coedwyrdd (*wintergreen oil*) hefyd. Olew trwchus yw hwn a geir o ddail y planhigyn *Gaultheria procumbens*, sy'n tyfu yng Ngogledd America a Chanada, ac fe'i defnyddid yn bennaf fel ysgogydd peraroglus ac i roi blas ar felysion. Cynhyrchir yr olew hefyd o rai rhywogaethau o goed bedw, *pyrola* a *spiraea*. Y prif gemegyn yw methyl salisylad. Olew arall y cafwyd tystiolaeth amdano yw olew nytmeg, ffaith ddiddorol o gofio am yr arfer o gario nytmeg yn y boced. Byddai'r rhan fwyaf o ffermwyr yn prynu tyrpentein, a geid yn wreiddiol o resin y goeden *Pistacia terebinthus*, neu'n ddiweddarach o oleoresinau coed conifferaidd, ac yn ei ddefnyddio'n gyson wrth baratoi meddyginiaethau i'r anifeiliaid, a chafwyd tystiolaeth hefyd y byddai rhai ohonynt yn ei ddefnyddio'n allanol at gryd cymalau.

Cafwyd un hanesyn diddorol gan wraig o Glaw'r Plwyf, Mynyddislwyn, ym 1959. Roedd wedi clywed am y feddyginiaeth pan oedd yn ferch ifanc gan hen wraig o'r enw Miss Davies, Tŷ Gwyn. Dywedwyd bod Dr Price yn ymweld â'i hen gyfaill, Dr Davies, Tŷ Isa', ac wedi sylwi bod Sam Morgan yn cael trafferth i symud oherwydd y rhiwmatig. Fe'i cynghorodd i gymryd dos o 'salts' a sinsir, ac ychwanegodd y byddai'r sinsir yn treiddio i bob rhan o'r corff, ac y byddai'r 'salts' yn ei weithio oddi yno. Flynyddoedd lawer yn ddiweddarach, cafodd y siaradwraig riwmatig yn ei braich, a chofiodd am gyngor yr hen feddyg. Bu'n cymryd y 'salts' a sinsir bod dydd am dri mis a rhagor nes bod ei braich yn holliach. Tuag ugain mlynedd wedyn, cafodd riwmatig yn ei phengliniau a bu'r feddyginiaeth yn llwyddiannus unwaith eto.[62]

Mae'r ail garfan o feddyginiaethau yn ymwneud ag is-gynnyrch anifeiliaid fferm ac â chreaduriaid. Y feddyginiaeth fwyaf nodedig yn y cyswllt hwn oedd saim gŵydd. Gŵydd oedd yr aderyn cyffredin at y Nadolig, a byddai bron pawb yn cadw'r saim at amrywiol ddibenion. Câi ei gyfrif yn arbennig o dda am ystwytho'r cymalau a'r cyhyrau, a'r gred oedd ei fod yn treiddio i mewn i'r corff wrth iddo gael ei rwbio ar yr aelodau, gan leddfu'r boen ac esmwytháu pob dolur.

Mynegwyd cryn ffydd mewn gwisgo crys gwlanen gan ei fod yn cadw'r corff yn gynnes ac yn gwarchod rhag cryd cymalau. Soniodd un gŵr fel y bu ar un adeg yn gwisgo crys gwlanen haf a gaeaf, nes iddo ddechrau gwisgo dillad ysgafnach o fis Mai hyd yr Hydref. Yna, un gaeaf, penderfynodd na fyddai'n gwisgo gwlanen, ond o fewn rhyw dair wythnos i fis roedd yn dioddef o wynegon nes ei fod yn methu â chodi ei fraich. Diflannodd y gwynegon cyn pen dim wedi iddo ail-ddechrau gwisgo'r crys gwlanen.[63] Byddai rhai o'r hen bobl yn gwisgo gwlanen goch dan y crys gwlanen, yn ogystal â gwasgod wlanen gyda leinin o wlanen goch. Credid bod rhinwedd arbennig yn perthyn i wlanen goch, gyda'i chyfuniad o frethyn cynnes a grym gwarchodol y lliw coch, a ystyrid yn amddiffyniad rhag afiechydon a phwerau gwrthnysig. Cred anthropolegwyr fod y lliw coch yn symbol o'r ddaear, bywyd da a gwres, a byddai gwres, wrth gwrs, yn elfen bwysig wrth drin cryd cymalau.[64]

Arfer arall oedd gwlychu darn o wlanen a'i glymu am yr aelodau. Dywedid y byddai hen wraig o Lansamlet o'r enw Ann Walter yn arfer rhoi pisyn o wlanen yn wlych yn ei dŵr ei hun cyn ei rwymo am ei phengliniau.[65] Y feddyginiaeth a gafodd gwraig o Lanymddyfri gan ei mam pan ddywedodd y meddyg ei bod yn dioddef o wynegon oedd gwlanen wedi'i gwasgu mewn dŵr berwedig gydag ychydig o dyrpentein arni.[66] Darllenodd un siaradwr yn un o hen gylchgronau'r Methodistiaid fod gwlanen wedi'i gwlychu mewn dŵr berwi tatws yn feddyginiaeth effeithiol.[67] Soniwyd eisoes am roi gwlanen yn wlych mewn trwyth o wermod lwyd a chamomeil.

Roedd hefyd yn arferiad i wisgo darn o edau wlân am yr arddwrn, a chredid mai edafedd heb ei olchi oedd orau. Cofiai gwraig o Wytherin y byddai ei nain yn gwau llawer gyda gweill dur, a gâi eu cyfrif yn ddrwg am achosi cryd cymalau, ac y byddai'n arfer clymu darn o edafedd am ei harddwrn i'w harbed rhag yr anhwylder.[68] Roedd Miss E. Cecily Howells, Hwlffordd, yn adnabod hen wraig, a oedd bron yn gant oed, a fyddai bob amser yn gwisgo edau wlân ddu am ei harddwrn.[69] Ategwyd y gred yn rhinweddau gwlân du a gwlân heb ei olchi gan wraig o Drawsfynydd. Roedd hi wedi clywed mai'r feddyginiaeth orau at gryd cymalau oedd gwisgo cnu dafad ddu agosaf at y croen er mwyn i'r olew ohono dreiddio i'r corff.[70]

Cafwyd peth tystiolaeth ddiddorol, er mai prin iawn ydoedd, am rinweddau creaduriaid gwyllt fel meddyginiaeth at gryd cymalau. Dyma stori siaradwr o Ddonyrefail. Roedd ef yn adnabod gŵr o'r enw Mr Martin, a oedd yn cadw Gwesty'r Ely yn Nhretomas flynyddoedd lawer yn ôl. Pan aeth i edrych amdano un tro gwelodd ei fod yn hercian a chafodd ar ddeall mai'r gwynegon oedd yn ei boeni. Yna fe sylwodd ei fod yn gwisgo esgidiau anferth a gofynnodd iddo a oedd ei draed wedi chwyddo. Tynnodd Mr Martin ei esgidiau a gwelwyd fod ganddo giper dan bob troed.[71] Meddyginiaeth arall oedd croen llysywen. Roedd gŵr o Lanerfyl wedi gweld pobl yn blingo llysywen ac yn clymu'r croen am eu coesau,[72] tra oedd R. U. Sayce wedi clywed yn ardal Meifod yn y 1940au am yr arfer o rwbio'r aelodau gyda chroen llysywen.[73] Cred arall ddigon cyffredin oedd bod pigiad gwenyn yn llesol iawn i'r sawl a oedd yn dioddef o gryd cymalau.

Mae'r trydydd dosbarth o feddyginiaethau yn ymwneud ag elfennau naturiol. Câi dŵr ffynnon ei gyfrif yn llesol iawn at gryd cymalau, a phriodolid rhinweddau iachaol i ffynhonnau'r saint, megis Ffynnon Gybi, Llangybi,[74] neu Ffynnon Garmon, Betws Garmon,[75] ynghyd â ffynhonnau eraill mwy lleol eu hapêl. Ceir o hyd dystiolaeth lafar am y defnydd meddyginiaethol a wneid o rai ohonynt. Yn ôl tystiolaeth J. R. Jones, Brynsiencyn, roedd ffynnon yng Nglan Llyn, Llangoed, yn gwella cryd cymalau, a chofiai hen ŵr a fu'n byw yno hyd ddechrau'r 1960au iddo ar un adeg weld baglau a adawsid yn un o'r adeiladau allan gan bobl a oedd wedi cael gwellhad. Ychwanegodd y siaradwr mai Ffynnon Tros yr Afon yw'r enw arni ar y mapiau, a bod grisiau yn mynd i lawr ati. Roedd ef ei hun yn cofio am un wraig gymharol ifanc a oedd yn dioddef o gryd cymalau yn mynd yno i nôl dŵr i'w yfed.[76] Ffynnon arall y priodolid iddi'r un rhinweddau oedd ffynnon Penegoes. Roedd gŵr o Forge ger Machynlleth, yn ôl tystiolaeth ei ferch, yn argyhoeddedig mai dŵr y ffynnon a'i gwellodd ef o'r rhiwmatig,[77] ac roedd gan siaradwr o Gemais gof byw am hen grwydryn a fyddai'n arfer golchi hyd at ei bengliniau yn nŵr y ffynnon, a hefyd am fachgen bach a fyddai'n arfer nôl peth o'r dŵr i fynd ag ef adref i'w nain.[78]

Mae'n amlwg, fodd bynnag, mai'r ffynhonnau sylffwr yn hytrach na'r hen ffynhonnau iachaol a oedd mewn bri erbyn yr ugeinfed ganrif, a chyfeiriodd nifer o siaradwyr at boblogrwydd ffynhonnau Llanwrtyd a Llandrindod. Credai David Gwyndaf Davies o Lanymddyfri, a fagwyd ym Methlehem, Dyffryn Ceidrych, mai yfed dŵr ffynhonnau Llanwrtyd oedd y feddyginiaeth orau y gellid ei chael at y gwynegon, a soniodd fel y tyrrai pobl i Lanwrtyd yn ystod y 1930au. Arferai yntau fynd yno am bythefnos bob haf. Dywedodd fod bri mawr ar y ffynhonnau o tua 1920 hyd at 1935, ac er y byddai pobl yn dal i fynd yno ryw gymaint yn ystod y rhyfel, lleihau a wnaeth eu poblogrwydd wedi hynny.[79] Ffynnon Dôl y Coed oedd y fwyaf poblogaidd o blith ffynhonnau Llanwrtyd ac, yn ôl tystiolaeth un wraig o'r ardal, byddai pobl yn dod yno yn gaeth i riwmatig ac yn cerdded yn wyrthiol ar ôl yfed y dŵr ac ymdrochi yn y ffynnon am tua phythefnos. Roedd hi wedi yfed llawer o'r dŵr ar hyd y blynyddoedd a gwyddai fod pobl yn dal i fynd yno o bryd i'w gilydd.[80] Estyniad naturiol ar y feddyginiaeth hon, wrth gwrs, oedd yfed dŵr gydag ychydig o sylffwr wedi'i ychwanegu ato, a chyfeiriodd T. C. Evans (Cadrawd) at yr arfer yn ardal Llangynwyd o roi powdr brwmstan (sef sylffwr) yn yr hosan,[81] tra cafwyd cyfeiriad hefyd at falu carreg frwmstan yn fân, taenu'r powdr ar wlanen, ei gwnïo er mwyn cadw'r powdr yn ei le, a'i chlymu am y goes.[82]

Elfen anfetelaidd yw sylffwr, ond gwneid defnydd hefyd o elfennau metelaidd megis copr – mae gwisgo breichled gopr am yr arddwrn yn feddyginiaeth gyffredin iawn at gryd cymalau. Cafwyd peth tystiolaeth yn ogystal am ddefnyddio halwynau megis *Epsom Salts* (magnesiwm sylffad, neu'n wreiddiol yr halwynau a geid o ddŵr Epsom yn Surrey), *Glauber's Salt* (sodiwm sylffad, sef halwynau a gafodd eu creu'n artiffisial am y tro cyntaf gan fferyllydd Almaenig o'r enw Johann Rudolf Glauber (1604-68), ac a enwyd ar ei ôl ym 1736), neu *Fynnon Salt* (sodiwm sylffad eto). Câi rhai mathau o briddoedd eu cyfrif yn rhinweddol, a dywedid y byddai'r certwyr a oedd yn cludo nwyddau o Hwlffordd i Dyddewi yn arfer aros yn Niwgwl i gasglu clai i'w roi am eu pengliniau fel meddyginiaeth at gryd cymalau. Gwnaent ddefnydd hefyd o'r clai meddal ac esmwyth hwn at anhwylderau eraill lle'r oedd angen meddyginiaeth i dynnu'r boen.[83] Mae Marie Trevelyan yn cyfeirio at yr arfer o osod pobl a oedd yn dioddef o gryd cymalau i sefyll hyd at eu gyddfau ym mhridd y fynwent yn hollol noeth am ddwyawr. Pe bai hyn yn dechrau lleddfu'r boen rhaid oedd ailadrodd y broses am naw diwrnod yn olynol, ond os nad oedd y boen yn diflannu dylid rhoi'r gorau i'r feddyginiaeth am dri diwrnod ac yna'i hailadrodd am y naw diwrnod canlynol.[84] Y tebyg yw bod arwyddocâd arbennig i ddefnyddio pridd y fynwent, sef tir wedi'i gysegru. Yn ôl tystiolaeth Elias Owen, sy'n dyfynnu o weithiau Thomas Pennant, câi petroliwm, sef olew hydrocarbon, a elwid yn 'Fenyn y Tylwyth Teg', ei rwbio ar aelodau poenus fel meddyginiaeth at gryd cymalau.[85]

Y Llechau

Anhwylder sy'n effeithio ar blant yn fwyaf neilltuol ac a achosir gan ddiffyg fitamin D yw'r llech neu'r llechau. Mae fitamin D yn cael ei greu yn y croen pan ddaw i gysylltiad â heulwen, ac mae plant nad ydynt yn cael digon o haul angen cyflenwad digonol o'r fitamin hwn yn eu hymborth – fe'i ceir mewn pysgod, llefrith a wyau. Mae'r llechau'n effeithio ar y rhai hynny sy'n cael eu hamddifadu o'r ddwy ffynhonnell hyn o fitamin D, ac roedd yn bla ymysg plant teuluoedd tlawd mewn trefi mawr yn ystod y Chwyldro Diwydiannol. Os na cheir cyflenwad digonol o fitamin D ni fydd digon o halwynau calsiwm yn cael eu cynhyrchu i wneud yr esgyrn yn solet ac anhyblyg, a bydd y cartilag ar bennau tyfu esgyrn hir, er enghraifft, ar waelod yr asennau blaen ac yn y pengliniau, yn hwyhau. O ganlyniad, bydd esgyrn sy'n dwyn pwysau yn cael eu hanffurfio.[86]

Ceir cyfeiriadau mewn llenyddiaeth Gymraeg at 'bronllech', sy'n golygu dolur yn y fynwes neu dristwch, mor gynnar â'r drydedd a'r bedwaredd ganrif ar ddeg.[87] Gellid tybio, fodd bynnag, mai at ryw fath o anhwylder corfforol a achosid gan ymborth gwael y cyfeiria Syr Rhys o'r Drewen yn y cywydd dychan a ganodd i Guto'r Glyn, sy'n dyddio o ail ran y bymthegfed ganrif:

> Doluriau llechau a'i lladd
> O dra newyn drwy'i neuadd.

Ymhelaetha Syr Rhys ar hyn gan sôn am ymborth 'di-gig' a 'di-lyn' Guto, a chyfeiria at y ffaith na châi unrhyw foethusfwyd megis bara gwyn, na bwyd crochan (sef cig wedi'i ferwi) na bêr (cig wedi'i rostio), na sarlad, sef math o gwstard wedi'i wneud gyda llefrith, wyau, porc a sesnin.[88]

Yn Llawysgrif Cwrt Mawr 1 (1545) ceir cyfeiriad at 'llech ne gledrwydd or ysdlys yrhyn ysydd ynn magv or mellt',[89] a cheir 'llêch ... Scirrhoma, Scirrhus' yn Llawysgrif Coleg yr Iesu 10 (1592).[90] Cyfeiria'r ffisigwr Syr Thomas Wiliems (1550?-1622?) hefyd at y llech yn ei *Dictionarium Latino-Cambricum*, ym Mheniarth 228, sy'n dyddio o 1604 i 1607, fel *scirrhus*, sef chwarren neu chwydd caled.[91]

Mae'r feddyginiaeth isod yn *A Welsh Leech Book* (testun llawysgrif y mae ei chynsail yn dyddio o tua 1600), 'Rhag llecheu mewn dyn Bychan', hefyd yn awgrymu ei fod yn enw ar anhwylder penodol:

Kymer y persli ar gronn ar doddaid ar hokys ar aban ar kynghy bennydd ar gas wenwyn ar mintis a'r saits ar Jsop o bob un yn o gimaint ai morteru ai berwi drwy y menyn gwyryf a llaeth gwarthec ai dynny i'r llawr ai wasgu drwy liain glân, ac yna kymeryd powdr likorys ac Annys a siwgr gwynn a saffrwm ai bwrw ynddo ai ferwi o newydd un ias dda ai dynnu i'r llawr, ai gadw mewn blwch yn annwyl ai roi ir dŷn bychan bob ychydig ar y fronn y nos pan el i gysgu, yn i uwd y boreu pan gyfoto oi gysgu ac iach fydd. [92]

Yr enw Saesneg ar yr afiechyd a adwaenwn ni heddiw fel y llech neu'r llechau yw *rickets*. Ni wyddys beth yw tarddiad yr enw, ond awgrymir ei fod yn dyddio o ganol yr ail ganrif ar bymtheg a'i fod yn addasiad o'r gair Groeg *rhakhitis* (rachitis),[93] er y mynnai rhai i'r anhwylder gael ei enwi ar ôl Dr Ricketts o Newbury, a oedd wedi dod i enwogrwydd erbyn tua 1620 am drin plant â phennau chwyddedig a choesau byr.[94] Roedd y Ffrancwr Jacques Guillemeau (1550-1613) wedi cyfeirio at yr effaith a gâi'r anhwylder ar yr asennau mor gynnar â 1609.[95] Mynnai James Primerose yn ei *Diseases of Children* (1659) ei fod wedi gweld y 'rickets' yn Lloegr ym 1628. Nododd hefyd y byddai hen wragedd yn trin yr afiechyd drwy waedu y tu ôl i'r glust.[96] Ceir cyfeiriad at yr afiechyd ym miliau marwolaeth swydd Dorset a Gwlad yr Haf ym 1634, sy'n awgrymu ei fod yn hysbys ddigon erbyn hynny.[97] Ym 1645 daeth criw o feddygon at ei gilydd i drafod yr anhwylder, y credid ei fod wedi lledu'n ddiweddar yn Lloegr. Un o'r rhain oedd Francis Glisson (1597-1677), a gyhoeddodd un o'r ymdriniaethau gwyddonol cyntaf ar y pwnc ym 1650 dan y teitl *Tractatus de rachitide sive morbo puerilli*, ac ymddangosodd cyfieithiad o'r gwaith ym 1651 ('A Treatise of the Rickets. Being a Disease common to Children').[98] Sut bynnag, roedd Daniel Whistler (1619-84) wedi ysgrifennu traethawd byr ar yr afiechyd ar gyfer ei radd MD yn Leyden ym 1654, ac fe'i cyhoeddwyd yr un flwyddyn.[99] Gwnaed darganfyddiadau pwysig o ran deall achos yr afiechyd yn ystod y cyfnod 1910-30 gyda datblygu maetheg fel gwyddor arbrofol a dealltwriaeth gynyddol o fitaminau. Ym 1919-21, darganfu Edward Mellanby, a fu'n magu cŵn dan do heb unrhyw oleuni ar ddeiet arbennig, mai diffyg elfen hybrin yn y deiet a oedd yn achosi'r llechau, ac y gellid ei osgoi drwy gymryd olew iau penfras. Darganfuwyd yn fuan wedyn mai diffyg fitamin D oedd gwir achos yr afiechyd.[100]

Mae'r cyfeiriadau mwy diweddar yn y Gymraeg, megis yn *Parochialia* Edward Lhuyd (1700): 'Ffynnon Gower... lle byddys yn golchi plant rhag y llechin (sic)'[101] yn awgrymu bod yr enw'n cael ei ddefnyddio'n benodol ar gyfer yr afiechyd neilltuol hwn ar blant erbyn yr adeg hon. Mae llawysgrif Llanstephan 189 (1722) yn cyfeirio at 'llechau, pl., the rickets in children',[102] a chyfeiria Thomas Richards yn ei *Antiquae Linguae Britannicae Thesaurus...* (1753) at '[l]lech, pl [l]llechau, a disease incident to children, when they are liver-clung'.[103] Yn ôl *Geiriadur Prifysgol Cymru*, 'Anhwylder (gan mwyaf mewn plant) a achosir gan ddiffyg fitamin D, ac a nodweddir gan anffurfiad corfforol oherwydd meddalu'r esgyrn; clwy pennau, y dwymyn doben; chwydd caled, chwarren: *rickets*; *mumps*; *hard swelling, kernel*' yw'r llech.[104]

Noda T. Gwynn Jones ei bod yn arferiad yng ngogledd sir Aberteifi i drin y llechau drwy wneud hollt yn y glust.[105] At hyn, dywed J. Ceredig Davies fod yr arfer yn gyffredin ar un adeg yn sir Benfro a sir Aberteifi, ac ychwanega i H. W. Williams o Solfach gyfeirio ato yn 'Cambrian Notes and Queries', 11 Ionawr 1902, ac iddo sôn am ŵr o Gwm Rhondda, a oedd yn hanu o sir Aberteifi, a arferai drin yr anhwylder: 'who had recently cut the rickets'.[106] Cyfeirid at y driniaeth hon fel 'torri'r llech'. Yn ei ymdriniaeth â thafodiaith gogledd Penfro, noda'r Parch. Meredith Morris, wrth esbonio'r ymadrodd 'torri'r llech': 'Ricketty children were never taken to a doctor, but to a "wise" woman, who charmed for them. The charm consisted of an incision made on a part of the ear, with the recital of an incantatory formula.'[107] Diffiniad y Dr Ceinwen H. Thomas o'r term 'torri'r llech', yn ei hastudiaeth o dafodiaith Nant-garw ym Morgannwg, yw: 'a cut behind the ear, in a treatment believed to cure rickets and a kind of sleeping sickness.'[108]

O Forgannwg a Chaerfyrddin y daw'r rhan helaethaf o'r dystiolaeth lafar am drin yr afiechyd, a chafwyd sawl cyfeiriad at fynd â'r plant at iachawyr answyddogol a fyddai'n trin y llechau, neu'n 'torri'r llech', drwy wneud hollt yn y glust. Dywedir yn yr ardaloedd hynny bod y llech ar rywun, neu ei fod yn y llech, pan oedd yn araf a digyffro neu ddifywyd.[109] Yn Nhegryn, sir Benfro, arferid mynd â babanod oddeutu pymtheg i un mis ar bymtheg oed, a oedd yn hwyr yn dechrau cerdded, er eu bod yn blant digon cryf, at hen wraig o'r ardal o'r enw 'Anna Bla'n Gors' i gael torri'r llech, yn y gred y byddai'r broses o waedu'n eu cyffroi.[110] Esboniad arall a gafwyd oddi ar lafar oedd nad oedd plentyn â'r llech arno yn cynyddu, ac y byddai ymhen amser yn dechrau nychu oni châi driniaeth.[111] Awgryma'r dystiolaeth lafar, felly, y byddid yn 'torri'r llech' i drin afiechyd penodol, sef y llechau neu 'rickets', a hefyd i ysgogi plentyn nad oedd yn ffynnu.

Ymddengys fod dulliau arbennig o ganfod a oedd rhywun yn dioddef o'r llech. Adroddodd Mrs Mary Hannah Lewis o Dreforys fel y bu i chwaer ei mam ddod â gwraig o Lansamlet draw gyda hi a gofyn i'w mam, Hannah Williams, gael golwg ar ei merch fach. Cydiodd Hannah Williams yn y ferch a'i rhoi ar y ford i'w harchwilio a dweud ei bod yn llawn o lech. Gofynnwyd i Mrs Lewis fynd â'r plentyn at wraig ym Mhlas-marl a oedd yn trin y llech a phan aethant i mewn i'r tŷ rhoddodd y wraig y ferch ar y ford gan ei gwasgu fel yr oedd Hannah Williams wedi'i wneud, nes ei bod yn sgrechian, a dweud bod y llech arni. (Roedd hyn oddeutu 1930.)[112]

Cafwyd tystiolaeth gyffelyb gan Mrs Louisa Donne o Lansamlet. Dywedodd fel yr oedd y 'rickets' ar ferch Marged Ann ei chwaer, ac fel y'u cynghorwyd gan John Williams, a oedd yn flaenor yn y Babell, Cwmbwrla, lle'r oeddynt yn arfer mynd i'r oedfa, i fynd â hi at wraig yn Fforest-fach. Aethpwyd â'r ferch i Fforest-fach a gafaelodd y wraig am ei chanol a dweud bod y llech arni.[113] O gofio bod y llechau'n gallu effeithio ar waelod yr asennau blaen mae'n debyg mai chwilio am arwyddion o hyn yr oedd y ddwy wraig wrth afael am ganol y plentyn.

Roedd y dull o weithredu'r driniaeth yn amrywio rhyw gymaint. Dywedodd Mrs Martha Mary (Mei) Jenkins o Dreorci y byddai ei mam, Emily Evans, a oedd yn enedigol o Dre-lech, yn arfer rhoi'r driniaeth i'w phlant ei hun, a chofiai mai'r hyn a wnaeth pan oedd ei brawd yn dioddef o'r 'rickets' oedd torri hollt fechan o dan y glust â chyllell finiog.[114] Byddai rhai, ar y llaw arall, yn gwneud hac yn llabed y glust.[115] Byddai hen wraig o Lanelli, a oedd yn arfer y driniaeth oddeutu 1933, yn gwneud hollt fechan yr ochr i mewn i'r glust[116] a dyna hefyd a wnâi gwraig o'r enw Ann a oedd yn byw yn y 'Morning Star' yn Nhirdeunaw.[117] Gwneud hac y tu mewn i 'bilen y glust' y byddai'r hen wraig ym Mhlas-marl yr aethai Mrs Mary Hannah Lewis â'r plentyn ati.[118] Dywedwyd i'r wraig o Fforest-fach nôl 'penknife silver a dolly peg' o'r drôr, rhwymo wadin am y peg a'i roi yn y glust, a thorri marc yn y plyg nes bod y glust yn gwaedu.[119] Byddai Anna, Blaen Gors, ger Tegryn, yn defnyddio llwy bren, sef llwy gawl, i ddal y glust yn solet er mwyn sicrhau ei bod yn gwneud hollt daclus – roedd yn anodd gwneud hac fechan pe bai'r glust yn symud o ffordd y gyllell. Gosodai bant y llwy yn y glust, fel bod y glust yn mynd am y llwy, gwasgu'r glust ac yna torri dwy strac fechan i mewn yn y pant. (Roedd hi'n hen wraig ar droad yr ugeinfed ganrif pan oedd y siaradwr, sef Thomas Morgans, Cwm-bach, yn blentyn yn Nhegryn.)[120] Torri'r cartilag y tu ôl i'r glust y byddai eraill.

Mewn ambell achos byddai'r driniaeth yn llwyddiannus ar y cynnig cyntaf. Er enghraifft, dywedwyd y byddai plentyn yn cerdded o fewn yr wythnos ar ôl derbyn triniaeth gan Anna, Blaen Gors,[121] ac fe wellodd y plentyn ar ei union hefyd ar ôl bod at y wraig ym Mhlas-marl.[122] Nodwyd mai anaml y byddai'n rhaid i Emily Evans o Dreorci wneud y driniaeth fwy nag unwaith.[123] Ond nid felly bob amser. Pan aeth rhieni Mrs Louisa Donne, Llansamlet, â'u hwyres fach at y wraig yn Fforest-fach i dorri'r llech fe ddywedwyd wrthynt am ddod yn ôl ymhen pythefnos. Cafwyd yr un driniaeth eto, hynny yw, y wraig yn teimlo o gylch y canol, gan ddweud ei bod yn gwella ond y byddai angen gwneud hac arall a dod â'r plentyn yn ôl ymhen pythefnos. Yr un oedd yr hanes ar y trydydd ymweliad, ond pan aed ati am y pedwerydd tro fe ddywedodd fod y plentyn wedi gwella. Gwnaethpwyd tair hac felly, wrth ochrau ei gilydd yn y glust. Dywedwyd bod y ferch fach wedi cael ei geni â'r llechau arni, ac nad oedd yn cynyddu o gwbl, a'i bod tua blwydd oed pan gafodd dorri'r llech.[124] Aethpwyd â baban gwanllyd, a oedd yn methu ag eistedd i fyny er ei fod yn ddeunaw mis oed, at Mrs Evans, Porth-y-rhyd, Rhydaman, bedair gwaith i gael torri'r llech. Bu'r driniaeth yn llwyddiant a dywedwyd bod y plentyn yn gallu rhedeg o gwmpas o fewn byr amser.[125] Dywedid yr âi pobl o Ystradgynlais at wraig yng Nglanaman dros gan mlynedd yn ôl i gael torri'r llechau, ac y byddai'n rhaid gwneud hynny weithiau cynifer â saith neu wyth gwaith.[126] Byddai Ann y 'Morning Star' yn Nhirdeunaw yn cynghori y dylid dod â chleifion ati ar leuad newydd a dychwelyd deirgwaith ar leuad newydd.[127] Mae'n debyg y gwneid hyn yn y gred y byddai'r plentyn yn 'cynyddu' pe gweithredid y feddyginiaeth pan oedd y lleuad ar gynnydd. Clywyd hefyd am wneud y feddyginiaeth ar adeg lleuad lawn, hyn eto pan oedd y lleuad ar ei chryfder.

Roedd gan yr hen bobl gryn ffydd yn y feddyginiaeth ond câi'r arfer ei gondemnio gan y proffesiwn meddygol a'r gyfraith. Ceir tystiolaeth o'r 1870au am grwner o ardal Llanelli yn taranu yn ei erbyn mewn cwest a gynhaliwyd ar blentyn bach, gan ei gollfarnu fel 'barbarous treatment' a 'superstition and witchcraft of 300 years ago'. Roedd y gohebydd yn tueddu i feio'r rhieni yn hytrach na'r sawl a wnâi'r driniaeth, ac ychwanegodd, os oeddynt yn benderfynol o barhau â'r arfer ei bod yn llawer gwell eu bod yn mynd at rywun dibynadwy, fel y Mr Griffith yr aethpwyd ato yn yr achos hwn, gŵr yr oedd ganddo ddeugain mlynedd o brofiad o drin yr afiechyd.[128]

Cafwyd digwyddiad tebyg yn Llanelli ym 1933 pan gynhaliwyd cwest ar blentyn bach a oedd wedi cael ei ganfod yn farw yn ei wely. Dywedwyd mai'r eisglwyf neu niwmonia a oedd wedi achosi ei farwolaeth, ond datgelwyd yn ystod yr achos fod tu mewn y glust wedi'i dorri i drin y llech – 'as a cure for rickets' – gan hen wraig o'r dref a oedd wedi rhoi'r un driniaeth i laweroedd. Er nad oedd unrhyw gysylltiad rhwng hyn a marwolaeth y plentyn, condemniwyd yr arfer yn chwyrn gan y crwner.[129]

Cafodd rhai o'r iachawyr answyddogol hyn eu herlyn am weithredu'r feddyginiaeth. Oddeutu 1915, ymddangosodd hen wraig o'r ardal o flaen ynadon Castell-nedd, wedi'i chyhuddo o dorri clust baban â rasel. Wrth ei hamddiffyn, dywedodd ei chyfreithiwr fod ganddi ddawn arbennig i wella'r llechau yn y modd hwn: '… claimed she possessed a peculiar gift for curing children of rickets by means of this operation'. Ar ôl ei gorchymyn i dalu costau, gollyngwyd yr achos yn ei herbyn ar yr amod na fyddai'n troseddu eto.[130] Fodd bynnag, dywedwyd y byddai meddyg o Rydaman yn bleidiol i'r arfer gan ei fod yn gweithredu fel symbylydd ac yn effeithio ar y gyfradd fetabolaidd.[131]

Ymddengys ei fod yn arfer lled boblogaidd hyd bedwardegau'r ugeinfed ganrif o leiaf, ac roedd sawl un o'r siaradwyr o Forgannwg a holwyd am 'dorri'r llech', er nad oedd ganddynt brofiad personol o'r driniaeth, yn cofio am rywrai a oedd yn ymgymryd â'r gwaith yng nghyfnod eu plentyndod. Cafwyd tystiolaeth fwy diweddar hefyd y câi plant hŷn, nad oeddynt yn ymdrechu digon i gyrraedd disgwyliadau eu rhieni, eu bygwth â'r driniaeth, a nodwyd, er enghraifft, i ŵr o Frynaman gael ei fygwth ag ymweliad â Mrs Ifans yng Ngwaencaegurwen i dorri'r llech pan oedd yn ei arddegau cynnar.[132]

8

Y Llygaid a'r Glust

Y Llygaid

Llygaid gwan a phoenus

Y blodyn llygad eglur, llygad siriol, effros neu dorfagl oedd y mwyaf poblogaidd o blith y llysiau a ddefnyddid i drin y llygaid. Mae cyfeiriadau ato fel meddyginiaeth at y llygaid yn frith drwy'r llysieulyfrau Saesneg, a dyma'r 'eglurdrem' y sonnir amdano yn nhraethodau Meddygon Myddfai,[1] a'r 'llysae Euphras' a geir yn Llysieulyfr William Salesbury: 'Arfer sy o gymeryd hwn ei hun ne ei iscell wedy verwy mewn gwin aei ddodi wrth lygaid a vo yn coec ddally nei a rhyw niwlen drostyn. Ac o chymerir y llyseun hŵn wedi ei wneythyd yn bowdr ai yfed mewn gwin gwŷn gwaredoc vydd ar les y golwc …'[2] Blodau bach gwyn ydynt a arferai fod yn gyffredin yn y caeau gwair ac fe'u cesglid a rhoi dŵr poeth ar eu pen a defnyddio'r trwyth, wedi iddo oeri, i olchi'r llygaid. Dywedid bod y trwyth hwn yn cryfhau llygaid gweinion ac, o'i ddefnyddio'n rheolaidd, yn cadw'r golwg rhag dirywio. Clywodd ffermwr o Wytherin, a recordiwyd ym 1982, ei nain yn sôn am wraig o'r ardal a allai ddarllen heb gymorth sbectol, a hithau bron yn gant oed, a phriodolid hyn i'r ffaith y byddai'n arfer golchi ei llygaid yn gyson â thrwyth 'llygad eglur'. Ychwanegodd fod un o gaeau'r fferm yn wyn gan y blodau y flwyddyn gynt, pan oedd wedi ei gadw'n wair.[3] Caent eu cyfrif yn dda at lygaid poenus hefyd, a chofiai siaradwr o Gellilydan, Meirionnydd, fel y byddai'n cael ei anfon i gasglu'r blodau pan gâi ei dad anhwylder ar y llygaid. Rhôi ei fam ddŵr poeth a llaeth ar y blodau a defnyddio'r glastwr hwn i olchi'r llygaid, a byddent wedi gwella'n llwyr o fewn ychydig ddyddiau.[4] Cafwyd tystiolaeth hefyd eu bod yn effeithiol pan fyddai pilen ar y llygaid – sy'n esbonio'r enw 'torfagl' – a soniodd gŵr o Grymych fel y bu i'w wraig gael gwared â chataract a oedd wedi bod ganddi ers blynyddoedd ar ôl derbyn cyngor i olchi'r llygaid â thrwyth y dorfagl,[5] sy'n adlais o'r cyngor yn Llysieulyfr William Salesbury.

Llysieuyn poblogaidd arall y gwneid cryn ddefnydd ohono at lygaid llidiog oedd llysiau pen tai. Gwasgu'r sudd o'r ddeilen a wneid yn fwyaf cyffredin ond cafwyd tystiolaeth hefyd am ferwi'r dail a golchi'r llygaid gyda'r dŵr (Llanefydd),[6] eu berwi mewn ychydig o ddŵr i'w meddalu a'u mwtro er mwyn cael lwmp o 'eli' i iro'r llygaid (Bronnant),[7] neu fwtro'r dail yn uniongyrchol a'u rhoi'n blastr ar y llygaid (Llanbryn-mair).[8] Yn ôl tystiolaeth o Landanwg, Meirionnydd, gwneid eli llygaid â'r ddeilen gron. Byddid yn plicio'r dail a'u pwnio mewn dysgl gyda llwy bren. Yna, fe'u rhoid mewn powlen tsieni a'u curo â lard nes bod y cymysgedd yn debyg i hufen. Defnyddid yr eli hefyd i drin briwiau o gwmpas y ffroenau a'r geg.[9]

Ni fu nemor ddim sôn am y llysieuyn llym (y) llygaid neu lysiau'r wennol (*Chelidonium majus*) fel meddyginiaeth at y llygaid. Yn ôl tystiolaeth glasurol, ac amryw o'r llysieulyfrau Saesneg, byddai'r sudd o'r coesyn yn cael gwared â philen ar y llygaid, a cheir cyfarwyddyd yn nhraethodau Meddygon Myddfai ar sut i wneud 'eli llygeit' ohono, a allai beri i '[d]dynyon wedy colli y drem y gaffel'.[10] Yr un yw neges *A Welsh Leech Book*, lle y ceir cyfarwyddyd ar sut i wneud eli 'Rhag llawer o glwyfau or llygaid. Kymer sugun yr eidrol a sugyn gwraidd y ffannygl, a sugun y Selidonia, a sugun llysse=r=wennol, a bloneg hwch, a mêl, ac ychydic vinegr, a gwaed llyswen a bustul keilioc, ai roi ef mewn llestr oni gotto blodeu arno ne lwydo.' Ychwanegir ar ddiwedd y rysáit: 'Ac ef a ddoytwyd am yr eli hwnw, wneuthur o hono ddynion i weled wedi bod yn ddeillion'.[11] Ond prin yw'r dystiolaeth lafar am ei ddefnyddio yn y modd hwn, ac ymddengys mai fel llysieuyn i gael gwared â defaid yr edrychir arno'n bennaf bellach. Diddorol felly yw hanesyn sy'n sôn fel y bu i ferch o Gwm Dulais gael gwared â chen a dyfai dros ei llygaid ar ôl defnyddio'r llysieuyn. Roedd wedi bod at y meddyg yng Nghastell-nedd sawl gwaith ond nid oedd dim yn tycio. Fodd bynnag, roedd Mari Thomas, ei mam, a oedd yn ffermio yn Nant Stalwyn, yn wybodus iawn am lysiau, a phenderfynodd ddefnyddio'r llysieuyn llym llygaid, gan daenu'r sudd dros lygaid ei merch. Dechreuodd y cen gilio'n araf nes diflannu'n llwyr, ac ni chafwyd unrhyw drafferth pellach. Digwyddodd hyn oddeutu 1895, ac adroddwyd yr hanes gan wyres Mari Thomas.[12]

Cafwyd mân gyfeiriadau at olchi'r llygaid â dŵr gwahanol blanhigion megis blodau ysgaw (Aberystwyth; Hwlffordd) neu bersli (Brynhoffnant). Cyngor Herbert Harris, Pontneddfechan, a dreuliodd ei oes yn ffermio yng Nghwm Hepste, Ystradfellte, oedd sefyll am tua deng munud i chwarter awr uwchben dysgl yn cynnwys trwyth berw o ddanadl poethion, gyda chlwtyn mawr yn gorchuddio'r pen, er mwyn i'r ager poeth fynd at y llygaid.[13] Argymhellwyd plastr taten amrwd gan siaradwyr o Gynghordy[14] a Threforys[15] at 'awel' neu gochni ar y llygaid: dylid plicio'r daten a'i golchi, ei chrafu gyda gratiwr neu gyllell ac yna rhoi'r crafion mewn lliain a gosod hwnnw ar y llygaid dros nos. Dywedodd Mrs Margaret Jennie Thomas, Llwyncynhyrys, Llanymddyfri, mai plastr o ddail iorwg neu eiddew wedi'u pwnio a roddwyd ar lygad ei thad i dynnu'r boen pan dasgodd pyg berwedig drosto unwaith wrth iddo farcio defaid.[16] Roedd dwy chwaer o Hook ger Hwlffordd wedi clywed eu mam-gu yn sôn am roi deilen ffa ar lygaid llidus.[17] Cofnodwyd cyngor digon annisgwyl ym Maldwyn yn ystod y 1930au, sef rhoi powltis o berlysiau ar yr arddwrn croes i'r llygad poenus, a'i adael yno am ddiwrnod neu ddau.[18]

Priodolid rhinweddau iachaol i ffynhonnau, yn enwedig ffynhonnau'r saint, ar hyd y canrifoedd ac ymddengys eu bod yn boblogaidd iawn yng Nghymru at drin anhwylderau'r llygaid. Dywed Francis Jones yn ei gyfrol ar ffynhonnau sanctaidd Cymru y ceid 78 o ffynhonnau llygaid, o'u cymharu â 52 at gryd cymalau, 47 at afiechydon y croen, 26 at ddefaid, 12 at gloffni a 12 at doriadau ac ysigiadau.[19] Credid bod y ffynhonnau llygaid, drwy ymyrraeth y sant y cysegrwyd y ffynnon iddo, nid yn unig yn gwella llygaid poenus, llid ar y llygaid a llyfrithod, ond hefyd yn cryfhau llygaid gweinion ac yn adfer golwg y dall. Priodolid grym iachaol hefyd i wrthrychau neu adeiladweithiau eraill a gysylltid â'r saint, er enghraifft, arferid crafu wyneb y colofnau cerrig yng Nghapel Beuno yn Eglwys Clynnog Fawr yn Arfon a rhoi'r llwch mewn poteliad o ddŵr ffynnon a'i ddefnyddio i olchi'r llygaid.[20]

Wrth gasglu meddyginiaethau llafar gwlad gogyfer â'r llygaid gwelwyd mai ychydig iawn o ddefnydd a wneid o ddyfroedd y ffynhonnau bellach, a phrin bod sôn o gwbl am ffynhonnau'r saint. Yn hytrach, cafwyd tystiolaeth wasgaredig am ffynhonnau bychain a oedd yn hysbys i'r boblogaeth leol, ac y cyrchid atynt ar y cyfan yn negawdau cyntaf yr ugeinfed ganrif. Ceisio gwellhad yn sgil natur rinweddol y dŵr oedd pwrpas y cyrchu hwn, ac nid oedd unrhyw elfen o 'bererindod' neu iachâd dwyfol yn gysylltiedig ag ef erbyn hyn. Er gwaethaf y ffydd a amlygwyd yn nyfroedd rhinweddol y ffynhonnau llygaid, ni ddisgwylid iddynt bellach adfer golwg y dall.

Dyma rai o'r hanesion a gofnodwyd. Dywedodd Glyn Rees, Crymych, fod dwy ffynnon ar dir ei hen gartref, fferm o'r enw Rhyd Twmpathog, a chofiai fel yr arferai pobl ddod i olchi eu llygaid yn un ohonynt – a fyddai'n aros yn oer drwy gydol y flwyddyn – pan oedd ef yn blentyn bach oddeutu 1920.[21] Soniodd Mrs Hannah Mary Davies, Aberteifi (a anwyd ym 1897), fel yr arferai pobl ddod o bell i olchi eu llygaid yn nŵr y ffynnon a geid ar bwys Tan-lan, Tufton, lle y cafodd ei geni. Byddai ei mam-gu yn rhoi rheilen o'i chwmpas i atal yr anifeiliaid rhag mynd iddi gan fod cynifer o bobl yn dod yno i olchi eu llygaid ac i nôl peth o'r dŵr i fynd ag ef adref gyda hwy. Ffynnon fechan ydoedd, ac roedd y dŵr yn llifo iddi drwy'r mwsogl o gors ar y mynydd, a chyfeiriai'r bobl leol ati fel 'ffynnon llygaid tost'.[22] Yn ôl tystiolaeth Miss Katie Olwen Pritchard, y Gilfach-goch, byddai pobl yr ardal yn arfer mynd i Ffynnon Ddrewllyd ar fynydd Maerdy, yn enwedig cyn y gaeaf, cyn i'r tywydd droi, ac yn llenwi poteli â dŵr y ffynnon. Cedwid poteli o'r dŵr hwn ym mhob cartref, gan ei fod yn cael ei gyfrif yn dda at y llygaid, er enghraifft, pan fyddai gan y plant lefelyn neu lyfrithen,[23] a byddai'r glowyr yn ei ddefnyddio i olchi'r llygaid pan fyddent yn dioddef o 'lygadgrynu' (*nystagmus*).[24] Cyfeiriodd siaradwyr o Gefncoedycymer a Merthyr Tudful at Ffynnon Tai Mawr yng Nghwm Taf, yr arferid cyrchu ati i nôl dŵr at y llygaid mor ddiweddar â'r 1940au. Roedd ffynnon arall, Ffynnon Llysïog, i fyny ar ben y Bannau, ar dir fferm Llysïog, a byddai pobl y cylch yn arfer mynd i olchi eu llygaid yn ei dŵr unwaith bob haf. Dywedodd Morgan John, Cefncoedycymer, pan holwyd ef ym mis Hydref 1981, ei fod wedi tybied i'r arfer ddarfod ers blynyddoedd, ond iddo glywed yn ddiweddar bod rhywrai wedi bod yno yn ystod y pum mlynedd blaenorol.[25] Yn ôl tystiolaeth gŵr o Benderyn, arferai pobl yr ardal fynd i ffynnon Glan-yr-afon, Penderyn, i olchi eu llygaid pan oedd ef yn blentyn – cyfeirid ati fel 'Ffynnon Sami' gan mai gŵr o'r enw Samuel Harries a oedd yn byw yng Nglan-yr-afon bryd hynny.[26]

Nododd y rhan fwyaf o'r siaradwyr fod y ffynhonnau y defnyddid eu dŵr at y llygaid yng nghyfnod eu plentyndod bellach naill ai wedi sychu, wedi'u difrodi, neu wedi'u hesgeuluso, fel nad oedd yn hawdd dod o hyd iddynt mwyach. A'r un, mewn gwirionedd, oedd byrdwn y casglwyr llên gwerin a ysgrifennai ar ddiwedd y bedwaredd ganrif ar bymtheg a dechrau'r ugeinfed ganrif. Er iddynt gyfeirio at liaws o ffynhonnau gan nodi eu rhinweddau, gresynent fod yr adeiladwaith o gylch llawer ohonynt wedi'i ddifrodi neu fod y ffynnon ei hun wedi sychu. Fel y tystiodd Myrddin Fardd: 'Yr oedd ffynnon yn nhir Tyddyn y Fammaeth, ym mhlwyf Llanfihangel-y-Pennant, o'r enw "Ffynnon Dw'r Llygaid". Nid yw yn awr yn ganfyddadwy o herwydd brwyn …'.[27] Yr un oedd ffawd Ffynnon Ddefaid, Llanystumdwy:

> Tarddai y ffynnon hon islaw'r brif-ffordd yn nghae Pen y Bryn, ger Nant y Glyn, ym mhlwyf Llanystumdwy. Richard Lewis, garddwr yn y Plas Hen, a ddaeth i wybod gyntaf am ei rhinweddau, drwy olchi ei lygaid, ag oeddynt ddolurus, â'i dwfr, a chael, drwy hyny, iachâd iddynt. A chymmaint, yn herwydd hyn, oedd ei feddwl am ei natur ac iachusrwydd ei dwfr, fel y llwyddodd i gael grisiau i ddisgyn iddi yn nghyd a muriau i'w chylchynu. Mynodd hefyd dori ar gareg, i fod ar ei chyfer, ei goffawd ei hun, yn y dull yma: - ' Rd.Ls. Ad 53 1772.' sef 'Richard Lewis, Aged 53, 1772.'
>
> Y prif rinweddau a briodolid i effaith wyrthiol y ffynnon hon, oeddynt, wellâu llygaid a thynu ymaith ddefaid; a mynych yr ymwelid â hi gan bererinion o wahanol fanau, ond erbyn hyn nid oes liw o honi – difodwyd hi gan amaethwyr y lle, a chariwyd ei muriau oll i ffwrdd.[28]

Roedd rhinwedd neilltuol yn perthyn i law mis Mai ac, yn arbennig, i law cyntaf Mai. Dywedid, er enghraifft, bod glaw mis Mai yn lladd llau – byddai gwartheg a gâi eu cadw i mewn dros y gaeaf yn dueddol o fagu llau, ond caent wared â hwy wedi mynd allan i'r borfa a phrofi glaw Mai ar eu crwyn. Câi glaw cyntaf Mai ei gyfrif yn dda ar gyfer golchi briwiau a llygaid gwan, a byddai llawer o bobl yn arfer cadw potelaid ohono i'r diben hwn. Fe gadwai am flwyddyn a rhagor heb fynd i arogleuo na cholli ei rin. Cofiai Evan Owen Roberts, Pwllheli, a anwyd yn Aberdaron, fel y byddai ei nain yn Anelog yn arfer rhoi padell bridd allan yn yr awyr agored pan fyddai'n glawio yn ystod mis Mai ac yn casglu'r dŵr a'i botelu ar gyfer golchi llygaid clwyfus. Roedd yn rhaid i'r glaw ddisgyn i'r badell – nid oedd glaw a oedd wedi disgyn o'r to yn dda i ddim.[29]

Priodolid yr un rhinwedd i law Dyddgwyl Switan (15 Gorffennaf), er na chafwyd tystiolaeth lafar gyfoes i'r perwyl hwn. Cyfeirir at y gred hon gan Thomas Griffith Jones (Cyffin) mewn erthygl o'i eiddo ar hanes plwyf Llansanffraid-ym-Mechain, Maldwyn. Ar ôl trafod y goel boblogaidd y bydd yn bwrw am ddeugain niwrnod os ceir glaw ar y diwrnod hwn, ychwanegodd fod y to hynaf yn credu bod glaw Sant Switan yn dda at y llygaid. Gwyddai fod gan un teulu o'r plwyf botelaid ohono adeg cofnodi'r dystiolaeth hon (1867).[30]

Câi gwlith y bore ei gyfrif yn dda at lygaid gwan a phoenus. Roedd un wraig a gyfeiriodd at y gred hon wedi cael *St Vitus's dance* pan oedd yn blentyn seithmlwydd oed, a'i dau lygad wedi mynd o'r golwg o ganlyniad i'r afiechyd. Cynghorwyd ei rhieni i olchi ei llygaid â gwlith y bore a chredai mai hynny a fu'n gyfrifol am eu hadfer.[31] Meddyginiaeth arall at y llygaid a gâi ei hymarfer ar ddechrau'r dydd oedd eu gwlychu â phoer cyntaf y bore. Gwneid hyn yn bennaf i gael gwared â baw cysgu neu grach. Credid bod y poer hwn yn hynod rinweddol a cheir tystiolaeth o'i rym iachaol o ddyddiau Pliniws (OC 77) ymlaen.[32] Dywedid bod golchi'r llygaid bob bore â dŵr oer (nid dŵr ffynnon o angenrheidrwydd) yn llesol hefyd. Cafwyd hanesyn diddorol gan wraig o Dal-y-bont ger Aberystwyth. Dechreuodd ei thad gael gofid gyda'i lygaid yn fuan ar ôl symud i'r fferm yn y flwyddyn 1910. Bu'n dioddef am gyfnod hir nes y daeth sipsi heibio a dweud wrtho am olchi ei lygaid bob dydd mewn dŵr y buwyd yn berwi wyau ynddo. Gwellodd y llygaid yn fuan, ac ni phoenwyd ef byth wedyn.[33]

Meddyginiaeth draddodiadol a phoblogaidd arall oedd golchi'r llygaid â glastwr llefrith, sef llefrith gydag ychydig o ddŵr cynnes am ei ben. Gwneid y driniaeth hon at lygaid gwan a phoenus, ar ôl cael gwynt i'r llygaid, a phan geid anhawster i agor y llygaid yn y bore. Defnyddid glastwr i olchi llygaid babanod a phlant bach hefyd. Bu Miss Katie Olwen Pritchard, y Gilfach-goch, yn cael y driniaeth hon bob nos am gyfnod pan oedd ganddi wendid yn ei llygaid ar ôl y frech goch. Nododd Miss Pritchard, a oedd yn enedigol o Ddyffryn Nantlle yn Arfon ac a oedd wedi ymfudo i'r De yn ystod y Rhyfel Byd Cyntaf pan oedd yn naw mlwydd oed, na welodd y feddyginiaeth hon yn cael ei hymarfer ymhlith y Deheuwyr.[34] O edrych ar y dystiolaeth lafar a gasglwyd am ddefnyddio'r glastwr fel meddyginiaeth at y llygaid, gwelwyd mai o siroedd y Gogledd y daeth y mwyafrif llethol o'r cyfeiriadau.

Ceid meddyginiaethau eraill llai traddodiadol ond yr un mor boblogaidd. Gellid golchi'r llygaid â the oer, neu roi powltis o ddail te oer o'r tebot arnynt. Câi'r dail, neu'r 'grownds te' fel y'u gelwid yn y De, eu rhoi mewn darn o glwt neu gwdyn bach pwrpasol cyn eu gosod ar y llygaid. Cafwyd peth tystiolaeth hefyd am olchi'r llygaid â dŵr a halen. Byddai rhai teuluoedd yn prynu crisialau neu bowdr borasig ac yn rhoi dŵr berwedig arno a'i adael i oeri cyn ei ddefnyddio i olchi'r llygaid. Gellid defnyddio dŵr a halwynau Epsom neu soda pobi yn ogystal, ond nid oedd hyn mor boblogaidd â'r powdr borasig.

Roedd rhai meddyginiaethau yn benodol at wella'r golwg. Datblygodd y syniad yn ystod yr Ail Ryfel Byd fod bwyta moron yn galluogi rhywun i weld yn well yn y tywyllwch. Credid hefyd fod gwisgo cylch neu fodrwy aur yn y glust yn cryfhau'r golwg. Roedd hyn yn arfer lled gyffredin ymhlith morwyr, a chofiai gŵr o Gricieth y byddai'r rhan fwyaf o'r morwyr yr oedd ef yn eu hadnabod pan oedd yn blentyn, gan gynnwys perthnasau, yn enwedig y rhai dros ddeugain oed, yn gwisgo cylch a, hyd y gwyddai, yn rhoi coel ar yr arfer. Yr eglurhad a gafodd ef yn blentyn pan holodd ynghylch hyn oedd ei bod yn bwysig cael golwg da ar y môr, er enghraifft, er mwyn gallu gweld golau llong arall drwy'r niwl yn ddigon buan i allu newid cwrs ac osgoi gwrthdrawiad – roedd golwg da yn gallu arbed bywydau.[35]

Byddai'n rhaid gwneud twll yn y glust ar gyfer y cylch, a chafwyd tystiolaeth bod hyn ynddo'i hun yn dda at y golwg. Roedd Mrs Martha Mary (Mei) Jenkins o Dreorci wedi cael triniaeth o'r fath pan oedd yn blentyn ac yn dioddef o wendid yn ei llygaid. Byddai'n cael llid ynddynt yn aml iawn a'r hyn a wnâi ei mam oedd gosod corcyn ar waelod y glust a rhoi nodwydd hosanau mewn dŵr poeth cyn ei gwthio i mewn i'r corcyn a thrwy gnawd y glust; gwneid hyn i'r ddwy glust fel ei gilydd. Clywsai ei fod yn un o'r pethau gorau at gryfhau'r llygaid.[36]

Ym Mhenfro, roedd hen goel bod sudd malwen gragen yn dda at y llygaid. Gadael i'r falwen gerdded ar draws y llygaid oedd y cyfarwyddyd a gafwyd yn Nhyddewi,[37] ond dylid mwtro'r falwen a rhoi'r sudd yn y llygaid yn ôl tystiolaeth o Hook ger Hwlffordd.[38] Dywedwyd y byddai hen wraig o Langwm, islaw Hwlffordd, yn arfer pigo'r falwen â draenen wen a rhoi'r sudd a lifai ohoni yn y llygaid.[39] Un arfer cyffredin wrth drin babanod oedd rhwbio llygaid y babi â'r clwt gwlyb wrth ei newid yn y bore.

Cofnodwyd rhai meddyginiaethau i drin damweiniau i'r llygaid. Un feddyginiaeth at lygad du oedd gosod gelen ar y chwydd i sugno'r gwaed drwg. Arfer arall oedd rhoi tafell o gig moch neu gig eidion ar y llygaid, neu gellid gwneud powltis cynnes megis y powltis pannas a oedd yn boblogaidd yn Nhreforys a'r cylch. Gwneid powltis hefyd pan fyddai rhywbeth wedi mynd i mewn i'r llygad. Cyngor gwraig o Ferea oedd rhoi gwynnwy yn blastr ar y llygad mewn darn o fwslin, gan ofalu peidio â'i adael yno yn rhy hir gan ei fod yn tynnu cymaint.[40] Defnyddid powltis o ddail te gwlyb pan fyddai llwch neu wreichionyn wedi mynd i'r llygad. Cyfeiriwyd eisoes at ddefnyddio plastr o ddail eiddew wedi'u mwtro pan oedd pyg poeth wedi tasgu i'r llygad. Yr hyn a wnâi gŵr o Farloes ger Hwlffordd, a arferai fynd o gwmpas y ffermydd gyda'r dyrnwr, i gael gwared â llwch o'r llygaid ar ôl diwrnod caled o ddyrnu oedd rhwbio olew olewydd ynddynt cyn mynd i'r gwely.[41] Gwneid yr un defnydd o olew castor. Un cyngor a gafwyd pe bai calch wedi mynd i'r llygaid oedd eu golchi gyda dŵr a finegr a oedd yn cynnwys tuag wythfed ran o finegr.

Roedd llwch yn y llygaid yn broblem eithaf cyffredin yn y pyllau glo a'r feddyginiaeth yn aml iawn oedd glanhau'r llygad â'r tafod. Rhoid y dioddefydd i orwedd ar wastad ei gefn a byddai un o'r glowyr yn codi'r amrant ac yn rhedeg ei dafod o gylch y llygad.[42] Câi rhai ohonynt eu cyfrif yn arbennig o dda am wneud hyn a byddai galw cyson am eu gwasanaeth. Dichon fod amryw o fanteision i'r feddyginiaeth hon – byddai'r tafod yn lân, a'r poer yn sicr o leddfu'r llygad. Dywedid hefyd y gallai pob glöwr dynnu'r amrant uchaf dros yr isaf, ac roedd yn arferiad gan rai ohonynt i gadw brwsh bychan yn eu blwch baco i gael gwared â llwch o'r llygaid. Meddyginiaeth arall oedd gwasgu'r ffroenau a chwythu.

Llyfrithen

Câi amryw o'r meddyginiaethau uchod eu defnyddio i drin llyfrithen neu lefelyn yn ogystal. Er enghraifft, yn siroedd y Gogledd, roedd glastwr llefrith yr un mor boblogaidd at lyfrithen ag yr oedd at lygaid poenus. Golchid y llygaid gyda dŵr a phowdr borasig neu de oer hefyd, ac yr oedd rhoi powltis o ddail te ar y llyfrithen yn arfer eithaf cyffredin. Gwneid defnydd yn ogystal o ddŵr ffynnon, glaw cyntaf Mai a phoer cyntaf y bore, er nad oedd y rhain hanner mor gyffredin at drin llyfrithen ag yr oeddynt at lygaid gwan neu lygaid poenus.

Defnyddid ambell un o'r meddyginiaethau llysieuol at y llygaid, er enghraifft, trwyth llygad eglur, sudd llysiau pen tai neu sudd llysiau'r wennol, a deilen ffa, i drin llyfrithen hefyd. Un feddyginiaeth ychydig yn wahanol oedd gwlychu tamaid o wadin mewn trwyth llygad eglur a'i osod ar y llygad mewn darn o fwslin.[43] Cafwyd gwybodaeth hefyd am rai llysiau nas cysylltir fel rheol â'r llygaid: yn ôl tystiolaeth o Dreforys arferid rhoi dail llydan y ffordd ar y llygad i dynnu 'colyn' y llefelyn[44] tra honnai Daniel Jones, Bronnant, fod un o'r meddyginiaethau a ddefnyddid i gael gwared â chornwydon, sef yfed te dail cyngaw, yn dda am weithio'r drwg allan o'r llefelyn.[45]

Ond ceid hefyd amrywiaeth o feddyginiaethau at lyfrithen yn benodol. Un o'r rhain oedd rhoi hen geiniog ar y llyfrithen, a honnid y byddai'r chwys oddi ar y geiniog yn ei gwella. Dylid yna, yn ôl cyfarwyddyd o Groes-lan ger Llandysul, yfed dŵr neu laeth gyda diferyn neu ddau o ïodin ynddo, yn y gred mai diffyg ïodin yn y gwaed a oedd yn achosi'r llefelyn.[46] Cynghorion eraill oedd rhoi hances dros y llygad i'w chysgodi neu anadlu'n drwm ar y llygad. Dywedid bod rhwbio'r llyfrithen gyda menyn gwyrdd, sef menyn heb halen ynddo, neu wêr dafad, neu olchi'r llygad â'r dŵr a ymgasglai mewn pant ar garreg yn eithaf effeithiol hefyd. Arfer cyffredin arall yn siroedd y Gogledd oedd rhoi powltis bara llefrith cynnes ar y llygad. Byddai ambell un yn tynnu blewyn o'r amrant.

Cafwyd meddyginiaeth ddiddorol gan siaradwraig o Lanymddyfri, a'i paratôdd ar gyfer un o'r gweision yn ystod y cyfnod pan oedd yn ffermio yng Nghynghordy. Gosodid dysgl ar y bwrdd â'i hwyneb yn isaf, yna cymerid dalen o bapur ysgrifennu plaen a chynnau'r pedair congl gyda matsien. Ar ôl i'r papur losgi'n llwyr byddai llwyaid fach o ddŵr melyn wedi ymgasglu yn y pant ar waelod y ddysgl a gwlychid darn o wlân ynddo a'i osod ar y llefelyn. Roedd hon yn driniaeth hynod o boenus, ond byddai'n torri'r llefelyn, a ddiflannai'n llwyr erbyn bore drannoeth.[47]

Y feddyginiaeth fwyaf poblogaidd, serch hynny, oedd rhwbio'r llyfrithen â modrwy aur, modrwy briodas y fam fel rheol, gan wneud hynny naw gwaith bob tro, neu naw gwaith un ffordd ac yna naw gwaith y ffordd arall, yn ôl un ffynhonnell.[48] Dyma'r cyngor a gafwyd gan arddwr ifanc o Forgannwg, a oedd wedi clywed am y feddyginiaeth gan ei fam-gu, a oedd yn hanu o Ffynnon Taf, ac a oedd wedi rhoi cynnig arni fwy nag unwaith a chael llwyddiant bob tro. Mae defnyddio modrwy aur neu fodrwy briodas i rwbio llyfrithen yn arfer cyffredin drwy Ewrop ac America, a phriodolid gallu iachaol i aur mewn meddygaeth gynnar. Ond gellid dadlau mai yn y weithred o rwbio'r llyfrithen yr oedd y gyfrinach.

Cynigir esboniad arall gan Wayland D. Hand, yr awdur llên gwerin Americanaidd, sy'n cyfeirio at honiad a wnaed gan seicolegydd o'r enw W. S. Inman yn y 1940au fod llyfrithen yn gysylltiedig â dyfodiad person i oed cenhedlu a'r rhwystredigaeth a'r pwysau emosiynol sydd ynghlwm wrth hyn yn wyneb y safonau moesol a ddisgwylir gan gymdeithas.[49] Dywed Inman mai arwyddocâd defnyddio modrwy briodas i rwbio llyfrithen yw'r ffaith bod y fodrwy yn rhoi'r hawl i wraig feichiogi. Cred Hand fod dadansoddiad Inman yn esbonio paham yr oedd pobl yn ofni a pharchu gwragedd beichiog a chyfeiria at gred sy'n bodoli yn rhai o wledydd Ewrop ac America y ceir llyfrithen os gwrthodir unrhyw beth i wraig feichiog.

Yn ôl tystiolaeth o ardaloedd Nantglyn yn sir Ddinbych,[50] Llangwm ger Hwlffordd,[51] a Llansamlet, Morgannwg, gellid cael gwared â llyfrithen drwy ei rhwbio â chynffon cath, a phwysleisiodd y siaradwraig o Lansamlet fod yn rhaid cael cath ddu i gyflawni'r feddyginiaeth.[52] Gellir cymharu hyn â'r dyfyniad canlynol o ddyddiadur y Person James Woodforde o swydd Norfolk (1791):

> The Stiony on my right Eye-lid still swelled and inflamed very much. As it is
> commonly said that the Eye-lid being rubbed by the tail of a black Cat would do
> it much good if not entirely cure it, and having a black Cat, a little before dinner
> I made a trial of it, and very soon after dinner I found my Eye-lid much abated of
> the swelling and almost free from Pain.[53]

Roedd yn arfer lled gyffredin yn Ewrop ac America i ddefnyddio cathod at ddibenion meddyginiaethol, yn enwedig cathod duon y dywedid eu bod yn dod â lwc. Roeddynt, er enghraifft, yn gyfrwng i drin yr eryr, a chafwyd tystiolaeth lafar o Gymru am wneud hac fechan yng nghlust y gath i gael ychydig o waed i'w roi ar y croen llidus,[54] ond roedd yn arferiad mewn rhai gwledydd i dorri ei chynffon neu hyd yn oed ei lladd i gyflawni'r feddyginiaeth.[55]

Ceir tystiolaeth helaeth o wledydd Prydain o'r ail ganrif ar bymtheg ymlaen y defnyddid rhannau o gorff cath, er enghraifft, y pen neu'r galon, i drin anhwylderau megis rhaib gwrach, dallineb ac afiechydon y croen.[56]

Dichon mai un o'r dulliau mwyaf hynod o gael gwared â llyfrithen oedd 'cyfrif' ei heinioes. Dyma fanylion y feddyginiaeth fel y'i cofnodwyd gan Hywel ab Einion ym 1861, ynghyd â'i sylwadau arni:

> Byddai talu sylw dyladwy i hen arferion dewinol ein hynafiaid yn foddion effeithiol i symmud ymaith amrywiol anhwylderau cofforol, heb weinyddiaeth y gwahanol arteithiau gewynol ag ydynt yn hanfodol i driniaethau meddygol. Er prawf, gofyner ai nid mwy cydweddol a thynerwch y llygad ydyw cyfrif oriau einioes y llyfrithen, na'i dadwreiddio yn ddisyfyd, drwy dynu allan flewyn yr amrant, o ganolbwynt y boen. I gyfrif y llyfrithen, cymmerir gwäell, neu ryw offeryn blaenfain o'r fath, yn y llaw, er ei bygwth; a symmudiadau y llaw ydynt i gyfateb i adroddiad y wers, yr hon wers sy fel y canlyn:- 'Un lyfrithen, dwy lyfrithen, tair llyfrithen, pedair llyfrithen, pum llyfrithen, chwe llyfrithen, saith llyfrithen, wyth llyfrithen, naw llyfrithen – o naw i wyth, o wyth i saith, o saith i chwech, o chwech i bump, o bump i bedair, o bedair i dair, o dair i ddwy, o ddwy i un, o un heb yr un.' Dyna y wers yn gyflawn, ac angenrheidiol yw i'r adroddydd fyned drwyddi cyn tynu ail anadliad – os amgen, y mae holl rinwedd y swyn drosodd. Ond pan gyflawnir y ddefod gyfareddol yn ol llythyren cyfraith dewiniaeth, bydd rhwysg-fawredd y llyfrithen yn prysur ymagoshau at ei echwydd; a chyn pen y pedair awr ar hugain, ni bydd o honi ond ei lle.[57]

Ymddengys, o gymharu'r gwahanol destunau, mai ar yr adroddiad uchod y seiliwyd y dystiolaeth a geir gan Myrddin Fardd yn ei ymdriniaeth â llên gwerin sir Gaernarfon,[58] gan Thomas W. Hancock yn ei erthygl ar hynafiaethau plwyf Llanrhaeadr-ym-Mochnant, Maldwyn a Dinbych,[59] a hefyd gan 'Tudur' mewn traethawd ar lên gwerin Maldwyn a gyflwynwyd i gystadleuaeth yn Eisteddfod Powys ym 1927.[60] Dengys tystiolaeth lafar fod cyfrif llyfrithen yn arfer poblogaidd ym Maldwyn, er nad yw'r dystiolaeth honno'n cyfateb yn llwyr i'r hyn a gofnodwyd gan Hywel ab Einion. Y feddyginiaeth a gofnodwyd ym Mhennant, Llanbryn-mair, oedd adrodd 'Llyfrithen, llyfrothen naw gwaith a hanner' naw gwaith ar un gwynt.[61] Dylid cyfrif 'Llyfrithen un, llyfrithen dwy …' i fyny i naw, a'i chwythu ymaith, yn ôl tystiolaeth o Lanfair Caereinion.[62] Ni chafwyd unrhyw sôn am gyfrif yn ôl nac am fygwth y llyfrithen. Mae'r feddyginiaeth a gynigwyd gan siaradwraig o'r Foel yn nes at fersiwn Hywel ab Einion: dywedodd hi y dylid cyfrif 'Un lyfrithen, dwy lyfrithen, tair llyfrithen' i fyny i ddeg, ac i lawr yn ôl i un wedyn. Nododd hefyd y dylid cydied yn y llyfrithen, er na wyddys ai ei bygwth oedd y bwriad.[63] Cafwyd tystiolaeth lafar ategol o Ddinbych. Adroddodd siaradwr o Gerrigydrudion fel yr oedd ef a'i gyfaill, pan oeddynt yn blant ifanc saith ac wyth oed oddeutu 1920, yn prynu fferins yng Nglasfryn pan ddaeth Evan Dafis, Ty'n Llyn Aled, Llansannan, i mewn i'r siop. Gwelodd Evan Dafis fod gan ei gyfaill lyfrithen ar ei lygad, a gafaelodd ynddo a'i roi rhwng ei goesau, a dechreuodd gyfrif 'Llyfrithen un, llyfrithen dwy ...' i fyny i ddeg ac yn ôl ar un gwynt, gan orffen y driniaeth drwy chwythu ar y llygad.[64] Nid oes y fath beth â fersiwn 'gywir', wrth gwrs. Mae'n bosibl bod Hywel ab Einion wedi cofnodi'r fersiwn gyflawnaf y gwyddai ef amdani. Byddai'r feddyginiaeth yn sicr o amrywio gyda threigl amser wrth gael ei throsglwyddo ar lafar o genhedlaeth i genhedlaeth. Mae'n ddigon posibl mai cyfrif i naw a wneid yn yr holl fersiynau yn wreiddiol gan fod naw yn rhif swyn.

Wrth edrych ar y meddyginiaethau at y llygaid gwelir mai'r rhai mwyaf ymarferol a oroesodd i gyfnod plentyndod y siaradwyr. Roedd y llysiau, er enghraifft, yn dal o fewn cyrraedd cymunedau gwledig, a pharheid i ymarfer nifer o feddyginiaethau llysieuol. Roedd llawer o ffynhonnau'r saint wedi cael eu hesgeuluso'n ddybryd erbyn y cyfnod hwn, a chollwyd y wybodaeth berthnasol amdanynt. Nid oeddynt bellach yn bwysig ym mywyd y werin. Ond parheid i wneud defnydd o nifer o ffynhonnau bychain lleol. Daeth meddyginiaethau eraill mwy diweddar megis defnyddio powltis dail te neu de oer, ynghyd â defnyddiau o'r siop, i gymryd lle rhai o'r hen arferion.

Y Glust

Mae'r meddyginiaethau at boen neu bigyn clust yn rhannu'n ddwy garfan o driniaethau i lacio'r boen, un lle y rhoddir sylwedd i mewn yn y glust a'r llall lle y rhoddir gwahanol ddefnyddiau ar neu o gylch y glust.

Un o'r meddyginiaethau mwyaf poblogaidd oedd sudd llysiau pen tai. Plygid y ddeilen yn ei hanner i'w hollti a gwesgid y sudd i'r glust. Planhigyn suddlon yw hwn a geid yn gyffredin gynt ar doeau hen adeiladau neu ar gloddiau yn agos at y tŷ. Cyfeirir ato fel 'y fyddarllys' mewn ffynonellau Cymraeg o'r bedwaredd ganrif ar ddeg hyd ddechrau'r ddeunawfed ganrif,[65] enw sy'n awgrymu y câi ei ddefnyddio i drin byddardod, ac i gael gwared â chwyr o'r glust. Mae'r defnydd ohono fel meddyginiaeth at y glust wedi parhau hyd y dydd heddiw, ac mae rhai o'r enwau a roddwyd arno, er enghraifft, 'llysiau'r clust', 'llysiau clustiau' (cylch Llanwrtyd)[66], neu 'dail clust' (Blaenrhondda)[67] yn adlewyrchu'r arfer hwn. Yn siroedd Morgannwg, Brycheiniog a Chaerfyrddin y gwneid y defnydd helaethaf ohono fel meddyginiaeth at y glust, ond cafwyd peth tystiolaeth o siroedd Aberteifi, Caernarfon a Fflint hefyd. Cyfeiriodd llysieuydd o Landyfrïog ato fel 'erllys',[68] enw a ddefnyddir yn gyffredin ar lafar yn sir Aberteifi.[69] Cafwyd y ffurf 'ferllys' gan wraig o Lanymddyfri a ddywedodd y byddai ei mam yn gwasgu'r sudd o'r ddeilen ac yn ei dwymo ar flaen llwy cyn ei roi yn y glust.[70] Defnyddid y llysieuyn ar y cyd â dail eiddew yn ôl tystiolaeth o Ferthyr Tudful: cymysgid sudd y 'dail gerllysg', fel y'u gelwid, gyda thrwyth 'dail iddia' wedi'i hidlo, ac ychwanegid ychydig o hufen at y cymysgedd cyn rhoi diferyn ohono yn y glust.[71]

Yn siroedd Penfro a Chaerfyrddin defnyddid sudd yr onnen i liniaru poen clust. Roedd Mrs Hannah Mary Davies, Aberteifi, a fagwyd gan ei mam-gu yn Tufton, sir Benfro, yn gyfarwydd â'r feddyginiaeth, a chofiai gael ei hanfon ganddi i nôl brigyn onnen ar gyfer y driniaeth. Rhoddwyd y brigyn ar y tân, a daliwyd cwpan oddi tano i gasglu'r sudd a ddôi ohono, a dodwyd ychydig o'r sudd cynnes, llai na llond llwy de, yn y glust. Credai mai meddalu'r cwyr yn y glust oedd y bwriad o bosibl, gan fod cwyr wedi caledu yn gallu achosi poen clust ambell waith,[72] ffaith ddiddorol o ystyried bod sudd onnen yn cael ei gynnwys mewn meddyginiaeth ar gyfer 'byd[d]eri', sef byddardod, yn llawysgrifau Meddygon Myddfai:

Rac byd[d]eri. – Kymryt tr6nc h6rd[d] a bystyl llass6ot, a sud[d] yr onn, ac eu g6ascu yn y glust ac y a dan y deint, a dodi llosc ym(on) y glust ac yg k6rr y en, a chneuen ynd[d]a6 a hynny yssyd[d] [d]da.[73]

Roedd ffermwr o Frynberian hefyd wedi cael sudd onnen cynnes yn y glust pan oedd yn blentyn, a chofiai fel y rhoddwyd tamaid o wlân du yn y glust ar ben y sudd.[74] Rhoddasai John Evans, Blaengornoeth, Llangadog, y feddyginiaeth i'w fab pan oedd yn blentyn tua dwyflwydd i deirblwydd oed ac yn dioddef yn ddrwg o boen clust. Sut bynnag, cynghorwyd ef gan berthynas iddo i dorri darn o'r onnen wen ar gyfer y dasg:

> Wel, weda i stori w'thoch chi am hwnnw'n awr – am bo'n clust. *Touch wood*,
> dwi'm wedi gâl e, ond fe câs … [y mab], pan odd e'n blentyn bach boitu tair o'd
> – dwy neu dair. Ag odd rhyw ddwy ferch wedi dod – perthynas – pnawn Sul,
> a mi'n mynd i'w hebrwng nw'n ôl. Ag odd … e'n llefen a'i fam [yn] mynd yn
> nyrfys. Odd e'n llefen ddifrifol 'da'r clust 'ma. A wedodd hi wrtho i, 'Paid â bod yn
> hir cym bo ti'n nôl.' A pan ês i'n ôl â'r rhein, ôn nhw am fi ddod i'r tŷ … a finna'n
> gweud, 'Wi'n bownd o fyn' nôl. Ma' …[y mab] â'r clust, a mae o'n llefen y lle.'
> 'Ma'n ddigon hawdd gwella hwnna,' medda' gŵr y tŷ.' 'Ond shwd,' wedes i. 'Ôs
> onnen wen 'da chi?' 'Ôs,' wedes i. O'n i'n gwbod bod onnen wen yn tyfu ar bwys
> y *tennis court*. 'Cerwch nôl,' mynte fe, 'torrwch bisyn mor dew â'ch garddwrn chi.
> Dodwch e ar y tân, ar dop y tân, a fydd e'n dechre ffrotho. Daliwch chi gymaint
> â allwch chi o'r ffroth 'na mewn llestr. Arllwyswch boitu lwyed mewn iddi glust e
> – dodwch e ar 'i ochor .' A fe nês – odd e *still* yn llefen, ond fe nês. Odd e'n cysgu
> cyn pen cwarter awr. Câs e byth bo'n clust.[75]

Roedd defnyddio nionyn at bigyn clust yn arfer cyffredin. Arferid ei rostio yn y popty nes ei fod yn feddal a thynnu'r canol allan a'i roi yn y glust, mewn tamaid o wadin neu ddarn o glwt, pe dymunid. Ond byddai'n well gan rai ddefnyddio sudd y nionyn yn hytrach na rhoi defnydd solet i mewn yn y glust. Twymid y nionyn fel rheol ar gyfer y broses hon hefyd, drwy ei ddal o flaen y tân ar fforc neu ei roi ar bapur glân ar y pentan i feddalu. Yna gwesgid peth o'r sudd ar lwy a'i arllwys i mewn i'r glust. Arfer arall oedd rhoi darn o nionyn amrwd ar y glust a'i glymu yn ei le.

Y feddyginiaeth fwyaf poblogaidd, fodd bynnag, oedd olew olewydd. Twymid ychydig arno i ddechrau, a byddai rhai pobl yn rhoi'r botel ar y pentan i gynhesu, tra byddai eraill yn dal llwyaid fach o'r olew uwchben y gannwyll, neu'n cynhesu'r llwy ei hun. Tywelltid yr olew cynnes i'r glust a rhoi tamaid o wadin ar ei ben, neu gellid rhoi peth ohono ar y wadin ei hun. Câi ei gyfrif yn arbennig o dda am leddfu poen, ac am feddalu'r cwyr yn y clustiau. Gwneid peth defnydd o *sweet oil* (olew olewydd i bob pwrpas), olew camffor ac olew castor, a byddai rhai yn rhoi diferyn o wisgi neu frandi ar damaid o wadin yn y glust. Meddyginiaeth arall oedd defnyddio jou o faco. Weithiau, rhoid ychydig o wadin neu wlân yn y glust rhag i awyr oer fynd i mewn iddi a dywedid bod rhinwedd neilltuol yn perthyn i wlân du.

Arferai Ernest Vyrnwy James o Lanerfyl gael cyfuniad o ddwy o'r meddyginiaethau a nodwyd uchod pan oedd ganddo boen clust yn blentyn:

> Dyna i chi beth ofnadwy o dda oedd mam efo fo. Oedd genni hi botel fach, wastad – do'en nw ddim yn boteli mawr – hen botel fach, gron – o *sweet oil*, cynta'. A c'nesu'r *sweet oil* bach 'ma ar dop yr hob wrth y tân, ar dop y boiler fach ddŵr. Ag wedyn, rhoi drop neu ddau yn ych clust chi. Gadel o wedyn tan fyse chi'n mynd i'r gwâl, 'tê. Wedyn, beth oedd hi'n neud, oedd hi'n mynd ffwr' rwan i'r pantri lle'r oedd tad yn cadw *shallots*. Pigo shalotsen lleia galle hi giâl – doen nw ddim llawer mwy na hynne [maint pen bys] – y rhai bach, bach – a'i philio hi, a'i rhoi hi mewn yn ych clust chi, yn nos, a tamed bach o wadin … Oedd poen clust wedi mynd yn y bore.[76]

Roedd yn arfer hefyd i roi ychydig o ddŵr y dioddefydd yn gynnes yn y glust – llond llwy de neu lond gwniadur – neu gellid gwlychu tamaid o wadin yn y golch (troeth) a'i roi yn y glust. Gwneid hyn yn arbennig pan fyddai plant yn dioddef o bigyn clust. Un arfer yn achos babanod oedd llosgi wadin yn ddu yng ngwres y gannwyll, er mwyn ei ddiheintio mae'n debyg, cyn ei roi yn eu dŵr.[77] Cafwyd tystiolaeth o Gas-mael, Penfro, am ddefnyddio'r dŵr o bledren cwningen.[78]

Gwneid defnydd pellach o is-gynnyrch neu gyrff anifeiliaid. Un cyngor o ardal Tre-groes, Llandysul, oedd rhoi melyn wy wedi'i ferwi'n galed yn y glust mor boeth ag y gellid ei oddef, gan ofalu peidio â'i wthio i mewn yn rhy bell, ac fe fyddai'r glust yn rhedeg o fewn byr amser.[79] Tywallt olew neu fraster anifail i'r glust oedd cynghorion eraill a gofnodwyd – er enghraifft, llwyaid o saim cig moch cynnes (Tyddewi),[80] neu'r olew a geid o bryfed genwair (mwydod) wedi'u twymo wrth ochr y tân (Morfa Nefyn).[81] Gwasgu sudd malwen ddu i'r glust oedd meddyginiaeth gwraig o Hwlffordd.[82]

Roedd chwythu mwg neu aer cynnes i mewn i'r glust yn cael ei gyfrif yn llesol, ac arferid chwythu mwg baco allan o ben cetyn, neu gau'r dwylo am y genau a chwythu'r anadl cynnes i'r glust. Meddyginiaeth arall yn yr un cywair oedd rhoi dŵr poeth ar flodau camomeil a dal y pen uwchben y ddysgl er mwyn i'r ager cynnes dreiddio i'r glust.[83] Un cyngor o Lanymddyfri oedd cau'r ffroenau a cheisio chwythu allan drwy'r glust.[84]

Meddyginiaethau i'w rhoi ar neu o gylch y glust yw'r gweddill. Mae gwres yn elfen hollbwysig yn amryw o'r rhain fel yn achos cynifer o'r uchod. Un arfer cyffredin oedd cynhesu gwlanen neu gadach i'w osod ar ochr y pen neu glymu hosan am yr ên. Gwneid defnydd eang o bowltisau poeth hefyd – roedd powltis halen, er enghraifft, yn un o'r rhai mwyaf poblogaidd. Câi'r halen ei dwymo yn y popty mewn cydau bach a wneid yn bwrpasol, allan o draed hosanau plant yn aml,[85] neu fe'i rhoid mewn darn o wlanen. Cofiai siaradwraig o Gas-mael fel y gwneid toes gyda bara a dŵr a'i grasu ar y planc ac yna rhoi'r 'pancoge' mewn darn o glwt ar yr wyneb[86] tra soniodd gwraig o Ynys-hir am gael powltis wedi'i wneud â phannas wedi'u berwi pan oedd ganddi dwymyn y tu ôl i'w chlust.[87] Roedd yn arferiad, ar ddiwrnod lladd mochyn, i gadw'r bledren ar gyfer rhoi lard ynddi, ond fe'i gadewid yn wag ambell waith fel y gellid ei llenwi â dŵr poeth pan fyddai gan rywun boen yn ei glust neu wayw yn ei ben a'i dal ar y man poenus.[88]

Byddai'n well gan rai ddefnyddio'r meddyginiaethau allanol hyn yn hytrach na rhoi rhywbeth i mewn yn y glust gan eu bod yn ofni gwneud niwed i'r 'gloch' neu bilen y glust. Yn ogystal â defnyddio powltisau arferid iro o gwmpas y glust gyda saim gŵydd neu olew. Dywedodd gŵr a oedd yn hanu o Landdewibrefi y byddai ei fam yn arfer gwneud eli gyda llysiau'r cŵn a dyfai yn y gors ac yn ei rwbio yn y glust. Gwyddai y defnyddid yr un planhigyn i wneud trwyth i'r cŵn.[89]

Yn ychwanegol at y triniaethau hyn, yn feddyginiaethau traddodiadol a mwy diweddar, ceid hefyd goelion poblogaidd ynglŷn â'r glust. Roedd yn hen goel y gallai pryf clustiau neu bryf clustiog fynd i mewn i'r glust a pheri niwed yn y pen. Roedd J. R. Jones, Brynsiencyn, wedi clywed pan oedd yn blentyn i feddyg lleol roi afal wedi'i dorri yn ei hanner ar glust hen ŵr y dywedid bod pryf clustiau wedi mynd i mewn i'w glust pan fu'n cysgu mewn ffos:

Ryw 'en fachgan odd 'n byw yn Dwyran, Ifan Ŵan. Oedd o'n ffond o'i lashiad ag wedi bod i lawr yn lan môr fan hyn yn be' sy erbyn heddiw yn 'Mermaid', ond y 'Ring' odd 'i henw 'i amsar honno. 'The Inn' odd o w'th gwrs, ond 'Ring' odd yr enw lleol arno fo, 'Menai Inn'. A chyrhaeddodd o'm gartra'r noson honno. Mi gysgodd yn un o'r ffosydd ar y ffordd gartra, a rywffordd ne'i gilydd mi âth na bry' clustiog i glust o. A mi rodd o'n boenus dychrynllyd, odd o bron drysu. Bron drysu. Mi odd 'na ddocdor yn byw yn y Bryngwyn, Docdor John Williams, a mi âth yno ato fo, a mi ffendiodd docdor be odd o 'di neud … A dyma'r hen ddocdor – wn i ddim odd o 'di neud o o'r blaen ynta be odd o. Mi âth allan i'r berllan, a mi ddôth yn ôl, a mi dorrodd afal yn 'i hannar, 'A dal hwnna ar dy glust am ryw funud,' medda fo, 'a gorfadd yn fanna.' A dyma Ifan Ŵan yn gneud. Ag o fewn 'chydig eiliada' mi odd y pry' clustiog wedi troi'n ôl a 'di dod o'r glust ag i'r afal. Ma'n debyg ma' ogla'r afal a'r asid, ogla da 'no ma shwr, ogla gwell nag odd yn 'i ben o. Ia. Oedd. Odd honno, wel, yn ddiharab pan 'ddwn i'n blentyn, dê, hanas Ifan Ŵan efo'r pry' clustiog.[90]

Cafwyd enghraifft arall o Fôn o roi afal ar y glust i ddenu'r pryf allan. Dywedodd gwraig o Goedana i'w mam roi'r driniaeth hon i'w brawd pan oedd yn blentyn.[91]

Mewn cyfnod mwy diweddar, cafodd meddyg o Gricieth ei alw at ŵr yr oedd ganddo boenau dychrynllyd yn ochr chwith ei wyneb. Sylweddolodd yn fuan fod y boen yn deillio o'r glust ac, ar ôl ei harchwilio, gwelodd fod yna bryf tebyg i bryf clustiau ym mhen draw'r glust, yn erbyn y dympan. Credai mai'r pryf yn crafu yn erbyn y dympan oedd yn achosi'r boen. Ar ôl rhoi ychydig ddiferion o anesthetig lleol yn y glust i leddfu'r boen, aeth i nôl dŵr cynnes a chwistrellu'r pryfyn allan. Gwelodd bryd hynny mai 'pryf clustiog' ydoedd. Nid oedd gan y gŵr unrhyw syniad sut yr aethai i mewn i'r glust yn y lle cyntaf.[92]

9

Y Gwallt a'r Dannedd

Y Gwallt

Mewn oes pan nad oedd fawr ddim amgenach na sebon ar gael yn fasnachol i olchi'r gwallt, cyn dyfodiad y ddarpariaeth fodern doreithiog, nid yw'n syndod bod pobl yn dibynnu ar ddefnyddiau naturiol yr oedd cenedlaethau a fu yn dyst i'w rhinweddau. Y ddau beth mwyaf poblogaidd ar gyfer rinsio'r gwallt oedd te rhosmari neu flodau camomeil a fyddai'n cadw'r gwallt mewn cyflwr llewyrchus a hefyd yn cadw croen y pen yn iach. Y gred gyffredinol oedd bod camomeil yn dda at wallt golau ac yn cadw ei liw, tra bo rhosmari yn fwy addas i wallt tywyll.[1] Arfer poblogaidd arall, er gwaethaf y rhybudd bod hyn yn gallu breuo'r gwallt, oedd rhoi ychydig o finegr yn y dŵr golchi terfynol er mwyn cael sglein arno. Roedd yn gred bod defnyddio te cyffredin i olchi'r gwallt yn ei gadw rhag gwynnu a dywedid mai dyna pam y byddai gwallt y sipsiwn yn cadw ei liw mor dda.[2] Roedd cryn ffydd mewn te saets, te milddail a the henna, a chafwyd un cyngor i roi dŵr poeth ar y sudd a geir dan risgl llwyfen a'i ddefnyddio o fewn ychydig ddyddiau pan fyddai lliw melynwyn arno, cyn iddo droi'n gochlyd a mynd i arogli.[3]

Prin oedd y dystiolaeth am baratoi unrhyw ddefnyddiau i'w rhoi ar y gwallt, ond gwyddys y byddai Mrs Emily Evans o Dreorci yn gwneud olew neu 'bomâd' ar gyfer ei meibion drwy dwymo asgwrn cig eidion yn y popty i gael y mêr ohono a chymysgu'r saim cynnes gydag olew lafant.[4] Dyma un o'r ychydig ddarpariaethau a grybwyllwyd ar gyfer dynion yn benodol.

Roedd yn gred gyffredin gan y gwladwr y dylid lladd mochyn pan oedd y lleuad ar gynnydd er mwyn i'r cig gynyddu yn hytrach na lleihau wrth gael ei ferwi, ac y dylid rhoi gwyddau i ori fel y byddai'r wyau'n deor pan oedd y lleuad ar ei chryfder er mwyn i'r cywion ffynnu. Yn yr un modd, dylid torri'r gwallt â'r lleuad ar ei chryfder i'w gael i dyfu'n gryf a llewyrchus. Dyma gyngor Evan Jones, Ty'n-y-pant, Llanwrtyd: 'Os merch ieuanc a fyddai am i'w gwallt dyfu'n hir a chyflym, ond torri ychydig ar ei flaen, a hyny ar flaen y lleuad yn awr ac eilwaith, byddai hynny'n sicr o fod yn foddion effeithiol i gael cnwd hir a thew.'[5]

Mae'n debyg mai colli'r gwallt oedd y pryder pennaf a cheid llu o gynghorion i gysuro'r dioddefydd truan, er bod tuedd i'w gymryd yn ysgafn. Y cyngor mwyaf cyffredin o ddigon oedd rhwbio'r pen gyda nionyn neu winwnsyn amrwd, yn y gred y byddai'r sudd yn ysgogi'r gwallt i aildyfu. Ceid cynghorion yn ogystal sut i weithredu'r feddyginiaeth, er enghraifft, golchi'r pen a'i sychu'n dda gyda lliain bras cyn rhwbio'r nionyn arno,[6] neu rwbio'r winwnsyn yn y pen nes y byddai'r croen yn goch, ac yna rhwbio mêl arno cyn mynd i'r gwely, a gwisgo cap gwlân am y pen tan y bore, rhag baeddu'r gobennydd.[7] Gellir yn hawdd ddychmygu y byddai ambell un gobeithiol wedi bod â digon o ffydd yn y feddyginiaeth i'w defnyddio mewn rhyw ffordd neu'i gilydd. Cyngor arall, a oedd bron yr un mor gyffredin, oedd rhwbio baw iâr yn y pen, ond mae'n anodd meddwl, rywsut, y byddai neb yn ddigon ymroddedig i roi cynnig arno.

Un cyngor a gafwyd gan Mrs Katie Jenkins, a fu'n ffermio yng Nglynrhigos, Cil-ffriw, oedd rhwbio bloneg iâr yn y pen.[8] Dywedodd y byddai cryn dipyn o floneg gan ieir a oedd wedi bod yn dodwy ac wedi cael eu bwydo'n dda, er enghraifft, ar flawd haidd. Cedwid y bloneg ar gyfer iro esgidiau hoelion a defnyddid cymysgedd o floneg ac olew had llin i drin harnais ceffyl cyn ei gadw. Fe'i defnyddid hefyd i ystwytho'r cyhyrau.[9] Cafwyd cyfarwyddyd o Hwlffordd i rwbio croen y pen gyda mêr esgyrn.[10] Soniwyd eisoes am rinweddau'r rhosmari mewn perthynas ag ansawdd y gwallt, a chafwyd cyngor o ardal Cwm Main i olchi croen y pen â thrwyth rhosmari neu bren bocs.[11] Credai gŵr o Wernymynydd hefyd fod rhosmari a phren bocs yn dda at y gwallt.[12] Dilyn cyngor a gafwyd o hen lyfr ryseitiau Saesneg a oedd ganddynt yn y tŷ a wnaeth teulu o Lansamlet pan oedd y mab ieuengaf yn colli ei wallt, a golchwyd ei ben gyda the saets.[13] Cynghorid rhywun i dorri ei wallt yn fyr iawn hefyd er mwyn ei annog i aildyfu. Byddai gwraig o'r enw Leusa Jones, Abergeirw Fawr, Abergeirw, yn gwneud eli gyda menyn gwyrdd a llwch lledr wedi'i losgi, a dywedid y gwnâi hwn i'r gwallt dyfu pe bai rhywun wedi cael afiechyd ac yn colli'r gwallt yn dalpiau.[14] Mae hyn yn dwyn i gof gyngor o Fronnant ar gyfer ceffyl a oedd wedi cael briw dan y goler, dan yr ystrodur neu ar ei goes, er enghraifft. Pan ddigwydd hyn fel rheol bydd blew gwynion yn tyfu dros y briw, ond o rwbio llwch lledr wedi'i losgi'n ulw ar y man fe dyf y blew yn ôl yn eu lliw naturiol, ac ni adewir unrhyw farc ar y ceffyl i'w anharddu.[15] Yn ôl tystiolaeth o Hwlffordd, dylid gofalu peidio â sefyll dan resel facwn rhag i beth o'r dŵr hallt a ddiferai o'r cig ddisgyn ar y pen, gan na thyfai'r gwallt byth ar ôl hyn.[16]

Roedd llau yn broblem fawr ymhlith plant, er gwaethaf pob ymdrech i'w cadw dan reolaeth. Caent eu trosglwyddo o'r naill blentyn i'r llall yn yr ysgol, a dywedid y byddai bron pob plentyn yn magu llau rywbryd neu'i gilydd. Cofiai sawl cenhedlaeth am ymweliadau'r 'nyrs llau'. Roedd llu o gredoau yn gysylltiedig â'r aflwydd. Dywedid, er enghraifft, y byddai'r llau yn hoffi gwallt glân, a hefyd y byddai gwallt golau yn fwy tueddol o fagu llau na gwallt tywyll, fel y tystia'r rhigwm:

> Gwallt du, gofidus,
> Gwallt gwineu, dawnus,
> Gwallt melyn, lleuog,
> Gwallt coch, cynddeiriog.[17]

Coel arall oedd bod bwyta gormodedd o eirin Mair neu gwsberins, a oedd yn ffrwyth cyffredin yn y gerddi bryd hynny, yn magu llau.[18] Un o bleserau plant y wlad ar ddiwedd yr haf oedd hel cnau, a chredid y byddai bwyta gormod o gnau hefyd yn achosi llau, ac y byddai llau yn fwy niferus mewn blwyddyn doreithiog – 'blwyddyn gneuog, blwyddyn leuog' meddai'r hen air.[19] Credai rhai fod llau ar eu gwaethaf yn y gwanwyn.

Ond roedd ochr gadarnhaol i fagu llau gan ei bod yn gred gymharol gyffredin mai plant iach yn unig a fyddai'n eu cael. Dywedodd Mrs Elizabeth Roberts, Bryncroes, y byddai un fam o'r ardal, pan fyddai'n ymweld â pherthnasau, yn mynd â llau oddi yno gyda hi mewn blwch matsys i'w rhoi i'w merch, a oedd yn hogan wael, heb leuen yn ei phen. Ond ni fagodd honno erioed leuen, a hynny am nad oedd yn ddigon iach.[20] Clywyd cred i'r gwrthwyneb yn ardal yr Wyddgrug, fodd bynnag, sef y byddai pobl wael yn magu llau oherwydd eu bod mewn gwendid. [21]

Gwnâi'r rhieni bob ymdrech i gael gwared â'r llau, ac ymddengys y byddai hyn yn frwydr barhaus. Un o'r triniaethau mwyaf cyffredin oedd cribo'r gwallt â chrib mân, a byddai hyn yn broses ddyddiol wedi i'r plant ddod adref o'r ysgol pe gwelid bod llau arnynt, a chofiai amryw ohonynt fel y byddai eu mam yn rhoi papur newydd ar fwrdd y gegin ac yn gwneud iddynt blygu drosto. Byddai rhai yn taro'r crib mewn finegr neu baraffin wrth gribo'r gwallt gan fod hyn yn cael ei gyfrif yn beth da am ladd y nedd. Paraffin, wrth gwrs, oedd y feddyginiaeth fwyaf cyffredin o ddigon. Golchid pennau'r plant gyda pharaffin neu oel lamp, fel y'i gelwid gan rai, ar ôl iddynt ddod adref o'r ysgol, gan ofalu ei rwbio ym môn y gwallt. Gadawai rhai ef yno am ddyddiau ac âi'r plentyn i'r ysgol a'i wallt yn drewi o baraffin. Ond ar nos Wener y defnyddiai llawer o rieni ef, gan ei adael ar y gwallt am noswaith neu ddwy, a'i olchi i ffwrdd er mwyn cael gwared â'r arogl o bennau'r plant erbyn y Sul neu cyn iddynt ddychwelyd i'r ysgol fore Llun. Meddyginiaethau poblogaidd eraill oedd golchi'r gwallt â sebon coch carbolig neu finegr.

Cafwyd peth tystiolaeth am ddefnyddio trwyth o wahanol blanhigion i olchi'r gwallt er mwyn lladd y nedd, er enghraifft, dail eiddew (Llanddeiniolen; Cwm Main);[22] wermod lwyd (Cwm Main);[23] dail ywen (Dinas Mawddwy)[24] neu ddail mieri (Morfa Nefyn).[25] Clywodd gŵr o Wytherin fod trwyth o hen ŵr a blawd haidd wedi'u berwi gyda'i gilydd yn dda nid yn unig am ladd llau ond am wneud i'r gwallt dyfu.[26] Un cyngor o Fronnant oedd yfed trwyth dail cyngaw gan ei fod yn gweithio pob drwg allan o'r gwaed, a'i ddefnyddio i olchi'r pen yn ogystal – byddai hwn yn ddigon cryf i ladd y llau ac i'w cadw draw am gyfnod.[27] Yn Eifionydd, gwneid trwyth gyda blodau'r banadl i ladd llau ar anifail, ond ni chafwyd unrhyw dystiolaeth am ei ddefnyddio ar bobl.[28]

Meddyginiaeth eithaf cyffredin arall yng ngogledd-orllewin Cymru a sir Aberteifi oedd rhwbio saim yn y gwallt. Soniodd Mrs Elizabeth Roberts, Bryncroes, fel y byddai ei mam ambell waith yn rhoi saim cig moch ar y pen a'i adael yno am ychydig – ei roi ar fore Sadwrn, dyweder, ac wedyn golchi'r gwallt gyda thoddion cig moch ac ychydig o baraffin ynddo cyn i'r plant fynd i'w gwelyau.[29] Defnyddid menyn hefyd ar y gwallt, ac roedd gwraig o Brengwyn ger Llandysul yn cofio fel y byddai rhai plant yn dod i'r ysgol â'r arogl yn gryf arnynt.[30]

Gellid prynu darpariaethau arbennig ar gyfer y gwallt. Roedd nifer o ferched o blith y siaradwyr yn gyfarwydd â defnyddio pomâd ar eu gwalltiau, a chyfeiriwyd at gynnyrch cwmnïau megis Harrison's. Mynnai'r gwneuthurwyr fod 'Harrison's "Reliable" Nursery Pomade' yn 'A Certain Cure for Nits & Vermin in the Hair'. Roedd olew sasaffras yn boblogaidd ym Morgannwg. Daw'r olew hwn o wraidd-risgl y goeden *Sassafras officinale* sy'n tyfu ym México a dwyrain yr Unol Daleithiau; fe'i defnyddid yn fasnachol mewn persawrau a sebonau rhad.[31] Gwneid defnydd hefyd o *Quassia Chips*, sef crafion o'r goeden *Quassia* (*Picraenia excelsa*) o Jamaica a werthid yn fasnachol fel meddyginiaeth at y stumog ac i ladd pryfed.[32] Rhoid y crafion hyn yn wlych mewn dŵr poeth a defnyddio'r trwyth i olchi pennau'r plant.

Y Dannedd

Ymddengys mai ychydig o ofal a gymerid o'r dannedd yn gyffredinol. Peth cymharol newydd yw'r pwyslais ar ddeintyddiaeth ataliol, a phrin oedd ymweliadau â'r deintydd oni bai bod poenau'r ddannodd yn peri anghysur. Cyn bod pâst dannedd wedi dod yn beth cyffredin ym mhob cartref, argymhellid glanhau'r dannedd â halen neu huddygl o gefn y tân, ond mae'n amheus faint o ddefnydd beunyddiol a wneid o hyn. Mae'n debyg mai taro cadach ar y dannedd ar ôl ymolchi oedd y peth mwyaf cyffredin, ac mai digwyddiad achlysurol yn hytrach na defod ddyddiol oedd glanhau'r dannedd mewn llawer o gartrefi.

Meddyginiaethau i liniaru poen y ddannodd yn hytrach nag i gadw'r dannedd yn iach yw swm a sylwedd y dystiolaeth lafar. Un o'r meddyginiaethau mwyaf cyffredin oedd plastr mwstard. Cymysgid ychydig o bowdr mwstard a llefrith yn bâst a'i roi rhwng dwy haenen o bapur llwyd a'i osod ar y foch neu, yn fwy cyffredin, ar yr arlais. Fe'i gwneid ar ffurf pisyn crwn yn aml. Roedd y plastr hwn yn dueddol o losgi, a gofalai rhai na châi ei adael yn ei le am fwy nag ychydig o funudau, tra gadawai eraill ef nes bod y croen yn dechrau cochi. Ond yn aml iawn, fe'i gadewid am ddyddiau nes ei fod wedi codi'r croen. Amlygwyd cryn ffydd yn ei allu i ladd y boen ond credai rhai mai'r ffaith ei fod yn llosgi cymaint a wnâi iddynt anghofio am y ddannodd, ac ymddengys felly ei fod yn gweithredu fel gwrthlidydd. Cafwyd tystiolaeth o Forgannwg, o ardaloedd Llanharan[33] a Llansamlet[34] yn benodol, yr arferid rhoi'r plastr mwstard ar yr arddwrn gan ei adael yno nes y ciliai'r ddannodd. Ychwanegodd Mrs Louisa Donne, y siaradwraig o Lansamlet, y dylid rhoi'r plastr ar yr arddwrn croes i'r lle yr oedd y ddannodd.

Defnyddid plasteri eraill yn yr un modd. Rhoddid darn o bapur llwyd yn wlych mewn finegr a'i osod ar y foch neu'r arlais, gan ddefnyddio hosan neu sgarff i'w gadw yn ei le. Roedd gwraig o Aberystwyth wedi arfer gweld ei mam yn gwlychu'r papur llwyd mewn finegr poeth ac yn lapio'r wyneb gyda gwlanen goch.[35] Byddai rhai yn ysgeintio ychydig o bupur ar bapur wedi'i wlychu mewn finegr, ond ei roi ar bapur wedi bod yn wlych mewn dŵr a wnâi eraill. Dywedid nad oedd y plasteri hyn, sef y plastr finegr, finegr a phupur neu'r plastr pupur, mor anodd eu dioddef â'r plastr mwstard.

Cofiai gwraig o Fachau, Llannerch-y-medd, y byddai ei mam yn gwneud cymysgedd o flawd a dŵr i'w roi ar bapur ar y foch.[36] Plastr *burgundy pitch*, pyg o liw gwyn neu felyn, oedd un o nifer o feddyginiaethau yr oedd Mrs Elizabeth Roberts, Bryncroes, yn gyfarwydd â hwy. Rhôi ei mam ddarn o'r pyg ar bisyn o bapur llwyd a'i doddi â phrocer poeth o'r tân er mwyn iddo gydio yn y papur.[37] Yn ôl tystiolaeth o Lanymddyfri, rhoid plastr o ddail 'ground ivy' (eidral: *Glechoma hederacea*) ar yr wyneb.[38]

Defnyddid plasteri poeth hefyd, ac roedd plastr halen yn eithaf poblogaidd. Rhoid yr halen yn y popty nes y byddai'n chwilboeth a'i roi ar yr wyneb mewn hosan wlân, gwlanen neu gwdyn, ond weithiau fe'i twymid yn y cwdyn ei hun. Cadwai rhai hen hosanau plant i'r pwrpas hwn gan eu bod o faint cyfleus i'w rhoi ar yr wyneb, ac ychwanegodd ambell un y byddai eu mam yn torri troed yr hosan ac yn gwneud bagiau bychain gyda'r goes gan eu llenwi â halen a'u rhoi yn y popty i grasu. Dull rhai o baratoi'r plastr oedd ffrio'r halen mewn saim gŵydd cyn ei roi mewn hosan am y pen. Gwneid defnydd hefyd o bowltis tatws, powltis bara, neu bowltis nionyn wedi'i grasu. Roedd rhoi gwlanen boeth neu hosan wedi'i thwymo ar yr wyneb yn arfer cyffredin hefyd.

Câi defnyddiau eraill eu rhoi yn uniongyrchol ar y dant, yn eu mysg sylweddau poeth megis mwstard a phupur. Rhoid lwmpyn o soda yn nhwll y dant hefyd, ond dywedid na wneid hyn os oedd unrhyw obaith y gellid arbed y dant, gan ei fod yn difetha dannedd. Cyngor gwraig o Lanymddyfri oedd rhoi pinsiad o de sych yn y dant gan ei ddal yn ei le gyda'r bys nes ei fod wedi gwlychu a chwyddo.[39] Un o nifer o feddyginiaethau a gofnodwyd gan Miss Mary Winnie Jones o Gwm Main at y ddannodd oedd cnoi tamaid o fara a'i roi yn y dant.[40] Cyngor arall a gafwyd ganddi oedd cnoi cnau daear,[41] ond cnoi chwerwlys yr eithin a argymhellwyd gan ŵr o Uwchaled.[42]

Ond baco, yn ddi-os, oedd y feddyginiaeth fwyaf poblogaidd yn y cyswllt hwn. Nodwyd yn aml mai baco main (baco wedi'i wneud yn llinyn tew, sef baco 'twist') neu faco siag (baco cryf wedi'i dorri'n ddarnau mân) a ddefnyddid fel rheol. Fe'i rhoid yn y dant a'i wasgu i'r twll a'i adael yno nes y byddai'n soeglyd. Roedd yn beth digon diflas i'w gymryd, er ei fod yn lladd y boen, gan ei fod yn gwneud i rywun lafoerio, a byddai'n rhaid poeri'n gyson. Byddai ambell un yn llyncu'r baco'n ddamweiniol ac yn mynd yn sâl ar ei ôl. Rhôi eraill ddiferyn o'r sug ei hun, sef y gwlybaniaeth a geir mewn jou o faco ar ôl ei gnoi, i mewn yn y dant, a chredai rhai fod y feddyginiaeth hon yn fwy poenus na'r ddannodd. Defnyddid y llwch neu'r crafion o waelod y bibell hefyd, a dywedid y byddai'r driniaeth hon yn tynnu gwaed ymhen ysbaid ac yn cael gwared â'r boen.

Mae'r nicotin mewn baco yn cynnwys alcohol, ac efallai mai hyn a oedd yn lladd y boen. Yn wir, roedd rhoi tamaid o wadin yn wlych mewn brandi neu wisgi a'i roi yn y dant, neu ddal llond y geg o wirod, yn feddyginiaeth bur gyffredin at y ddannodd, a chredid ei fod yn serio'r dant. Cafwyd tystiolaeth eithaf helaeth o siroedd Penfro, Morgannwg ac Aberteifi am roi olew clofau ar wadin yn y dant, neu weithiau am roddi clof cyfan yn y twll. Dywedir bod hyn yn gweithredu fel gwrthlidydd lleol yn ogystal ag fel anesthetig gwan.[43]

Arferid prynu amryw o'r defnyddiau hyn yn siop y groser neu gan y fferyllydd, er enghraifft, asiffeta, 'sbirit neitar' (spirit of nitre), tyrpentein neu oel tyrpant, trwyth myrr, gwirod methyl, olew castor neu olew tar. Credai Thomas Rowlands, Mur Cyplau, Pencaenewydd, Eifionydd, a fagwyd yn ardal y Rhiw, Llŷn, fod oel feidrol (oil of vitriol), a oedd yn fwy cyffredin fel meddyginiaeth i anifail, yn un o'r pethau gorau at y ddannodd – rhoid y diferyn lleiaf ohono yn y dant ar damaid o wadin.[44] Dywedid hefyd y byddai'r hen bobl yn rhoi ether yn y dant â phluen. Mae'n debyg y byddai rhai o'r amrywiol hylifau a ddefnyddid wedi gweithredu fel anesthetig, ac eraill fel gwrthlidwyr. Mae hefyd yn bosibl y byddai rhoi wadin yn y dant yn ei warchod rhag i awyr oer fynd ato.

Dull arall o drin y ddannodd oedd dal llond y geg o hylif megis brandi neu wisgi, fel y crybwyllwyd eisoes. Ambell waith câi'r gwirod ei gynhesu'n gyntaf, ac un dull o wneud hyn oedd rhoi procer poeth ynddo. Dal llond y geg o ddŵr poeth a wnâi eraill. Y cyngor o Bow Street, Aberystwyth, oedd gwneud te dail llydan y ffordd, a dal y te poeth yn y geg. Dywedid y byddai hyn yn lleddfu'r ddannodd.[45] Un feddyginiaeth a gofnodwyd yng nghylch Llansannan oedd dal cymysgedd o laeth enwyn a phupur yn y geg,[46] tra cafwyd tystiolaeth am ddefnyddio llefrith a phupur yn ardal Llanfair, Harlech.[47] Dichon mai gan William Pritchard, y Groeslon, y cafwyd un o'r meddyginiaethau mwyaf anghyffredin. Clywodd sôn, os oedd popeth arall wedi methu, y dylid dal dŵr buwch yn y geg, ac y rhoddai'r ddannodd gymaint o glec nes y byddid yn meddwl bod rhywbeth wedi byrstio.[48]

Credid bod ager poeth yn effeithiol os oedd crawniad yn y dant. Cafodd Miss Doris Rees, Llansamlet, pan oedd yn dioddef o'r ddannodd yn blentyn ifanc, gyfarwyddyd i blygu â'i cheg ar agor â thywel dros ei phen uwchben dysgl yn cynnwys jygiaid o ddŵr poeth wedi'i dywallt ar ben gwerth grôt o ddail pabi sych a brynasid yn siop y fferyllydd; roedd y crawniad wedi torri erbyn bore drannoeth a'r boen wedi diflannu.[49] Gwneid yr un modd gyda dail te, yn ôl tystiolaeth o'r Drenewydd,[50] tra oedd anadlu'r ager a godai oddi ar ddŵr poeth a chamomeil yn feddyginiaeth bur gyffredin yn sir Ddinbych ar ddiwedd y bedwaredd ganrif ar bymtheg ac yn driniaeth, meddid, a fyddai'n peri i'r 'cynrhon' ddod allan o'r deintgig a disgyn i mewn i'r te, gan atal y boen ar ei hunion.[51] Roedd yn hen gred mai cynrhon neu bryfed yn y dant a oedd yn achosi'r ddannodd.[52]

Roedd mwg cynnes hefyd yn gallu esmwytháu poen y ddannodd. Y cyngor a gafodd ffermwr o Landysilio gan ei dad pan oedd yn ifanc oedd tynnu 'tri llond pen' o fwg o bib,[53] ac argymhellid hefyd y dylid ysmygu sigarét. Chwythu'r mwg i'r glust oedd y dull a argymhellwyd gan hen löwr o Rhondda: rhoid sgarff denau dros y glust gan ei chlymu dan yr ên, a byddai un o'r glowyr yn tynnu llond ei geg o fwg o'r bib ac yn ei chwythu drwy'r sgarff i mewn i'r glust, yr un ochr â'r dant drwg. Mewn pwll 'fflam noeth', lle y caniateid ysmygu, y gweithiai'r glöwr hwn.[54] Un o'r meddyginiaethau yn Llansantffraid, Maldwyn, oedd anadlu'r mwg o gadach neu gerpyn yn llosgi.[55]

Arferid rhwbio gwahanol ddefnyddiau ar gnawd y dannedd neu'r deintgig i geisio lleddfu'r boen. Câi ïodin ei ddefnyddio er ei fod yn llosgi'r cnawd yn goch. Un cyngor o ardal Hermon, Llanfachreth, oedd rhwbio asiffeta ar y deintgig nes y byddai'n dyner, gan ofalu peidio â rhwbio wrth ei ddefnyddio am yr ail waith.[56] Byddai rhai yn defnyddio pupur Cayenne yn yr un modd. Cafwyd tystiolaeth hefyd y gwneid pâst gyda phupur a finegr i'w roi ar y deintgig, ond byddai rhai yn defnyddio elïau megis *Sloan's Liniment*.

Byddai ambell driniaeth fewnol yn cael ei hargymell. Dywedid, er enghraifft, y byddai'r ddannodd yn sicr o wella ar ôl i'r corff gael ei weithio, a chymerid 'dos o salts', sef halwynau Epsom, i'w ryddhau. Y gred oedd y byddai hyn yn gostwng gwres y gwaed, a hynny yn ei dro yn lleihau'r boen. Cafodd Miss Mary Winnie Jones, Cwm Main, drwyth llysiau'r gwaedlin pan oedd yn dioddef o'r ddannodd er mwyn iddi chwysu.[57] Nododd hefyd fod te camomeil yn dda at y ddannodd a gwayw.[58] Rhôi rhai rhieni wydraid bach o gwrw cynnes i'r plant er mwyn iddynt fynd i gysgu a chael ychydig o ryddhad oddi wrth y boen.

Dichon mai un o'r triniaethau mwyaf poenus oedd serio'r nerf â gwiallen boeth. Nid oedd hyn yn arfer cyffredin iawn, ond dywedodd gŵr o Lanerfyl iddo wneud y driniaeth iddo'i hun,[59] ac roedd gan Mrs Elizabeth Roberts, Bryncroes, gof byw am ei mam yn gwneud hyn i'w chwaer pan oedd ganddi ddannodd, ar ôl i feddyginiaethau eraill fethu: rhoddwyd gwiallen ddur yn y tân i boethi a'i rhoi yn nhwll y dant nes yr oedd yn hisian. Dywedodd na phoenwyd ei chwaer byth wedyn gan fod y driniaeth wedi lladd y nerf.[60]

Defnyddid gelod yn bennaf i drin llosg eira neu i dynnu gwaed 'amhur' o friw neu gasgliad, ond gallai Miss Sarah Anne Davies o Bren-gwyn dystio y'u defnyddid yn ogystal at ddannodd waed neu chwydd yn y deintgig. Nid oedd ganddi brofiad uniongyrchol o'r feddyginiaeth, ond roedd wedi clywed ei mam yn sôn fel y bu i gyfeilles iddi gael gelod gan y fferyllydd yn Llandysul i'w rhoi ar y deintgig er mwyn sugno'r gwaed drwg allan.[61] Yn ôl tystiolaeth o Fodedern, arferid mynd i Lyn Traffwll i nôl gelod i drin y ddannodd waed.[62] Dywedodd yr awdures Hettie Glyn Davies mai'r tro cyntaf iddi weld defnyddio gelod oedd ar ddeintgig cymdoges iddi.[63]

Ond weithiau, pan nad oedd dim yn tycio, byddai'n rhaid cael gwared â'r dant. Nid oedd yn gyfleus i lawer o bobl fynd at y deintyddion, a oedd wedi'u lleoli yn y trefi, ac ni allai llawer ohonynt fforddio gwneud hynny. Byddai'n rhaid dibynnu felly ar berson lleol amhroffesiynol, y gof yn aml iawn, i gyflawni'r dasg. Er enghraifft, ym 1898, cyfeiriwyd at William y gof, Llansawel, fel 'an experienced dentist'.[64] Byddai Dan Thomas y gof yn Llanddeusant yn tynnu dannedd yn rheolaidd oddeutu'r cyfnod 1910-20, a dywedwyd y byddai'r bobl leol yn tueddu i fanteisio ar ei wasanaeth ef yn hytrach na theithio i Landeilo neu Lanymddyfri at y deintyddion agosaf. Cofiai un wraig am gyfeilles iddi'n mynd ato i gael tynnu ei dant pan oedd yn blentyn ac yntau'n ei rhoi i eistedd ar stôl yn y 'pasej' a'i wraig yn gafael yn ei phen. Un plwc gyda'r efail ac roedd y dant allan.[65]

Yn Llangybi, Eifionydd, arferai pobl fynd at Owen Hughes i gael tynnu eu dannedd. Gweini yr oedd Owen Hughes, ac roedd hefyd yn naddwr da, ac yn gwneud ffyn a malwyr bara ceirch. Roedd John Henry Jones, ffermwr o'r ardal, y cafwyd yr hanes ganddo, wedi bod ato ei hun ar ôl iddo syrthio ac agor ei ên. Bu Owen Hughes farw ym 1934 yn bedwar ugain mlwydd oed. Ychwanegodd y siaradwr fod aelod o'r teulu yn feddyg, a chredai fod rhyw ddawn gynhenid yn y gwaed.[66]

Genhedlaeth ynghynt, siopwr o'r enw George Brymer a fyddai'n tynnu dannedd pobl Garndolbenmaen yn Eifionydd, yn ôl tystiolaeth yr awdures Elizabeth Williams a symudodd i'r Garn gyda'i brawd, y Dr John Lloyd Williams, ym 1875 pan oedd yn eneth dair ar ddeg oed:

> Os byddai rhywun yn dioddef gan y ddannodd fe dynnai'r hen George Brymer y dant ar ei union. Ef oedd deintydd y Garn. 'Roedd cael golwg ar yr offeryn tynnu dannedd yn ddigon i ddychryn unrhyw ddannodd i ffwrdd. Offeryn o waith cartref oedd, ac yn wir yr oedd golwg ofnadwy ar yr efail dynnu dannedd. Nid wyf yn meddwl i George Brymer erioed feddwl am ei sterileisio. Ond tynnodd lawer o ddannedd trigolion y Garn o dro i dro, ac ni chlywais fod dim byd annymunol wedi digwydd i'r un ohonynt ar ôl y driniaeth. Ni chododd ddimai ar neb erioed. Cymwynas oedd, yn ei dyb ef.[67]

Ceid hefyd bersonau y priodolid iddynt y ddawn o wella'r ddannodd ac anhwylderau cysylltiedig. Y dynion hysbys, sef y consurwyr neu'r swynwyr, oedd y rhain, a dywedid y gallent roi gwaredigaeth rhag poen y ddannodd a hefyd atal y gwaedu os oedd rhywun yn cael problemau ar ôl tynnu dant.

Ceir sawl cyfeiriad ysgrifenedig a llafar at iachawyr o'r fath. Cofnodir bod
gŵr a oedd yn trigo yn Bishop's Court Fach yn sir Gaerfyrddin oddeutu
1880 yn gallu swyno'r ddannodd, er nad ymddengys ei fod bob amser yn
llwyddiannus. Byddai'n rhoi i'r dioddefydd swyn wedi'i lapio i ddechrau
mewn darn o bapur, ac yna wedi'i rwymo a'i wnïo mewn darn o wlanen
goch, iddo ei wisgo am ei wddf. Fel rheol, câi pobl eu rhybuddio i beidio â
meiddio ymyrryd â'r swyn, gan y byddai'n ddi-werth ped agorid ef. Gwyddys
i un wraig dynnu'r gorchudd a oedd amdano, ar ôl ei wisgo am rai dyddiau
heb deimlo unrhyw wellhad, a chanfod mai adnodau o'r Diarhebion oedd y
cynnwys.[68] Mae'r Parch. Meredith Morris yntau yn cyfeirio at wraig o'r enw
Mary Cole, Corner Park, ger Reynoldston, a ddefnyddiai swyn crefyddol i
wella'r ddannodd.[69]

Cofnodwyd swyn at y ddannodd, yn y Lladin a'r Gymraeg, yn *A Welsh
Leech Book*, sef testun llawysgrif y mae ei chynsail yn dyddio o tua 1600:

Rhag y ddanoedd: Dowaid y geiriau hynn, In nomine patris et filii et spiritus sancti
Amen. verbum caro factum est / ac yscrivena y geiriau ath fawd ddeau ar y grudd
ar gyfair y daint claf yn y modd y doetpwyd or blaen a dwydyd y geiriau hynn ar
y daint. / krist a dernassa, krist a orfydd, krist a orchymyn, krist a ymerodra, krist
drwy i ddioddefaint ef a iacha, daint y dyn hwn sy or clwy a elwir y ddannodd +
ac a elwir fal hynn oe, loe, soe, roe, mi ach tynghedvana chwi y pedair chwioredd
hynn drwy allu duw na bo i chi feddiant i glwyfo y dyn hwn o ddolur yr y
ddannodd either i dduw i ryddhau ef o bob rhyw glwyf or ddannedd Amen[70]

Roedd y Parch. Meredith Morris, pan oedd yn Weinidog yn Cresswell
Quay (1892-5) wedi pregethu yn erbyn swynion o'r fath yn fuan wedi iddo
gychwyn ar ei weinidogaeth yng Nghapel y Bedyddwyr, Pisgah, ac roedd yr
aelodau wedi synnu nad oedd yn gyfarwydd â'r swyn isod, y mynnent ei fod
yn dod o'r Beibl:

And Jesus was passing by one day, and saw Peter sitting under a sycamore tree,
grievously tormented with the toothache. And Jesus said 'What aileth thee,
Peter?' And Peter answered and said, 'Lord, I am grievously tormented with the
toothache.' And Jesus said: 'Arise, follow Me. Thou shalt be tormented by the
toothache no more.' And immediately the toothache left him.[71.]

Dadleuent, 'It must be there, for it 'ave cured hundrats, and it could'na done so if it was'n there.'[72] Câi'r swyn ei ysgrifennu ar ddarn o bapur, a blygid i ffurfio sgwâr, a'i selio â chwyr, a rhoddid enw'r dioddefydd ar y cefn. Fe'i rhybuddid rhag agor y papur, gan y byddai'r ddannodd yn dychwelyd pe gwneid hyn. Mae'n amlwg, fodd bynnag, fod sawl un wedi ildio i'r demtasiwn, gan eu bod yn gyfarwydd â'r swyn. Gwelodd Meredith Morris un o'r papurau hyn, a oedd ym meddiant Thomas Phillips, The Back, Cresswell Quay. Roedd wedi ei gael flynyddoedd lawer ynghynt ar gyfer ei wraig a oedd yn dioddef o'r ddannodd. Pwysleisid na fyddai o unrhyw werth oni cheid ef gan y swynwr ei hun.[73]

Roedd swynion o'r fath yn gyffredin yng Nghymru a Lloegr yn y bedwaredd ganrif ar bymtheg a dechrau'r ugeinfed ganrif, a chaent eu defnyddio'n aml heb awdurdod y dyn hysbys neu'r swynwr. Mae'n eithaf posibl, pan leihaodd grym y dyn hysbys neu'r swynwr, fod pobl yn llai ofergoelus ac yn fodlon mentro agor y swynion hyn heb ofni unrhyw ddial neu anlwc, ac i'r rhain yn eu tro gael eu trosglwyddo gan un dioddefydd i'r llall. Roedd y swyn uchod yn cael ei ddefnyddio yn sir Gaerfyrddin a gorllewin Cymru'n gyffredinol, yn ôl tystiolaeth Marie Trevelyan ar ddechrau'r ugeinfed ganrif.[74]

Serch hynny, mae'n amlwg nad oedd cynnwys y swynion hyn yn hysbys i bawb. Ni fyddai pob un, wedi'r cyfan, yn fodlon temtio ffawd. Roedd un gŵr, wrth ysgrifennu at y *Wrexham Advertiser* ym 1877, yn ymfalchïo yn y ffaith ei fod o'r diwedd, ar ôl blynyddoedd o chwilio ofer ac o erfyn ar bobl i ddatgelu'r gyfrinach iddo, yn gwybod beth oedd cynnwys swyn a ddefnyddid yn ardaloedd Coed-poeth a Bwlch-gwyn. Roedd y sawl a roddodd y swyn iddo wedi'i brofi arno'i hun ac ar eraill drwy ei adrodd yn uchel:

> Peter sat on a marble stone,
> Jesus came to him all alone,
> What's up Peter? The toothache, my Lord!
> Rise up Peter, and be cured of this pain,
> And all those who carry these few lines for my sake.[75]

Roedd glöwr o Dde Cymru wedi dweud wrth Marie Trevelyan fod swyn cyffelyb yn cael ei ddefnyddio'n llwyddiannus gan ei gydweithwyr, ac y byddent yn ei drosglwyddo o'r naill i'r llall yn ôl yr angen.[76] Cyfeiria Myrddin Fardd[77] a T. Gwynn Jones[78] hefyd at swynion at y ddannodd, ond dal y papur, a fyddai'n cynnwys adnod o'r Beibl, o flaen y tân yn hytrach na gwisgo'r swyn am y gwddf a wneid yn y fersiynau hyn.

Ond hyd yn oed os oedd swynion o'r fath, y gellid eu holrhain o bosibl i'r dyn hysbys neu'r swynwr, yn eithaf cyffredin ar hyd a lled y wlad ni olygai hyn fod dydd y consurwyr ar ben. Ceir tystiolaeth o'r ugeinfed ganrif am nifer o swynwyr a dynion hysbys yr oedd gan eu cymdogion ffydd fawr yn eu gallu. Cyfeiriodd dau ffermwr o Faesyfed at ŵr o'r enw Meredith o Landeilo Graban, a fu farw yn y 1940au, a oedd yn gallu swyno'r ddannodd ac atal gwaed o glwyfau.[79] Arolygwr ffyrdd oedd wrth ei alwedigaeth, a soniwyd fel y byddai llawer yn ei weld ar y ffordd ac yn dweud eu cwyn wrtho, ac yntau'n eu sicrhau y byddai popeth yn iawn erbyn iddynt gyrraedd adref, a hwythau'n gwella bob tro.[80] Clywyd hefyd am un achos penodol, pan oedd gŵr wedi mynd at Meredith ar ran ei wraig a oedd yn dioddef o'r ddannodd, a hithau wedi rhoi swllt iddo alw yn y dafarn ar y ffordd yn ôl. Roedd yntau, fodd bynnag, wedi galw i mewn am ddiod ar y ffordd yno, a darganfuwyd yn ddiweddarach fod y ddannodd wedi peidio ar yr union adeg y cyrhaeddodd dŷ'r swynwr.[81] Dywedwyd bod parch mawr ato yn y gymdogaeth, ac na fyddai byth yn fodlon derbyn arian am ei waith.

Roedd y ddau siaradwr dan yr argraff mai dawn gynhenid Meredith a oedd wrth wraidd y feddyginiaeth, ac nad oedd yn rhaid iddo weithredu mewn unrhyw ffordd, ond dengys y ddau hanesyn canlynol o Faldwyn y byddai rhai o'r swynwyr neu ddynion hysbys yn defnyddio dulliau eithaf cymhleth. Mae'r stori gyntaf yn adrodd hanes ffermwr a oedd wedi bod at y deintydd i gael tynnu ei ddant, a'r deintgig wedi dechrau gwaedu'n ddrwg ar ôl iddo gyrraedd adref, pellter o tua saith milltir. Aeth yntau ar ei union i weld y dyn hysbys a oedd yn byw tua milltir i ffwrdd. Rhoddodd y dyn hysbys ef i sefyll ar ganol y llawr, a gwnaeth gylch o'i gwmpas â sialc, a cherdded o'i amgylch gan sibrwd yn aneglur. Ond roedd y gwaed yn dal i lifo, ac felly dechreuodd y dyn hysbys gerdded i'r cyfeiriad arall, yn groes i'r haul y tro hwn. Aeth hyn ymlaen am tua hanner awr hyd nes yr ataliwyd llif y gwaed.[82] At yr un gŵr yr aethai'r ail ffermwr hefyd, ond roedd y driniaeth yn wahanol y tro hwn. Cymerodd y dyn hysbys lond ei law o hoelion a gosododd fynegfys y llaw arall ar y man gwaedlyd gan adrodd rhywbeth dan ei wynt; ataliwyd y gwaed y tro hwn o fewn deng munud.[83]

Mae elfen o goel hefyd yn nifer o'r cynghorion a oedd yn gyffredin ar lafar gwlad ar un adeg, er enghraifft, rhoi hosan y droed chwith wedi'i phlygu'n groes dan y gobennydd dros nos,[84] neu roi'r hosanau am y traed yn groes i'r arfer. Roedd cred yn bodoli yn ardal Llansilin y gellid trosglwyddo'r anhwylder i ddyn neu anifail drwy rwbio eu boch yn erbyn boch y dioddefydd.[85] Ceir cynghorion hefyd sut i osgoi cael y ddannodd, er enghraifft, drwy gario cneuen ddwbl[86] neu ddant ceffyl yn y boced.[87] Dywed Myrddin Fardd fod bwyta pan fo cloch y llan yn canu yn gallu achosi'r ddannodd.[88] Pan gollid dant a fu'n peri trafferth am gyfnod hir, dywedid y dylid ei daflu dros y pen gan adrodd y cwpled canlynol er mwyn sicrhau bod y bwlch ar ei ôl yn gwella:

> Bran ddu, bran wen
> Towli'n nant dros 'y mhen.[89]

Mae Evan Jones, Ty'n-y-pant, Llanwrtyd, yn ei gasgliad llên gwerin, yn cyfeirio at goel werin bod dau fath o ddannodd, sef y ddannodd dwym a'r ddannodd oer. Byddai'r ddannodd dwym yn mynd yn waeth yng ngwres y tân, tra byddai'r ddannodd oer yn gwaethygu ar ôl i rywun fynd allan i'r gwynt. Credai fod y math hwn yn fwy peryglus gan y gellid cael 'yr awel' yn ei sgil.[90]

Er mai meddyginiaethau i leddfu poen y ddannodd yw'r rhan helaethaf o'r dystiolaeth sy'n ymdrin â'r dannedd, nid yw hyn yn golygu nad oedd dannedd da yn cael eu gwerthfawrogi – byddai hyn wedi'r cyfan yn bwysig mewn oes pan nad oedd triniaeth ddi-boen a rhwydd i'w chael o fewn cyrraedd pawb. Mae rhai o'r dywediadau sydd wedi goroesi ar lafar yn adlewyrchu'r awydd hwn am ddannedd da. Pan fyddai plentyn yn colli ei ddannedd sugno yna dywedid y dylai daflu'r dant dros ei ben gan adrodd y rhigwm canlynol er mwyn cael dant da yn ei le:

> Daint melys i'r gath,
> Daint chwerw i'r ci,
> Daint melyn i'r mochyn,
> Daint gwyn i mi.[91]

Roedd y rhigwm yn gallu amrywio o ardal i ardal, a'r fersiwn a gofnodwyd yn Llanwrtyd oedd:

> Dant gwyn i fi
> Dant du i'r ci.[92]

Ychwanegwyd y dylid dal y dant rhwng bys a bawd – â'i ben i lawr os mai dant uchaf ydoedd, â'i ben i fyny os mai dant isaf ydoedd – cyn ei daflu dros y pen.[93] Mae'n arfer cyffredin heddiw i blant roi'r dant dan y gobennydd wrth fynd i gysgu er mwyn i'r tylwyth teg adael arian iddynt.[94] Ni wyddys pa gredoau tywyll sydd wrth wraidd y rhybudd a roddid i blant i ofalu am gau eu cegau pan welent lyffant rhag ofn iddo gyfrif eu dannedd, ac iddynt eu colli i gyd.[95]

Mae rhai o'r coelion a gofnodwyd yn deillio o sylwgarwch cenedlaethau a fu ac yn adlewyrchu eu dehongliad ohonynt. Dywedid fod dannedd cynnar yn arwydd o ffrwythlondeb y fam ac yn rhagfynegi teulu mawr.[96] Dengys rhai credoau bwysigrwydd ac arwyddocâd y dannedd fel nodweddion corfforol. Bydd rhai plant yn cael eu geni gyda dannedd, sef y ddau ddant blaen isaf fel rheol, a rhoid sylw mawr i arwyddocâd y dannedd geni hyn. Edrychid arnynt yn anffafriol mewn rhai gwledydd, ond y gred yng Nghymru oedd eu bod yn rhoi arbenigrwydd neilltuol i'r plentyn ac y dôi enwogrwydd i'w ran.[97] Roedd dannedd pell oddi wrth ei gilydd, ar y llaw arall, yn arwydd y byddai eu perchennog yn teithio'n bell oddi cartref.[98]

10

Afiechydon y Croen

Y Ddrywinen neu'r Ddarwden

Roedd y ddrywinen neu'r ddarwden, sef haint ar haen uchaf y croen a achosir gan ffwng microsgopig, yn anhwylder cyffredin iawn. ('Drywingan', 'drwinan' neu 'trywingan' yw'r enwau cyffredin yn y Gogledd, a 'darwden' neu 'tarwden' yn y De, er y ceir rhai amrywiadau megis y ffurf 'crwn' a ddefnyddir ym Môn.) Clywyd llawer o sôn y byddai gwartheg neu loi a gedwid i mewn yn rhydd gyda'i gilydd dros y gaeaf yn dueddol iawn o gael drywinod, ac y câi'r anhwylder ei drosglwyddo i bobl, er nad y rhai hynny a oedd yn ymdrin ag anifeiliaid yn unig a fyddai'n dioddef. Roedd bron pawb o blith y to hynaf wedi clywed am feddyginiaeth at ddrywinen, a llawer ohonynt wedi cael y driniaeth eu hunain pan oeddynt yn blant.

Roedd tua deg y cant o'r siaradwyr yn gwybod am feddyginiaeth lysieuol at yr heintiad. Cyfeiriodd siaradwyr o Grymych, Llanymddyfri a Llandysul at ddefnyddio eli'r ddeilen gron neu ddalen geiniog, eli poblogaidd iawn at y croen, a baratoid drwy gymysgu'r dail â hen floneg neu, yn achlysurol, â lard a brwmstan. Llysiau eraill a ddefnyddid at wahanol anhwylderau ar y croen oedd llysiau pen tai, a chafwyd tystiolaeth o Lanfachreth, Meirionnydd, am wneud eli o'r dail suddlon i drin y ddrywinen.[1] Yn ôl tystiolaeth ei merch, byddai Mrs Mary Pugh o Gorris ger Machynlleth yn defnyddio cyfuniad o lysiau i wneud yr eli, sef y ddeilen gron, llysiau pen tai, hen ŵr a gwraidd dant y llew, gyda lard mochyn yn sylfaen. Berwai'r cyfan gyda'i gilydd a'i hidlo drwy fwslin i botiau bach ar gyfer ei werthu, a dywedwyd y byddai ffermwr lleol yn arfer prynu'r eli'n rheolaidd, dau botiad am hanner coron, gan ei fod yn cael drywinod oddi wrth y gwartheg.[2] Cafwyd tystiolaeth o Fronnant am ddefnyddio eli dail troed yr ebol at ddarwden a chlwyfau.[3] Yn ardal Gellifor ger Rhuthun, gwneid eli drwy ferwi dail chwerwlys yr eithin mewn toddion cig moch.[4] Eli clustiau'r ddaear a argymhellwyd gan Ernest Vyrnwy James o Lanerfyl, a gofiai fel y byddai'r llysiau'n arfer tyfu ar boncen sych mewn cae bach brwynog ger ei gartref yng Nghwm Nant yr Eira. Credai ef ei bod yn bwysig rhwbio'r drywinen at i mewn yn hytrach nag at allan wrth roi'r eli rhag iddi ledu ymhellach, a chrybwyllodd hefyd fod drywinen sych yn haws ei gwella na drywinen wleb.[5] Dywedid y byddai drywinen wleb yn dueddol o 'gerdded'.[6]

Dywedodd ffermwr o Eifionydd, sef John Hughes, Tyddyn Uchaf, Pencaenewydd, mai'r peth mwyaf effeithiol a welodd ef erioed i gael gwared â drywinen ar anifail oedd plastr o afalau drwg neu ellyg drwg wedi'u mwtro. Byddai'r sudd o'r ffrwythau yn llosgi'r cwbl i gyd yn lân, gan ladd y 'pry' a gadael y croen yn glir o fewn ychydig ddyddiau.[7] Diddorol yn y cyswllt hwn yw nodi i'r ffurf lenyddol ar yr enw drywinen, sef 'derwreinyn' neu 'derwreinen', gael ei ffurfio o'r elfennau *der* + *gwreinyn, gwreinen*, o'r enw lluosog *gwraint*, 'cynrhon'.[8] Yn ardal Cwm Main, Meirionnydd, gwneid defnydd tebyg o blastr afalau drwg i drin drywinen ar bobl.[9] Meddyginiaeth arall oedd llosgi pren celyn a rhoi'r llwch ar ddefnydd wedi'i ddeifio, er mwyn ei ddiheintio mae'n debyg, a'i osod ar y ddrywinen.[10] Byddai hen ŵr o Aberhosan ger Machynlleth yn gwasgu'r sudd neu'r hufen o wreiddiau rhedyn ar y ddrywinen, yn ôl tystiolaeth gŵr o Lanbedr yr aethai ei dad ag ef ato tua diwedd y 1950au.[11]

Gwneid trwyth o rai planhigion gan ddefnyddio'r dŵr i olchi'r ddrywinen, er enghraifft, trwyth o wraidd cacimwci neu gyngaw,[12] trwyth dail bysedd y cŵn,[13] neu risgl helygen lwyd.[14] Aethai bachgen o Gwm Main at y 'doctor cwac' neu 'hen ddoctor Trefnant' fel y'i gelwid, pan oedd wedi cael haid o ddrywinod ar ôl bod yn dioddef o'r eisglwyf a'r meddyg yn y Bala a'r hen wraig leol a arferai wneud eliau wedi methu â'u gwella. Cafodd botelaid fawr o ffisig, yn ôl tystiolaeth ei chwaer, ynghyd â chyfarwyddyd i olchi'r drywinod â thrwyth dail eiddew ac i yfed trwyth dail dant y llew.[15]

Paratoid nifer o foddion cartref eraill – eli fflwar brwmstan, er enghraifft, eli melyn a wneid gyda lard neu hen floneg, bloneg mochyn gan amlaf, a phowdr fflŵr sylffwr (*flowers of brimstone* neu *flowers of sulphur*). Ambell waith, ychwanegid llwyaid o fêl, ychydig o sialc, neu ddiferyn neu ddau o dyrpentein at y cymysgedd. Bryd arall, cymysgid y fflwar brwmstan ag ychydig o ddŵr a'i wneud yn bâst i'w roi ar y ddrywinen, neu â sebon cryf megis McDougalls, er y mynnai rhai fod yr eli hwn braidd yn gryf i'w roi ar yr wyneb a'i fod yn fwy addas ar gyfer y dwylo. Fflwar brwmstan wedi'i gymysgu â thriog a'i gymryd yn fewnol oedd un o'r meddyginiaethau mwyaf poblogaidd at buro'r gwaed, a chymerid llond llwy fwrdd o'r powdr mewn cwpanaid o lefrith bob bore fel meddyginiaeth at y ddrywinen. Cafwyd peth tystiolaeth hefyd am rwbio'r ddrywinen â saim cig moch o'r badell neu osod tamaid o gig moch hallt arni. Dulliau eraill oedd rhoi llwch baco o waelod y bibell, sug baco, neu blastr o bupur a lard, triog du neu startsh ar y ddrywinen.

Roedd yn arfer eithaf cyffredin i baentio'r ddrywinen i'w rhwystro rhag lledu. Defnyddid ïodin neu weithiau inc ar gyfer hyn, gan ofalu gwneud cylch o'i chwmpas i ddechrau rhag ofn i'r 'pryfed bach' ddianc, yn ôl un siaradwraig.[16] Mae'n bosibl bod yr egwyddor hon yn gwneud synnwyr yn feddygol hefyd gan fod yr haint mewn ambell achos yn tueddu i ymledu at allan fel disg, gyda'r canol yn gwella tra oedd y tu allan yn dal yn heintus ac yn ffurfio cylch.

Mae'n debyg mai un o'r meddyginiaethau mwyaf poblogaidd oedd chwys y fwyell, meddyginiaeth a ddefnyddid at y ddrywinen yn anad dim. Llosgid twmpath o wair fel rheol – dywedid mai gwair cymharol laith wedi dechrau llwydo a fyddai orau gan ei fod yn mygu wrth losgi – a dal llafn y fwyell yn y mwg. Ond cafwyd tystiolaeth hefyd am ddefnyddio rhedyn (Dinas Mawddwy; Llansannan; Cil-ffriw), ynn glas (Pren-gwyn, Llandysul) neu unrhyw goed llaith (Forge, Machynlleth) i wneud y tân. Byddai dafnau o 'chwys' yn hel ar y llafn, a byddid naill ai'n rhedeg y llaw ar ei hyd i gasglu'r gwlybaniaeth a'i rwbio yn y ddrywinen, neu weithiau, pe bai'r ddrywinen ar y fraich, dyweder, yn dal y fraich o dan y fwyell er mwyn i'r diferion ddisgyn arni. Gwneid hyn ddwywaith y dydd weithiau, ond byddai'n rhaid gadael i'r fwyell oeri'n llwyr cyn ailadrodd y broses. Dywedid y byddai'r feddyginiaeth hon yn sicr o wella'r ddrywinen, a hynny'n aml wedi i bopeth arall fethu, ac y byddai wedi crino o fewn ychydig ddyddiau.

Arfer arall llai cyffredin, sydd eto'n gysylltiedig â defnyddio metel, oedd golchi'r ddrywinen yn y dŵr y byddai'r gof yn oeri'r haearn poeth ynddo wrth bedoli, er mai fel meddyginiaeth i gael gwared â defaid ar y dwylo yr edrychid ar hyn yn bennaf. Meddyginiaeth debyg arall oedd taro ceiniog yn y tân ac mewn finegr bob yn ail nes y byddai'r finegr wedi troi'n las, a defnyddio'r dŵr hwnnw wedyn i olchi'r croen heintiedig.[17]

Pe na bai'r meddyginiaethau hyn yn llwyddiant, gellid chwilio am gymorth y tu allan i'r cartref. Cyfeiriodd amryw o'r siaradwyr at rywrai yn yr ardal a fyddai'n gwneud eli drywinod pan oeddynt yn blant – eli y cedwid ei gynnwys yn gyfrinachol yn aml iawn. Yn Llŷn, rhoid coel ar eli Miss Jones, Brynffynnon, Bryncroes, ac eli Saethon Bach, Mynytho. Gwyddys bod eli Brynffynnon, a oedd ar gael hyd tua 1950, yn cynnwys dail eiddew a lard.[18] Roedd gan Thomas Rowlands, Mur Cyplau, Pencaenewydd, a fagwyd yn ardal y Rhiw, brofiad o ddefnyddio eli Saethon Bach gan iddo fynd i ymofyn peth ohono pan ddaeth i gredu nad oedd triniaeth y meddyg ym Mhwllheli yn ei wella. Cafodd botiad bach o'r eli, ac fe sychodd y drywinod i gyd o fewn byr amser. Roedd hyn yn ystod y 1940au, pan oedd yn ffermio yn Eifionydd.[19] Roedd eli Griffith Owen, Mynachdy Gwyn, Clynnog Fawr, hefyd yn cynnwys dail eiddew a lard.[20] Ym Meirionnydd, cafwyd tystiolaeth am hen wraig a oedd yn byw yn Nhy'n Pistyll, Trawsfynydd, a arferai wneud eli drywinod. Dywedodd gwraig o'r cylch y byddai ei mam yn arfer cadw blwch ohono yn y tŷ yn wastadol a'i fod yn eli hynod o effeithiol.[21] Gwnâi Davies y Prys, Llanuwchllyn, ffariar gwlad o fri, eli coch ar gyfer drywinod ar wartheg, a dywedid y byddai ambell un mwy mentrus na'i gilydd yn ei ddefnyddio arno'i hun yn ogystal.[22] Ym Mhenllyn ceid eli melyn gan John Edwards, cipar. Soniodd gŵr o'r cylch fel y bu i'w fab gael drywinen yn y cwt lloi pan oedd tua phum mlwydd oed, ac fel y bu i'r meddyg ei drin am gyfnod hir ond heb unrhyw lwyddiant. Fe gliriodd yn syth, fodd bynnag, ar ôl cael eli gan John Edwards. Tybiai mai lard heb halen a fflwar brwmstan oedd cynnwys yr eli.[23]

Cafwyd tystiolaeth am wneuthurwyr elïau o'r fath mewn ardaloedd eraill ledled Cymru, er enghraifft, Herbert Griffiths, Bodedern; William Owen, Ty'n Llidiart, Llanfair Talhaearn; Mrs James, Maenclochog; Mrs Davies, Glyn Gwynlais, Cil-y-cwm, Llanymddyfri, a Mrs Price, Cefncoedycymer, a wnâi eli at losg a drywinod. Arferai gwraig o Dreorci wneud eli gyda phowdr gwaddod neu 'persipiti powder' (*precipitate*) a lard, gan ei rannu ymysg cyfeillion a chymdogion.[24] Roedd 'eli Drem-ddu' yn boblogaidd iawn yng nghylch Llandysul.

Roedd elïau o'r fath yn dal mewn bri ar ddiwedd yr ugeinfed ganrif. Roedd eli Saethon Bach, er enghraifft, yn parhau i gael ei wneud gan Mrs Annie Thomas, ym Mhwllheli, pan ymwelwyd â hi ym 1977. Dywedodd iddi gael y rysáit gan ei nain ar ochr ei mam, sef Ann Roberts, Tŷ Tan Rallt, Aberdaron, a fu'n byw yn Saethon Bach am gyfnod. Eli brown tywyll ydoedd, ac eglurodd Mrs Thomas y byddai'n prynu'r defnyddiau ar ei gyfer gan y fferyllydd, ac y cymerai tua hanner awr i'w baratoi.[25] Ystyrid bod eli Mrs Naomi Annie Morgan, Cyfronnydd, yr ymwelwyd â hi ar yr 21ain o Fai 1982, yn arbennig o dda am wella drywinod, a chyrchid ati o bell ac agos. Bu rhai o'r siaradwyr yn mynd at ei mam, Jemima Evans, i gael yr eli. Ati hi yr aethai gwraig o Ddolanog pan oedd drywinod ar ben un o'r plant, ac er nad oedd wedi rhoi fawr o goel ar y feddyginiaeth cyn hynny, newidiodd ei barn ar ôl i'r plentyn gael gwellhad llwyr.[26] 'Doctores fach' y galwai rhai hi oherwydd ei gwybodaeth eang o lysiau. Ymddengys fod llysiau yn yr eli drywinod hefyd, oherwydd pan aeth gwraig o Lanfair Caereinion ati i ymofyn yr eli un tro dywedodd nad oedd digon o ddail ar gael ar ei gyfer ond y cofiai amdani pan fyddent yn eu tymor.[27] At Mrs Morgan ei hun yr aeth gwraig o Lanymawddwy pan gafodd ei merch ddrywinod yn ei phen a barodd iddi golli ei gwallt.[28] Bu'r driniaeth hon yn llwyddiant hefyd.

Gellid gwella drywinod drwy swyngyfaredd yn ogystal. Adroddodd Miss Elizabeth Anne John o Arberth yn sir Benfro fel y bu i'w thad fynd â hi at swynwr o'r enw Mr Lewis yn Nhredeml tua 1921-2 i gael triniaeth at ddrywinod a thân iddew. Defnyddiasai ef welltyn fel rhan o'r feddyginiaeth gan ei droi mewn cylch uwchben y mannau dolurus wrth adrodd swyn dan ei wynt. Bu'r feddyginiaeth yn llwyddiant.[29] Flynyddoedd yn ddiweddarach roedd hi ei hun yn ymarfer meddyginiaeth o'r fath.

Penddüyn neu Gornwyd

Gwyddai pawb o blith y to hynaf am feddyginiaeth at benddüynnod neu gornwydon gan mor gyffredin oeddynt yng nghyfnod eu plentyndod, a gallai nifer o'r siaradwyr gynnig amrywiaeth o dri neu bedwar dull o'u gwella. Meddyginiaethau i aeddfedu'r cornwyd a'i gael i dorri yw'r mwyafrif helaeth o'r rhain. Powltis poeth oedd y feddyginiaeth fwyaf poblogaidd yn ddiamau, yn enwedig powltis bara, neu bowltis bara dŵr fel y cyfeiriodd siaradwyr o Forgannwg, gogledd Penfro a Cheredigion ato. I'w baratoi, rhoid bara (bara gwyn yn ôl rhai, bara brown yn ôl eraill) mewn dysgl a thywallt dŵr berwedig ar ei ben a'i adael i fwydo am ychydig. Yna, fe'i taenid ar ddarn o glwt a'i roi ar y penddüyn mor boeth ag y gellid ei oddef, gan ei gyfnewid fel y byddai'n oeri. Rhoid y powltis cyfan, gan gynnwys y lliain a'i hamgylchynai, mewn dŵr berwedig ambell waith, a thorchid y ddau ben i gael y dŵr allan ohono cyn ei osod ar y penddüyn. Rhoddai rhai damaid o lard neu floneg mochyn ar wyneb y bara chwilboeth rhag iddo gydio yn y croen. Câi powltis bara ei gyfrif yn neilltuol o dda am fagu pen ar benddüyn a oedd yn goch a heb aeddfedu. Defnyddiai rhai fara llefrith yn hytrach na bara dŵr ar ei gyfer, a gwnâi eraill ddefnydd o bowltis had llin, powltis bran neu bowltis tatws. Cyfrwng i dynnu ac i aeddfedu'r penddüyn oedd y powltisau hyn felly.

Un o'r dulliau mwyaf poenus o gael gwared â phenddüyn, yn ôl tystiolaeth y rhai a brofodd y feddyginiaeth, oedd rhoi ceg potel boeth arno. Byddai'n rhaid i'r penddüyn fod yn eithaf aeddfed cyn mentro ar y driniaeth hon. Cynhesid y botel i ddechrau drwy arllwys dŵr poeth iddi a'i dywallt allan neu, mewn ambell achos, drwy ei rhoi mewn dŵr poeth am ychydig cyn ei gosod ar y penddüyn. Byddai'r gwactod a grëid yn y botel wrth iddi oeri yn peri i'r penddüyn gael ei dynnu allan yn ei grynswth. Dywedodd un gŵr a gafodd y feddyginiaeth pan oedd ganddo benddüyn ar gefn ei wddf fod y driniaeth mor boenus fel y teimlai fod ei ben yn cael ei dynnu i ffwrdd,[30] ac ychwanegodd gwraig a roddodd y driniaeth i'w gŵr iddi ofni y byddai ei wyneb yn cael ei dynnu i mewn i'r botel gan gryfed y dynfa.[31] Dull arall o drin y penddüyn oedd gosod plât poeth arno neu roi ychydig o ddŵr poeth mewn ecob a'i wasgu arno. Dywedwyd mai mantais defnyddio ecob oedd y byddai'r dŵr yn tasgu ar y penddüyn yn unig ac nid ar y cnawd o'i gwmpas.

Roedd plasteri oer bron mor boblogaidd â'r powltisau poeth. Dywedid bod powltis o sebon a siwgr wedi'u cymysgu'n eli yn un o'r rhai mwyaf egr y gellid ei gael ac yn arbennig o effeithiol. Felly hefyd groen plisgyn wy, sef y croen rhwng yr wy a'r plisgyn, a osodid ar y penddüyn a'i glymu yn ei le â chadach. Meddyginiaeth arall oedd sleisen o gig moch bras, gorau po hynaf, a fyddai wedi bod yn crogi dan y nenfwd neu yn y simdde fawr, neu floneg mochyn. Ceir dwy haenen o fraster yn gorchuddio'r ystlys ar fochyn tew ac fe'u torrid yn ddarnau mân a'u toddi i gael lard fel rheol, ond byddai rhai yn cadw un hanner wedi'i rowlio er mwyn cael bloneg at ddefnydd meddyginiaethol ac ar gyfer hogi pladuriau. Byddai croen yn magu ar y flonegen wrth iddi sychu a châi hwn ei gyfrif yn dda iawn am dynnu cornwyd neu gasgliad.

Cafwyd tystiolaeth o dde Brycheiniog a Morgannwg am ddefnyddio plastr o halwynau Epsom a glyserin. Un ffordd o'i baratoi oedd cymryd hanner llond dysgl o halwynau Epsom a'u rowlio â rholbren bobi i'w malu'n fân, ac yna eu cymysgu â glyserin.[32] Defnyddid plastr glyserin a mêl hefyd, a phlastr mêl a brwmstan. Prin yw'r dystiolaeth am ddefnyddio plastr o faw gwartheg ar gornwydon ond credai ffermwr o Lanrhian y byddai'n effeithiol iawn, yn enwedig ym mis Mai pan geid holl rinweddau blodau'r maes ynddo.[33]

Gwneid nifer o blasteri neu elïau llysieuol at benddüyn. Eli poblogaidd yn siroedd Aberteifi, Penfro a Chaerfyrddin oedd eli 'grownsel', 'grownsil', 'grownffil' neu 'grwmffil' a bloneg, a baratoid drwy guro'r llysieuyn a'i gymysgu â bloneg mochyn. Fe'i rhoid ar y dolur ddwywaith neu dair y dydd yn ôl yr angen. Credai'r mwyafrif o'r siaradwyr iddo fod yn eithaf llwyddiannus, ond dywedodd ffermwr o Landysilio fod ganddo graith ar ei ôl hyd heddiw.[34] Gellid gwneud eli o'r ddeilen gron neu blicio'r croen a gosod cnawd suddlon y ddeilen ar y penddüyn. Cafwyd tystiolaeth wasgaredig am nifer o lysiau eraill. Gwneid powltis â dail bysedd y cŵn a bloneg yn Nyffryn Ceidrych, sir Gaerfyrddin,[35] ond cymysgu'r dail, ar ôl eu malu, â sebon golchi oedd yr arfer ym Mhont-rhyd-y-fen.[36] Un cyngor o Gwm Tawe oedd cymryd deilen dail llydan y ffordd a'i rhwymo ar y man dolurus dros nos,[37] ond yn ôl tystiolaeth o Bow Street, Aberystwyth, gwneid eli o'r llysiau gan eu cymysgu â bloneg.[38] Yng Nghwm Nant yr Eira, defnyddid dail surion i drin yr anhwylder: rhoid y dail yn wlych mewn dŵr cynnes am ychydig i'w meddalu, ac yna fe'u gosodid ar y man a'u rhwymo yn eu lle.[39] Nodwyd hefyd fod dail llawryf yn feddyginiaeth fendigedig at benddüyn.[40] At hyn, cafwyd tystiolaeth o Benegoes am wneud eli â dail danadl poethion a bloneg dafad,[41] a chan ffermwr o Lansannan am wneud eli o ffa ceffylau: cymerid tua hanner dwsin o'r ffa a'u malu'n llwch, yna cymysgu'r llwch gyda llond llwy fwrdd o floneg neu saim toddedig a rhoi'r eli ar y penddüyn.[42]

Cyfeiriwyd uchod at y broses o baratoi elïau drwy gymysgu'r llysiau â bloneg neu sebon. Dull arall o wneud elïau oedd berwi'r llysiau. Soniodd brawd a chwaer o Abergwesyn am ferwi gamil (camomeil) mewn hufen i wneud eli i'w roi ar y cornwyd. Ni chadwai'n hir oherwydd yr hufen ynddo ac felly byddai'n rhaid ei wneud pan fyddai galw amdano. Dywedid y byddai'n tynnu'n ddi-boen, yn wahanol iawn i'r mwyafrif o'r elïau a grybwyllwyd.[43] Eli poblogaidd yn ardal Llansannan yn y 1940au oedd yr eli gwyn a baratoid gan wraig o'r enw Mrs Mortimer. Roedd yr eli hwn yn cynnwys dail carn yr ebol a lard mochyn.[44] Rhoid plastr poeth o ddail a blodau llin y mynydd ar benddüyn hefyd, a dywedodd gwraig o Lanymddyfri y byddai ei mam yn ei hanfon i gae cymydog i gasglu'r blodau.[45] Neu, gellid rhostio hanner nionyn a thynnu peth o'r canol a gosod y gragen ar y man gan ei gadael yno nes y byddai'r cornwyd yn torri.

Roedd rhai meddyginiaethau at ddefnydd mewnol, ac ymddengys mai cael ymadael â'r penddüyn drwy waredu'r amhuredd o'r corff oedd y syniad, gan fod y triniaethau hyn yn boblogaidd iawn at buro'r gwaed. Meddyginiaethau llysieuol, sef diodydd dail, yw rhai ohonynt, er enghraifft, trwyth gwraidd dail tafol; trwyth o ddanadl, cacimwci a dail dant y llew wedi'u berwi gyda'i gilydd; trwyth gwraidd cacimwci; trwyth llysiau pengaled.

Un cyngor oedd mynd i dafarn a oedd yn macsu ei hun i nôl peth o'r burum gwlyb a geid ar wyneb cwrw newydd. Byddai'r tafarnau a oedd yn macsu yn gwneud eu burum eu hunain gan ddefnyddio hopys a brag barlys i'w baratoi. Cafodd gwraig o Solfach, er enghraifft, wared ag un ar ddeg o gornwydon ar ei braich ar ôl cymryd y feddyginiaeth,[46] a soniodd William Gibby o Landysilio fel y bu iddo fynd i'r dafarn leol pan oedd ganddo ddau o gornwydon ar gefn ei wddf a chael peth o'r ddiod newydd gyda'r burum ar yr wyneb i'w hyfed yn y fan a'r lle a chwart i fynd adref gydag ef. Roedd y cornwydon wedi torri erbyn bore drannoeth ac ni adawyd marc ar eu hôl:

> Wel, cesim i dou wedyn, 'da'i gili', un ochr â'i gili', mas ar gwddwg, man'na. A gofinno' dyn i fi, wên i o gatre, chwel'. Ffaelu gwishgo coler, chwel', dim ond necloth shidan odd gen i am yng ngwddwg, ag wêdd e'n boenus, ychwel'. 'Os cornwyd 'da chi? Na'i wella fe. Gwella i chi,' medde fe. 'Myddiginiaeth Dr Havard, Tidra'th yw e,' medde fe. 'Ych chi'n macsu?' medde fe. 'Oes tafarn 'da chi'n macsu?' Wedes i, 'Wê, ma tafarn yn macsu heb fod yn mhell oddi wrtha'i

nawr.' 'Ce'wch lawr, ceisiwch chwart o ddiod newy,' medde fe, 'a berem i ffroth, dim ond i ffroth … ifwch e lawr eich pen, a cerwch i'r gwely, a biddwch yn reit dranno'th.' A nethim i e. Odd tafarn yn macsu lawr man'na. A ges i fenthyg, mynd lawr â stên fach … gwart. 'Dalith hwnna ddim gwart o ddiôd newy,' … A gododd jwged o ddiod i fi, a ffroth oedd e biti bod i gyd, ychwel'. 'A hifwch e lawr,' medde fe, 'a gewch rhagor do' nôl.' A ifes i gwmint dwthe gallen i – ffroth yn llanw chi lan – a gesim i llond y stên fach honno, cwart. Cododd e am i cwbwl, a dâth â fe gatre, wedi polcan lot o wynt lan. Ifes i beth wedi myn' gatre lweth …, a we'n in reit dranno'th hefyd. Âth rheini bant, a sdim hôl 'wnna na dim byd. [47]

Arferai un wraig fynd i'r bragdy yn Aberystwyth pan oedd yn blentyn gyda phot jam yn ei llaw i ymofyn peth o'r burum gwlyb, a byddai'n ei fwyta â llwy fel meddyginiaeth at blorod a phenddüynnod.[48] Gwneid burum yn y cartref hefyd gyda hopys, tatws yn eu crwyn, dŵr, siwgr, blawd a hen furum. Nid oedd mor gryf â'r burum tafarn na'r burum a geid yn y siopau ond credid fod iddo ei rinweddau.

Un o'r meddyginiaethau mwyaf cyffredin at buro'r gwaed oedd fflwar brwmstan a thriog, ac fe'i cymerid at gornwydon yn ogystal. Cynghorwyd gŵr o Lanrhian gan Sais o waelod y sir pan oedd ganddo naw neu ddeg o gornwydon ar hyd ei gorff i brynu pwys o *Swedish pitch* a gwneud tabledi ohono a'u llyncu, neu fwyta tamaid ohono deirgwaith y dydd, gan ofalu cymryd ffisig er mwyn iddo gael ei weithio gan fod pyg yn dueddol o wneud i rywun rwymo.[49] Meddyginiaeth arall a arferid yn ne Penfro oedd yfed gwydraid o ddŵr gyda thalp o galch ynddo.

Eid hefyd ar ofyn trigolion lleol, rhai ohonynt a'u henwau wedi mynd yn angof, a gâi eu cyfrif yn dda am wneud elïau at benddüynnod neu gornwydon, er enghraifft, hen wraig a oedd yn byw yn y Stesion, Trawsfynydd (tua 1910), gwraig yng Nglantwymyn (bu farw tua 1950), neu Thomas Roberts, Porth-gain, Tyddewi. Roedd gan ŵr o Groes-goch ffydd eithriadol yn eli Thomas Roberts a chredai mai dyna, yn hytrach na thriniaeth y meddyg, a'i gwellodd ef pan gafodd gornwyd ar ochr ei ben pan oedd yn blentyn. Deuai'r meddyg ato bob dydd, yn ôl yr hanes, ond nid oedd y cornwyd ddim tamaid gwell. Yna, aeth gwraig o'r cylch yn wael ar enedigaeth plentyn ac ni lwyddodd y meddyg i alw i'w weld am rai dyddiau. Yn y cyfamser, cafwyd eli Thomas Roberts, ac roedd y cornwyd wedi gwella cyn i'r meddyg alw'n ôl ymhen tridiau.[50] Plastr a wneid gan Dafydd Morgan o Flaenrhondda (bu farw 1928), ac âi llawer o drigolion y cylch ato am driniaeth.[51]

Mae carbyncl yn fwy difrifol na phenddüyn gan ei fod yn llawer dyfnach. Yr enw a roddir arno mewn rhannau o Feirionnydd yw 'byddigaid' (o'r ffurf lenyddol 'byddiged' neu 'bendigaid'). Dywedodd Mrs Ellen (Nell) Griffiths, Trawsfynydd, i'w gŵr gael byddigaid unwaith, a chael trafferth mawr i gael gwared ag ef nes cael cyngor gan hen wraig o Landecwyn, Talsarnau, i ddefnyddio 'dail byddigaid' (*Hypericum androsaemum*). Gosodid y dail ar y byddigaid gydag ychydig o fenyn gwyrdd rhyngddynt a'r croen gan eu bod yn tynnu'n ofnadwy.[52] Cofiai gwraig o Lanfechell ym Môn mai rhoi'r 'dail byddigad' mewn llefrith yn y sosban i gynhesu, ac yna rhoi tu chwith y ddeilen ar y 'fyddigad' a wnaeth ei mam pan gafodd ei thad nifer ohonynt ar ei gefn. Ymhen tua deuddydd neu dri roeddynt wedi ffyrnigo, a'r 'cynrhonyn' a llawer o'r drwg a oedd wedi casglu yn dod allan o'r twll yn y cefn.[53] Arferai Mrs Emily Evans o Dreorci (o Dre-lech yn wreiddiol) drin carbyncl â thri chymysgedd gwahanol, yn ôl tystiolaeth ei merch, Mrs Martha Mary (Mei) Jenkins. Yn gyntaf, cymysgid *green oil*, olew olewydd a *swallow oil* gyda'i gilydd a rhoi'r hylif o gylch y carbyncl. Yna, rhoid 'tiger ointment' arno i gael y drwg allan. Credai fod gan garbyncl dri gwreiddyn ac y byddai'n rhaid sicrhau bod y tri wedi dod allan cyn gadael i'r clwyf gau. Byddai'r 'tiger ointment' yn siŵr o wneud ei waith, a deuai'r carbyncl allan fel crafanc. Cynnwys yr eli hwn oedd grownsel, cwyr gwyn, sebon, *sweet oil* a bara, a dylid ei baratoi fel a ganlyn: torri'r grownsel yn fân a gratio'r sebon; toddi tabled o gwyr gwyn mewn sosban haearn ac ychwanegu'r sebon, y bara, y *sweet oil* a'r grownsel ddiwethaf; ei ferwi'n drwyadl gan ei droi o bryd i'w gilydd. Ar ôl i'r eli dynnu'r drwg allan yn ei grynswth rhoid yr 'healing ointment' arno i gau'r clwyf. Ni ddatgelwyd cynnwys yr eli hwn.[54]

Ewinor, Bystwn, Ffelwm, Gwlithen

Casgliad ar flaen y bys gydag ochr yr ewin yw ewinor ac mae'n dueddol iawn o weithio ei ffordd dan yr ewin. Os digwydd hyn, mae'n bosibl y bydd yn rhaid codi'r ewin neu ran ohono i gael gwared â'r crawn. Credai'r 'hen bobol' ei fod yn beth eithaf difrifol ac y byddai'n rhaid ei drin yn ofalus iawn. Gallai unrhyw esgeulustod beri i'r bys gamffurfio yn y cymal a byrhau, a phe na lwyddid i'w wella'n llwyr byddai chwydd parhaol ym mhen y bys. Ym Mrynsiencyn, dywedid bod yr ewinor wedi troi'n 'ddolur diarth' pe digwyddai hyn.[55]

Câi rhai gwneuthurwyr elïau eu cyfrif yn arbennig o dda am drin yr anhwylder a chredai amryw y byddai'n ganmil gwell mynd atynt hwy am feddyginiaeth na mentro trin yr ewinor eu hunain gan fod yr eli a ddefnyddid ganddynt yn sicr o dynnu'r 'gwreiddyn'. Yn ardal Bronnant ar ddechrau'r ugeinfed ganrif eid at Mrs Richards, Blaen yr Esgair, i gael yr eli,[56] tra yng nghylch Pren-gwyn, Llandysul, roedd llawer o ffydd yn eli 'siopwr Pantrasys'.[57]

Soniodd Mrs Katie Jenkins, Cil-ffriw, am feddyginiaeth Mrs Francis, Ynys-y-bont, Creunant. Roedd Mrs Francis yn ferch i Dr Williams, Aberdâr, a chredid mai ganddo ef y cafodd y rysáit. Sylfaen yr eli oedd talp o sylwedd caled, a chymerid tamaid ohono a'i gymysgu â chwyr gwenyn a'i rowlio i ffurfio bar hir coch, ac yna ei dwymo uwchben y gannwyll a'i daenu ar ddarn o bapur, a'i dwymo unwaith eto cyn ei osod ar y bys. Dywedodd i'r feddyginiaeth hon hefyd arbed braich ei modryb pan oedd yn ferch ifanc.[58] Defnyddiai Mrs Sal Davies, Penlan Noeth, Gors-goch, ger Cwrtnewydd, ddau eli ar gyfer trin y ffelwm, neu'r ffalwm fel y'i gelwid mewn rhannau o Geredigion. Ar ôl ei marwolaeth ym 1941 bu ei merch, Mrs Mary Jenkins, yn parhau â'r driniaeth am gyfnod, ac roedd ei merch hithau, sef Mrs Sadie Jones,[59] yn gwybod cyfrinach yr eli. Ganddi hi y cafwyd manylion y driniaeth a fu'n gyfrinach deuluol am genedlaethau – credai i'w nain ei chael gan rywun o ochrau Horeb, Llandysul. I ddechrau, roedd yn rhaid gallu gwahaniaethu rhwng ffalwm a chrawniad syml. I wneud hyn, rhoddid pin yn y chwydd o gylch yr ewin, a byddai'r ffalwm yn gwaedu ar ei union. Pwrpas yr eli cyntaf a ddefnyddid oedd agor y clwyf, ac fe'i paratoid drwy bwnio grownsel a bloneg mochyn gyda llwyaid o fêl, ac yna gosod y cymysgedd yn bowltis ar y bys. Weithiau rhoid y bys mewn dŵr cynnes hefyd i gyflymu'r broses. Ar ôl i'r ffalwm agor gellid gweld 'pryfyn' byw tua'r un hyd â'r ewin ynddo, neu ddau ambell waith. Roedd yn awr yn bryd defnyddio'r ail eli. Gwneid hwn gyda sebon Lifebuoy, lard, ac ychydig o alwm llosg, a pharheid i'w ddefnyddio hyd nes y byddai'r bys wedi gwella. Byddai'r eli hwn, a'r alwm llosg ynddo'n arbennig, yn lladd y pryfyn a'r cig marw yn y clwyf (er y tynnid y pryf allan weithiau pe bai wedi aeddfedu digon). Ambell waith, clymid ystyllen fechan wrth y bys i'w gryfhau os ofnid bod perygl o golli'r cymal.

Ond nid oedd eli ffelwm o fewn cyrraedd pawb a byddai'n rhaid dibynnu ar y meddyginiaethau syml a geid ar yr aelwyd. Ymddengys mai powltis bara a ddefnyddid amlaf, ac fe'i rhoid am y bys mor boeth ag y gellid ei oddef. Byddai rhai pobl yn rhoi ychydig o lard ar ei wyneb rhag iddo losgi'r croen ac eraill yn ychwanegu halwynau Epsom ato er mwyn iddo dynnu. Gellid defnyddio powltis bara llefrith pan fyddai'r bys yn dechrau gwella gan ei fod yn fwy tyner na phowltis bara dŵr. Cafwyd tystiolaeth o Lansamlet, Morgannwg, am ddefnyddio powltis burum, a baratoid drwy gymysgu ychydig o furum mewn dŵr nes ei fod yn bâst.[60]

Meddyginiaeth arall bur boblogaidd oedd rhoi darn o'r bilen a geid am floneg mochyn ar y bys. Roedd gwerth meddyginiaethol i fustl mochyn hefyd, ac fe'i cedwid a'i sychu er mwyn ei ddefnyddio i drin ewinor neu ddraenen yn y bys. Arferid torri tafell ohono a'i osod ar y bys, a'i rwymo yn ei le â darn o liain. Rhoid sleisen o gig moch bras wedi'i gynhesu am y bys yn ogystal. Croen neu bilen wy a ddefnyddiai eraill – dyma, er enghraifft, oedd cyngor Mari a Martha Roberts, Tre-fin, mam a merch a gâi eu cyfrif yn dipyn o arbenigwyr, i ŵr o Lanrhian pan gafodd 'wlithen' (enw arall ar yr anhwylder) ar ei fys. Câi hwn ei ystyried yn 'dynnwr' ofnadwy.[61] Dywedodd Mrs Katie Jenkins, Cil-ffriw, y byddent yn arfer gwneud twll bach ym mhen yr wy a gadael i'r cynnwys lifo allan ac yna'n agor yr wy gwag a thynnu'r bilen y tu mewn.[62] Cafwyd peth sôn am ddefnyddio powltis baw gwartheg, gan ei adnewyddu bob dydd hyd nes y byddai'r casgliad yn torri a'r crawn yn dod allan; dywedwyd bod hwn yn bowltis tra effeithiol, yn enwedig pan fyddai'r gwartheg allan ar y borfa, ac y torrai'r casgliad o fewn dau neu dri diwrnod.[63] Un ffordd o gyflymu'r broses a chael y chwydd i dorri, fel y crybwyllwyd eisoes, oedd taro'r bys llidus mewn dŵr poeth (neu ddŵr berwi tatws ambell waith), a chafwyd cyngor y dylid gwneud hyn naw gwaith yn olynol.[64] Ar ôl i'r chwydd dorri byddai rhai yn rhwbio'r cig marw yn y clwyf â charreg las (copr sylffad).

Cafwyd ambell feddyginiaeth lysieuol hefyd. Grownsel oedd prif gynnwys yr eli cyntaf a ddefnyddid gan Mrs Sal Davies, Gors-goch, a soniodd gŵr o

Groes-lan, Llandysul, am eli grownsel a charreg las.[65] Eli wedi'i wneud o ddail ceiniog, dail clatsh y cŵn (bysedd y cŵn) a bloneg a ddefnyddiodd Mrs Leisa Francis, Crymych, pan gafodd 'wlithen' eithaf poenus yn ferch ifanc. Fe'i paratoid drwy friwio'r llysiau'n fân ar ddarn o bren ac yna ffustio'r dail a'r bloneg â morthwyl bach pren nes eu bod yn eli. Cawsai'r feddyginiaeth gan hen wraig o'r Glog o'r enw Elizabeth Howells a arferai wneud yr eli at wlithenni a briwiau yn y 1920au.[66] Gwneud eli gyda sebon a dail bysedd y cŵn oedd cyngor a gofnodwyd ym Mhont-rhyd-y-fen,[67] tra credai gwraig a oedd yn hanu o Abergwesyn fod yr eli yr arferent ei ddefnyddio at gornwyd, ac a baratoid drwy ferwi gamil mewn hufen, yn eithaf effeithiol at y ffelwm hefyd.[68] Yn ardal Cwm Main, cafwyd cyngor i dorri lemwn yn ei hanner a'i roi am y bys fel gwniadur.[69]

Cyrn

Un o'r meddyginiaethau mwyaf poblogaidd, yn enwedig yn siroedd y Gogledd, oedd y ddeilen gron a ddefnyddid ar ffurf eli neu drwy ei rhoi'n uniongyrchol ar y corn. Gwneid yr eli drwy gymysgu'r dail gyda lard neu floneg mochyn. Cofiai Mrs Ellen (Nell) Griffiths, Trawsfynydd, yn dda fel y'i paratoid yn Llennyrch, Llandecwyn, lle y bu'n gweini rhwng tua 1920 a 1940. Byddai Marged Evans a hithau yn casglu basgedaid o ddail gron ac yn plicio'r ochr isaf iddynt i gael y crwyn. Yna rhoi lard mochyn arnynt a'u curo'n dda ar lechen las pot llaeth enwyn nes y ceid eli gwyrdd. Lard o ben y mochyn a gâi ei ddefnyddio i wneud yr eli hwn yn Llennyrch – byddai'r pen ar ôl ei ferwi yn cael ei roi mewn blwch pren gyda thyllau crwn ynddo ac yna rhoid y blwch mewn gwasg, troi dau ddwrn ar y top, a'i adael dros nos. Erbyn y bore byddai lard yn dod allan drwy'r tyllau.[70] Yn ôl rysáit o Langybi, Eifionydd, a gafwyd yn wreiddiol gan John Griffith, Beudy Mawr, brawd Owen Griffith, Penycaerau, Llŷn, sef 'y dyn dafad wyllt', defnyddid pedair owns o ddail gron, dwy owns o sebon golchi gwyn a llond llwy de o siwgr i wneud yr eli – dylid plicio'r dail ar y ddwy ochr a mwtro cnawd y ddeilen gyda'r sebon a'r siwgr.[71] Câi'r eli hwn ei gyfrif yn dda am gael gwared â defaid yn ogystal â chyrn. Pan ddefnyddid y ddeilen yn uniongyrchol byddai rhai yn plicio'r croen oddi tanodd ac yn gosod hwnnw ar y corn tra byddai eraill yn plicio ochr isaf y ddeilen er mwyn cael y cnawd suddlon i'w roi ar y corn. Gellid defnyddio'r ddeilen gyfan hefyd, wrth gwrs, ac fe'i gwlychid mewn finegr ambell waith cyn ei gosod ar y corn.

Gwneid peth defnydd o ddail eiddew i drin cyrn a gellid prynu ffurf fasnachol ar y feddyginiaeth, sef *ivy leaf plaster*, gan y fferyllydd. Fe'i ceid yn ddernyn sgwâr a thorrid tamaid ohono yn ôl yr angen.[72] Planhigyn cyffredin arall â dail suddlon a ddefnyddid yn bur helaeth oedd llysiau pen tai. Câi'r ddeilen ei hollti yn ei hanner a'i rhwbio ar y corn neu'i gosod arno, wedi mwtro ychydig arni, a'i chlymu yn ei lle. Cafwyd un cyfeiriad, gan Glyn Rees, Crymych, at ddefnyddio deilen sycamorwydden ifanc pan oedd yn dod allan o'r blagur ac yn llaith gan sudd y goeden. Gwelodd ei fam yn gwneud hyn sawl tro, gan roi'r ddeilen rhwng bysedd ei throed a'u bandio.[73] Cafwyd tystiolaeth o'r canlynol hefyd: gwneud twll mewn swedsen neu rwden, ei llenwi â dŵr a'i gadael dros nos, a defnyddio'r dŵr i olchi'r corn nos a bore (Llansamlet); rhoi winwnsyn wedi'i dorri yn ei hanner ar y corn mewn darn o bapur llwyd (Treorci); sleisen o wraidd rhuddygl y meirch (Llansannan); plastr cwmffri (Penrhyndeudraeth); torri bwlb bwtsias y gog yn ei hanner a'i rwbio ar y corn (Morfa Nefyn).

Dulliau poblogaidd eraill oedd torri'r cyrn â rasel neu gyllell gydag awch arni, neu eu golchi mewn dŵr cynnes, dŵr a halen, dŵr a soda golchi neu ddŵr a finegr er mwyn eu meddalu fel y gellid eu tynnu o'r 'gwraidd'. Meddyginiaethau amrywiol eraill oedd llwch sialc wedi'i gymysgu â finegr, neu sebon, eli sebon melyn a soda golchi, eli lard a soda pobi, olew castor a soda costig.

Cafwyd tystiolaeth gyfyngedig am ddefnyddio sylweddau o gorff dyn neu anifail, er enghraifft, bloneg mochyn, neu agor malwen a rhoi'r bloneg ar y corn (Y Glog, Penfro). O ardal Hwlffordd, de Penfro, y daeth y dystiolaeth am ddefnyddio gwlân dafad, a gesglid oddi ar wrychoedd a chloddiau lle y byddai'r defaid wedi bachu wrth fynd trwodd, a'i roi heb ei olchi ar y cyrn.[74] Arferai'r dynion roi haenen ohono yn eu hosanau gwlân yn ogystal i'w harbed rhag cael cyrn neu losg eira. Y cyngor o Bontneddfechan oedd rhoi tywod yn yr esgidiau a'u gwisgo heb hosanau er mwyn crafu'r cyrn i ffwrdd.[75] Mae elfen o swyn yn gysylltiedig â'r feddyginiaeth a gofnodwyd gan y Parch. Elias Owen ar ddiwedd y bedwaredd ganrif ar bymtheg.[76] Byrdwn y feddyginiaeth oedd rhoi poer cyntaf y bore ar y cyrn am naw diwrnod yn olynol, gan adael bwlch o naw diwrnod cyn ailafael yn y driniaeth. Dylid gwneud hyn yn rheolaidd bob yn ail naw diwrnod nes i'r cyrn glirio. Cyffesodd iddo wneud y driniaeth hon ei hun a chael gwared â nifer o gyrn eithaf ystyfnig. Roedd defnyddio poer cyntaf y bore yn elfen gyffredin mewn meddygaeth werin a phriodolid grym arbennig i'r rhif naw. Yn ôl un hen goel mae cyrn mwy poenus nag arfer yn arwydd o dywydd mawr.

Llosg Eira neu Faleithiau

Roedd y ddeilen gron, dail eiddew a llysiau pen tai yn blanhigion poblogaidd at losg eira hefyd. Paratoid eli o'r ddeilen gron fel y gwneid ar gyfer trin cyrn, ond yr arfer wrth ddefnyddio'r ddeilen yn uniongyrchol oedd ei rhwbio ar y llosg eira yn hytrach na'i rhwymo ar y man. Gosodid deilen eiddew ar gorn, ond câi llosg eira ei drin yn wahanol fel rheol, drwy roi dŵr poeth ar y dail neu'u berwi a defnyddio'r trwyth i olchi'r traed. Gwneid eli o'r dail yn ogystal, a nododd gwraig o ardal Gellifor, Rhuthun, yr arferid berwi dail iddew mewn irad mochyn i wneud eli llosg eira, ac ychwanegodd ei fod yn hynod o boenus os oedd y croen wedi torri.[77] Nododd hefyd y byddent yn arfer rhoi 'gwair ffein' yn eu hesgidiau i gadw'r traed yn gynnes.[78] Yr arfer yn achos llysiau pen tai oedd hollti'r ddeilen a rhwbio'r sudd ar y man llidus.

Cafwyd tystiolaeth o ddwy ffynhonnell, y naill yn gysylltiedig ag ardal y Fron, Rhosgadfan, a'r llall â Llanymddyfri, am wneud eli o'r ysgawen at losg eira. Eli o ddail ysgaw, neu'r brigau ifanc os nad oeddynt ar gael, oedd y cyntaf. Eli gwyn ydoedd, a gwneid ef gan hen wraig o'r enw Ann Williams, Fron Isaf. Byddai hi'n cynghori ei chleifion i olchi'r llosg eira mewn dŵr poeth a halen cyn rhoi'r eli arno. Cyrchid ati i gael yr eli a byddai gwraig o Waunfawr yn cerdded i'r Fron i nôl peth ohono i'w mab ar ôl iddi glywed amdano gan chwarelwr o'r Fron a arferai letya yn Waunfawr. Credid i'r eli wella gwraig o'r Bontnewydd ar ôl i'r meddyg fethu, ac roedd gŵr o'r un pentref wedi dweud y byddai ei frawd, a arferai gael llosg eira ar ei dalcen, yn gwella bob tro ar ôl ei ddefnyddio. Gellid ei roi ar losgiadau hefyd.[79] Eli o flodau'r ysgaw oedd yr ail, a baratoid drwy ferwi'r blodau mewn lard mochyn am tua thri chwarter awr ac yna hidlo'r cymysgedd drwy fwslin. Fe'i defnyddid i drin anhwylderau eraill ar y croen yn ogystal.[80]

Yn ardal Rhosgadfan hefyd gwneid eli â chodau euraid, neu 'goda' eira'

fel y'u gelwid ar lafar. Cesglid y codau yn y caeau ar ddiwedd yr haf, ac erbyn
y gaeaf byddent wedi troi'n frown a magu plisgyn. Fe'u gwesgid nes y deuai
mwg allan ohonynt a chesglid y llwch brown at ei gilydd a'i roi mewn ychydig
o lard cartref wedi'i doddi mewn cwpan wrth y tân, tua hanner yn hanner o
bob un. Gellid prynu llond swigen o'r lard yn siop Isaac Parry. Roedd lliw
brown gwan ar yr eli, a châi ei gyfrif yn ddiguro am wella llosg eira ar ôl i'r
briw dorri. Fe'i taenid ar ddarn o galico glân wedi'i ddeifio neu'i ruddo wrth
y tân er mwyn ei ddiheintio, a rhoid hwnnw ar y clwyf gyda rhwymyn am y
cyfan.[81] Disgrifiodd gwraig o Ystradgynlais feddyginiaeth a berthynai i deulu ei
thad, sef berwi brigau gwern, bedw a deri am ddwy neu dair awr, ac yna rhoi'r
traed dolurus yn y trwyth poeth.[82] Ategwyd y defnydd o goed bedw gan wraig
o Lanwrtyd, a fagwyd yn Spite Inn, Tirabad. Yn yr achos hwn defnyddid dail
a brigau coed bedw i wneud y trwyth.[83] Yn ôl tystiolaeth o Gwm Pennant,
gellid osgoi cael llosg eira drwy rwbio'r dwylo neu'r traed â'r aeron cochion
oddi ar goed rhosod gwyllt ym mis Hydref neu Dachwedd.[84]

Byddai rhai pobl yn manteisio ar lysiau'r ardd i baratoi triniaeth, er
enghraifft, torri swedsen yn ei hanner a chrafu peth o'r canol, rhoi halen yn y
twll a'i adael yno am ychydig ddyddiau ac yna defnyddio'r gwlybwr i olchi'r
llosg eira; rhwbio nionyn wedi'i dorri yn ei hanner ar y llosg eira (byddai rhai
yn ei daro mewn halen neu baraffin yn gyntaf); powltis nionyn rhost, neu
olchi'r llosg eira â dŵr berwi tatws.

Golchi'r man â golch, troeth, neu leisw cynnes cyn mynd i'r gwely oedd
cyngor arall, ond byddai rhai yn argymell defnyddio dŵr gwartheg. Golchid
y traed hefyd mewn dŵr cynnes, dŵr a halen, dŵr a mwstard, dŵr a siwgr,
dŵr a sebon, neu ddŵr ag ychydig o flawd ceirch ynddo. Credai amryw fod
golchi'r man dolurus â dŵr poeth a dŵr oer bob yn ail am tua chwarter awr
yn llesol, gan ei fod yn hybu cylchrediad y gwaed. Arfer cyffredin arall oedd
golchi'r traed mewn paraffin, yn enwedig os na fyddai'r llosg eira wedi torri.
Gwneid defnydd sylweddol hefyd o hylifau masnachol megis gwirod methyl,
olew camffor, olew olewydd, oel Morris Evans, ïodin, neu dyrpentein.

Gwneid elïau cartref eraill yn ogystal â'r elïau llysiau y cyfeiriwyd atynt
eisoes, er enghraifft, eli lard a brwmstan neu eli saim gŵydd a thyrpentein
– eli y dywedid y byddai'n tynnu'r cosi allan o'r llosg.[85] Roedd David Jones,
Abergwesyn, Brycheiniog, pan ymwelwyd ag ef ym mis Chwefror 1982, yn

parhau i wneud eli maleithiau, gan ddefnyddio'r un rysáit ag a wnâi ei dad o'i flaen. Cymerai naw owns o lard, owns a hanner o wêr llwdn, pedwar llond gwniadur o gwyr gwenyn a llond gwniadur a hanner o resin, a'u berwi'n drwyadl nes eu bod wedi toddi'n llwyr.[86] Dywedodd ei bod yn bwysig rhoi'r eli ar y maleithiau pan oeddynt yn dechrau cosi, cyn iddynt dorri. Bu Mrs Mary Davies, Pennant, Llanbryn-mair, yn gwneud eli â chwyr crydd ac olew olewydd gan ddilyn rysáit hen wraig o Fachynlleth. Soniodd fel y bu i'w chwaer wneud yr un eli ar gyfer bachgen o Garno a oedd yn dioddef yn ddrwg o losg eira ac wedi bod yn methu â gwisgo esgid ers blynyddoedd. Anfonodd yntau ati mewn byr amser i ddweud ei fod wedi gwella.[87] Yn Llandysilio, eid i ymofyn eli Mari'r Fron pan fyddai'r anhwylder yn ddrwg iawn – eli wedi'i wneud â 'diaculum and tallow' oedd hwn, a châi ei gyfrif yn dda at losgiadau a chlwyfau ac unrhyw anhwylderau ar y croen.[88] Byddai hen wraig yng Nghwm Main yn arfer casglu baw defaid a'i ferwi mewn lard i wneud eli i'w rwbio ar y llosg eira.[89] Cafwyd cyfeiriadau hefyd at eli llosg eira a wneid gan wragedd megis Mrs Evans, Mo'part, y Foel; Mari Jones, Bron y Foel, Dolgellau; neu Mrs Jones, Penrhiw, Uwchygarreg, ond ni wyddys beth oedd eu cynnwys. Yn ogystal â'r elïau hyn gwneid defnydd o seimiach megis saim gŵydd neu lard mochyn a hefyd o elïau wedi'u prynu megis *Vaseline* neu *Zam-Buk*.

Un dull poblogaidd iawn o drin yr anhwylder oedd cerdded yn droednoeth yn yr eira. Dywedwyd y byddai hyn, am ryw gymaint o leiaf, yn cael gwared â'r cosi sy'n nodweddiadol o losg eira. Roedd cyfran helaeth o'r bobl hŷn yn gyfarwydd â'r feddyginiaeth, a llawer ohonynt wedi rhoi cynnig arni eu hunain pan oeddynt yn blant. Dull arall o wneud y driniaeth oedd rhwbio'r traed ag eira.

Roedd dros hanner y bobl hŷn a holwyd yn gyfarwydd â'r arfer o chwipio'r llosg eira â chelyn nes ei fod yn gwaedu, triniaeth y dylid ei gwneud cyn i'r dolur dorri, er bod gan lawer llai ohonynt brofiad uniongyrchol o'r feddyginiaeth. Cafwyd peth tystiolaeth am ddefnyddio danadl poethion neu eithin yn hytrach na chelyn, a gwnaeth un gŵr y sylw y defnyddid celyn fel rheol yn ystod y gaeaf ac eithin ambell waith yn y gwanwyn, pe ceid llosg eira pan oedd yr eithin yn dechrau glasu.[90]

Yn ôl tystiolaeth lafar, meddyginiaeth syml i gael gwared â gwaed 'amhur' y llosg eira oedd gwaedu â chelyn. Fodd bynnag, ceir tystiolaeth o ffynonellau printiedig o'r bedwaredd ganrif ar bymtheg y câi pobl, merched yn bennaf, eu chwipio ar eu breichiau â chelyn nes eu bod yn gwaedu ar Ddydd Gŵyl San Steffan,[91] arfer yr awgrymwyd ei fod yn gysylltiedig â choffáu marwolaeth Sant Steffan, y merthyr Cristnogol cyntaf, a ferthyrwyd ar yr un dyddiad, neu, efallai, â'r hen ddefod o waedu anifeiliaid, yn enwedig ceffylau, ar y dyddiad hwn, yn y gred y byddai'r gwaedu'n fwy effeithiol fyth oherwydd safle neilltuol yr haul ar ôl cylchdro'r gaeaf.[92] Mae'n bosibl y gellir edrych ar yr arfer o waedu â chelyn fel arwydd o oruchafiaeth ffrwythlondeb a gwaedu iachaol dros ddiffrwythder y llosg eira.

Dull arall o gael gwared â'r gwaed 'drwg' oedd rhoi gelen ar y man i sugno. Gwneid defnydd helaeth o'r gelod pan fyddai angen gostwng tymheredd y gwaed neu gael gwared â gwaed amhur, a chofiai amryw o'r siaradwyr am bobl a arferai gadw gelod yng nghyfnod eu plentyndod. Dywedwyd, er enghraifft, y byddai gwraig o'r enw Doli Gruffydd a oedd yn byw ger Capel Ainon, Golan, wrth ymyl Garndolbenmaen, yn arfer eu cadw oddeutu 1920, ac fel yr eid ati pan fyddai rhywun yn dioddef o losg eira. Cadwai tua deg i ddwsin ohonynt mewn dysgl o ddŵr, a phan fyddai angen triniaeth gosodai un o'r gelod wrth 'bisyn drwg' y llosg eira gan adael iddi sugno nes y disgynnai i ffwrdd ohoni ei hun. Yna, gafaelai ynddi a thynnu ei bys ar hyd ei chefn o'r 'gynffon' i fyny er mwyn gwasgu'r gwaed drwg allan, a rhoi ei thrwyn mewn halen cyn ei dodi'n ôl yn y dŵr glân.[93] Yng nghylch Llandysul tua'r un cyfnod cedwid gelod gan wraig o'r enw Mari Pengelli. Eu prynu gan y fferyllydd a wnâi eraill.

Ecsema

Prin iawn yw'r meddyginiaethau a gasglwyd at ecsema. Yfed llaeth gafr oedd y cyngor mwyaf cyffredin ym Mhenfro, ond roedd Mrs Fay Rees, Crymych, wedi cael gwellhad ar ôl defnyddio eli ecsema a gafodd gan ŵr o Abergwaun. Credai fod yr eli'n edrych yn debyg iawn i'r un yr oedd wedi'i weld yn cael ei wneud gartref. Eli pinc oedd hwnnw, y canfuasid y rysáit ar ei gyfer ar ddarn o bapur rhydd yn yr hen Feibl teuluol a ddaeth o gartref ei thad. Ceiniogwerth o gwyr, ceiniogwerth o bowdr gwaddod coch (*red precipitate powder*) a gwerth dwy geiniog o olew olewydd oedd cynnwys y rysáit ac fe'i paratoid drwy dwymo'r olew olewydd a thorri'r cwyr iddo yn ddarnau mân nes ei fod yn toddi ac yna ychwanegu'r powdr ato.[94] Y feddyginiaeth a gafwyd gan ŵr o Drewiliam, Rhondda, oedd malu potash sylffyredig a'i ddoddi mewn dŵr berwedig a defnyddio'r trwyth i olchi'r man dolurus.[95] Byddai'n rhaid prynu'r cynhwysion ar gyfer y ddwy feddyginiaeth gan y fferyllydd. Yn ôl tystiolaeth gŵr o Wrecsam, cafodd ei dad, a oedd wedi gorfod dychwelyd adref o'r Porth, Rhondda, i Ddwygyfylchi pan oedd yn ddyn ieuanc oherwydd yr anhwylder, wellhad llwyr ar ôl cael eli gan hen wraig a oedd yn byw ar y mynydd ger Llangelynnin. Fe'i hanfonwyd i siop y fferyllydd yng Nghonwy i nôl y defnyddiau ar gyfer yr eli, a chofiai mai 'cream of tartar' oedd un o'r cynhwysion.[96]

Roedd gan Herbert Griffiths, Bodedern, feddyginiaeth at drin ecsema, soriasis a'r eryr a gafodd ei throsglwyddo iddo gan Robert Richard Jones, Fferam, Bodedern, a oedd yn gefnder i'w dad, ac a fu farw ym 1963. Fe'i trosglwyddwyd iddo yntau gan ei fam, ac iddi hithau gan ei thad, Robert Parry, a fu farw ym 1893. Eli hylifol ydoedd, ac roedd yn cynnwys llaeth enwyn a baco ynghyd ag un cynhwysyn cyfrinachol nad oedd yn bosibl ei gael gan y fferyllydd bellach. Nododd nad oedd llysiau'n gysylltiedig â'r feddyginiaeth.[97] Roedd ffermwr o Fodedern yn cofio fel y byddai teulu Fferam yn paratoi elïau. Eli at ecsema oedd yr eli uchod iddo ef, a nododd y byddid yn rhoi tuag owns o faco Amlwch mewn chwart o laeth enwyn ac yn ei adael am tua thridiau cyn ei hidlo, ac yna'n ychwanegu'r cynhwysyn a geid gan y fferyllydd.[98] Roedd teulu Fferam hefyd yn gwneud eli hylifol at y 'crwn', sef eli drywinen, a oedd yn boblogaidd iawn. Datgelodd Herbert Griffiths bod yr eli hwn yn cynnwys plwm,[99] a chredai'r cymydog ei fod yn eli cryf iawn.[100]

Cafwyd dyrnaid o feddyginiaethau llysieuol yn ogystal. Cyfeiriwyd, er enghraifft, at eli'r ddeilen gron (Cwm Pennant), eli dail robin (Caerfyrddin), ac eli sebonllys (Morfa Nefyn). Y cyngor o Lanerfyl oedd bwyta digon o eirin perthi neu riwbob, ac yfed diod danadl poethion.[101]

Adroddwyd stori ddiddorol am feddyginiaeth at ecsema gan David Jones, Abergwesyn. Roedd teulu yn byw ar Fynydd Epynt a'r plentyn bach yn dioddef o ecsema drwg iawn. Daeth crwydryn heibio a gofyn i'w rieni beth yr oeddynt yn ei ddefnyddio tuag ato, a hwythau'n dweud bod y plentyn dan law'r meddyg ond nad oedd yn gwella dim. Dywedodd y crwydryn y rhoddai iddynt rysáit a'i gwellhâi yn dâl am bryd o fwyd. Cynnwys y rysáit oedd dwy owns o grownsel, dwy owns o lard, owns o saim cig moch a hanner owns o bowdr borasig. Bu'r driniaeth yn llwyddiannus.[102]

Yn ôl profiad Miss Elizabeth Anne John, y swynwraig o Arberth a arferai drin nifer o afiechydon y croen, roedd ecsema yn un o'r rhai mwyaf anodd ei wella. Gallai wella am tua mis neu ragor a dod yn ei ôl drachefn; sut bynnag, byddai'r anhwylder yn clirio'n gyfan gwbl ar ôl i'r person ddychwelyd ati am driniaeth bellach.[103] Yr un broses a ddefnyddid ganddi i wella ecsema, tân iddwf, a'r eryr.

Tân Iddwf neu Fflamwydden

Hyd nes darganfod cyffuriau modern roedd tân iddwf, neu 'tân iddew' fel y'i gelwir ar lafar yn y Gogledd, yn afiechyd peryglus a chymharol gyffredin. Byddai i'w gael ar yr wyneb yn aml iawn.

Defnyddid rhai meddyginiaethau llysieuol traddodiadol i drin yr anhwylder, er enghraifft, y ddeilen gron, briallu, llysiau pen tai, yr ysgawen, helogan a 'llygaid eirin' (llugaeron). Roedd i'r ddeilen gron, ar ffurf eli, le pwysig yn nhriniaeth tân iddwf, sy'n dystiolaeth bellach o'i phoblogrwydd mawr ymhlith y rhai a fyddai'n paratoi triniaethau cartref at afiechydon y croen. Gwnâi Mrs Jones, Rhos Ddu, Ynys, yn Eifionydd eli gyda blodau briallu i glirio'r ysmotiau llidus a geid ar y gwddf a mannau eraill ar ôl tân iddew.[104] Gwneud trwyth â llysiau pen tai a'i ddefnyddio i olchi'r wyneb oedd un feddyginiaeth o ardal Corwen,[105] ond fe'u defnyddid mewn modd hollol wahanol gan ŵr o Farloes, Hwlffordd, a fyddai'n torri pigau neu flaenau'r dail a'u rhoi mewn ychydig o ddŵr a'u berwi mewn llaeth nes eu bod yn feddal. Yna fe'u rhoid yn blastr ar yr wyneb a'u gorchuddio â darn o liain.[106] Rhoid y 'llygaid eirin' hefyd yn blastr mewn lliain ar yr wyneb,[107] ond gwneid te o'r helogan[108] a'r blodau ysgaw[109] i olchi'r man dolurus.

Cofnodwyd tystiolaeth am ddau 'blastr' arall, sef plastr o startsh wedi'i wlychu a'i wneud yn bâst – hwn o Gil-ffriw, Morgannwg[110] – a gorchudd o flawd poeth y bu'n rhaid i wraig o Ystradgynlais ei ddioddef pan oedd y 'fflamwydden dân' arni; cofiai ei merch rai o'r hen wragedd yn rhoi blawd yn y popty i grasu ac yna'n ei osod ar wyneb ei mam.[111]

Prin yw'r dystiolaeth am bobl a fyddai'n paratoi elïau at dân iddwf, ond dywedodd Mrs Catherine Jones, Penrhyndeudraeth, i'w brawd wella ar ôl cael eli gan fodryb iddynt o Ffestiniog a oedd yn perthyn i deulu oel Morris Evans. Gwnâi'r fodryb eli llosg tân yn ogystal ar gyfer ei werthu.[112] Clywyd hefyd am wraig o ardal Trawscoed o'r enw Hannah Lloyd,[113] ac am ŵr o Dal-y-bont yn sir Aberteifi[114] a arferai wneud eli. Cedwid y feddyginiaeth yn gyfrinach ymhob achos.

Soniwyd uchod, wrth drafod ecsema, am Miss Elizabeth Anne John, y swynwraig o Arberth, a oedd hefyd yn trin tân iddwf. Roedd de Penfro yn nodedig am ei swynwyr. Cyfeiriodd y Parch. Meredith Morris at yr arfer o wella drwy swyn yn y rhan honno o'r sir yn ei lawysgrif ar lên gwerin yr ardal.[115] Un o'r meddyginiaethau swyn a gofnodwyd ganddo yw'r feddyginiaeth ganlynol y dywedodd y câi ei hymarfer at dân iddwf a'r eryr fel ei gilydd. Mae'r claf yn ymweld â'r swynwr am dri diwrnod yn olynol, a rhaid i'r cyntaf neu'r olaf o'r ymweliadau hyn fod ar y Sul. Gwna'r swynwr sgwâr dychmygol uwchben y man dolurus dair gwaith gydag allwedd ac, ar ôl cwblhau pob sgwâr, mae'n rhoi pen yr allwedd ynddo ac yn ei droi fel petai'n agor drws gan adrodd rhigwm arbennig dair gwaith bob tro:

> I turns the key and ope the door
> That stums the vire of antious dore.[116]

Yna mae'n chwythu ar y clwyf. Dywedodd Meredith Morris fod ganddo dystiolaeth i'r feddyginiaeth gael ei hymarfer mor ddiweddar â'r flwyddyn 1898.

Roedd Miss Elizabeth Anne John wedi bod at ŵr o'r enw Mr Lewis yn Nhredeml pan oedd yn blentyn ac yn dioddef o dân iddwf a drywinod,[117] a gwyddai gwraig o Hwlffordd i fam o'r cylch fynd at yr un swynwr neu'i wraig pan oedd ei phlentyn deunaw mis oed yn dioddef o dân iddwf. Fe wellodd y plentyn gyda phob ymweliad ac fe gafodd wellhad llwyr yn y man. Gwyddai hefyd i reithor yr Eglwys Lwyd, sir Gaerfyrddin, oddeutu 1945, fynd â'i fam at y swynwr pan oedd yr un anhwylder yn ei llethu hi.[118] Dywedodd Miss John mai gwneud cylch gyda gwelltyn a wnâi Mr Lewis gan adrodd swyn dan ei wynt.[119] Roedd hi ei hun wedi bod yn gwella llosgiadau, drywinod, ecsema, tân iddwf a'r eryr drwy ddulliau cyffelyb ers y 1950au. Gwneud cylch â'i bys uwchben y man poenus y byddai hi, yn hytrach na defnyddio gwelltyn, a byddai hefyd yn adrodd swyn yn ddistaw ac yn chwythu ar y man ddwywaith ar ddiwedd y driniaeth. Câi hyn ei ailadrodd unwaith, ddwywaith neu deirgwaith y dydd, fel y byddai angen, am ddeng niwrnod. Caiff y ddawn o iacháu ei throsglwyddo o wryw i fenyw neu o fenyw i wryw. Fe'i trosglwyddwyd iddi hi gan ei brawd, a derbyniodd yntau'r ddawn gan wraig o Gilgeti yn ystod y 1940au.[120]

Yr Eryr

Erstalwm, câi'r eryr ei gyfrif yn afiechyd pur ddifrifol oherwydd yr hen goel y byddai'r claf yn marw pe gweithiai'r chwysigod eu ffordd o amgylch y corff gan ffurfio cylch am y canol. Ceir cyfeiriad at y gred yn *A Welsh Leech Book* (testun llawysgrif y mae ei chynsail yn dyddio o tua 1600), 'ac os amgylchyna ef ddyn marw fydd',[121] ac y mae'n parhau'n fyw ar lafar. Gwyddys erbyn heddiw nad yw'n bosibl i hyn ddigwydd gan mai effeithio ar nerfau un ochr i'r corff yn unig a wna'r afiechyd, a achosir gan yr un firws â'r frech ieir.

Credid y gellid gwella'r eryr drwy chwythu arno a chafwyd tystiolaeth sylweddol am yr arfer hwn yng Ngwynedd a Phowys yn arbennig. Dywedid bod y rhai y priodolid y ddawn iddynt, neu eu hynafiaid, wedi bwyta cig eryr, ac y parhâi'r gallu hwn am naw cenhedlaeth. Roedd gŵr o Gaernarfon, a ysgrifennai dan y ffugenw 'Kynan' ym 1897, wedi clywed sôn yng nghylch Llanllyfni i nifer o bobl Tal-y-sarn, flynyddoedd lawer cyn hynny, gael eu gwahodd i Lynllifon i wledda ar gig eryrod, a bod eu disgynyddion, hyd at y nawfed ach, yn adnabyddus fel chwythwyr, ac ychwanegodd mai un o Dal-y-sarn yn wreiddiol oedd gwraig o Gaernarfon a ddaethai i roi triniaeth i'w fam.[122] Sut bynnag, yn ôl tystiolaeth o Drefor, roedd gan y sawl a feddai ar y ddawn i wella'r eryr drwy chwythu arno 'iau gwyn'.[123] Cafwyd un awgrym mai eryr cas a ddaeth â'r afiechyd i'r wlad,[124] ond credai 'Kynan' mai'r ffaith bod y dolur yn ymdebygu i greigiau Eryri a roes fod i'r enw,[125] a chefnogwyd hyn gan Syr Ifor Williams: 'Pan fydd y dolur a elwir yn Saesneg yn "shingles" ar ddyn, galwn ef yn *eryr* neu *eryri*, am fod *gwrymiau* yn codi ar gnawd y dioddefydd. Mae rhan helaeth o Arfon yn wrymiau uchel, a'r codiad tir hwn a elwir yn *Er-yr-i*; dyma "Highlands" Cymru, y mynydd-dir, neu'r "uchel-dir". Peidiwch â synnu bod yr enw weithiau ar arfer am wrymiau bychain y "shingles".'[126] Fel y nodwyd, 'eryr', 'eryri', neu 'y 'ryri' yw'r ffurfiau llafar ar yr enw yng ngogledd Cymru, ac 'eryrod', ''ryrod' neu 'erod' yn y De.

Cafwyd sawl cyfeiriad at y chwythwyr yn ein llên a'n llafar. Cofnododd William Bingley yr arfer yn sir Gaernarfon ar ddechrau'r bedwaredd ganrif ar bymtheg.[127] Dywed Eben Fardd yn ei ddyddiadur am 1843 iddo fynd â'i ferch at hen wraig ym Mhontllyfni i dderbyn y driniaeth[128] (*erysipelas* y galwodd ef yr afiechyd, ond y mae'r symptomau a ddisgrifir ganddo yn awgrymu mai'r eryr yn hytrach na thân iddwf a olygai. At hyn, ni chafwyd unrhyw dystiolaeth ategol am chwythu ar dân iddwf ac eithrio yn achos swynwyr de Penfro). Cyfeiriodd 'Kynan' at yr hen wraig o Gaernarfon, 'Tref Tŵr yr Eryr' meddai, a ddaethai i'w gartref i roi triniaeth i'w fam oddeutu 1850. Gwyddai hefyd am wraig o'r Ffôr, ger Pwllheli, a oedd yn parhau â'r gwaith ym 1897, a dywed fod yr arfer yn fyw bryd hynny ym Môn ac Arfon yn ogystal.[129] Cofnodwyd yr arfer ym Mhowys hefyd. Nododd Thomas W. Hancock, wrth ysgrifennu am hanes a hynodion plwyf Llanrhaeadr-ym-Mochnant ym 1873, iddo ef ei hun gael y driniaeth pan oedd yn blentyn.[130] Clywodd tirfeddiannwr o Drefyclo, Maesyfed, gan un o'i giperiaid ychydig cyn y Rhyfel Byd Cyntaf y byddai gŵr a oedd yn giper ar ystad gyfagos tua deng mlynedd ar hugain cyn hynny yn arfer chwythu ar yr eryr, ac y deuai pobl ato o bellter i dderbyn y driniaeth.[131]

Ceir tystiolaeth o'r ugeinfed ganrif yn ogystal. Roedd Mrs Margaret Roberts, tafarnwraig o Wesbyr, sir y Fflint, ond yn enedigol o Lanasa, a recordiwyd gan Amgueddfa Werin Cymru ym 1959, a hithau mewn gwth o oedran, yn cofio am hen wraig o'r enw Betsi Williams, 'y Bencrag', a oedd yn byw yn y Brown Cow, a arferai chwythu ar yr eryr.[132] Roedd gan gyn-löwr o Wesbyr, a aned ym 1905, gof plentyn am Margiad Jones, Pwll Mawr, Trelogan, yn chwythu ar yr eryr a phobl o gyffiniau'r Rhyl a Phrestatyn yn dod ati am wellhad.[133] Clywodd gwraig o Drefor ei mam a'i modryb yn sôn y byddai hen wraig o'r pentref o'r enw Mrs Jeremiah Jones, y cyfeirid ati fel 'Mrs Jerry', a oedd yn byw yn Ffordd yr Eifl, yn chwythu ar yr eryr yn y cyfnod o 1900 i 1920/30,[134] a chyfeiriodd Ifor Williams at y gred yn Nhregaron a Chlynnog Fawr ym 1930.[135] Cafwyd tystiolaeth lafar o Niwbwrch am hen wraig o'r enw Leusa Williams, Tyddyn Waun, a wnâi'r driniaeth oddeutu'r un cyfnod.[136] Mor ddiweddar â 1970, dywedodd gwraig oedrannus o Gonwy, a arferai gasglu cregyn gleision, fod teulu ei thad wedi bwyta cig eryr, a chofiai i'w thad sôn fel y bu iddo wella'r eryr.[137] Yn ôl llythyr a ymddangosodd yn *Y Bedol*, byddai gŵr o'r enw John Roberts, Y Foty, Llanelidan, hefyd yn arfer chwythu ar yr eryr. 'Byddai'n tynnu ei siaced ac yn llewys ei grys yn dechrau chwythu a phoeri nes oedd yn chwys diferol.'[138] Disgrifiodd Mrs Ellen (Nell) Griffiths, Trawsfynydd, mewn llawysgrif o'i heiddo a roddwyd i'r Amgueddfa Werin ym 1978, driniaeth a welodd yn ystod y cyfnod 1920 i 1940 pan oedd yn gweini yn Llennyrch, Llandecwyn, Meirionnydd:

> Cofiaf Richard Evans yn cael yr Eryr (*Shingles*) ar ei gefn. Rhoi cynfas wen, ei defnydd bag blawd, ar y wal wrth y tŷ gwair i roi galwad i Mary Lewis, Caersaeson i ddod yno. Byddai yn dod yn fuan yn ei chlocsiau trwy y Ceunant. Yna, finnau yn dal y ganwyll frwyn iddi gael gweld, a Richard Evans a'i bwysau ar y bwrdd, ac yn codi ei grys gwlanen a'i wasgod wlanen. Yna byddai hi yn anadlu arno dair gwaith, ac yn poeri ddwy waith, felly am amser maith, nes y byddai yn chwys heb fethu y cyfrif – 'Hy! Hy! Hy! Ts! Ts!' a finnau yn ddigon gwamal. Gwnaeth hyn am naw diwrnod yr un amser bob nos am chwech o'r gloch, ac ymhen rhyw naw diwrnod yr oeddynt yn dechreu crino a chlirio yn dda. Roedd hi yn cael ei galw yn fynych i bell ffordd. Rhai o'i theulu wedi bwyta cig Eryr medda nhw; nis gwn i. Trwy nad oedd ganddi blant, gorffennwyd y feddyginiaeth honno.[139]

Nododd Mrs Griffiths, pan recordiwyd hi ym mis Hydref 1978, i'r chwythwraig ddweud wrthi bod dau fath o eryr, sef yr eryr cyffredin a'r 'eryr las', a bod Richard Evans yn dioddef o'r 'eryr las'.[140] Cafwyd gwybodaeth bellach gan wraig o Lanbedr, Meirionnydd, a oedd yn perthyn i deulu Llennyrch. Dywedodd y byddai ei nain ar ochr ei thad, sef Gwen Parry (Pugh cyn priodi), o Dalsarnau, a fu farw tua 1928, hefyd yn chwythu ar yr eryr.[141]

Er mai fel 'chwythu ar yr eryr' y cyfeirid at y driniaeth yn gyffredinol, roedd poeri hefyd, yn ôl tystiolaeth y rhai a welodd neu a gafodd y feddyginiaeth, yn rhan annatod ohoni. Anadlu deirgwaith a phoeri ddwywaith oedd y dull a welwyd yn cael ei ddefnyddio yn Llandecwyn. 'Rhyw wlyb-chwythu, neu sych-boeri, y byddai fy nain ar y cnawd nes blinai', meddai gohebydd o'r enw W. Eames mewn llythyr i'r cylchgrawn *Cymru* ar ddiwedd y bedwaredd ganrif ar bymtheg.[142] Dyma ddisgrifiad T. W. Hancock o'r driniaeth a gafodd ef yn blentyn:

The cure was simple, but a certain amount of penance was to be borne by the sufferer, who was to go to the expert or charmer fasting, who, likewise, was to operate fasting. The charmer blew gentle breathings on the sore vesicles first, then a series of wee tit-spittings in like manner – repeating the same as many times as were thought necessary. It may be interesting to give a personal experience in the case. I was attacked by this disorder, which extended over the left shoulder in both directions; this was when I was about eight years of age. My father, by recommendation, took me to one of these experts, a very respectable farmer's wife, living about seven miles away – starting at break of day in corn harvest time on horseback. The good lady put me to the torture before her breakfast, for her blowings and spittings smarted me like the application of live coals, but my smart was finally soothed when she applied a lotion of what she called *hufen* (none other than genuine thick cream). A cure was the result, but the scars remain to this day. She visited me as her patient once when she came to town on market day. The whole affair stands prominent in my memory although it is many years ago.[143]

Credai rhai, fel y nodwyd uchod, y byddai'n rhaid gwneud y feddyginiaeth ar stumog wag. Mae'n hen goel bod gwerth meddyginiaethol i boer cyntaf y bore.

Mae gŵr sy'n ysgrifennu dan yr enw Hywel ab Einion yn *Y Brython* (1861), wrth sôn am yr arfer ym Mhowys, yn nodi: 'Mewn rhai parthau o wlad Powys, arferai yr un a flinid gan yr Eryr, neu y 'Ryri, fyned at y swynwr ar ben boreu, heb archwaethu tamaid o fwyd; a'r swynwr yntau, tra yn yr un cyflwr newynllyd, a "ddystaw ymgomiai â'i geg", ac a boerai ar y man dolurus, ac ar fyrder, iach fyddai.'[144] Roedd Hywel ab Einion, felly, yn ymwybodol o'r arfer o adrodd swyn fel rhan o'r driniaeth. Mae hefyd yn cyfeirio at swyn a adroddid gan 'Lanciau Eryri':

> Yr Eryr Eryres
> Mi a'th ddanfonais,
> Dros naw môr, a thros naw mynydd,
> A thros naw erw o dir anghelfydd;
> Lle na chyfartho ci, ac na frefo buwch,
> Ac na ddelo'r Eryr byth yn uwch.

ac, i gwblhau'r driniaeth:

'"Tw, tw, tw", sef yw y diweddglo, yna selied ei thynghedfen, drwy felltith y poeryn ar ei phen'.[145]

Cofnodwyd yr un fersiwn gyda mân amrywiadau orgraffyddol gan Hancock ym 1873[146] a chan Myrddin Fardd oddeutu 1900[147] (er ei bod yn debyg mai fersiwn Hywel ab Einion oedd eu ffynhonnell). Mae'r swyn yn dal yn hysbys ar lafar. Dyma fersiwn debyg iawn i'r un uchod a adroddwyd gan Meredydd Roberts, Cyplau, Abergeirw ym 1978. Fe'i hadroddid cyn i'r gwellhawr anadlu ar y claf:

> Eryr eryres
> Myfi a'th anfones
> Dros naw môr
> A thros naw mynydd
> A thros naw erw
> O dir anghelfydd
> Lle na chyfartho ci
> Ac na frefo buwch
> Ac na chwyd yr eryr
> Byth yn uwch.[148]

Fersiwn ychydig yn wahanol a gofnodwyd gan 'Eryr Eryri' ym 1858. Dywedodd iddo glywed, pe bai rhywun yn dioddef o'r eryr, y 'gyrid yn union deg am hen wrachan, yr hon a broffwydesai ei bod yn medru gyru yr "eryr" ar ffo, trwy arfer rhyw hen gyfareddion, a chanu rhyw hen gân …'. Dim ond dwy linell a gofnodir:

> Mi ddois yma i swyno'r eryr
> Dros naw môr a thros na[w] mynydd. [149]

Ni wyddys pa mor hen yw swynion o'r fath, ond cofnodwyd rhigwm cyffelyb gan Lewis Morris yn y ddeunawfed ganrif:

> Swyn rhag yr Eryri
> Dy gerydd a gefais dy gerydd a ddanfonais,
> dros naw mor a thros naw mynydd
> a thros yr Erw Anghelfydd.

Lle na chân Ceiliog lle na Frefa Buwch,
na ddeloch di byth yma'n uwch.[150]

Dywed Bingley, wrth ysgrifennu am ei deithiau drwy ogledd Cymru ym 1798 a 1801, i forwyn yn sir Gaernarfon ddweud wrtho i hen ŵr a wellodd yr eryr arni hi, gŵr y dywedid bod ei daid wedi bwyta cig eryr, adrodd rhywbeth annealladwy wrth weithredu'r feddyginiaeth.[151]

Wrth drafod tân iddwf, cyfeiriwyd at arfer swynwyr de Penfro o drin yr afiechyd drwy wneud cylch uwchben y dolur, gan adrodd swyn arbennig dan eu gwynt, ac yna chwythu arno. Yr un yn ei hanfod oedd y driniaeth a wneid ganddynt at yr eryr. Crybwyllodd Miss Elizabeth Anne John, Arberth, a recordiwyd ar ddechrau'r 1980au, mai'r eryr oedd yr anhwylder cyntaf iddi ei drin, a hynny pan oedd ei mam yn dioddef o'r afiechyd. Bu'r driniaeth yn llwyddiant – lliniarwyd y boen bron ar ei hunion, ac roedd y llid ar y croen wedi diflannu'n gyfan gwbl o fewn deng niwrnod.[152] Mae tystiolaeth y Parch. Meredith Morris am dân iddwf yr un mor berthnasol yn achos yr eryr.[153] Ychwanegodd yr ystyrid mai gwahanol ffurfiau ar yr un afiechyd oedd tân iddwf a'r eryr. Ni chafwyd yr un cyfeiriad at y gred o fwyta cig eryr mewn perthynas â swynwyr de Penfro.

Casglwyd llu o gynghorion a meddyginiaethau cartref oddi ar lafar at drin yr eryr. Cyngor hen wraig o Bencader, a wnâi eli at yr eryr, yn ôl tystiolaeth o Bren-gwyn, Llandysul, oedd gorchuddio'r croen llidiog â hufen cyn rhoi eli arno, yn y gred y deuai'r 'germs' allan i fwyta'r hufen 'a thorri'u bolie a marw'.[154] Gwelwyd bod un wraig a chwythai ar yr eryr yn defnyddio hufen hefyd, ond ar ddiwedd y driniaeth yn yr achos hwn.[155] Daeth tystiolaeth o Lŷn am roi tewion llymru,[156] neu dewion sucan[157] yn blastr oer ar yr eryr i esmwytháu'r llid. Y trwyth a geid ar ôl rhoi blawd llymru yn wlych mewn dŵr a llaeth enwyn am rai diwrnodau a'i hidlo yw tewion llymru mewn gwirionedd,[158] ond gwneid y plastr drwy gymysgu'r hyn a oedd yn weddill yn yr hidlen gyda thoes a dŵr. Paratoid tewion sucan drwy ychwanegu dŵr at y tewion llymru. Byddai rhai yn defnyddio startsh, megis gŵr o Groes-lan, Llandysul, a ddywedodd fod dau fath o eryrod, y naill yn wlyb a'r llall yn sych. Rhoid y startsh yn bowdr ar y math gwlyb, ond byddai'r math sych yn debygol o droi'n grachen, ac felly gwneid pâst i'w daenu arno.[159]

Cafodd Daniel Jones, Bronnant, wellhad ar ôl iro'r eryr â chymysgedd o olew had llin a melyn wy. Roedd wedi bod yn cneifio mewn 'bocs cart', a chredai ei fod yn cosi oherwydd iddo gael llau oddi wrth y defaid, ond sylweddolodd yn ddiweddarach fod pothelli cochion ar hyd ei gefn:

> … mi gês i'r *shingles* flynydde lawer yn ôl. O'n i wedi bod yn cneifo lan yn yr ochor ucha' 'na, a cneifo ŵyn mewn bocs cart, dych wel'… O'n i'n gneifwr heb yn ail. Ag odd yr holl wlân ŵyn rownd oboitu chi, a llau yn'yn nhw, dych wel'. Ddois i adre wedyn. Wel, ro'dd cosi ar y nghefen i'n ddychrynllyd iawn, iawn. A mi wedes i w'th y wraig, 'Wi'n siwr bod 'n drwch o lau,' wedes i. A mi âth honna i edrych. 'Bachgen, bachgen,' medde hi. 'Chi'n bothelli coch i gyd ar ych cefen,' wedodd hi. '[D]iw, ma'r 'ryrod arna i, siwr o fod,' wedes i. Mi es at y docdor … amser 'ynny, o Dregaron. A mi rôth ryw eli i fi. Odd e'n neud dim i fi. Fe helodd ryw hen wraig o Bethel gyda ryw ferch ata i yn gweud am i fi gymeryd *linseed oil* a melyn wy. Ag o'n i gofio cym'yd y *linseed oil* pur … dim y *linseed oil second quality* sy'n cymysgu paent, dych wel'. A cymeryd melyn wy. A torri'r melyn wy mewn cwpan, a rhoi *linseed oil* a'i ben e, a'i gymysgu e lan i gyd nes odd e wedi mynd yn eli. A'i iro ar hwnnw. Fe gysges i'r nosweth gynta', ag oedd y pothelli mawr odd fel penne 'mysedd i – o'n i meddwl bydde'r rheiny'n torri i gyd – euson ger'ed yn llwch i gyd. E welles i mewn cwpwl o ddwrnode.[160]

Soniodd Daniel Jones am ddau achlysur arall lle y gwyddai i'r cymysgedd fod yn llwyddiannus. Yn gyntaf, roedd mewn angladd yn Lledrod a digwyddodd ofyn ble'r oedd Jim Ty'n Porth, y sbaddwr. Dywedodd rhywun fod yr eryrod arno, a'r meddyg yn methu â'i wella:

> … A mi gweles e'n dod allan. 'Bachgen, be sy'n bod 'ti?' 'Wel, wi'm yn gwbod,' wedodd e. 'Os na fydda i'n well na hyn, fydda i wedi mynd cyn bo hir,' wedodd e. A mi wedes i w'tho fe nawr beth o'n i 'di gâl, beth gwellodd e. 'Wel, pan bennith yr angladd,' medde fe, 'dere i'r tŷ i weud w'th y wraig a'r ferch 'cw, achos 'dyn nhw ddim yn credu mewn hen bethe,' wedodd e. A mi ês ag mi wedes w'thyn nhw. A mi neuson y peth yma. Ag odd e wedi mynd i lawr i'r siop yr ochor isa', fan'ny … ag odd y nyrs yno. 'Shwd y'ch chi, James Jones?'… 'Diawl,' wedodd e, 'wi lawer yn well nag o'n i,' wedodd e. 'Dodd y peth ro'ch i'n roi i mi, do'dd e'n neud dim i mi,' wedodd e. 'Ond fe gês i feddyginieth,' wedodd e. 'Fe gysges i trwy'r nos yr wsnos gynta nes odd i fyny i un ar ddeg o'r gloch drannoeth,' wedodd e. 'A wi'n gwella'n iawn,' wedodd e. A mi wellodd bob dydd.[161]

Ar yr ail achlysur, clywodd gan bregethwr lleyg, Jones, Pen-wern, a oedd yn enwog am gadw ceffylau, ac a oedd yn digwydd bod yn pregethu ym Mronnant, fod gwraig a oedd yn byw ger Capel Seion yn dioddef o'r eryrod ers amser hir ac nad oedd triniaeth y meddyg yn gwneud dim lles iddi:

> … Jones, Penwern, yn agos i Gapel Seion 'na, un o fechgyn Moel Ifor, Llanrhystud. Ag odd e'n enwog. Cadw ceffyle anghyffredin. Ag oedd e'n bregethwr lleyg, pregethu'n dda iawn. Odd e'n pregethu ym Mronnant 'ma. Ag o'n i'n cal te 'dag e yn tŷ bach Capel. Ag o'n i'n siarad am hen feddyginiaethe, a mi wedodd 'Ma gwraig … 'cw, nawr, ger Capel Seion, mae ers blwyddyn yn yr eryrod,' medde fe. 'Ma nhw boitu bwyta hi fyny,' medde fe. 'Menyw odd yn dod i'n nghlas i yn yr Ysgol Sul,' wedodd e. 'Bachgen, ellir gwella'r rheiny,' wedes i w'tho fe. 'Wel, mae wedi trio pob docdor sy'n Aberystwyth,' wedodd e. 'A ma 'i'n trio nawr … , y *Medical Officer of Health*,' wedodd e. 'A mae'n ffaelu neud dim iddi 'i.' A me wedes i w'tho fe nawr am y *linseed oil* a'r melyn wy. Dyma lythyr yn dod nôl i fi mewn ryw ddeuddydd yn gofyn p'un a melyn wy neu wyn wy o'n i wedi weud. Odd e wedi anghofio. Halis i'n ôl i weud mai melyn wy a'r *linseed oil* a wedes i w'tho fe am gâl yr un gore. … Mi wellodd y fenyw. Odd hi mewn chwech wsnos allan yn i glas e yn yr Ysgol Sul … Ma honna wedi gwella ugeine ar hyd y wlad yma o rai yn yr eryrod. Ydi. Hollol syml.[162]

Roedd ambell un o'r siaradwyr yn gyfarwydd â'r arfer o waedu clust cath a rhoi'r gwaed ar yr eryr. Cofiai Mrs Mary Davies, Pennant, Llanbrynmair, fel y byddai un hen ŵr a oedd yn adnabyddus yn y cylch am ei feddyginiaethau yn rhoi'r gwaed ar ddau ben y clefyd yn y gred yr ataliai hyn hwy rhag cyfarfod, gan arbed bywyd y claf.[163] Cyfeiriodd Dr Iorwerth Peate, mewn nodyn a anfonodd at Syr Ifor Williams, at yr arfer yng Nghyfeiliog o ddefnyddio gwaed o glust cath ddu fel meddyginiaeth,[164] a chofnodwyd yr arfer yn Llanymynech, Maldwyn, yn ogystal.[165] Clywodd William Pritchard (Pennantfab), a gafodd ei eni a'i fagu ym Mraich Dinas, Cwm Pennant, ac a fu'n ffermio yno hyd ei ymddeoliad, gan hen wraig a oedd yn arfer cadw 'temprans' ym Mhorthmadog, mai'r peth gorau at yr eryr oedd gwaedu cath a rhoi halen am ben y gwaed a'i roi ar y croen, a chredai ef y byddai llawer o ffermwyr yn dilyn ei chyngor.[166] Roedd defnyddio gwaed cath, cath ddu yn arbennig, at ddibenion meddyginiaethol yn arfer cyffredin yng ngwledydd Prydain a rhannau o Ewrop, yn enwedig at afiechydon y croen ac anhwylderau ar y llygaid.[167]

Elïau, yn ddiamau, oedd y feddyginiaeth bennaf at yr eryr – rhai ohonynt a'u cynnwys yn hysbys, eraill yn gyfrinach. Cafwyd cyfeiriadau lu at bobl, gwragedd gan amlaf, a arferai wneud eli at yr eryr yn y dyddiau a fu ond a aeth â'r gyfrinach gyda hwy i'r bedd. Cyfeiriwyd, er enghraifft, at eli Jane Gruffydd, Plas Isaf, Betws Garmon, Arfon; eli Mrs Lloyd, Tan y Fron, y Foel; eli Mari'r Felin, y Creunant, Castell-nedd; eli teulu Phillips, Brynberian. Aeth enwau gwneuthurwyr eraill yn angof, a chyfeiriwyd atynt, er enghraifft, fel 'hen wraig o Gwm Dugoed', Maldwyn; 'hen wraig ym Mhont yr Hendre', Llansadwrn, Caerfyrddin.

Dymunai rhai gwneuthurwyr cyfoes hefyd gadw cyfrinach yr eli. Roedd Mrs Sally Lewis, Glandŵr, ger Crymych, pan ymwelwyd â hi ym mis Ebrill 1979, yn gwneud yr eli gyda rysáit a drosglwyddwyd iddi gan ei hewythr, Robert James, Derlwyn, a oedd yn briod â Kate, chwaer ei mam, ac yn fab Pont-y-gafel, fferm yng Nglandŵr. Credai fod y feddyginiaeth ym meddiant teulu Pont-y-gafel ers tua dau gan mlynedd, ac fe'i cafodd hi gan ei hewythr a'i modryb, a hynny mewn amlen wedi'i selio, gyda'r siars nad oedd i'w hagor tra oeddynt yn fyw. Cyfeirid at yr eli bryd hynny fel 'eli Rob'. Dechreuodd Mrs Lewis wneud yr eli tua 1965 pan fu farw ei modryb, ychydig flynyddoedd ar ôl ei gŵr.[168] Mae'r eli'n dal i gael ei baratoi yng Nglandŵr, a hynny gan ddwy wyres i Mrs Lewis.[169] Un arall a gadwai'r feddyginiaeth yn gyfrinach oedd Mrs Morgan, Cyfronnydd, a oedd yn enwog drwy Faldwyn am ei meddyginiaethau, a'u llwyddiant yn ddiarhebol.

Gwyddys beth oedd cynnwys rhai elïau. Gwnâi Elizabeth Howells, Rhyd Isel, Crymych, eli â'r ddeilen gron, lard a brwmstan, a chofiai gŵr o'r cylch fel y byddent yn blant yn arfer casglu'r dail iddi.[170] Byddai Jane Hughes, Rhos-lan, Eifionydd (a fu farw tua 1900) yn berwi'r dail gron nes y byddent wedi mynd yn ddim, ac yna'n cymysgu'r sudd gydag ychydig o lard a hanner llond llwy de o olew olewydd; rhoid yr eli'n blastr ar yr eryr gyda thamaid o fwslin drosto. Fe roddodd hi'r feddyginiaeth i John Jones, Tai'r Efail, Llanystumdwy, a chafwyd y wybodaeth hon gan ei ferch.[171] Cafwyd tystiolaeth fwy diweddar hefyd am ddefnyddio'r ddeilen gron i wneud eli at yr eryr. Gwnâi Mrs Elizabeth (Lisi) Roberts, Llanuwchllyn, eli gyda'r ddeilen gron a menyn gwyrdd.[172] Cymdoges iddi a oedd yn gwneud yr eli i gychwyn, a dechreuodd Mrs Lisi Roberts ei chynorthwyo gyda'r gwaith ar ddechrau'r 1940au cyn mynd ati i baratoi'r feddyginiaeth ei hun. Bu'n darparu'r eli i'r gymdogaeth leol a thu hwnt am dros hanner can mlynedd.[173] Yn ôl tystiolaeth o Drefdraeth, Penfro, byddai hen wraig o'r enw Emma Jenkins o Felindre yn arfer gwneud eli at yr eryr gyda 'cribe Shôn Ffrêd' (cribau San Ffraid).[174]

Cofnododd Mrs Jane Davies, Pant y Neuadd, Parc, y Bala, feddyginiaeth at yr eryr yn ei llyfr ryseitiau: defnyddiai bedair owns o lard, tri llond llwy de o *flowers of sulphur* a llond llaw o 'stonecrop' ('biting stonecrop', sef pupur y fagwyr, *Sedum acre*, o bosibl).[175] 'Dail 'ryri' a ddefnyddid gan Jennie Jones o Gwm Main (a fu farw tua 1911). Rhôi'r dail yn blastr ar yr eryr ac argymhellai y dylid yfed trwyth o'r llysiau yn ogystal.[176] Mae'n bur debyg mai pupur y fagwyr oedd y llysiau hyn hefyd – roedd ganddynt flodau bach melyn a dail gyda sglein arnynt, yn ôl tystiolaeth y siaradwraig, Miss Mary Winnie Jones. Mae *Geiriadur Prifysgol Cymru* yn cynnig y ffurf 'dail eryrod' ar gyfer *Sedum acre*, gan nodi bod yr enw'n cael ei arfer ar lafar yng ngogledd Ceredigion.[177] Cofnodwyd y ffurf 'llysiau'r eryrod' ar gyfer *Sedum* gan Gwenllian Awbery hefyd yn ei hastudiaeth o enwau blodau'r maes a'r ardd ar lafar gwlad.[178] Enw arall ar bupur y fagwyr yn sir Aberteifi yw llysiau'r bensach.[179] Dywedodd Daniel Jones, Bronnant, eu bod yn tyfu ar hyd yr adeiladau ac y gwneid diod ohonynt i anifeiliaid a oedd â charchar dŵr arnynt, ond y byddai rhai yn eu defnyddio yn ogystal i wneud eli at yr eryr.[180]

Byddai Dorothy Jones, Ystumtuen, Cwmrheidol, sef mam-gu Daniel Jones, Bronnant, ar ochr ei fam, yn gwneud eli at yr eryr gyda 'llysie 'ryrod', ac ychwanegai ychydig o ddom defaid atynt wrth eu berwi gan ei bod yn credu y ceid rhinwedd o bob llysieuyn ynddo. Cofiai Daniel Jones hi'n gwneud yr eli ar un achlysur pan oedd dros ei phedwar ugain oed, a hynny ar gyfer cymdoges o'r enw Marged Jones, Garreg Wen. Roedd Thomas Jones, Garreg Wen, wedi dod draw ati i ddweud bod gan ei wraig bothelli cochion ar ei chefn ac roedd Dorothy Jones wedi mynd i edrych amdani ac wedi canfod bod yr eryrod arni:

> '[D]iw, Doli,' medde fe. Ma rhwbeth rhyfedd ar Marged 'cw,' medde fe. 'Mae'n bothelli cochion bob tamed, rownd 'i chefen,' medde fe. 'Bachgen, bachgen,' medde'r hen wraig. 'Ma'n siwr bod yr eryrod arni hi.' 'Wel, wi'm yn gwbod. Mae'n boenus ofnadw,' medde fe. 'Ddowch chi draw i'w gweld hi?' Âth yr hen

wraig draw i'w gweld hi. Odd Marged yn bothelli cochion rownd 'i chanol bob
tamed, a lan 'i chefen. A mi welodd mai'r 'ryrod oddan nhw, ch'weld. *Shingles*.
Ddôth adre 'ma. Âth lan i ben y mynydd am boitu milltir o ffordd. Odd hi'n
gwbod am ben yr hen garn, fanny. Ma hen garn yn fanny, a mi gawd bedd yno,
ac esgyrn plentyn ynddi a ma nw … yn y … *museum* yn Caerdydd, a'r enw arnyn
nhw wedi dod o Garn Wen. A ma'r llysieue'n tyfu'n fanny, a mi ddôth â rheiny
lawr yma, a dom defed. Ag mi berwodd nhw yn fanna, a rhoi tipyn bach o ddom
defed ar 'i penne nhw. A o'n i'n gweud 'thi, 'Beth chi'n roi'r dom defed yna?'
'O, ma pob llysieuyn wel'di yn y dom defed 'na,' medde hi. Ag odd hi'n 'i bwrw
nhw wedyn. Odd e'n dod yn eli bendigedig. Ellech chi ddim gweld *smell* dom na
dim arno fe. O'n eli ardderchog. Odd hi'n myn' draw wedyn ag yn iro Marged â
hwnnw. Odd hi'n gwella'n strêt.[181]

Nid pupur y fagwyr oedd y 'llysiau eryrod' yn yr achos hwn, fodd bynnag,
gan i Daniel Jones nodi: 'Odd llysie 'ryrod, ch'weld, run peth yn gywir â llysie
bensach, ond bod e lawer iawn yn llai',[182] a bod ganddynt flodau gwyn.[183]
Flynyddoedd yn ddiweddarach, cafwyd sampl o'r llysiau gan David Jones,
mab Daniel Jones, a'u casglodd ar y Garn Wen ar y Mynydd Bach. Nododd
eu bod yn tyfu 'ar le sych, ym mysg cerrig mân neu ar wyneb craig.'[184]
Cafwyd cadarnhad gan yr Adran Bioamrywiaeth a Bywydeg Gyfundrefnol,
Amgueddfa Genedlaethol Caerdydd, mai'r friwydden wen, 'heath bedstraw':
Galium saxatile, yw'r llysiau hyn.[185]

Roedd nifer o'r gwneuthurwyr elïau yn defnyddio llysiau y cyfeirient
atynt fel 'llysiau'r eryr'. Dyma a ddefnyddiai Mrs Annie Evans, Llanrwst:
dywedodd fod angen tua hanner pwys o'r llysiau i bob pwys o fenyn, menyn
heb halen os oedd modd, ac y dylid eu berwi am tua phum munud gan
wasgu'r sudd o'r llysiau â llwy bren.[186] Anfonwyd sampl i'r Adran Botaneg,
Amgueddfa Genedlaethol Cymru, bryd hynny, a chafwyd gwybod mai'r
friwydden wen oeddynt.[187] Gan ei mam, Elin Jane Hatton, a oedd yn
enedigol o Wytherin, y cafodd Mrs Annie Evans y feddyginiaeth. Roedd
hithau wedi'i dysgu gan hen ewythr i'w gŵr, pannwr wrth ei alwedigaeth, a
oedd yn meddu ar gyfrinach nifer o feddyginiaethau. (Clywodd ei mam yn
sôn fel y dygwyd dyn wedi drysu ato unwaith, wedi'i glymu â rhaffau, ac fel
y bu iddo fynd ag ef i ystafell ar ei ben ei hun a thorri rhyw wythïen yn ei
ben, a'r dyn yn ymadael yn ei iawn bwyll ond heb wybod beth oedd wedi
digwydd iddo.) Collwyd y mwyafrif o'r meddyginiaethau, ond datgelwyd y

feddyginiaeth at yr eryr gan fod angen cymorth arno i gasglu'r llysiau ar ei chyfer.[188]

Cafwyd tystiolaeth bellach am yr eli hwn gan Evan T. Evans o Lansannan, a oedd yn perthyn i Mrs Evans ar ochr ei fam. Byddai mam Evan T. Evans, sef Elizabeth Evans, yn arfer gwneud yr eli, a bu ef a'i wraig yn ei wneud am flynyddoedd hefyd hyd nes iddynt roi'r gorau i gorddi. Defnyddiai ef lond llaw o lysiau'r eryr i bob hanner pwys o fenyn gwyrdd, a byddai'n rhoi'r cymysgedd drwy fwslin ar ôl ei ferwi. Dywedodd fod y llysiau i'w cael ym mhobman yn yr ucheldiroedd ac y byddent yn eu blodau ganol haf. Dyma ei ddisgrifiad ohonynt:

> 'Mae o'r llysieuyn bach lleia welsoch chi – dail bach debyg i glofer arno fo, ond
> … ma pob deilen yn llai na pen matsien. Ma'r dail yn fân ofnadwy. Ma'n nhw'n
> disgyn i lawr ar ochor clawdd fel hyn. Wedyn, 'dach chi'n tynnu – 'dach chi'n câl
> beichia' ohonyn nhw … [Blodyn] gwyn, claerwyn … Blodyn bychan, bach, bach
> … ydio'm chwaneg na wythfed ar 'i draws … Ma'r cloddia'n wyn ohonyn nhw
> pan fyddan nhw yn 'u gogoniant …'[189]

Roedd Mrs Theodora (Doris) Parry, Bodedern, yn gwneud eli at yr eryr fel ei mam, Elizabeth Williams, Prince of Wales, Bodedern, a'i nain, Mrs Margaret Jones, Efailnewydd, Bodedern, o'i blaen.[190] Y friwydden wen a ddefnyddiai hithau hefyd.[191] Nid oedd ganddi enw ar y llysieuyn, ond roedd hi a'i gŵr yn gallu ei adnabod ac yn gwybod ble i'w gael. Mae'r eli hwn bellach yn cael ei wneud gan ddwy nith i Mrs Parry, ym Modedern a Niwbwrch.[192] Cafwyd gwybodaeth am yr un llysiau gan ffermwr o Fodedern – 'dail yr eryr' oedd ei enw ef arnynt, a chofiai weld ei fam yn eu defnyddio i wneud eli.[193]

Ym mis Ebrill 1978 ymwelwyd ag Owen Griffith, Dob, Tre-garth ger Bangor, cyn-chwarelwr a wnâi eli at yr eryr gan ddefnyddio rysáit a fu yn y teulu ers cenedlaethau. Dywedodd iddo gychwyn fel eli Elin Morgan yn 'nhop Waunpandy', Glanrafon, Tre-garth. Yna, trosglwyddwyd y rysáit i Edward Morgan, hen hen daid Owen Griffith, John Morgan ei hen daid (er mai ei hen nain a baratôi'r eli), Elizabeth Thomas ei nain, Ellen Griffith ei fam, ac iddo yntau yn ei dro.[194] Roedd angen tri llysieuyn ar gyfer yr eli, sef y ddeilen gron, chwerwlys yr eithin a llysiau'r eryr. Defnyddid dau ddyrnaid o'r ddeilen gron, o dri i bum dyrnaid o chwerwlys yr eithin a thua saith i wyth dyrnaid o ddail llysiau'r eryr.[195]

Roedd Owen Griffith yn hen gyfarwydd â chasglu'r llysiau gan iddo fod yn gwneud hyn ers pan oedd yn blentyn ar gyfer ei fam a'i nain. Dywedodd mai'r ddeilen gron a rôi'r lliw i'r eli ac y ceid eli tywyllach ar ddiwedd yr haf fel y byddai'r ddeilen yn dechrau gwywo. Nid oedd ar gael ym mis Ionawr a Chwefror, a gwyddai o hir brofiad mai yn Nhai Teilwriaid, Tregarth, y gellid ei chael gyntaf, a hynny ym mis Mawrth. Byddai'r ddeilen yn darfod eto wrth i'r planhigyn flodeuo ym mis Awst a byddai'n rhaid aros tan fis Medi cyn gallu gwneud yr eli, ond byddai ar gael wedyn bron hyd y Nadolig. Byddai cyfnod blodeuo dail yr eryr yn amrywio mewn gwahanol fannau (maent yn eu blodau ym mis Ebrill fel rheol) a gellid eu casglu tan y Nadolig. Nododd rai canllawiau ar gyfer casglu'r llysiau: yr amser gorau oedd ar dywydd sych, a dylid osgoi eu casglu pan oedd y tywydd yn llaith neu pan oedd yn barugo gan y byddai rhywfaint o leithder yn yr awyr yn peri i'r eli lwydo; dylid ceisio eu casglu pan na fyddent yn eu blodau, er mwyn cael holl nerth y planhigyn yn y dail, a'u defnyddio o fewn pedair awr ar hugain.[196]

I wneud yr eli byddid yn pwnio'r holl ddail ac yn eu cymysgu gyda'i gilydd, ac yna'n toddi lard pur a'i ferwi a rhoi'r llysiau i mewn ynddo fesul dyrnaid. Pan fyddai'r cymysgedd yn troi o wyrdd i frown byddai'r eli'n barod. Cynghorid y cleifion i'w roi ar yr eryr pan fyddai'r swigod yn dod drwy'r croen, gan ei daenu yn denau ar fwslin a'i ddefnyddio nos a bore; dylid defnyddio'r un mwslin yr ail noson.[197] Soniodd Owen Griffith mai ar impiad y dail a chwympiad y dail y byddai rhywun yn fwyaf tueddol o gael yr eryr waethaf, hynny yw, yn y gwanwyn a'r hydref.[198] Y serenllys mawr ('greater stitchwort': *Stellaria holostea*) yw'r llysiau'r eryr a ddefnyddiai Owen Griffith.[199] Blodyn gwyn sydd gan y llysiau hyn hefyd, megis y friwydden wen (a'r friwydden bêr ('woodruff': *Galium odoratum*), llysieuyn arall a elwir yn 'llysiau'r eryr').[200] Cafwyd tystiolaeth bellach am ddefnyddio cyfuniad o'r ddeilen gron, chwerwlys yr eithin a 'dail yr eryr'. Dywedodd gŵr o Groes-lan, Llandysul, iddo glywed ei fam yn sôn am hyn. Cymerid yr un faint o bob un o'r llysiau a'u rhoi mewn sosban i ferwi gydag ychydig o ddŵr nes bod y cyfan yn troi'n frown. Yna, rhoid y trwyth drwy fwslin a'i botelu. Ni wyddys beth oedd 'dail yr eryr' yn yr achos hwn. [201]

Peth cymharol brin oedd gweld hen feddyginiaeth yn dal i gael ei hymarfer yn negawdau olaf yr ugeinfed ganrif. Goroesodd yr arfer o baratoi elïau at yr eryr oherwydd y galw amdanynt. Dywedodd Mrs Annie Evans, pan alwyd i'w gweld ganol Tachwedd 1982, iddi wneud tair jar ar ddeg o'r eli ganol Medi ac nad oedd ganddi ond un ar ôl. Bu cynnydd mawr, meddai, yn y galw am yr eli yn ystod y blynyddoedd diwethaf. Roedd natur y galw wedi newid hefyd – pobl leol a gâi'r eli yn nyddiau ei mam, ond byddai hi'n anfon peth ohono i Loegr a thros y môr.[202]

Mae'r ddarpariaeth helaeth o elïau parod wedi disodli'r galw am yr hen feddyginiaethau at fân anhwylderau ar y croen, ond parhaodd poblogrwydd yr elïau at yr eryr yn yr ychydig ardaloedd hynny lle'r oedd disgynyddion yr hen wneuthurwyr yn dal i ymarfer y grefft. Credai amryw o'r dioddefwyr mai'r eli yn hytrach na meddyginiaeth y meddyg a'u gwellodd. Pwysleisiodd sawl un fel yr oedd wedi gallu cysgu'n iawn y noson gyntaf ar ôl rhoi'r eli, a hynny wedi nosweithiau di-gwsg.[203] Gorau po gyntaf y ceid yr eli. Pe rhoid ef ar ei union, dywedid y gwellai'r briw a'r boen fel ei gilydd ond pe byddai oedi cyn ei gael gellid bod yn hir iawn cyn cael gwared â'r boen.[204]

Roedd amryw o'r gwneuthurwyr yn hollol fodlon datgelu cynnwys yr eli. Dywedodd Mrs Annie Evans ei bod wedi rhoi'r feddyginiaeth i nifer o'r rhai a ofynnodd iddi am yr eli, ac wedi dangos y llysiau iddynt, ond bod yn well ganddynt ymddiried ynddi hi i baratoi'r eli ar eu cyfer.[205] Dichon y credai'r dioddefwyr fod blynyddoedd o brofiad a llwyddiant wrth wneud yr eli yn elfen bwysig o'r feddyginiaeth. Bu eli'r ddiweddar Mrs Annie Evans yn cael ei baratoi yng Nghlynnog Fawr am gyfnod o tua deng mlynedd gan berthynas iddi, Mrs Grace Williams, a fu cyn ymddeoliad ei gŵr a hithau yn ffermio ym Mryn Ifan.[206]

Cafwyd peth sôn am agwedd y meddygon lleol tuag at yr elïau a'u gwneuthurwyr. Dywedwyd y byddai rhai o'r meddygon yn annog eu cleifion i ddefnyddio'r eli, a chofiai Mrs Annie Evans fel y byddai'r meddyg lleol yn arfer anfon pobl at ei mam i gael yr eli, yn ogystal â rhoi ffisig iddynt ei hunan.[207] Roedd y gwneuthurwyr elïau eu hunain yn teimlo balchder yn eu gwaith, ac yn y ffaith eu bod yn gallu gwasanaethu cymdeithas gan ddiogelu traddodiad yr un pryd. Gwerthfawrogent y ffydd a amlygid ynddynt ac, mewn cyfnod a welodd ehangu apêl a chylchrediad eu meddyginiaeth y tu hwnt i'w milltir sgwâr, fod cynifer o bobl yn ysgrifennu atynt i adrodd am lwyddiant yr eli. Roeddynt hefyd yn awyddus i sicrhau parhad y feddyginiaeth.

11

Defaid

Tyfiant a achosir gan firws yw dafad neu ddafaden, ond yn wahanol i fathau eraill o dyfiant gall dafad ddiflannu ohoni'i hun dros nos ac, oherwydd hyn, mae'n amhosibl mesur llwyddiant y corff helaeth o feddyginiaethau gwerin yr amlygwyd cymaint o ffydd ynddynt. Mae'r triniaethau hyn yn rhannu'n ddwy garfan, sef meddyginiaethau cymhwysol a meddyginiaethau defod a swyn, er bod rhywfaint o orgyffwrdd rhwng y ddau ddull.

Meddyginiaethau Cymhwysol

Gwneid defnydd helaeth o wahanol blanhigion i drin defaid. Un o'r dulliau mwyaf cyffredin oedd gwasgu'r sudd o goes y planhigyn ar y ddafad, ac mae'n debyg mai'r 'llefrith' o goes dant y llew oedd y feddyginiaeth fwyaf poblogaidd o'r holl feddyginiaethau llysieuol at ddefaid. Cawsai gwraig o Lanwrtyd wared â thua deg ar hugain o ddefaid ar ei llaw pan oedd yn blentyn ysgol ar ôl eu rhwbio â'r sudd.[1] Planhigyn arall a ddefnyddid yn yr un modd oedd llysiau'r wennol neu lym llygaid (*Chelidonium majus*), y manteisid arno gan blant ac oedolion fel ei gilydd, er bod y sudd melyn a geir o'r coesyn yn wenwynig.[2] Y llysieuyn llaeth ysgyfarnog (*Euphorbia helioscopia*) oedd un o'r meddyginiaethau mwyaf poblogaidd yn ne Penfro a Morgannwg. Gwneid defnydd cyffelyb o'r planhigyn llaeth ysgall yn ôl tystiolaeth o Forgannwg a Môn.[3] Llysieuyn arall a ddefnyddid oedd sawdl y crydd.[4]

Y sudd o'r ddeilen a ddefnyddid dro arall. Mae llysiau pen tai yn blanhigyn suddlon iawn a chymerid un o'r dail trwchus a'i thorri yn ei hanner, gan wasgu ychydig arni i ryddhau'r sudd, a'i rhwbio ar y ddafad. Planhigyn poblogaidd arall oedd y ddeilen gron neu ddalen geiniog, a'r arfer cyffredin oedd plicio'r croen oddi ar wyneb y ddeilen a rhwbio'r ddafad â'r cnawd gwlyb. Cynghorion eraill llai cyffredin oedd rhwbio'r ddafad â dail gwern nes ei bod yn wyrdd – cafodd gwraig o Bandytudur ger Llanrwst wared â'r holl ddefaid ar ei llaw yn y modd hwn[5] – neu ei rhwbio am tuag wythnos â dail llysiau'r dom (*Stellaria media*). Eglurodd ffermwr o Faldwyn fel y byddent yn arfer carthu cytiau'r lloi ar ôl y gaeaf ac fel y byddai'r domen yn yr haf yn 'cynnwys' llysiau'r dom i dyfu arni.[6]

Cafwyd un cyfeiriad at ddefnyddio 'gwymon jeli' neu wymon troellog (*Fucus spiralis*). Adroddodd gwraig o Fôn fel y bu ganddi ddefaid ar ei choes pan oedd yn blentyn yn Llanddeusant. Fe'i cynghorwyd gan Nyrs Bowen, a oedd yn byw yn Llanfaethlu ar y pryd, ond yn enedigol o Lwyngwril, Meirionnydd, i rwbio'r gwymon jeli arnynt pan âi i lan y môr. Roedd angen byrstio'r swigod, a oedd yn edrych yn debyg i fefus, a rhwbio'r jeli a geid ohonynt ar y defaid. Diflannodd y defaid bob un yn dilyn y driniaeth.[7]

Gwneid peth defnydd o lysiau a ffrwythau. Un darn o dystiolaeth a ddaeth i law oedd rhwbio'r defaid ag eirin (Llanymddyfri) ac arfer arall mwy cyffredin oedd torri afal yn ei hanner a rhwbio'r canol ar y ddafad cyn ei gladdu yn y ddaear. Gwneid hyn yn y gred y byddai'r tyfiant yn diflannu wrth i'r ffrwyth bydru. Defnyddio'r plisgyn yn hytrach na'r ffrwyth a wneid yn achos meddyginiaeth a oedd yn boblogaidd iawn ym Mhenfro, sef rhwbio'r ddafad â'r manflew a geir y tu mewn i goden ffa. Nodwyd mewn un enghraifft (o Drefdraeth)[8] y dylid gwneud hyn deirgwaith cyn taflu'r plisgyn dros yr ysgwydd, ac ategir yr agwedd ddefodol hon gan Elias Owen mewn erthygl o'i eiddo ar lên gwerin Maldwyn sy'n dyddio o ddiwedd y bedwaredd ganrif ar bymtheg.[9] Cafwyd tystiolaeth o siroedd Caerfyrddin a Morgannwg hefyd am rwbio'r goden ar y ddafad.

Defnyddid y sudd o gnydau gwraidd megis tatws a moron yn ogystal. Gwneid twll yng nghanol y foronen a rhoi halen ynddo a rhwbio'r ddafad â'r hylif (Berea, Penfro; Ystradgynlais, Brycheiniog). Arfer arall oedd torri taten yn ei hanner, ei rhwbio ar y ddafad, a chladdu'r hanner hwnnw yn y ddaear i bydru, sy'n ein hatgoffa o'r defnydd a wneid o'r afal. Defnyddid gwraidd y planhigyn cwlwm y cythraul, yn ôl tystiolaeth gŵr o Hook ger Hwlffordd, a gyfeiriodd ato fel 'binder weed'. Eglurodd fel y byddai'n tyfu yn y rhesi tatws gan ledu i bob man fel nad oedd yn hawdd darganfod y gwreiddyn nes y byddai'r dail wedi marw. Câi'r gwraidd ei falu'n bowdr a'i daenu ar y ddafaden â brws.[10]

Anaml yr eid drwy'r broses o baratoi meddyginiaeth lysieuol i drin defaid, ond roedd gan Mrs Elizabeth Jones o Glynnog Fawr rysáit ar gyfer eli i dynnu cyrn neu ddefaid a gafodd gan gymydog iddi pan oedd yn byw yn Llangybi, sef John Griffith, Beudy Mawr, brawd i Owen Griffith, Penycaerau, Llŷn, y 'dyn dafad wyllt'. Roedd angen chwarter pwys o ddail gron, dwy owns o sebon golchi gwyn a llond llwy de o siwgr. Dylid plicio'r dail ar y ddwy ochr a'u mwtro gyda'r sebon a'r siwgr.[11] Soniwyd eisoes am yr arfer o rwbio'r ddeilen gron ar ddefaid. Gwnâi gŵr o Tufton eli gyda 'clatsh y cŵn', sef bysedd y cŵn, a hen floneg, yn ôl tystiolaeth ei ferch,[12] a byddai gwraig o Lanfallteg, Penfro, yn arfer berwi milddail mewn llaeth a golchi'r defaid â'r trwyth.[13]

Ceir yn rhai o'r meddyginiaethau llysieuol hyn elfennau sy'n awgrymu bod rhywbeth amgenach nag iacháu uniongyrchol ynghlwm wrth y driniaeth. Rhydd yr un enghraifft o rwbio'r ddafaden deirgwaith â'r goden ffa ystyr ddyfnach i'r feddyginiaeth ac awgryma'r weithred o daflu'r goden ar y diwedd fod yr afiechyd yn cael ei fwrw ymaith gyda hi. Yn achos torri taten neu afal yn ei hanner, eu rhwbio ar y ddafad a'u claddu, yr egwyddor yw trosglwyddo'r afiechyd i'r gwrthrych dan sylw a chael gwared ag ef wrth i'r gwrthrych hwnnw bydru yn y ddaear. Mae'r weithred o gladdu yn cyfateb i'r weithred o daflu, gyda'r dioddefwr yn rhoi pellter symbolaidd rhyngddo a'r haint. Yn yr achosion hyn, fodd bynnag, cafwyd yr argraff mai'r llysiau eu hunain oedd yr elfen bwysicaf erbyn hyn, sy'n adlewyrchu dirywiad yng ngrym a hygrededd defodau a oedd unwaith yn rhan annatod o'r driniaeth. Fe welir, er enghraifft, mai un yn unig o'r enghreifftiau llafar lle y cyfeirir at ddefnyddio coden ffa sy'n cynnwys elfennau defodol ac mai meddyginiaeth uniongyrchol syml a gafwyd yn y gweddill. Mae hyn yn wir hefyd yn achos y meddyginiaethau lle y defnyddir afal neu daten – nid oedd pob un o'r enghreifftiau a gasglwyd yn cynnwys cyfeiriad at gladdu'r gwrthrych, sy'n awgrymu bod yr elfen ddefodol wedi mynd yn angof.

Manteisiai dosbarth arall o driniaethau ar amrywiol sylweddau o gorff dyn ac anifail. Roedd rhoi poer cyntaf y bore ar ddafad yn feddyginiaeth gyffredin drwy Gymru gyfan. Credid bod y poer hwn yn meddu ar rinwedd neu 'wenwyn' a fyddai'n difa'r ddafad. Adroddodd ffermwr o Lanrhian fel y bu ganddo nifer o ddefaid ar ei law, un ohonynt â gwreiddiau dwfn. Roedd wedi rhoi cynnig ar sawl meddyginiaeth i geisio cael gwared â'r ddafaden arbennig hon, gan gynnwys ei llosgi, ond nid oedd dim yn tycio nes iddo gael cyngor gan hen wraig o'r enw Beti Price i boeri arni'r peth cyntaf yn y bore. Diflannodd y ddafad ar ôl iddo wneud hyn unwaith neu ddwy, a'r gweddill gyda hi.[14] Bu William Pritchard, a fu'n ffermio yng Nghwm Pennant, yn defnyddio poer cyntaf y bore pan oedd ganddo ddafad ar ei glust a chafodd wared â hi yn gyfan gwbl o fewn byr amser. Meddai:

> Odd gin i ddafad fawr, fawr, fwy na ddim un *Improved Welsh* welsoch chi 'rioed, yn
> 'y nghlust! A mi rhowd o arno fo bob bora, felly, a ma'i 'di mynd o 'na mor lân a
> wyddach chi'm bot hi 'di bod yno, 'tê.[15]

Credai rhai y dylid gwlychu bys gwahanol â'r poer i drin pob dafad unigol. Priodolid rhinweddau cyffelyb i boer anifail, a dywedid bod llyfiad ci neu lyfiad llo yr un mor llesol. Nododd ffermwr o Ben-caer y rhoid y 'poeri'r gog' a welir ar y perthi yn yr haf ar ddefaid.[16] Amddiffyniad i wyau'r pryf llyffant gwair ydyw hwn ac mae'n bosibl mai estyniad o'r arfer o ddefnyddio poer a geir yma.

Credai rhai fod dŵr dyn ac anifail yn cael effaith ddinistriol ar ddefaid. Dŵr buwch a ddefnyddiodd un wraig pan gafodd dair o ddefaid ar ei gwefus ar ôl iddi fod yn llyfu dafad fawr ar ei llaw. Roedd ei modryb wedi'i rhybuddio y gallent droi'n ddafad wyllt, sef ffurf ar ganser ar y croen, a'r ofn hwnnw a'i hysgogodd hi i ddilyn ei chyngor. Byddai'n mynd a dal llestr o dan y fuwch wrth iddi wneud dŵr, ac yna byddai ei mam yn paentio'r defaid ar ei gwefus â phluen. Daeth y defaid i ffwrdd wedi duo a phydru a chafodd wared yn ogystal â'r ddafad fawr ar ei llaw er nad oedd wedi rhoi dim arni. Credai i hyn ddigwydd yn sgil y driniaeth a roddwyd i'r gweddill,[17] a gwelir yr un egwyddor ar waith yn yr hanes nesaf.

Triniaeth arall at ddefaid a gofnodwyd gan William Pritchard oedd meddyginiaeth y tybiai ei bod yn perthyn i'r sipsiwn, sef defnyddio sudd pryfed genwair neu fwydod. Roedd ei nai ar un adeg wedi cael haid o ddefaid ar ei ddwylo a'i bengliniau a than ei ddillad, a'r rheiny'n gwaedu, a chafwyd cyngor i geisio rhoi triniaeth y Romani iddo. Dywedwyd bod angen hel tua hanner llond pot jam o bryfed genwair a rhoi caead arnynt a'u gadael am wythnos cyn rhoi'r hylif ohonynt ar y defaid. Roedd y defaid i gyd wedi diflannu ymhen wythnos, gan gynnwys y rhai o dan ei ddillad na chyffyrddwyd â hwy.

Wel, rwan, ma' hwn yn anffaeledig. Mi welish i fy nai fi wedi câl defaid yn ddychrynllyd, ar 'i ddwylo, ag ar 'i benna' glinia', dan i ddillad, 'tê, nes o'n nw'n gwaedu a phob peth ychi'n hegar, 'tê. Ag odd 'no ddyn acw'n campio, a mae o'n deud 'tha i, 'Pam na rowch chi dritment y Romani iddo fo?' medda fo w'tha i. 'O, be 'di o, d'wch?' me' fi 'tho fo … A be odd o, 'dach chi'n feddwl? Deud 'tho 'i am fynd i hel hannar llond pot jam o bryfaid genwar a cau arnyn' nw am wsnos, a'i roid o arnyn' nw. Ond odd o'n beth ofnadwy o annymunol i drin 'dê. Wa'th ichi pa'r un. To 'na 'im un arno fo 'byn diwadd yr wsnos. O' nw 'di mynd o'no i gyd. Odd hyd 'nod y rhini odd heb gâl y sdwff arnyn nw, o dan 'i ddillad o, wedi mendio.[18]

Arfer cyffredin arall oedd rhwbio'r ddafad â saim gŵydd. Ymdrinnir â'r defnydd helaeth a wneid o gig moch yn yr adran ar ddefod a swyn.

Roedd rhai meddyginiaethau yn dibynnu ar elfennau naturiol a dichon mai'r fwyaf poblogaidd ohonynt oedd defnyddio'r dŵr glaw a gasglasai mewn hen goeden â thwll ynddi i olchi'r defaid. Cofiai Mrs Louisa Donne o Lansamlet, er enghraifft, fel y byddent hwy'n blant, pe bai rhywun â dafad ar ei fys, yn arfer mynd at golfen i lawr yn y cwm ac yn torri brigyn bach a'i roi yn y dŵr a'i rwbio ar y ddafad.[19] Nodwyd mewn ambell achos mai dŵr o dwll mewn derwen a ddefnyddid. Amrywiadau eraill oedd golchi'r ddafad â dŵr glaw a oedd wedi sefyll ar garreg, neu mewn dŵr a oedd wedi cronni ar docyn o faw gwartheg, arfer a ategwyd gan Elizabeth Williams yn *Siaced Fraith*, llyfr o atgofion am ei phlentyndod yn Llanrwst: 'Un cyngor a glywais oedd … mynd i gae lle roedd biswail ar ôl y gwartheg i'w gael. Ar ôl cawod o law, cronnai'r dŵr yn y biswail. Yna golchi'r ddafaden â'r dŵr.'[20] Byddai eraill yn golchi'r defaid yn nŵr y môr, neu'n rhwbio gwlith y bore arnynt.

Priodolid rhinweddau cyffelyb i ddŵr ffynnon a chofnodwyd ambell gyfeiriad llafar at gael gwared â defaid drwy'r cyfrwng hwn, yn ychwanegol at y corff sylweddol o dystiolaeth brintiedig. Cafodd un gŵr wared â thwr o ddefaid ar gefn ei law (ar wahân i un) pan oedd yn blentyn deuddeg oed ar ôl derbyn cyngor i olchi ei ddwylo yn nŵr Ffynnon Garmon.[21] Prin yw tystiolaeth lafar o'r fath erbyn hyn. Cofnododd Francis Jones chwech ar hugain o ffynhonnau y defnyddid eu dŵr i drin defaid: yn sir Gaernarfon y ceid y nifer fwyaf, sef tair ar ddeg, gyda thair ym Mhenfro, dwy ym Môn, Dinbych a Fflint, ac un ym Maldwyn, Meirionydd, Aberteifi a Mynwy.[22] Fel rheol, roedd defod neilltuol ynghlwm wrth y feddyginiaeth, ac ymhelaethir ar hyn yn yr adran nesaf.

Meddyginiaeth gyffredin arall oedd trochi'r llaw yn 'nŵr yr efail', sef y dŵr yn y stwc y byddai'r gof yn taro'r heyrn poeth ynddo i oeri. Roedd gan amryw o'r siaradwyr brofiad personol o'r driniaeth, er enghraifft, Miss Sarah Anne Davies o Bren-gwyn, Llandysul, a soniodd fel y byddai'n mynd heibio i'r efail bedair gwaith y dydd wrth fynd a dod o'r ysgol ac yn rhoi ei llaw yn y dŵr bob tro am ychydig funudau. Bu'n gwneud hyn am fis neu ddau nes cael gwared â'r defaid i gyd, ac ni chafodd ei phoeni ganddynt byth wedyn.[23] Gellid hefyd ddarparu meddyginiaeth gyfleus drwy botelu'r dŵr a'i ddefnyddio yn ôl yr angen. Dyma'r dull a ddefnyddiodd Mrs Ellen (Nell) Griffiths o Drawsfynydd pan oedd yn ferch ifanc yn gweini yn Llandecwyn, Talsarnau. Bu ganddi dair o ddefaid ar ei llaw am flynyddoedd nes i'r gof o Faentwrog ddod â photelaid o ddŵr o'r hocsied iddi pan ddaeth i'r fferm i bedoli. Diflannodd y defaid yn llwyr ar ôl iddi eu gwlychu â'r dŵr bob cyfle â gâi.[24] Mae'n debyg mai'r haearn yn y dŵr oedd yr elfen allweddol, a cheisid efelychu'r feddyginiaeth drwy roi hen hoelion mewn dŵr a golchi'r defaid ynddo. Roedd coel hefyd y diflannai'r defaid pe byddai'r gof yn cydio ynddynt, hyn eto, mae'n debyg, oherwydd ei fod yn trin haearn.

Câi amrywiol ffurfiau ar sodiwm a chyfansoddion cemegol eraill eu defnyddio i danseilio neu losgi defaid. Yn ogystal â golchi'r defaid â dŵr hallt (sodiwm clorid) roedd rhwbio'r ddafad â soda golchi (sodiwm carbonad) neu, yn fwyaf arbennig, soda costig (sodiwm hydrocsid) yn driniaeth bur boblogaidd. Talpiau oedd y soda golchi, ond gellid prynu'r soda costig gan y fferyllydd ar ffurf 'caustic stick', a dywedid bod trin defaid â'r ffyn hyn yn broses neilltuol o boenus. Meddyginiaeth arall oedd rhwbio'r ddafad â charreg las (copr sylffad). Cafwyd sawl cyfeiriad at olchi defaid â dŵr calch (calsiwm hydrocsid) yn ne Penfro. Arfer arall oedd poeri ar ben matsien a'i rwbio ar y ddafad neu roi diferyn o oel feidrol (asid sylffwrig crynodedig) arni. Dibynnai meddyginiaethau eraill ar wanhau'r ddafad drwy ei meddalu, â saim gŵydd neu olew castor, er enghraifft. Roedd ffermwr o Farloes yn ffyddiog y diflannai'r ddafad bob tro ar ôl ei rhwbio ag olew castor am wythnos i ddeng niwrnod.[25]

Defnyddid gwres uniongyrchol hefyd, yn enwedig pan geid dafad fwy na'i gilydd. Cofiai Mrs Magi Jones, Hermon, Llanfachreth, i'w thad roi triniaeth o'r fath iddi gartref yng Nghwm Prysor pan gafodd ddafad fawr ar ei bawd unwaith. Twymodd nodwydd trwsio hosanau a phigo'r ddafad â'r nodwydd dwym.[26] Pin poeth a ddefnyddiai Daniel Jones, Bronnant, gan ei roi drwy fôn y ddafad,[27] ac adroddodd gŵr o Benderyn fel y bu'n rhaid cael y gof i losgi dafad fawr ar wyneb taid ei wraig.[28] Dywedid ei bod yn anos cael gwared â dafad fawr unigol na haid o fân ddefaid.

Dull arall o drin dafad fawr, yn enwedig dafad a oedd yn 'crogi', oedd ei chlymu yn y bôn cyn dynned â phosibl ag edau sidan neu rawn o gynffon ceffyl, neu flewyn gwallt ambell waith, gan atal llif y gwaed iddi, ac fe gwympai ymaith gydag amser. Gellid cyflymu'r broses hon drwy dynhau ychydig ar yr edau bob dydd. Mae'n gred gymharol gyffredin, os dychrynir gwraig feichiog, y caiff y plentyn ei eni â nod sy'n ymdebygu i, neu'n cynrychioli'r hyn a'i dychrynodd. Adroddodd Mrs Annie Mary Protheroe o Ferthyr Tudful, wrth sôn am rai o'r meddyginiaethau a wneid gan ei nain, 'Mary Jones y widwith' o Glwydyfagwyr, fel y bu i wraig a gafodd ei dychryn gan ddafad yn ystod ei beichiogrwydd esgor ar blentyn a anwyd gyda defaid dros ei gorff i gyd. Dywedwyd i Mary Jones glymu edau'n dynn am bob un o'r defaid ac i'r cyfan glirio heb adael unrhyw ôl.[29]

Llawer mwy difrifol oedd y ddafad wyllt, sef math o ganser ar y croen. Yn Llŷn, roedd teulu o feddygon gwlad a ddaeth yn adnabyddus i gylch eang am drin y ddafad wyllt, ac a gynhaliai feddygfeydd mewn trefi megis Pwllheli a Chaernarfon. Ceir hanes y feddyginiaeth hon a gychwynnwyd gan Griffith Griffith, Pen-y-graig, Llangwnnadl, yr aelod cyntaf o dair cenhedlaeth o feddygon gwlad, yn *Meddygon y Ddafad Wyllt.*[30]

Defod a Swyn

Yn ogystal â'r meddyginiaethau cymhwysol yr ymdriniwyd â hwy uchod, cafwyd tystiolaeth swmpus am garfan o feddyginiaethau lle y trafodir y gwrthrych a ddefnyddir ar gyfer y feddyginiaeth mewn modd arbennig, er enghraifft, drwy ei gladdu, ei adael ar lwyn i bydru, ei adael ar groesffordd, neu'i daflu ymaith fel gweithred gadarnhaol. Rhaid tybied mai cyfrwng yw'r gwrthrych yn ei hanfod, hynny yw, cyfrwng i ddwyn yr afiechyd oddi wrth y dioddefydd.

Dichon mai un o'r meddyginiaethau mwyaf poblogaidd oedd rhwbio'r ddafad â thamaid o gig moch bras, sy'n ddefnydd darfodus, a'i gladdu'n ddirgel yn y gred y ceid gwared â hi wrth i'r cig bydru yn y ddaear neu yn y domen. Er bod y siaradwyr i gyd yn ymwybodol bod elfen o ofergoel yn gysylltiedig â'r feddyginiaeth, roedd ganddynt ffydd yn ogystal yng ngwerth iachaol y cig moch a oedd, wedi'r cyfan, yn feddyginiaeth gyffredin at ddolur gwddf ac anhwylderau eraill. Awgrymodd ambell un mai'r halen ynddo a oedd yn ddinistriol i'r tyfiant.

Sut bynnag, cyfrwng yw'r cig moch yn ei hanfod. Wrth rwbio'r ddafad â'r cig, trosglwyddir yr afiechyd neu'r anhwylder i'r cig drwy gyffyrddiad. Wedyn, cleddir y cig moch heb i neb weld a diflanna'r ddafad yn gydamserol neu mewn cydymdeimlad â dadelfeniad y cyfrwng (hynny yw, mae pethau a fu mewn cyffyrddiad â'i gilydd yn dal i effeithio ar ei gilydd o bellter er nad oes cysylltiad corfforol rhyngddynt bellach). Mae'r ffaith y'i cleddir yn y dirgel yn ychwanegu at effeithiolrwydd y feddyginiaeth gan y credid bod gweithred ddirgel yn rhoi pwerau ac arwyddocâd swyn i wrthrych cyffredin. Nododd rhai o'r siaradwyr y dylid dwyn y cig moch o dŷ cymydog, gweithred ddirgel arall a ychwanegai at rym y cyfrwng. Roedd hen goel y ceid cyfran o allu a nerth person drwy gymryd neu ddwyn rhywbeth o'i eiddo.

Yng Nghwm Tawe a de Penfro defnyddid tamaid o gig eidion yn hytrach na chig moch ar gyfer y feddyginiaeth ambell waith, a chafodd merch fferm o Benrhyndeudraeth gyngor gan ei thad i lapio'r ddafaden ag edau wlân ac i guddio'r edau wedyn.[31] Gwelir bod meddyginiaethau'r afal a'r daten a drafodwyd ynghynt yn cydymffurfio â'r patrwm hwn, er na chrybwyllwyd yr elfen o gyfrinach wrth gladdu'r gwrthrych.

Soniodd ambell siaradwr, er enghraifft, o Arfon, Dyffryn Conwy a Bro Ddyfi, fel yr arferid 'pigo'r' ddafad â brwynen a'i chladdu. Bu gan ŵr o Rosgadfan yn Arfon dwr o ddefaid ar gefn ei law pan oedd yn blentyn a chawsai wared â'r rhan fwyaf ohonynt drwy eu golchi mewn dŵr ffynnon, ond roedd ganddo un ar ôl. Pan ddaeth adref o'r Rhyfel Byd Cyntaf a mynd i weithio i'r chwarel fe sylwodd cydweithiwr o'r enw William Owen, Regal

('Yr Eagle'), ar y ddafad, a dywedodd wrtho am afael mewn brwynen y tro nesaf yr âi i'r mynydd a thorri'i blaen i ffwrdd, a phigo'r ddafad. Nid oedd angen ei gwaedu. Yna, dylai dorri twll yn y ddaear gyda'i sawdl a chladdu'r frwynen heb ddweud wrth yr un dyn byw ymhle y'i claddasai, a'i gadael yno i bydru. Gwnaeth yntau hynny, a phan aeth i'r mynydd drachefn ymhen wythnos neu ddwy, digwyddodd eistedd yn yr un man â chynt a chofiodd am y feddyginiaeth. Edrychodd ar gefn ei law ac roedd y ddafad wedi diflannu.[32] Roedd gan Mrs Annie Evans, Llanrwst, gof plentyn amdani ei hun yn cael rhes o ddefaid ar hyd ei bys a'i hewythr yn mynd â hi at lan yr afon i gasglu brwyn. Torrwyd y pennau pigog i ffwrdd a'u defnyddio i bigo'r defaid nes eu bod yn gwaedu, un frwynen ar gyfer pob dafad. Yna, dywedodd ei hewythr wrthi am redeg i'r tŷ fel na châi weld lle'r oedd ef yn claddu'r pennau brwyn. Diflannodd y defaid oll o fewn diwrnod neu ddau.[33]

Gwelir bod y ddwy feddyginiaeth yn amrywio rhyw gymaint: cafodd y defaid eu gwaedu yn yr ail fersiwn, ac er y ceir elfen o gyfrinach yma hefyd, rhywun arall a oedd yn gyfrifol am y weithred o gladdu. Roedd yr elfen hon o gyfrinach yn gallu amrywio yn achos meddyginiaeth y cig moch hefyd: tystiodd y mwyafrif o'r siaradwyr mai'r dioddefwr ei hun a ddylai gladdu'r cig, a hynny'n hollol ddirgel, ond mewn achosion eraill dywedwyd y byddai person hŷn – y fam yn aml iawn – yn arolygu'r gwaith o gladdu. Mae'n bosibl i'r elfen o gyfrinach gael ei haddasu i raddau ar gyfer plant (a phlant yn aml iawn a fyddai'n dioddef gyda defaid) gan y teimlid bod angen cymorth ymarferol arnynt i gladdu'r cig ynghyd â chefnogaeth wrth weithredu'r feddyginiaeth. Byddai hyn wedyn yn gyfrinach rhwng y plentyn a'i gynorthwy-ydd. Yn ail fersiwn meddyginiaeth y frwynen cymerwyd y cyfrifoldeb dros y ddefod yn gyfan gwbl gan aelod o'r teulu. Câi'r dioddefwr felly ei ryddhau o'r baich o gadw'r gyfrinach. Câi ei ryddhau hefyd o unrhyw wybodaeth bellach am y cyfrwng ac felly o unrhyw gysylltiad ag ef, elfen a geir hefyd yn rhai o'r meddyginiaethau eraill a drafodir.

Dilynid yr un ddefod gyda rhannau o'r ysgawen fel y gwelir mewn cyfeiriad o ardal Llanerfyl at yr arfer o rwbio'r ddafad â blodyn ysgaw a'i gladdu,[34] a defnydd cyffelyb o ddeilen ysgaw a gofnodwyd gan gasglydd llên gwerin yn ardal Trefnannau, Maldwyn.[35] Ymddengys y defnyddid darn o'r pren hefyd ar un adeg i gael gwared â'r ddafad wyllt, fel y tystiodd Thomas W.

Hancock ym 1873. Dywed y byddai'r 'swynwr' yn torri cangen o'r goeden ysgaw ac yn tynnu'r rhisgl, ac yna'n cymryd darn bach o'r pren ac yn ei ddal wrth y ddafad am ychydig eiliadau, ac wedyn yn rhwbio'r ddafad â'r pren dair neu naw gwaith, gan adrodd swyn o dan ei wynt. Byddai yna'n trywanu'r ddafad â nodwydd neu ddraenen, ac yn clymu'r darn o bren ysgaw wrth y naill neu'r llall cyn claddu'r ddau wrthrych yn y domen dail. Byddai'r ddafad yn diflannu wrth i'r pren ysgaw a'r ddraenen bydru. Ychwanegodd fod swynion o'r fath wedi diflannu o'r wlad ers rhai blynyddoedd bellach.[36]

Gwelir bod tebygrwydd rhwng hyn a meddyginiaeth y frwynen, ond y defnyddir dau gyfrwng yma gan rannu eu swyddogaeth, sef galw ar alluoedd rhinweddol a gwarchodol y pren ysgaw wrth rwbio'r ddafad, a'i difa'n symbolaidd drwy ei thrywanu â'r nodwydd neu'r ddraenen. Wedyn, fe gleddir y ddau gyda'i gilydd gan uno swyddogaeth y ddau gyfrwng. Atgyfnerthid y feddyginiaeth drwy rwbio'r pren yn y ddafad dair neu naw gwaith, rhifau yr ystyrid bod iddynt rym arbennig. Crynhowyd yn y feddyginiaeth amryw o elfennau swyn cryf, a dichon fod arwyddocâd arbennig i rôl y swynwr. Mae'n debyg y teimlid bod angen y grymoedd mwyaf nerthol posibl i ymladd y ddafad wyllt.

Bu llawer o feirniadu ar feddyginiaethau o'r fath yn ystod y bedwaredd ganrif ar bymtheg, a hynny'n rhannol oherwydd iddynt gael eu seilio ar 'ofergoel', ond dichon mai'r maen tramgwydd pennaf oedd y rhan a chwaraeid gan y swynwr. Dyfynna 'Hywel ab Einion' (1861) ymateb 'un o elynion y gyfundraeth swyngyfareddol' i'r arfer:

> Os bydd rhai yn gleifion, o dan ddefaid gwylltion,
> Yn ffolion gwnant gwynion drwg gau;
> Hwy frysiant yn adgas, modd dieflig, a diflas,
> A gwnant at ryw Suddas nesau;
> Ac yna gwna'r swynwr, eu dallu ac â'n dwyllwr,
> Rhodreswr a hudwr annheg,
> Gan ddal yn ei ddwylaw, a'i wasgu bren ysgaw,
> Gan ddystaw ymgomiaw â'i geg;
> A'r claf gan ynfydu, er gw'radwydd wna gredu,
> A'i deulu am fynu i hyn fod;
> Ac os gwna'r ddafadan iachau o wych anian,
> Gwas Satan am glebran gâi'r glod.[37]

Meddyginiaeth arall a ddilynai'r un patrwm at ei gilydd oedd rhwbio'r ddafad â malwen ddu, er y gallai'r driniaeth a roddid i'r cyfrwng amrywio. Cafwyd ambell gyfeiriad at gladdu'r falwen, fel yn achos y cig moch (Rhiw, Nantglyn; Llansannan) ond cyfarwyddiadau i roi'r falwen ar ddraenen gyda phigau'r drain drwy'i chorff a'i gadael yno i bydru a gafwyd gan amlaf (Llanddeiniolen, Trawsfynydd, Rhosgadfan, Llansannan, Hwlffordd). Ceir yr elfen sympathetig a chydamserol yma hefyd, gan y credid y diflannai'r ddafad wrth i'r falwen bydru. Nodwyd mewn ambell achos y dylid rhoi'r falwen ar ddraenen ddu, tra mewn achosion eraill cyfeirir at y ddraenen wen. Fel yr ysgawen, câi'r ddraenen wen ei chyfrif yn bren gwarchodol, a dichon fod hyn hefyd yn elfen bwysig o'r feddyginiaeth. (Diddorol yw nodi yma arfer a gofnodwyd gan nifer o ffermwyr o ogledd Penfro o daflu brych buwch ar ddraenen wen i bydru er mwyn sicrhau ffyniant y llo.) Yn ôl tystiolaeth y Parch. Meredith Morris roedd yn arfer ar un adeg yn ne Penfro i adrodd y swyn

> Wart, begone on this snail's back,
> Go, and never more come back.

wrth rwbio'r ddafad â'r falwen cyn ei rhoi ar lwyn mieri i bydru.[38] Cyfeiria Marie Trevelyan at swyn cyffelyb a gâi ei arfer yn ne Morgannwg a gorllewin Penfro:

> Wart, wart, on the snail's shell black,
> Go away soon, and never come back.[39]

Rhoid y falwen ar gangen coeden neu ar fiaren, gan ei thrywanu â'r un nifer o bigau ag a geid o ddefaid.

Roedd yn arferiad ar un adeg, fel y dengys Francis Jones wrth drafod ffynhonnau'r saint a ffynhonnau iachaol eraill, i bigo'r ddafad â phin, a gâi ei daflu'n offrwm i'r ffynnon, cyn ei golchi yn y dŵr.[40] Câi'r pinnau hyn eu plygu yn aml iawn cyn eu taflu i'r dŵr. Yr arfer mewn rhai ffynhonnau oedd defnyddio un pin ar gyfer pob dafad. Ymddengys fod swyddogaeth ddeublyg i'r pinnau mewn achosion o'r fath – câi'r anhwylder ei drosglwyddo iddynt a'i 'gloi' i mewn wrth i'r pin gael ei blygu, ac yna fe'u cynigid yn offrwm i'r ffynnon. Defod syml o'r fath a geid fel rheol, ond weithiau byddai'n fwy cymhleth, megis yr enghraifft ganlynol: roedd yn rhaid pigo pob dafad â phin ac yna eu rhwbio â thamaid o wlân a gasglwyd ar y ffordd i'r ffynnon; wedyn, plygu'r pin a'i daflu i'r dŵr a gosod y gwlân ar y ddraenen wen gyntaf a welid yn y gred y diflannai'r defaid wrth i'r gwlân gael ei wasgaru gan y gwynt. Dywedwyd i un gŵr gael gwared â thair ar ddeg ar hugain o ddefaid oddi ar ei law ar ôl cyflawni'r ddefod hon.[41] Cyfrwng syml yw'r gwlân yn yr achos hwn, ond mae'r pinnau ar y llaw arall yn gweithredu fel cyfrwng ac offrwm.

Ategir yr elfen offrymol hon gan feddyginiaeth a gofnodwyd ar gyfer Ffynnon Gwynwy, Llangelynnin, sir Gaernarfon, lle y pwysleisir y dylid gollwng pin wedi'i blygu i'r ffynnon cyn golchi'r defaid yn y dŵr (nid oes sôn am bigo'r ddafad â'r pin yn yr enghraifft hon).[42] Pe na ddilynid y drefn hon, credid y byddai'r feddyginiaeth yn aneffeithiol ac yr etifeddid defaid y person diwethaf i ymolchi yn y dŵr. Mae'r pwyslais yma ar ddefnyddio'r pinnau fel offrwm; roedd yn rhaid cynnig rhodd i'r ffynnon cyn y gellid cael gwellhad drwy olchi'r dwylo yn ei dŵr. Cyfeiria Wayland D. Hand, yr awdur llên gwerin Americanaidd, at binnau fel 'ancient folk symbols of value and worth'[43] ac fe'u defnyddid yn aml yn lle arian mewn arferion gwerin. Byddai eu defnyddio'n offrwm yn yr achos hwn yn hollol ddealladwy felly.

Cafwyd tystiolaeth hefyd y defnyddid darn o gadach fel cyfrwng yn y meddyginiaethau a gysylltid â'r ffynhonnau. Nodwyd y dylai'r sawl a ddymunai gael gwared â'i ddefaid yn nyfroedd iachaol Ffynnon Cefn Lleithfan, Bryncroes, fynd at y ffynnon gan ofalu peidio â siarad â neb nac edrych yn ôl. Yna, dylai olchi'r defaid â chadach yn nŵr y ffynnon, cuddio'r cadach dan garreg gerllaw a dychwelyd adref heb yngan gair o'i ben.[44] Pwrpas y gofynion defodol ychwanegol oedd cryfhau effeithiolrwydd y feddyginiaeth. Defnyddid cadachau fel offrwm yn ogystal, ac fe'u crogid ar frigau uwchben y ffynnon.

Ambell waith, roedd elfen o gyfrinach yn gysylltiedig â'r weithred o waredu'r cyfrwng (y cig moch a'r pennau brwyn, er enghraifft) ond bryd arall câi'r cyfrwng ei arddangos, megis pan roid y falwen ar lwyn drain, fel y gellid gweld y dirywiad a thrwy hynny, efallai, ymdeimlo â diflaniad graddol yr anhwylder. Ond ceid hefyd ddosbarth o feddyginiaethau lle y gwaredid y cyfrwng drwy ei daflu dros yr ysgwydd, a hynny heb edrych i weld ble y disgynnai. Yn wahanol i'r achosion uchod, lle y dibynnai'r feddyginiaeth fel rheol ar yr ymwybyddiaeth fod y cyfrwng yn araf ddiflannu mewn lle cudd neu amlwg, mae'r dioddefwr yn cael ei ryddhau o unrhyw wybodaeth amdano. Dichon y gwneid hyn ar sail y rhesymeg y ceid gwared â'r anhwylder yn llythrennol wrth daflu'r cyfrwng ymaith. Mae rhai enghreifftiau'n dilyn.

Cyfeiriwyd yn gynharach at yr arfer o rwbio'r ddafad yn y manflew ar du mewn coden ffa. Ni chafwyd unrhyw gyfarwyddiadau pellach yn y mwyafrif o'r enghreifftiau a gofnodwyd, ond yn ôl un ohonynt (o Drefdraeth, Penfro)[45] dylid rhwbio'r goden ar y ddafad deirgwaith cyn ei thaflu dros yr ysgwydd, cyngor a ategwyd gan Elias Owen, yr awdur llên gwerin.[46] Fel y nodwyd yn flaenorol, câi'r falwen a ddefnyddid i rwbio'r defaid ei gosod ar lwyn drain i bydru fel rheol, ond cafodd gŵr a fu'n gweini yn Nyffryn Gwy ei gynghori i'w thaflu cyn belled ag y gallai. Dywedodd fel y bu ganddo amryw o ddefaid ar gefn ei law, a'r rheiny'n bachu yn ei ddillad ac yn gwaedu. Cynghorwyd ef gan ei feistr i'w rhwbio â malwen ddu fawr, ac yna i daflu'r falwen cyn belled ag y gallai. Gwnaeth yntau hynny, a diflannodd y defaid ymhen tua phythefnos i dair wythnos gan adael tyllau bach ar eu hôl, er i'r rheiny fynd yn fuan wedyn nes oedd ei ddwylo'n holliach.[47] Cafwyd ambell gyfeiriad at daflu'r cig moch hefyd, er mai enghreifftiau cymharol brin oedd y rhain, ac at daflu carreg wen, neu garreg yr oeddid wedi poeri arni, dros yr ysgwydd.

Mae'r broses o ddefnyddio cerrig fel cyfrwng yn cael ei chysylltu fel rheol â charfan arall o feddyginiaethau, lle y trosglwyddir yr anhwylder i drydydd person. Y feddyginiaeth fwyaf cyffredin yn y cyswllt hwn oedd cyfrif y defaid a rhoi'r un nifer o gerrig mân (cerrig gwynion yn ôl rhai) mewn cwdyn papur neu liain, clymu ei enau a'i adael ar groesffordd yn y gred y byddai pwy bynnag a'i codai a'i agor yn etifeddu defaid y dioddefwr.[48] Nodir mewn ambell achos y dylid rhwbio'r cerrig ar y defaid yn y lle cyntaf,[49] ac mae'n bosibl bod yr egwyddor hon yn ddealledig yn y mwyafrif o'r enghreifftiau eraill hefyd, ond na thynnwyd sylw ati yn benodol gan yr ystyrid mai'r cyfrif oedd yr elfen bwysicaf, hynny yw, y broses o sicrhau bod un garreg ar gyfer pob dafad. Mae'n bosibl hefyd, wrth gwrs, i'r elfen hon fynd yn angof mewn rhai achosion yn sgil y pwyslais a roid ar y cyfrif. Meddyginiaeth ar gyfer nifer o ddefaid oedd hon yn ei hanfod er y cafwyd peth tystiolaeth y'i defnyddid i gael gwared â dafaden unigol – pan gollwyd golwg ar arwyddocâd y cyfrif, efallai. Ceir elfen o gyfrinach yn y feddyginiaeth, gan y dylid gadael y cwdyn ar y groesffordd heb i neb eich gweld. Hefyd, trosglwyddid yr haint i berson anhysbys. Roedd arwyddocâd neilltuol i'r lleoliad yn ogystal gan y cysylltid y groesffordd â ffenomenau goruwchnaturiol ac â defodau swyn.

Defnyddid gronynnau gwenith hefyd i drosglwyddo'r anhwylder i drydydd person. Câi'r defaid eu rhwbio â'r gronynnau, gan ddefnyddio gronyn newydd ar gyfer pob dafad, yna rhoid y gronynnau mewn cwdyn a'i adael ar groesffordd, a byddai pwy bynnag a'i codai a'i agor yn etifeddu'r haint. Roedd gan ŵr o Lansannan brofiad personol o'r feddyginiaeth hon, gan iddo benderfynu dilyn cyfarwyddiadau o'r fath o ran chwilfrydedd pan oedd ganddo haid o ddefaid ar ei ddwylo ar un adeg. Clymodd y llinyn am y cwdyn mewn ffordd arbennig, a'r noson honno aeth ag ef a'i adael ar ganol y groesffordd. Pan ddychwelodd yno'r noson wedyn gallai weld bod y cwdyn wedi cael ei symud, ac roedd yn eithaf sicr iddo gael ei agor gan nad oedd wedi'i glymu'r un fath â chynt. Diflannodd y defaid yn fuan wedi hynny, heb losgi na chosi, ac ni chafodd ei boeni ganddynt byth wedyn.[50]

Ceir ambell amrywiad ar y feddyginiaeth. Yn ôl y dystiolaeth yn un o lawysgrifau Evan Jones, Ty'n-y-pant, Llanwrtyd, dylid gosod pob gwenithen ar draws y ddafad yn hytrach na'i rhwbio.[51] Un cyngor a gofnodwyd gan R. U. Sayce ym Maldwyn ar ddechrau'r 1940au oedd taflu'r cwdyn dros yr ysgwydd chwith ar y groesffordd (Llanllugan).[52] Gan na nodir a oedd disgwyl i rywun arall ei godi ai peidio ni wyddys ai trosglwyddo'r defaid ynteu eu taflu ymaith yw'r bwriad yma, ond mae meddyginiaeth arall o'r un ffynhonnell, o ardal Trefedryd, yn nodi y byddai hyn yn fodd i drosglwyddo'r defaid, hynny yw, disgwylid y byddai rhywun yn codi'r cwdyn.[53] Ceid meddyginiaethau tebyg lle y defnyddid trosglwyddo, cyfrif a thaflu ymaith fel dulliau o gael gwared â defaid, er enghraifft, torri hollt mewn darn o bren, un ar gyfer pob dafad, a'i daflu lle y byddai rhywun yn debygol o'i godi.

Roedd cyfrif ynghlwm wrth ddulliau eraill o drin defaid yn ogystal. Er enghraifft, nododd Mrs Annie Evans, Llanrwst, i'w hewythr bigo'r defaid â brwyn, gan ddefnyddio brwynen wahanol ar gyfer pob dafad, cyn eu claddu.[54] Meddyginiaeth arall yn yr un cywair oedd rhwbio'r defaid â brwynen, torri'r frwynen yn ddarnau, un darn ar gyfer pob dafad, a'u cuddio rhag y dioddefwr.[55] Cyngor arall oedd cymryd llinyn a rhoi clymau ynddo i gyfateb i nifer y defaid a'i gladdu.[56]

Yn yr enghreifftiau uchod lle yr ymdrinnir â throsglwyddo'r defaid gwelir mai'r bwriad oedd cael gwared â'r afiechyd drwy ei drosglwyddo i drydydd person anhysbys. Ceir elfen o siawns yn y feddyginiaeth gan na wyddys yn y lle cyntaf a fydd unrhyw un yn llyncu'r abwyd, a chan na wyddys chwaith ai câr, cymydog, gelyn neu ddieithryn a fydd yn etifeddu'r defaid. Cafwyd peth tystiolaeth, fodd bynnag, y cymerid camau bwriadol i ddewis y dioddefydd – cyfeiria R. U. Sayce at gyfarwyddyd, a gofnodwyd ganddo yn ardal y Drenewydd, i ddwyn cadach llestri cymydog, rhwbio'r defaid ag ef, a'i ddychwelyd heb yn wybod iddo.[57]

Mae math arall o drosglwyddo yn dibynnu ar gydsyniad a chytundeb. Weithiau, ceid trosglwyddo uniongyrchol o berson i berson fel yn achos meddyginiaeth a gofnodwyd gan 'Idloes' ym 1874 ac a leolir yn ne-orllewin Maldwyn. Mae'n cynghori y dylid pigo'r ddafad â phin neu gyllell finiog nes ei bod yn gwaedu, ac yna roi peth o'r gwaed ar law'r sawl sy'n fodlon derbyn yr anhwylder.[58] Sut bynnag, trosglwyddo mewn egwyddor yw trosglwyddo drwy gytundeb fel rheol. Dichon mai'r dull mwyaf poblogaidd o wneud hyn oedd gwerthu'r defaid i rywun a fyddai'n fodlon eu prynu gan y dioddefydd, a rhoddid ceiniog neu ddimai amdanynt gan amlaf er mwyn selio'r fargen. Credid yn gyffredinol mai'r weithred o brynu neu werthu oedd uchafbwynt y feddyginiaeth, ac y ceid gwared â'r defaid yn ddidrafferth a hynny heb heintio'r prynwr, er bod ambell eithriad, fel y datgelir yn yr hanes isod gan Mrs Catherine Jones o Benrhyndeudraeth, a oedd yn hanu o Lanuwchllyn, sy'n adrodd fel y bu i'w merch ieuangaf gael dafad ei hun ar ôl cymryd rhan yn y ddefod:

Ond dw i'n cofio ryw stori well – hefo'r ferch ienga' 'ma. Oedd 'i 'di mynd i Lanuwchllyn ar 'i gwylie, a oedd hi ryw saith oed dw i'n meddwl ar y pryd. A mi roedd genni hi gefnder yn ryw dair ar ddeg, a mi roedd genno fo ddafad fawr ar 'i ben glin, a mi roedd hi'n trugarhau drosdo fo na fu rotshwn beth. A dyma fynte'n deud, 'Taset ti'n prynu hi i mi,' medde fo, 'mi faswn i'n 'i cholli hi.' ''Os gen i ddim pres,' medde hithe, 'dim ond dime.' 'Wel, ia, mi ro i hi am ddime,' medde fo, a mi rôth ddime iddo fo, a wir, mi ddiflannodd y ddafad. Ond wedi iddi hi gyrredd adre o'i gwylie, mi gododd 'no ddafad ar 'i phen glin hithe. A mi roedd 'i brodyr hi, wel, oedden nhw'n tynnu'n 'i choes hi na fu rotshwn beth ag yn deud w'thi, 'Nid dafad wyt ti 'di brynu, hwrdd 'di hwnne!' A wir, roedd 'i thad hi yn cydymdeimlo 'fo hi, a mi ddudodd w'thi am lapio y ddafad efo ede wlân, a'i chuddio hi, a fel bydde'r ede wlân yn pydru yr âi'r ddafad i ffwrdd. A mi âth i ffwrdd.[59]

Ymddengys y gallai unrhyw un brynu defaid. Sut bynnag, ceid unigolion a oedd yn adnabyddus fel prynwyr defaid. Soniodd gwraig o Borth-y-gest, er enghraifft, am ŵr o'r enw Silvanus Jones, Tŷ Mawr, Talsarnau, a fyddai'n cyflawni'r gorchwyl pan oedd hi'n blentyn. Er na fu ato ei hun, gwyddai i lawer o'i chyfoedion wneud hyn.[60] Aethai gwraig o Gorris â'i mab deuddeg oed at ŵr o'r enw Ellis Thomas, a drigai yng Nghorris Uchaf oddeutu 1955, a diflannodd y defaid i gyd yn dilyn yr ymweliad.[61] Dywedodd gŵr o Gefncoedycymer i'w wraig fynd â'u mab at gymdoges o'r enw Mrs Mary Jane Phillips pan oedd ganddo ddafad fawr dan ei lygad chwith,[62] a soniodd siaradwr arall o'r cylch fod gŵr o'r enw David Williams, a oedd yn ddeg a phedwar ugain oed ar ddechrau'r 1980au, yn ymarfer y ddawn rai blynyddoedd ynghynt.[63]

Ceid hefyd iachawyr a ddefnyddiai ddulliau na chaent eu harfer gan drwch y boblogaeth. Gallai rhai ohonynt gael gwared â defaid drwy gyffyrddiad. Dywedwyd y byddai gŵr o'r enw Morris a oedd yn blismon yng Ngwernymynydd ger yr Wyddgrug ar ddechrau'r 1940au yn defnyddio'r dull hwn. Cafwyd yr hanes gan ŵr o Lansannan a esboniodd fel y bu ganddo nifer o ddefaid ar ei ddwylo, a'r rheiny cynddrwg fel eu bod yn achosi poen meddwl iddo. Yna, un diwrnod, sylwodd y plismon ar ei ddwylo. Dywedodd y gallai gael gwared â hwy iddo ymhen tua phythefnos a gafaelodd yn ei ddwylo a'u rhwbio'n yn ôl a blaen. Nid oedd gan y dioddefydd fawr o ffydd yn y weithred ac ni roddodd lawer o bwys arni, ond roedd y defaid wedi diflannu o fewn yr amser penodedig.[64] Ymddengys fod gof ym Mhorth-cawl ar droad yr ugeinfed ganrif yn eithaf adnabyddus am drin defaid mewn modd cyffelyb. Yr hyn a wnâi ef oedd archwilio'r defaid a symud ei law drostynt gan rybuddio'r person i beidio ag edrych arnynt tan y bore – disgwylid y byddent wedi diflannu erbyn hynny.[65] Roedd gofyn am gydweithrediad y dioddefydd yn yr achos hwn, fel y gwelir, a cheid ymadael â'r defaid drwy 'anghofio' amdanynt.

Ceir elfen o gyffyrddiad yn y feddyginiaeth a gâi ei hymarfer gan Arthur Price, Derwen-las, Maldwyn, gŵr a oedd hefyd yn gwella 'clwy'r edau wlân'. Byddai ef yn gyntaf oll, fel y tystiodd ei hun, yn rhoi ei law dros y defaid i'w gorchuddio,[66] ond byddai hefyd yn defnyddio darn o gortyn i weithredu'r feddyginiaeth, yn ôl Gwylfa Hughes o Ddinas Mawddwy[67] a dderbyniodd driniaeth ganddo at ddafad gas ar gwr ei wefus. Roedd hyn yn ystod y cyfnod pan oedd yn gweithio yn y ffatri yn Ninas Mawddwy ac Arthur Price, a oedd yn gyrru lori bryd hynny, yn arfer galw draw yno gyda'i waith. Sylwodd Arthur Price ar y ddafad a dywedodd y câi wared â hi. Aeth i'r lori a chymryd darn o gortyn oddi ar un o'r bagiau a bu'n 'rhyw chwarae' ag ef gan brin gyffwrdd â'r ddafad. Roedd y ddafad yn dal yno, fodd bynnag, pan welodd y siaradwr ef drachefn ymhen rhyw chwe wythnos. Aeth Arthur Price i nôl darn o gortyn eto, gan ddweud ei bod yn debyg bod rhywfaint o neilon yn yr un a ddefnyddiasai'r tro cynt. Chwaraeodd â'r cortyn fel ag o'r blaen a dywedodd wrth y siaradwr fod ganddo ddeg o ddefaid ar ei wyneb mewn gwirionedd (er nad oedd ond un i'w gweld) a chyffyrddodd â'i wyneb yma ac acw. Diflannodd y ddafad cyn pen dim amser y tro hwn.

Ystyrid mai swyno'r ddafad a wneid mewn achosion o'r fath, a chyfeirid yn aml at yr iachawyr hyn fel swynwyr. Roedd de Penfro yn nodedig am ei swynwyr. Dyma rai o'r swynwyr defaid a gofnodwyd yn y cylch. Gwyddys am wraig o'r enw Ann Morgan yn ardal Llangwm oddeutu 1920,[68] ac am wraig o'r enw Mrs Orme o'r un pentref.[69] Roedd Matthew Jenkins, Goose Green Farm, Llanisan-yn-Rhos (St. Ishmaels), hefyd yn swyno defaid yn ôl tystiolaeth ei ferch, a anwyd ar droad yr ugeinfed ganrif.[70] Swynwr arall oedd torrwr gwair a oedd yn byw rhwng Hwlffordd ac Aberdaugleddyf tua 1930,[71] ac roedd gwraig yn Johnston a wnâi hyn oddeutu 1940-50.[72] Roedd nifer o swynwyr yn parhau i ymarfer eu dawn yn ne Penfro ar ddiwedd yr ugeinfed ganrif, a gwyddys fod gwella defaid yn rhan o weithgarwch rhai ohonynt megis Mrs Annie Rogers, Saundersfoot, y dywedwyd iddi gael gwared â nifer syfrdanol o ddefaid oddi ar gaseg a oedd yn eiddo i ŵr o gyffiniau Dinbych-y-pysgod.[73]

Ceir sawl dull o swyno defaid. Cyfeiriwyd eisoes at wella drwy gyffyrddiad a gwyddys bod rhai o swynwyr de Penfro yn defnyddio'r dull hwn hefyd. Dyma, meddid, a wnâi'r wraig o Johnston y cyfeiriwyd ati[74] a'r swynwr a oedd yn byw rhwng Hwlffordd ac Aberdaugleddyf – byddai ef yn poeri ar ei law ac yn rhwbio'r ddafad, a deuai pobl ato o bell ac agos.[75] Defnyddiai eraill ddarn o goedyn i weithredu'r swyn. Dywedodd swynwraig o Arberth (nad

oedd ei hun yn trin defaid) y byddai cyfaill iddi yn torri brigyn o'r gwrych
â chyllell ac yn ei osod ar y ddafad.[76] Byddai hen wraig o'r enw Peg Taylor
o ardal Wrecsam yn arfer defnyddio brigyn fforchog o'r ysgawen i 'gyfrif' y
defaid, yn ôl tystiolaeth gohebydd o'r enw 'Landwor' a ysgrifennai am gyfnod
ei blentyndod.[77] Cyfeiriwyd eisoes at dystiolaeth Thomas W. Hancock sy'n
adrodd am weithgarwch swynwyr a arferai ddal brigyn o'r ysgawen wrth y
ddafad am rai munudau cyn ei rwbio arni dair neu naw gwaith gan sibrwd
geiriau swyn, ac yna ei phigo â nodwydd neu ddraenen, cysylltu'r darn
ysgawen â'r ddraenen a'u claddu yn y domen dail.[78] Byddai Matthew Jenkins,
Llanisan-yn-Rhos, yn defnyddio darn o bren i swyno'r ddafad hefyd, ond
credai ei ferch mai onnen a ddefnyddiai ef; sibrydai yntau eiriau swyn.[79]
Defnyddiai Mrs Annie Rogers, Saundersfoot, swyn llafar ar ffurf gweddi, a
chedwid hwn eto yn gyfrinach. Credai y collai'r feddyginiaeth ei gwerth pe
datgelid y geiriau. Yn ychwanegol at y swyn byddai'n gwneud cylchau gyda'i
dwylo uwchben y man a oedd yn cael ei drin.[80] Anaml iawn y câi'r geiriau
cyfrinachol hyn eu datgelu, ond mae'r swyn a ddefnyddid gan Betsi Tomas
Powel o Gefncoedycymer yn hysbys:

> Un, dau, tri,
> A ffwrdd a Hi
> Ni ddaw y ddafaden
> Yn ôl atat ti.[81]

Ni wyddys a oedd hyn yn rhan o feddyginiaeth gyflawnach. Ni chafwyd
tystiolaeth uniongyrchol am ddull Ann Morgan o Langwm chwaith, ond
gwyddys iddi gynghori plentyn o'r ardal i guro ei ddwylo ar y lleuad; gwnaeth
yntau hynny a diflannodd y ddafad o fewn byr amser.[82]

Roedd ffydd yn y swynwyr yn elfen bwysig o'r meddyginiaethau
hyn a chafwyd tystiolaeth yn ogystal am feddyginiaethau sydd fwy neu
lai'n hollol ddibynnol ar gysylltiad seicolegol cryf rhwng y dioddefydd a'r
iachäwr. Dywedid y byddai John Jones, Glan Hafesb, Maldwyn, yn gallu
gwella defaid heb weld y person dan sylw, a gwyddai Mrs Edith Margretta
Ellis o Ddolanog am o leiaf dri achos lle y bu hyn yn llwyddiannus gan mai
hi a roddodd enwau'r dioddefwyr iddo.[83] Cymdoges iddi oedd y cyntaf,
a dywedodd John Jones wrthi na fyddai fawr o dro cyn symud y defaid;

gwnaeth hyn hefyd yn achos ei nai a oedd yn blastr o ddefaid, a thros gyfeilles iddi o Dywyn a oedd â defaid ar ei dwylo a'i gliniau a'r rheiny'n dueddol o waedu. Honnid y gallai gwraig a oedd yn byw yn Ferndale, Rhondda Fach, oddeutu 1930, gyflawni camp gyffelyb. Y drefn oedd mynd at ei thŷ a churo wrth y drws gan edrych drwy dwll y clo. Pan welid hi'n dod at y drws byddai'n rhaid gweiddi faint o ddefaid oedd gennych a rhedeg i ffwrdd cyn iddi agor y drws a'ch gweld.[84] Cofiai gŵr o Ben-caer am swynwr defaid o'r enw Charles Hayward a oedd yn byw yn ochrau Wdig ac a oedd mewn gwth o oedran oddeutu 1950. Âi pobl ato pan oedd ganddynt ddefaid a byddai yntau yn eu hanfon adref gan ddweud wrthynt y gwnâi feddwl amdanynt, ac yn ôl pob sôn fe ddiflannai'r defaid o fewn yr wythnos.[85] Roedd gan y siaradwr frith gof i'w dad yng nghyfraith fynd ato i gael eu cyfrif ac iddynt ddiflannu i gyd ond un. Cyfeiria Marie Trevelyan at of o Gaerdydd a fyddai'n cyfrif defaid gwahanol unigolion, yn nodi'r nifer ar ei het ac yn mynd â hwy dros Bont Rhymni i sir Fynwy, taith o lai na milltir o'r efail, ac yn eu 'gadael' yno.[86]

Gwelir yn yr achosion uchod mai cyfrifoldeb yr iachawyr oedd gwella'r defaid. Yn wir, ceir yr argraff mai grym meddwl yr iachäwr oedd yr elfen weithredol yn y feddyginiaeth. Prin fod gan y dioddefydd ran o gwbl yn y feddyginiaeth yn yr achos cyntaf (John Jones, Glan Hafesb) gan mai cyfryngwr a drosglwyddodd y wybodaeth am y defaid i'r swynwr. Rhan oddefol a oedd ganddynt i raddau helaeth yn yr achosion eraill hefyd, gan fod y pwyslais ar y ffaith y byddai'r iachawyr yn meddwl amdanynt hwy. Ond cafwyd tystiolaeth hefyd am achosion lle y rhoddwyd y cyfrifoldeb ar y dioddefydd. Ceir enghraifft o hyn yn y stori ganlynol a adroddwyd gan Edward Palmer Roberts o Lanerfyl, a ddywedodd fel y bu gan ei frawd globen o ddafad fawr cymaint â swllt ar ei arddwrn flynyddoedd ynghynt. Roedd yng Nghemais un diwrnod yn aros yn y car a'i fraich allan drwy'r ffenestr agored yn gorffwys ar y drws pan ddaeth dyn ato a gofyn iddo a hoffai gael gwared â'r ddafad. Dywedodd y gŵr wrtho am feddwl amdano ef bob tro yr edrychai arni ac y diflannai. Pan edrychodd ei frawd ar ei fraich un bore ychydig wedi'r digwyddiad gwelodd fod y ddafad wedi mynd.[87] Credid hefyd fod amgylchiadau'r iachäwr yn rhoi arbenigrwydd a galluoedd neilltuol iddo. Roedd coel, er enghraifft, y meddai seithfed mab i seithfed mab ar alluoedd o'r fath, a dywedid bod iachäwr o'r enw Cynlais Lake o Ystradgynlais yn perthyn i'r gwŷr dethol hyn ac yr eid ato i gael gwared â defaid.[88]

Gwelir bod y ddarpariaeth werin at drin defaid yn swmpus ac amrywiol ac yn cwmpasu meddyginiaethau cymhwysol a rhai sy'n seiliedig ar resymeg swyn. Roedd ymwybyddiaeth o arwyddocâd y rhesymeg y seiliwyd y feddyginiaeth arni yn fodd i ddiogelu ei ffurf, a phan gollwyd yr ymwybyddiaeth hon gyda threigl amser mae'n debyg y bu dirywiad ynghyd â chymysgu gwahanol elfennau meddyginiaethol. Câi llawer o'r triniaethau, megis golchi'r defaid yn nŵr yr efail, rhwbio cig moch ar y ddafad a'i gladdu, neu ddefnyddio sudd amrywiol lysiau, eu defnyddio gan neu ar blant, tra oedd eraill, megis defnyddio gwahanol halwynau i danseilio'r ddafad, yn fwy perthnasol i oedolion. Mae nifer o'r meddyginiaethau at ddefaid yn dal i gael eu hymarfer hyd y dydd heddiw.

12

Briwiau a Chlwyfau

Briwiau a Chlwyfau

Meddyginiaethau y byddai galw amdanynt yn sgil damweiniau oedd y rhain at ei gilydd. Gyda mân friwiau, yr unig feddyginiaeth yn aml fyddai golchi'r clwyf, ond yn achos damweiniau mwy difrifol byddai angen triniaeth bellach. Gallai ceisio atal y gwaed fod yn broblem ambell waith, a chyfeiriwyd eisoes, yn y bennod ar y gwaed, at rai o'r meddyginiaethau a ddefnyddid i wneud hyn, er enghraifft, rhoi gwe pryf copyn, dyrnaid o flawd neu halen, jou o faco, dail milddail neu bowltis danadl poethion ar y clwyf.

Mae'n debyg y byddai cael anaf gyda rhyw arf neu'i gilydd yn beth cyffredin iawn mewn cymdeithas amaethyddol lle y defnyddid amrywiaeth o offer gan ffermwyr a chrefftwyr fel ei gilydd. Cofiai Mrs Kate Davies, Pren-gwyn, Llandysul, fel y byddai pawb yn medi gyda chryman ers llawer dydd ac fel yr arferid dweud na châi neb ei gyfrif yn fedelwr profiadol nes y byddai wedi torri ei fys yn y broses. Yn addas iawn, y feddyginiaeth a gynigiwyd ganddi at yr anaf oedd dalen gryman, a chredai mai oherwydd y defnydd hwn a wneid ohoni y cafodd yr enw. Aeth ymlaen i sôn fel y'u ceid yn tyfu gydag ymyl y ffordd ac yn y caeau llafur, ac fel y gellid eu defnyddio yn y fan a'r lle gan lapio un neu ddwy o'r dail hirion am y bys neu eu pwnio i wneud eli.[1] Roedd ganddi brofiad personol o effeithiolrwydd y dail gan iddi eu defnyddio ar ôl i'w mab hynaf frifo ei droed yn olwyn y beic pan oedd tua phedair oed. Roedd y clwyf wedi dechrau mynd yn ddrwg a'r meddyg yn methu ei wella, a hithau'n gorfod cario ei mab o gwmpas drwy'r haf. Yna un diwrnod daeth cymdoges draw gan ddweud bod yr 'herbalist' yn ei thŷ, a gofyn a hoffai iddo gael golwg ar droed y plentyn. Cynghorodd ef hi i falu dalen gryman yn fân a'i gosod yn blastr ar y droed a'i rhwymo'n dynn.

Gwnaeth hithau hynny a bu'r driniaeth yn llwyddiant.[2] Roedd hyn oddeutu 1920. Enw arall ar y planhigyn yw llwynhidydd (*Plantago lanceolata*).

Planhigyn arall o'r un teulu a ddefnyddid i drin briwiau a chlwyfau oedd dail llydan y ffordd neu ddail lloriad (*Plantago major*). Nododd gwraig o ardal Mynydd y Gwryd, Cwm Tawe, y byddai gan ei thad gryn ffydd yn y dail fel cyfrwng i lanhau clwyf, neu i dynnu'r drwg allan o gornwyd, ac y'u rhoddai ar y man a'u rhwymo â bandais dros nos, ac ychwanegodd ei bod hithau'n dal i wneud y driniaeth pan fyddai angen.[3] Un cyngor o Drawsfynydd oedd golchi'r dail lloriad a'u curo ar y bwrdd nes y byddent yn troi'n ddu a rhoi ochr isaf y ddeilen ar y briw.[4]

Er mai meddyginiaeth ar gyfer ysigiadau oedd cwmffri yn bennaf, fe'i defnyddid at friwiau a chlwyfau yn ogystal. Dichon mai un o fanteision ymarferol dail cwmffri ar gyfer trin clwyfau yn uniongyrchol yw eu maint – gall y dail hwyaf fod dros droedfedd o hyd. Cofiai Miss E. Cecily Howells o Hwlffordd y byddai ei mam fel rheol yn defnyddio ochr esmwyth y ddeilen i drin clwyf, ond os byddai'n dechrau casglu, yna rhoid ochr isaf y ddeilen, sef yr ochr arw, arno.[5] Defnyddid dail cwmffri hefyd i agor hen friw nad oedd yn gwella. Yn ôl tystiolaeth o Gellifor yn sir Ddinbych, rhoid deilen gwmffri rhwng dau blât yn y popty i dwymo, ac yna fe'i rhwymid yn ei lle dros nos. Erbyn y bore, byddai'r graith wedi agor a'r aflwydd wedi dod allan o'r clwyf.[6] Dengys ymchwil gwyddonol y gellir priodoli rhinweddau'r planhigyn i dair prif elfen ynddo. Yn gyntaf, mae'n llawn taninau sydd yn antiseptig ac yn tynhau'r croen; yn ail, mae'n cynnwys mwcilag sy'n ymffurfio'n ddefnydd tebyg i bwti o ran ansawdd wrth iddo sychu – mae hyn yn gwarchod y clwyf ac yn tynnu'r ochrau at ei gilydd gan brysuro gwellhad – ac, yn olaf, mae'n cynnwys *allantoin*, defnydd y profwyd ei fod yn gallu hybu tyfiant yr asgwrn a'r meinwe cysylltiol.[7]

Mae dail yr hocysen gyffredin (malws: 'mallow': *Malva sylvestris*) a dail hocysen y morfa ('marshmallow': *Althaea officinalis*) hefyd yn llawn mwcilag, ac fe'u defnyddid hwythau i drin clwyfau. Berwi 'dail malws' a gwasgu'r dŵr ohonynt a'u defnyddio'n bowltis a wnaethpwyd ar un achlysur pan gafodd ffermwr o Benderyn gic gan y gaseg nes bod siâp y bedol i'w gweld ar ei fron, gan ddefnyddio'r dŵr i olchi'r clwyf.[8] Ym Mryncroes, Llŷn, defnyddid powltis o wreiddiau 'dail rhocos', gan eu malu'n fân gyda morthwyl i ryddhau'r sudd a'u gosod ar glwt ar y briw.[9] Cafwyd tystiolaeth o Hirael, Bangor, am fwtro dail rhocos ar lechen las cyn eu rhoi ar y dolur.[10] Soniodd siaradwraig o Wesbyr yn sir y Fflint hefyd am ddefnyddio powltis 'dail ocos' ar ôl golchi'r clwyf gyda'r dŵr.[11] Gwneid defnydd cyffelyb o ddail hocysen y morfa – dyna a ddefnyddiai Mrs Emily Evans o Dreorci (o Dre-lech yn wreiddiol) pan gâi ei gŵr a'i meibion anafiadau yn y pwll: byddai'n berwi dail 'marshmallow' ac yn golchi'r clwyfau gyda'r trwyth, yn ôl tystiolaeth ei merch, a hefyd yn cadw rhai o'r dail wedi'u sychu ar gyfer y gaeaf.[12] Dywedodd gwraig o Glaw'r Plwyf, Mynyddislwyn, y byddent bob amser yn defnyddio'r llysiau i olchi clwyfau.[13] Cynghorwyd gŵr o Gefncoedycymer ym Mrycheiniog i brynu 'marshmallow' gan y fferyllydd pan oedd ganddo friw ar ei fys.[14] Mae'r hocysen gyffredin yn tyfu ar hyd a lled Cymru, ond mae hocysen y morfa wedi'i chyfyngu ar y cyfan i arfordir de Cymru.[15]

Cafwyd tystiolaeth hefyd am ddefnyddio eiddew, ffa'r corsydd, a dail carn yr ebol i wella briwiau. Defnyddid dail eiddew i wneud trwyth i olchi'r clwyf, ond gwneid elïau gyda ffa'r corsydd a dail carn yr ebol. Roedd Daniel Jones, Bronnant, yn gyfarwydd â'r ddau eli, a dywedodd y câi eli 'ffa'r gors' ei ddefnyddio i drin dyn ac anifail – credai ei fod yn arbennig o dda pe bai anifail wedi cael anaf gyda weiran bigog.[16] Bu iddo sôn un tro wrth gyfaill o Lanybydder fod eli 'dail troed yr ebol' yn dda at glwyfau a dywedodd hwnnw wrtho fel y bu ganddo, pan oedd yn fachgen, ddolur ar ei ben-glin a oedd yn araf iawn yn gwella nes i gymydog oedrannus baratoi eli ar ei gyfer, drwy bwnio'r llysiau gyda bloneg, a'i roi'n blastr ar y briw gan orchymyn iddo barhau â'r driniaeth.[17] Rhoid dail carn yr ebol yn uniongyrchol ar glwyf hefyd. Yn ôl tystiolaeth o Lanerfyl, Maldwyn, tynnid y brif wythïen o gefn y ddeilen cyn ei gosod ar y clwyf.[18] Prin yw'r dystiolaeth lafar am ddefnyddio briallu at ddibenion meddyginiaethol, ond cofiai gwraig o Gellifor, Rhuthun, fel y byddai ei mam yn arfer mudferwi briallu mewn menyn gwyrdd i wneud eli at fân friwiau.[19] Byddai Jane Catherine Jones, Pantglas, Abergeirw, yn arfer gwneud 'eli pyrsau' ar gyfer y buchod gyda dail byddigaid, ac fe'i defnyddiai hefyd ar friwiau ar ei llaw. Cofiai ei hwyres fel y byddai'n arfer casglu'r dail ar lannau Afon Mawddach, wrth ymyl Bryn Llin. Roedd hyn tua chanol y 1950au.[20] Gellid gosod y dail yn uniongyrchol ar bigiadau neu fân friwiau hefyd, a'u rhwymo yn eu lle, yn ôl cyngor o Drawsfynydd.[21]

Roedd Mrs Elizabeth Davies, Bwlch-y-groes, ger Ffostrasol, yn dal i wneud eli at friwiau a chlwyfau pan ymwelwyd â hi ym mis Ionawr 1978. Ei chwaer, Ruth Davies, Penrhiw-llan, a oedd yn gwneud yr eli i ddechrau ar ôl iddi gael y rysáit gan hen wraig o'r ardal. Dechreuodd Mrs Davies ar y gwaith ar ôl marwolaeth ei chwaer. Deuai llawer o bobl ati i gael yr eli, a oedd yn ogystal yn gwella darwden, cornwyd, carbyncl, rhiwmatig a dwylo toredig. I'w baratoi, byddid yn berwi dail 'periwinkle' (perfagl: *Vinca minor*) am tua hanner awr nes bod y sudd yn frown, ac yna'n ychwanegu bloneg mochyn ato – byddai'r cigydd yn arfer cadw bloneg heb ei doddi ar ei chyfer. Roedd Mrs Davies wedi trosglwyddo'r feddyginiaeth i'w mab ac yr oedd yntau newydd ddechrau gwneud yr eli.[22]

Yn ôl tystiolaeth o Gil-ffriw ym Morgannwg, arferid sychu blodau ysgaw ar gyfer gwneud te neu drwyth ohonynt i olchi clwyfau ar ddyn ac anifail. Cesglid rhyw gymaint o'r dail yn ogystal, i'w defnyddio ar ôl i'r cyflenwad o flodau sych ddod i ben.[23] Cofiai Mrs Catherine Margretta Thomas o Nantgarw, a recordiwyd ym 1955, fel y byddai hen wraig o'r ardal o'r enw Jenat, a fu farw yn ddeg a phedwar ugain mlwydd oed, yn gwneud eli blodau ysgaw. Dodai'r blodau mewn dysgl gyda phwys o lard, ac yna rhoid caead yn dynn ar y ddysgl a'i rhoi yn y popty, a'i gadael i fwydo am oriau. Yna, byddid yn hidlo'r eli ac yn ychwanegu owns o gamffor ato. Dywedid bod arogl hyfryd arno. Gwnâi eli hefyd â'r tyfiant newydd ar goed ysgaw. Eli gwyrdd oedd hwn, a defnyddid llawer arno at bob math o glwyfau.[24] Yn Eglwyswrw, Penfro, gwneid eli gyda bloneg mochyn a dyrnaid o frigau'r ysgawen yn y gwanwyn pan fyddai'r goeden yn dechrau blaguro.[25] Cafwyd tystiolaeth o Faldwyn am eli dail ysgaw a dail bysedd y cŵn,[26] ac arferai gwraig o Ferthyr Tudful wneud eli briwiau gyda dail ysgaw, wermod a grownsel.[27] Prin ar y cyfan yw'r dystiolaeth am ddefnyddio perlysiau i wneud eliau at glwyfau, ond cofiai gwraig o Bontarddulais y byddai ei thad yn arfer gwneud eli gyda wermod lwyd.[28]

Ystyrid bod y sudd a geid o rai ffrwythau yn rhinweddol hefyd. Yng Nghwm Maen Gwynedd ar ochr mynydd y Berwyn arferid gwasgu'r sudd allan o afalau bach surion a'i ddefnyddio i lanhau clwyfau a oedd yn dechrau mynd yn ddrwg.[29] Roedd gwraig a fagwyd yn Nhŷ-croes, Caerfyrddin, yn cofio y byddai ei thaid yn arfer dweud iddo gael gwared â briwiau ar ei ddwylo ar ôl trafod ffrwythau pydredig o'r berllan wrth baratoi bwyd y moch.[30]

Yng nghymoedd y De, rhoid powltis pannas ar glwyfau. Ysgrifennodd gwraig o Dreorci, Rhondda, am y driniaeth a gafodd ei mam yn blentyn seithmlwydd pan oedd wedi anafu ei choes yn ddifrifol. Rhoddwyd powltis cynnes o bannas wedi'u berwi mewn cadach am y goes a'i newid yn gyson, a bu'n rhaid iddi fwyta pannas fel llysiau bob dydd. Daeth saith a deugain o ddarnau o esgyrn mân yn rhydd gyda'r powltis a gwellodd y goes gydag amser, er iddi gael ychydig o boen ynddi ar hyd ei hoes.[31]

Un feddyginiaeth gymharol boblogaidd oedd rhoi llwydni ar glwyf yn y gred y byddai'n lladd unrhyw haint a allai fod ynddo. Roedd sawl ffordd o sicrhau cyflenwad o lwydni. Byddai rhai yn cadw torth dan y nenfwd i lwydo, tra byddai eraill yn gadael i bot llaeth cadw lwydo. Dywedwyd y byddai un wraig yn ardal Betws Garmon, pan welai blentyn gyda briw go gas, yn dweud wrtho am ddod draw i'w gweld, a byddai hithau wedyn yn rhoi llwydni oddi ar ben pot llaeth cadw a oedd wedi 'ofarlwydo' ar y dolur.[32] Cafwyd tystiolaeth hefyd am ddefnyddio lwmp o fenyn wedi llwydo. Nodwyd y byddai hen wraig o Dal-y-bont ger Aberystwyth yn arfer codi lwmp o fenyn o'r fuddai ar ddiwrnod corddi ac yn ei daro ar wal y bwtri i lwydo, ac mai dyma a ddefnyddiai pan fyddai un o'r teulu wedi cael briw neu glwyf.[33] Cofiai gŵr o Aberdaron fel yr arferai ei fam gadw pob afal drwg mewn tun a'i adael yno i lwydo, ac yna, pan fyddai rhywun wedi cael damwain, er enghraifft, wrth drin ceffyl yn yr efail, rhôi'r afal wedi llwydo ar y dolur.[34] Dywedodd Miss Doris Rees, Llansamlet, y byddai ei mam-gu bob amser wrth wneud jam yn cadw dau botyn heb eu gorchuddio er mwyn iddynt lwydo, ac fel y rhoddwyd y driniaeth hon iddi hithau pan gafodd anafiadau rhag iddynt fynd yn septig.[35]

Yr hyn a wnâi eraill i geisio sicrhau glendid oedd rhoi darn o liain wedi'i ddeifio neu'i ruddo o flaen y tân, er mwyn ei ddiheintio, ar y clwyf. Defnyddid dŵr a halen i olchi clwyfau hefyd. Cadwai ambell un botelaid o law cyntaf Mai ar gyfer golchi briwiau a llygaid gwan, a dywedent y cadwai'r dŵr am flwyddyn a rhagor heb golli ei rin. Câi jou o faco ei ddefnyddio'n allanol fel antiseptig. Roedd hon yn feddyginiaeth gyffredin iawn ymhlith gweithwyr megis y glowyr neu'r chwarelwyr, gan mai baco oedd un o'r ychydig ddefnyddiau a fyddai ar gael iddynt yn y gwaith. Meddyginiaeth arall y gellid ei gweithredu pan na fyddai unrhyw ddefnyddiau eraill o fewn cyrraedd oedd gwneud dŵr am ben y clwyf. Defnyddid poer dynol yn yr un modd. Dywedid hefyd bod llyfiad ci yn arbennig o dda am wella clwyf, a soniodd un wraig fel yr arferid rhoi ychydig o hufen ar ddoluriau er mwyn denu'r ci i'w llyfu.[36]

Defnyddid braster anifail yn bur aml ar glwyfau, yn enwedig saim gŵydd neu lard mochyn. Defnydd cyffredin arall oedd darn o bilen bloneg mochyn – roedd yn arferiad gan lawer i gadw blonegen mochyn, sef un o'r ddwy haenen o fraster sy'n gorchuddio'r ystlys, heb ei thoddi. Byddai hon wrth iddi sychu yn magu pilen galed, a thorrid darn ohoni a'i rwymo ar y clwyf â darn o liain. Gellid rhoi tamaid o gig moch bras ar friw hefyd, a byddai rhai glowyr yn cadw ychydig ohono yn eu tuniau bwyd i'w ddefnyddio pan gaent glwyfau yn y gwaith. Roedd gan deulu o Abergwesyn rysáit a ddefnyddid i wneud eli at drin clwyfau a llosg eira neu faleithiau. Roedd angen naw owns o lard, owns a hanner o wêr llwdn, pedwar llond gwniadur o gwyr gwenyn a llond gwniadur a hanner o resin; dylid berwi'r cyfan gyda'i gilydd yn drwyadl gan fod y cwyr a'r resin yn cymryd tipyn o amser i doddi.[37] Arferid rhoi cwyr crydd wedi'i doddi ar glwyf agored, ac ymddengys fod hyn yn boblogaidd iawn ymhlith y chwarelwyr gan y byddai eu bysedd yn tueddu i dorri wrth weithio yn yr oerni.[38] Roedd cryn ffydd mewn mêl fel defnydd iachaol hefyd. Ar y ffermydd, gellid cael menyn gwyrdd i'w rwbio ar glwyfau. Y menyn cyn ychwanegu halen ato a olyga hyn i lawer, ond i eraill menyn gwyrdd yw'r menyn a grynhôi wrth fôn adain y corddwr.

Byddai llawer un yn cadw fflŵr sylffwr neu 'fflwar brwmstan' ar gyfer 'puro'r gwaed', ond fe'i defnyddid gan rai i wneud eli briwiau yn ogystal – cymysgid y sylffwr gyda bloneg mochyn a cheid eli melyn ohono. Roedd pyg yn un o'r pethau a roid ar friwiau a chafwyd gan Mrs Martha Mary (Mei) Jenkins o Dreorci gyfarwyddiadau ar gyfer y plastr pyg a baratoid gan ei mam. Y cam cyntaf oedd berwi pyg a chwyr gwyn ac ychwanegu *green oil* a *swallow oil* ato, ac yna, cyn iddo gael cyfle i galedu, fe'i taenid ar liain a'i adael i sychu. Gellid torri darn ohono yn ôl yr angen.[39] Prynid rhai darpariaethau megis oel Morris Evans, a gâi ei gyfrif yn ddiguro ar gyfer dyn ac anifail, *Zam-Buk*, *Boracic Ointment* neu alwm, ac, wrth gwrs, ïodin, a oedd yn hynod o effeithiol ar gyfer sgôr cyllell, er nad oedd yn addas i groen pawb.

Pan fo rhywun yn dioddef gyda gwythiennau chwyddedig ceir briwiau neu wlserau ar y goes sy'n anodd eu gwella oherwydd diffyg yng nghylchrediad y gwaed, ond casglwyd rhai meddyginiaethau y dywedwyd y byddent o leiaf yn rhoi rhywfaint o esmwythâd. Cyngor o ardal y Fach-wen, Llanddeiniolen, oedd berwi yr un faint o ddail helyg, mieri ac ysgaw mewn dŵr, a golchi'r goes ddrwg gyda'r trwyth. Gellid gwneud eli gyda'r llysiau hefyd gan eu berwi mewn bloneg, ac fe'i taenid ar ddarn o bapur llwyd a'i roi ar y briw.[40] Dywedodd gwraig o Landanwg, Meirionnydd, yr arferai ei nain ddefnyddio 'dail llwye dŵr' (*Potamogeton natans*) ar gyfer trin yr anhwylder. Golchai'r dail yn gyntaf, ac yna'u berwi mewn dŵr glân. Ar ôl i'r dŵr oeri ychwanegai *eau de cologne* neu wirod llawfeddygol ato a gosod y cyfan yn bowltis ar y goes.[41] Roedd eli chwerwlys yr eithin yn boblogaidd yn siroedd y Gogledd fel 'eli pyrsau' ar gyfer trin briwiau ar wartheg. Defnyddid y llysiau yn ogystal i drin briwiau ar goesau chwyddedig, a chafodd brawd a chwaer o Eifionydd, pan oeddynt ar eu gwyliau yn y Cilia, Pistyll, ganol y 1920au, eu hanfon gan eu nain i Eglwys Pistyll i'w casglu ar gyfer gwneud eli i'w roi ar friwiau ar goesau eu taid.[42] Cofiai gŵr o Fwlchgwyn ger Wrecsam y byddai merch o'r ardal yn arfer dod i'w gartref pan oedd yn blentyn i mofyn camomeil o'r ardd i'w ddefnyddio ar goes ei mam, ond ni wyddai sut y darperid y feddyginiaeth.[43] Cynghorion eraill oedd golchi'r goes â chymysgedd o olew olewydd a 'dŵr tato',[44] neu roi powltis o afalau pydredig ar y briw.[45] Cafwyd tri chyngor ar gyfer trin coesau drwg yn ardal Llanymynech, Maldwyn, ym 1938: rhoi powltis hocysen y morfa neu bowltis cwmffri ar y briw; tynnu'r wythïen o ddail lloriad, rowlio'r dail gyda menyn a'u rhoi ar y briw ddwywaith y dydd; rhoi gŵer dafad ar ddarn o liain gwyn glân wedi'i ddeifio a'i roi ar y briw, hyn eto ddwywaith y dydd.[46] Arfer arall y clywyd amdano oedd cerdded yn droednoeth yng ngwlith y bore.

Byddai rhai clwyfau yn magu cig marw, sef ffurfiant gormodol o feinwe ronynnog, ac un o'r meddyginiaethau mwyaf poblogaidd i gael gwared â'r cnawd pydredig oedd ei rwbio gyda charreg las (copr sylffad) y gellid ei phrynu yn siop y fferyllydd. Gwneid eli gyda sebon coch, lard ac ychydig o alwm llosg hefyd, tra dibynnai eraill ar rwbio mêl yn y clwyf. Dywedodd Mrs Mary Hannah Lewis, Treforys, y byddai ei mam, pe bai un o'r plant wedi cael 'cwt', yn gofalu edrych arno'n gyson, ac yn galw ar hen wraig a oedd yn byw gerllaw i gael golwg arno i weld a oedd cig marw ynddo – byddai'r cig marw i'w weld yn sbotiau bach melyn yn y clwyf. Os oedd y clwyf yn dechrau magu cig marw, byddai yna'n gosod tamaid o bapur gwyn ar y ford, ac yn rhoi siwgr arno a'i rowlio'n fân. Yna byddai'n ysgeintio'r siwgr ar ben y powltis a baratowyd ganddi gan ddefnyddio gwyrdd y genhinen wedi'i dorri'n denau, blawd neu gan, a thamaid o lard.[47]

I gadw'r dwylo'n feddal, ac i'w hatal rhag torri, cafwyd cyngor i'w golchi mewn te grownsel.[48] Ymysg yr ychydig feddyginiaethau a gofnodwyd i osgoi cael creithiau, neu'u gwella, cafwyd cynghorion i ddefnyddio powltis bara, eu golchi gyda gwlith y bore neu'u rhwbio â mêl. Nododd cyn-löwr o Fôn-y-maen ger Abertawe yr arferid rhwbio mêl i glwyfau a geid yn y pwll gyda brws dannedd ar ôl cyrraedd adref gyda'r nos er mwyn ceisio osgoi'r creithiau glas a oedd mor gyffredin ymysg y glowyr.[49]

Un cyngor i gadw'r traed yn iach, ac i osgoi cael briwiau, oedd eu golchi gyda dŵr gwymon y môr. Rhoid y gwymon 'bladder wrack', (sef gwymon codog mân: *Fucus vesiculosus*) yn wlych mewn dŵr glaw, a byddid yn brathu pob pledren gyda nodwydd i ryddhau'r hylif.[50] Dull arall o osgoi cael chwysigod ar y traed oedd rhwbio sebon oddi mewn i'r hosan. Pan fyddai chwysigod a briwiau wedi datblygu rhoddid startsh arnynt i'w sychu. Dywedid bod defnyddio blawd neu startsh yn hynod o effeithiol ar gyfer briwiau dan y bronnau hefyd. Os oedd rhywun yn orweddiog ers amser ac yn dueddol o fagu briwiau yn y gwely arferid rhwbio'r corff â sebon plaen.

Casgliadau, Cleisiau a Chwyddiadau

Powltis bara oedd y feddyginiaeth fwyaf poblogaidd at gasgliad. Cyfeirid ato weithiau fel powltis bara dŵr, ac fe'i paratoid drwy dywallt dŵr berwedig ar ychydig o fara, ei rwymo mewn lliain, a'i osod ar y casgliad mor boeth ag y gellid ei oddef. Byddai ambell un yn rhoi ychydig o lard ar wyneb y bara rhag iddo godi'r croen. Amrywiad ar y powltis hwn oedd powltis bara llefrith, a oedd yn fwy tyner. Weithiau, defnyddid powltis had llin yn hytrach na phowltis bara, a chafwyd cyfeiriad o Lansamlet, Morgannwg, at ddefnyddio powltis burum a baratoid drwy gymysgu burum a dŵr yn bâst, a'i roi ar fys yn crawni.[51] Dywedid mai rhinwedd powltis poeth oedd y byddai'r gwres yn gymorth i aeddfedu'r casgliad a'i gael i dorri. Yr un egwyddor sydd y tu cefn i'r feddyginiaeth o daro'r bys mewn dŵr poeth.

Powltisau neu blasteri heb wres ynddynt oedd y lleill. Un o'r prif rai oedd powltis sebon a siwgr a gâi ei gyfrif yn arbennig o dda am dynnu, ac y dywedid ei fod yn bowltis egr iawn. Roedd y defnyddiau ar gyfer amryw o'r rhain yn dod o'r mochyn, er enghraifft, pilen bloneg mochyn; haenen o fustl mochyn wedi'i sychu; pisyn o gig moch bras; toddion cig moch, sef y saim a geid ar ôl ffrio'r cig. Un o'r meddyginiaethau mwyaf effeithiol, er yn hynod o boenus, oedd rhoi croen neu bilen wy ar y casgliad. Yn ôl rhai, defnyddid y croen o wy amrwd (crybwyllodd un wraig y gwneid twll ym mhen yr wy er mwyn i'r cynnwys redeg allan, ac yna ei agor a thynnu'r bilen a oedd oddi mewn[52]), ond y croen a geid ar ôl berwi'r wy a oedd gan eraill mewn golwg.

Ceid meddyginiaethau llysieuol yn ogystal. Meddyginiaeth a oedd yn gyffredin iawn yn siroedd Aberteifi a Chaerfyrddin oedd plastr grownsel a bloneg mochyn. Cesglid y grownsel a'i ffustio i ryddhau'r sudd a'i gymysgu gyda bloneg nes ei fod yn eli. Roedd hwn yn eli poblogaidd iawn pan fyddai'r bys yn 'crawni' ac fe'i rhoid ar ddarn o liain neu glwt a'i rwymo am y casgliad. Yn ôl tystiolaeth Miss Sarah Anne Davies, Pren-gwyn, Llandysul, a gafodd y feddyginiaeth, byddai'n anodd iawn ei oddef dros nos, gan y gellid ei deimlo'n plycio neu'n brydio, ond erbyn y bore byddai'r casgliad wedi gwynnu a'r crawn yn rhedeg allan.[53] Teimlid bod hwn yn blastr rhy gryf i'w roi ar blant, ac mai gwell fyddai defnyddio powltis bara. Cofiai Miss Mary Winnie Jones, Cwm Main, Meirionnydd, y gwneid plastr grownsel a chrafanc y frân, gydag ychydig o flawd ceirch i'w dewychu.[54] Plastr poblogaidd arall yn Llandysul a'r cylch oedd plastr cennin, hwn eto'n blastr cryf, a baratoid drwy gymysgu dail cennin wedi'u torri'n fân – y dail gleision yn arbennig – gyda hen floneg.[55]

Elïau eraill y cafwyd tystiolaeth amdanynt oedd eli'r ddeilen gron, un o'r llysiau mwyaf poblogaidd at anhwylderau'r croen, eli tansi, ac eli dail carn yr ebol. Cyfeiriodd brawd a chwaer o Abergwesyn at ddefnyddio eli gamil (a baratoid drwy ferwi'r gamil mewn hufen) at gasgliad neu gornwyd,[56] a dywedwyd ei fod yn hynod o effeithiol pe bai gan rywun 'grawnad' ar ei fys.[57] Crybwyllwyd nifer o feddyginiaethau ychwanegol gan Miss Mary Winnie Jones, er enghraifft, eli ysgawen, a baratoid drwy ferwi'r dail neu'r rhisgl gyda lard neu floneg, ac y gellid rhoi wermod lwyd a chwerwlys yr eithin ynddo pe dymunid.[58] Cofiai am fachgen yn yr ysgol pan oedd yn blentyn yn gwisgo cap o ddail eiddew o dan ei gap oherwydd bod ganddo gasgliadau ar ei ben.[59] Credai hefyd fod yfed trwyth 'marshmallow' (hocysen y morfa) neu olchi'r casgliadau gyda'r trwyth yn fendithiol. Gellid ychwanegu tipyn o flawd ceirch ato i'w dewychu a'i ddefnyddio fel plastr.[60] Dywedodd siaradwraig o Glaw'r Plwyf, Mynyddislwyn, fod eli o ddail llydan y ffordd, 'ground ivy' (dail eidral) a dail tafol yn ddiguro am wella hen grach a thynnu magwraeth.[61] Meddyginiaeth a gofnodwyd yn Llanfair Caereinion oedd malu ffa nes eu bod yn llwch a'i gymysgu gyda mêl a menyn. Gwnâi eli a oedd yn 'dynnwr ofnadwy'.[62]

Roedd peth amrywiaeth barn ynglŷn â'r ffordd orau o drin dyrnodau ac ergydion, a cheid meddyginiaethau i osgoi cleisio, i dynnu clais i'r wyneb rhag iddo weithio ei ffordd tuag at i mewn a pheri niwed, a hefyd i dynnu'r düwch o'r croen. Dichon mai'r feddyginiaeth fwyaf cyffredin i dynnu clais i'r wyneb oedd rhoi papur llwyd – papur llwyd meddal, os oedd modd – yn wlych mewn finegr a'i osod ar y man. Byddai ambell un yn twymo ychydig ar y finegr yn hytrach na'i roi'n oer ar y croen fel y gwneid fel rheol, tra credai eraill y dylid ei ddefnyddio mor boeth ag y gellid ei oddef. Gellid defnyddio finegr gwyn yn hytrach na'r finegr tywyll cyffredin pe dymunid, a chrybwyllodd ambell un y rhoid wy cyfan yn ei blisgyn yn wlych ynddo dros nos ac y byddai'r cyfan wedi mynd yn hylif erbyn y bore. Golchi'r clais gyda dŵr oer oedd un cyngor, a châi dŵr ffynnon ei gyfrif yn neilltuol o dda yn hyn o beth gan y credid ei fod yn oerach nag unrhyw ddŵr arall. Dywedid mai po oeraf y dŵr, lleiaf y boen wedyn. Meddyginiaethau cyffredin eraill oedd powltis bara i dynnu'r drwg allan, saim gŵydd, hufen, neu gig eidion amrwd. Defnyddiai ambell un blastr o startsh pan fyddai rhywun wedi cael ergyd a'r clais heb godi er mwyn dod â'r düwch i'r wyneb, tra rhôi rhai ffermwyr blastr o faw gwartheg ar y man i dynnu'r drwg.

Yr arfer cyffredin pan fyddai rhywun wedi bwrw'i ben neu'i dalcen oedd rhoi darn o arian arno, hen geiniog neu hanner coron, fel rheol. Roedd hon yn feddyginiaeth hynod o effeithiol pan fyddai lwmp wedi codi, a gellid osgoi cael lwmp o gwbl pe gwneid y driniaeth yn ddigon buan. Os nad oedd arian wrth law gellid defnyddio carreg oer o'r afon. Yr arfer ym mhentref Llangwm ger Hwlffordd pan fyddai plant wedi disgyn a bwrw eu pennau oedd taenu ymenyn ar y man poenus i osgoi cleisio.[63]

Prin iawn yw'r ddarpariaeth lysieuol ar gyfer trin cleisiau ac ergydion. Un o'r ychydig eithriadau yw cwmffri, planhigyn cyffredin at friwiau a chlwyfau. I drin clais, gellid rhwymo'r ddeilen am y dolur neu roi powltis o'r dail neu'r gwraidd arno. Yn ôl tystiolaeth Mrs Mary Hannah Lewis, Treforys, arferid rowlio'r ddeilen gyda photel i wastatáu'r gwythiennau ynddi pan gâi ei rhoi'n uniongyrchol ar ddolur, a chofiai fel y'i defnyddid pan fyddai rhywun wedi cael ergyd drom, ac wedi cleisio'r asgwrn o bosibl, a'r clais heb ddod i'r wyneb – byddai'r ddeilen wedi sychu cyn pen dim amser a'r clais wedi dod i'r golwg. Byddai gan ei mam lwyn mawr o gwmffri yn yr ardd gartref yr adeg honno. Soniodd ymhellach fel y bu i un o'r plant gael ergyd ar ei glun wrth chwarae pêl, a hynny yn ystod y gaeaf pan nad oedd y dail ar gael, ac fel y bu'n rhaid i'w thad godi darn o'r gwreiddyn gyda chaib, a'i mam wedyn yn ei olchi a'i roi rhwng darn o bapur a'i bwnio gyda morthwyl cyn ei glymu mewn cadach am y goes.[64] Powltisau eraill a ddefnyddid oedd powltis o ddail hocysen y morfa, a phowltis pannas poeth.

Cafwyd amryw o feddyginiaethau ar gyfer trin chwyddiadau. Dywedwyd bod eli o ddail neu frigau'r ysgawen yr un mor effeithiol at chwydd ag yr oedd at gynifer o anhwylderau'r croen, a defnyddid powltis o ddail neu wraidd yr hocysen gyffredin a hocysen y morfa at chwydd megis at friw. Roedd gwraig o Gas-mael ym Mhenfro wedi llosgi ei llaw yn ddrwg pan oedd yn blentyn, a lwmp mawr wedi codi dan ei chesail. Aeth ei mam-gu a'i thad i nôl gwreiddiau rhedyn, eu golchi, a'u torri'n ddarnau a'u cymysgu â hen floneg i wneud powltis i'w roi ar y chwydd. Roedd y chwydd wedi gostwng erbyn bore drannoeth, er ei fod yn boenus am wythnosau wedyn.[65] Powltisau eraill a grybwyllwyd oedd powltis danadl poethion wedi'u berwi, powltis maip, a phowltis pabi coch. Yn ôl un cyfarwyddyd, dylid malu'r pabi'n fân a'i weithio nes ei fod yn eli. Gellid rhoi dŵr berwedig arno hefyd, gadael iddo oeri tipyn, a'i ddefnyddio i olchi'r chwydd.[66] Gellid prynu pacedi o flodau pabi coch gan y fferyllydd, a byddai ambell un yn paratoi meddyginiaeth ar gyfer ei gwsmeriaid. Cofiai gwraig o Landanwg fel y byddai 'Mr Hughes y drygist' yn defnyddio trwyth o'r pabi i olchi a phowltisio breichiau chwyddedig, a dywedid y byddai hefyd yn ei ddefnyddio mewn ffisigau.[67]

Roedd powltis bara, powltis had llin a phowltis bran yn weddol gyffredin, ond dichon mai'r feddyginiaeth fwyaf poblogaidd oedd rhwbio saim gŵydd ar y chwydd. Dywedid bod saim gŵydd wedi'i gymysgu'n drwyadl gyda dŵr ffynnon yn fwy effeithiol fyth.[68] Meddyginiaeth effeithiol arall oedd defnyddio'r mêr a geid o asgwrn clicied gên mochyn gan ei daenu ar y chwydd a rhoi gwlanen amdano.[69]

Llosgiadau

Roedd llosgiadau yn gyffredin iawn, yn enwedig yn y cartref, fel y gellid disgwyl i raddau helaeth mewn tai lle y ceid tanau agored gydag offer trwsgl megis tegelli trymion neu sosbenni mawr yn cael eu rhoi arnynt i ferwi. Wrth gasglu deunyddiau ar gyfer yr arolwg hwn clywyd llawer o sôn am ddamweiniau bach a mawr a geid gyda dŵr poeth neu dân. Weithiau, meddid, gallai rhywbeth dasgu o'r tân a pheri loes; dro arall byddai plentyn yn cael niwed wrth chwarae â thân. Ond yr hyn a geid amlaf, fe ymddengys, oedd damweiniau gyda dŵr berwedig, er enghraifft, plentyn yn troi tecellaid o ddŵr poeth am ei ben wrth chwarae yn rhy agos at y tân, neu rywun yn dymchwel llestr yn llawn o ddŵr poeth.

Un driniaeth a wneir yn aml heddiw ar gyfer mân losgiadau yw dal yr aelod dolurus o dan dap dŵr oer. Mae'r cnawd yn cadw'r gwres i mewn, gan beri i'r niwed ledu am ysbaid ar ôl y ddamwain, ond o'i drin â dŵr oer atelir y broses hon, gan leddfu'r boen yr un pryd. Ceid cred i'r gwrthwyneb yn hollol, fodd bynnag, mewn meddygaeth werin, a dadleuid mai un o'r dulliau gorau o wella llosg oedd cyflwyno rhagor o wres iddo drwy ddal y man briwedig wrth y tân. Roedd tân yn tynnu tân, meddid, ac yn rhoi cyfle i'r gwres ddod allan. Cafodd E. T. Evans, Llansannan, losg drwg pan gydiodd yn ddamweiniol mewn haearn poeth yn yr efail yn Llangernyw yn ystod yr Ail Ryfel Byd, ond gwnaeth y gof iddo sefyll o flaen y tân ar ei union a dechreuodd chwythu gyda'r fegin i ennyn y fflamau. Roedd y boen yn annioddefol tra parhaodd y driniaeth, ond ni theimlodd ddim wedyn oddi wrth y llosg.[70] Gwnaed sylw tebyg gan ŵr o Bontyberem a ddywedodd fel y bu iddo gael ei gynghori pan oedd yn brentis o of i drin llosg drwy roi ei fys, er enghraifft, yn wlych mewn paraffin cyn ei ddal o flaen y tân am ryw hanner munud.[71]

Ceid nifer o ddamweiniau o ganlyniad i fân ffrwydradau yn y pyllau glo, yn enwedig y rhai hynny lle y defnyddid goleuo noeth. Roedd llosgi yn y modd hwn yn beth mor gyffredin mewn ardaloedd glofaol ar ddechrau'r ugeinfed ganrif fel y cedwid gwely pwrpasol, sef 'gwely llosg tân' yn y cartref.[72] Gwely pren wedi'i lenwi â gwellt oedd hwn, a roid yn yr ystafell fyw i'r glöwr anafedig orwedd arno o flaen y tân nes y byddai wedi gwella. Byddai'r llosgiadau yn cael eu trin ag olew, a mantais ychwanegol, meddid, oedd arbed gorfod baeddu'r gwelyau eraill. Dywedodd y gŵr o Bontyberem y cyfeiriwyd ato uchod i'w dad gael ei gario adref ar un o'r gwelyau hyn pan oedd yn fachgen ifanc, ac i'r blwch gael ei lenwi â gwellt wedi'i fwydo mewn olew a'i osod o flaen y tân, a'i adael yno am rai dyddiau nes iddo ddechrau gwella.[73]

Cred arall oedd y dylid ceisio cadw 'aer' neu 'wynt' rhag mynd at y llosg, ac arllwysid blawd peilliad, 'cabi', sef soda pobi, neu startsh arno. Rhinwedd y driniaeth hon, meddid, oedd y byddai nid yn unig yn atal swigod rhag codi, ond yn tynnu unrhyw leithder o'r llosg yn ogystal â lleddfu'r boen. Gwneid pâst hefyd gyda soda pobi a dŵr i'w roi ar y llosg. Yn ardal Pren-gwyn, Llandysul, gwneid pâst o flawd ceirch a llaeth enwyn – byddai llond llwy fwrdd o flawd ceirch yn ddigon ar gyfer llosg cymharol fychan. Byddai angen ei newid yn gyson am tua dau neu dri diwrnod nes y teimlid y gwres yn cilio, cyn rhoi eli ar y man.[74] Pan fu i wraig o Dreforys losgi'n ddifrifol wrth dynnu sgilet o ddŵr berw ar ei thraed gwnaethpwyd powltis blawd haidd ac olew olewydd iddi gan gymdoges, ac fe wellodd yn fuan gan i'r powltis dynnu'r gwrid a'r gwres o'r llosg.[75]

Gwneid defnydd sylweddol o gynnyrch y fuwch wrth drin llosgiadau. Menyn oedd un o'r meddyginiaethau mwyaf poblogaidd yn siroedd Aberteifi, Penfro, Caerfyrddin a Morgannwg, ac roedd gan amryw o'r siaradwyr brofiad personol ohoni. Rhoddasai gwraig o Drehafod, Rhondda, y feddyginiaeth hon i'w merch ar ôl iddi losgi ei throed gyda thecellaid o ddŵr berwedig, ac fe wellodd heb adael marc.[76] Nid oedd gan bawb gymaint o ffydd yn y feddyginiaeth, fodd bynnag, ac amheuai rhai mai lleddfu'r boen am ychydig yn unig a wnâi. Roeddynt i gyd yn ymwybodol nad oedd y feddyginiaeth yn cael ei hargymell bellach.

Defnyddiau eraill oedd hufen a llaeth enwyn, y naill yn fwy cyffredin yn siroedd y De a'r llall yn y Gogledd. Cof Meredydd Roberts o Abergeirw am y feddyginiaeth oedd y byddai rhywun ar ôl llosgi'i law neu'i droed, dyweder, yn rhedeg i'r bwtri lle y byddai'r llaeth cadw (sef yr armel a gedwid ar gyfer gwneud menyn) yn dew yn y potiau ac yn plannu'r aelod llosgedig i mewn iddo. Roedd ganddo stori i'w hadrodd am hen ŵr o Gorwen a oedd yn cysgu wrth y tân pan gollodd rhywun ddŵr oer am ben ei draed wrth roi dŵr yn y berwedydd, ac yntau yn ei ddychryn yn meddwl ei fod wedi cael ei sgaldian ac yn rhedeg i'r bwtri a phlannu'i droed yn y pot llaeth cadw.[77]

Roedd lard mochyn a saim gŵydd hefyd yn boblogaidd iawn, ac eglurodd Mrs Margaret Roberts, Gwesbyr, fel y byddai ei mam yn arfer gwneud eli llosg gyda lard cartref heb ddim halen ynddo a dŵr ffynnon. Rhoddai'r lard mewn sosban ar y tân i doddi, ac yna tywalltai'r saim berw i'r dŵr ffynnon a'i weithio. Taenid yr eli ar y llosg a rhoddid darn o liain wedi'i ruddo arno. Byddai'n rhaid ei adael am dridiau heb gyffwrdd ynddo.[78] Nododd yr awdures Hettie Glyn Davies, wrth sôn am ei phlentyndod yn sir Aberteifi, y byddai ei mam yn arfer gwneud eli 'ardderchog' at losg tân drwy doddi saim gŵydd a chwyr gwenyn a rhoi darnau o liain i fwydo yn y cymysgedd. Fe'i cadwai mewn bocs nes y byddai galw amdano.[79]

Roedd hefyd yn arfer i rwbio sebon ar y llosg nes y byddai wedi esmwytháu. Crybwyllwyd cymysgedd o sebon a siwgr hefyd, ond dywedwyd y dylid gofalu mai siwgr mân (siwgr castor) a ddefnyddid yn yr achos hwn ac nid y siwgr gwyn cyffredin. Yn ôl cyfarwyddyd Miss Doris Rees, o Dreforys yn wreiddiol, câi'r sebon ei falu'n fân a'i dwymo ar hen blât enamel, a rhoid yr un faint o siwgr mân ynddo a'i gymysgu'n eli. Cofiai un tro i'w mam gael llosg ac i gymdoges baratoi'r feddyginiaeth ar ei chyfer, ond iddi ddefnyddio siwgr bras cyffredin yn hytrach na siwgr mân. Roedd y cymysgedd hwn yn tynnu'n ofnadwy ac yn gwneud ei mam yn isel ei hysbryd.[80] Meddyginiaeth a ddefnyddid fel rheol ar gyfer 'tynnu' pendduynnod a chasgliadau oedd hon, wrth gwrs.

Rhoid pwyslais mawr ar ddefnyddio olew i drin llosg. Roedd olew olewydd ac olew had llin yn lled gyffredin, a defnyddid olew had llin hefyd gyda chalch i wneud 'oel llosg tân' a gâi ei gyfrif yn hynod o effeithiol a llwyddiannus. Ymddengys fod gwahanol ffyrdd o'i baratoi. Dyma, er enghraifft, gyfarwyddyd ar gyfer y cymysgedd a baratoid gan Mrs Ann Morris, Rhydtir Ddu, Llanfallteg, Penfro, ar gyfer ei theulu ac unrhyw gymdogion a ddeuai ar ei gofyn: berwi'r calch mewn dŵr a'i adael dros nos i waelodi, yna codi'r ffilm denau a fyddai wedi ffurfio ar ei wyneb a hidlo'r dŵr calch cyn ei gymysgu gyda'r olew had llin – yr un faint o'r dŵr ag o'r olew.[81] (Cafwyd

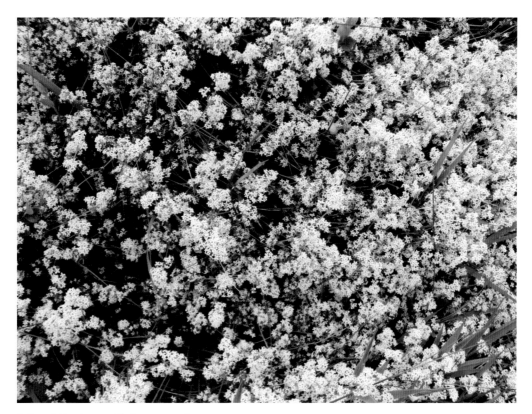

Briwydd(en) wen, *Galium saxatile*

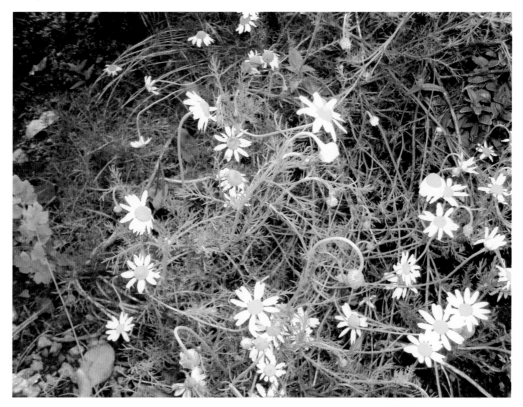

Camomeil, *Chamaemelum nobile*

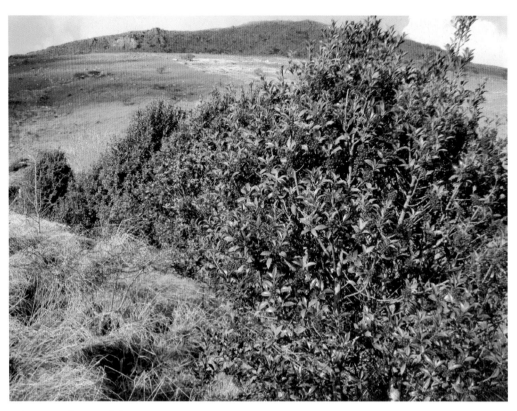

Celynnen, *Ilex aquifolium*

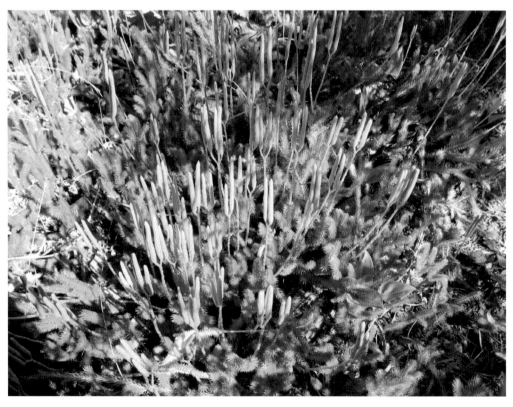

Corn carw'r mynydd, *Lycopodium clavatum*
Llun: Michael Zahniser

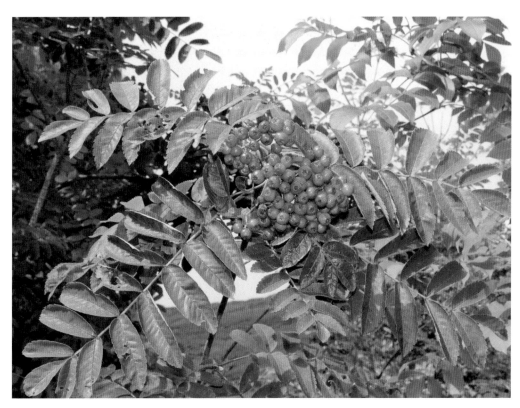

Criafolen / cerddinen, *Sorbus aucuparia*

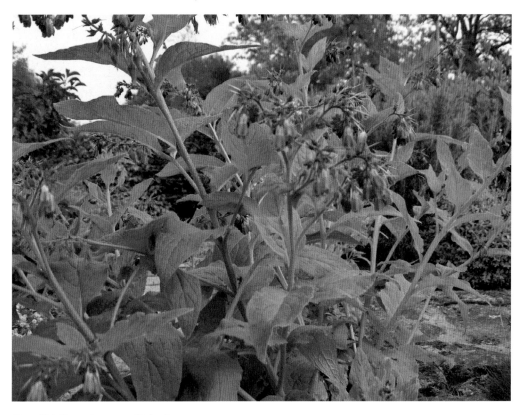

Cwmffri, *Symphytum officinale*

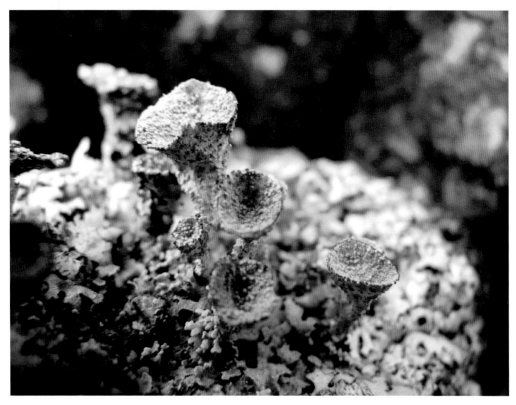

Cwpanau'r ddaear, *Cladonia pyxidata*
Llun: Twm Elias

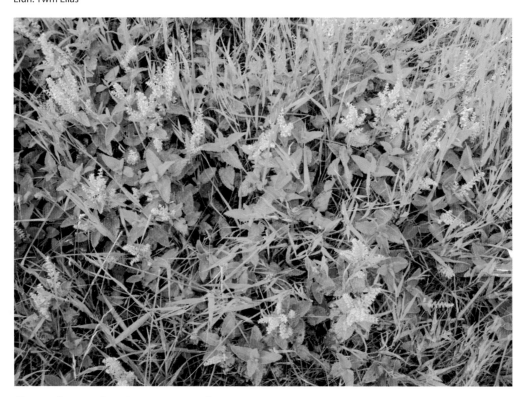

Chwerwlys yr eithin, *Teucrium scorodonia*

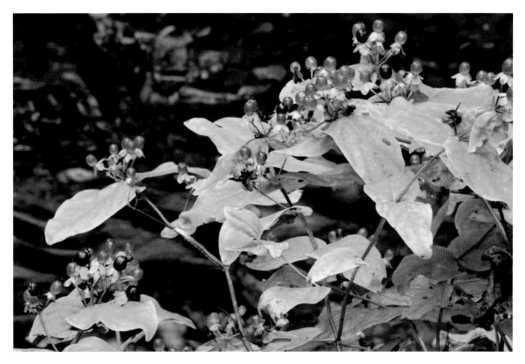

Dail y fendigaid, *Hypericum androsaemum*
Llun: Hawlfraint Albert Bridge, wedi'i drwyddedu i'w ailddefnyddio o dan y Creative Commons Licence

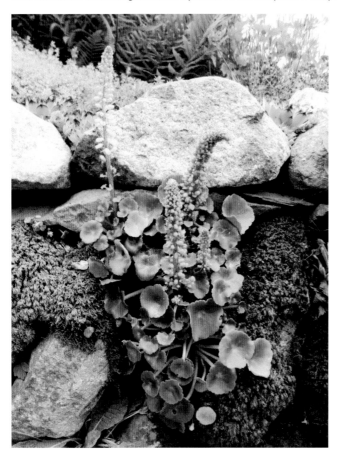

Dail gron, *Umbilicus rupestris*

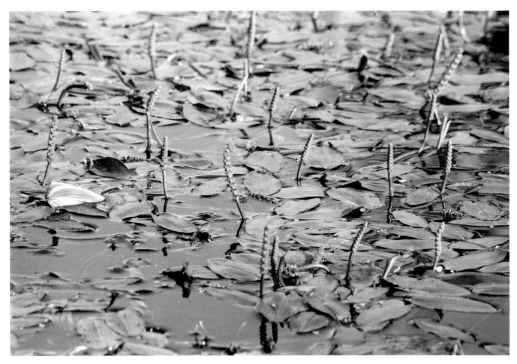

Dyfrllys llydanddail, *Potamogeton natans*
Llun: Christian Fischer

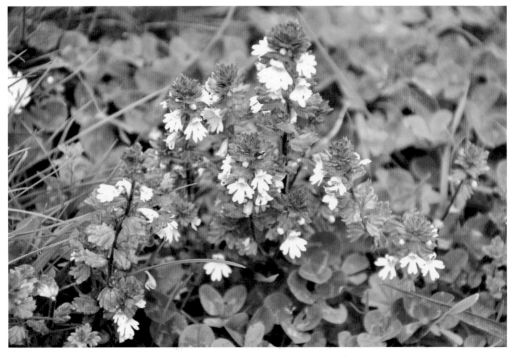

Effros, *Euphrasia officinalis*
Llun: Lazaregagnidze

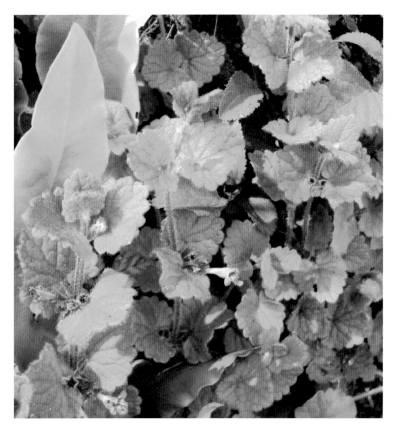

Eidral,
Glechoma hederacea

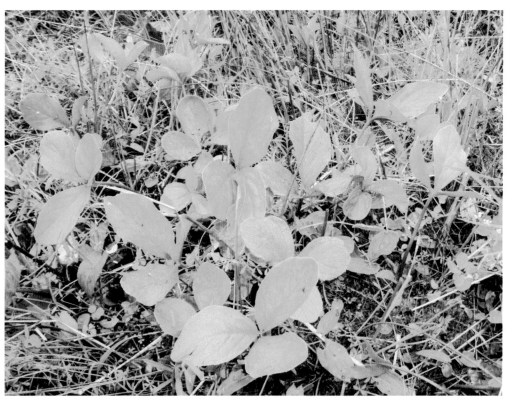

Ffa'r gors, *Menyanthes trifoliata*

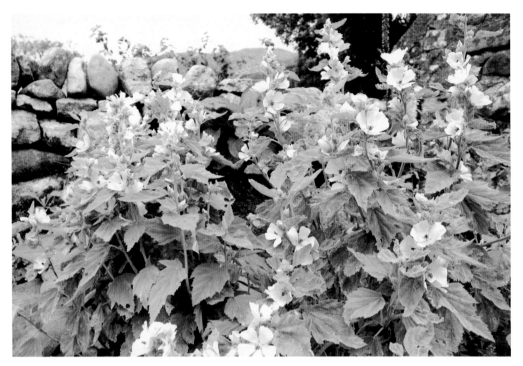

Hocysen y morfa,
Althaea officinalis

Llwynhidydd,
Plantago lanceolata

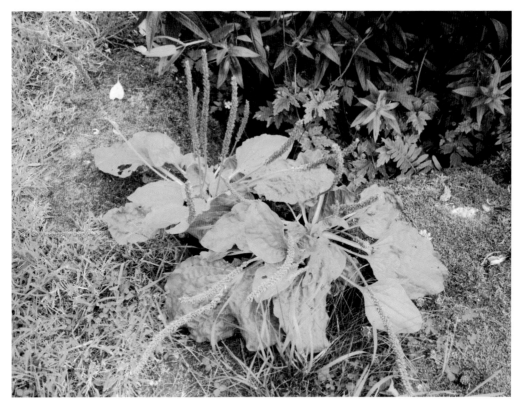

Llydan y ffordd, *Plantago major*

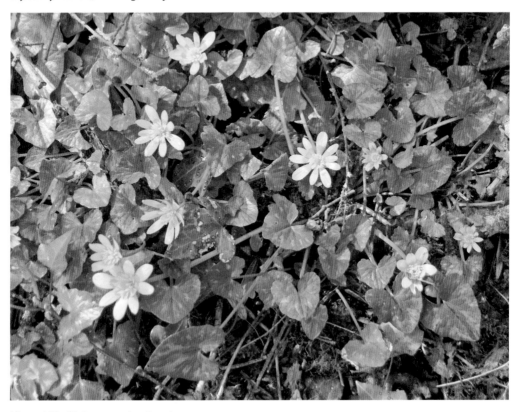

Llygad Ebrill, *Ranunculus ficaria*

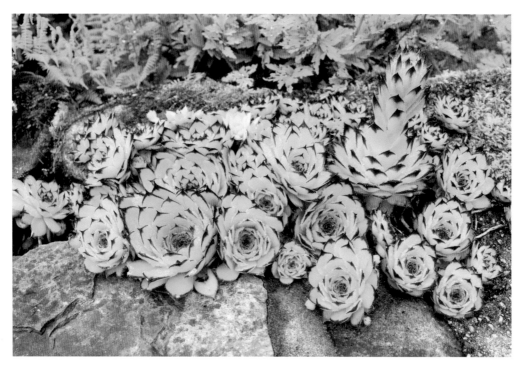

Llysiau pen tai, *Sempervivum tectorum*

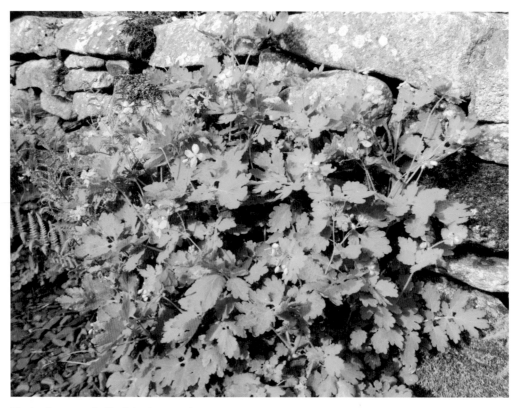

Llysiau'r wennol, *Chelidonium majus*

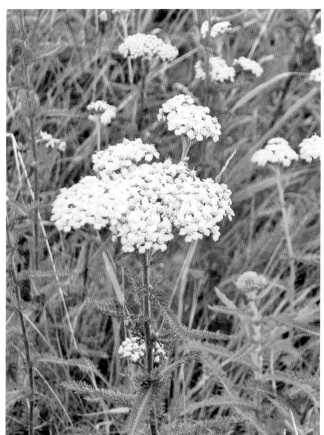

Milddail, *Achillea millefolium*

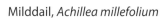

Pren melyn, *Berberis vulgaris*
Llun: Boronian

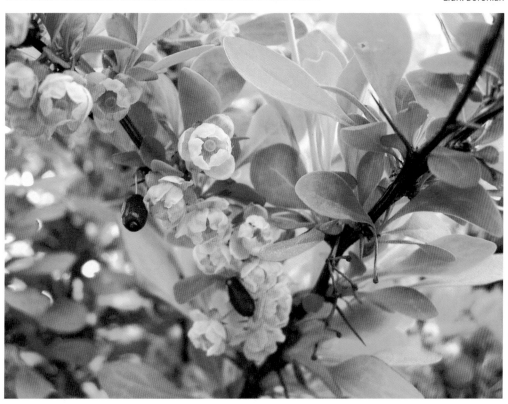

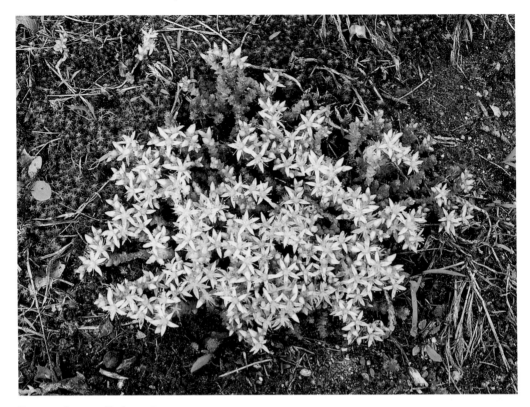

Pupur y fagwyr, *Sedum aćre*
Llun: H. Zell

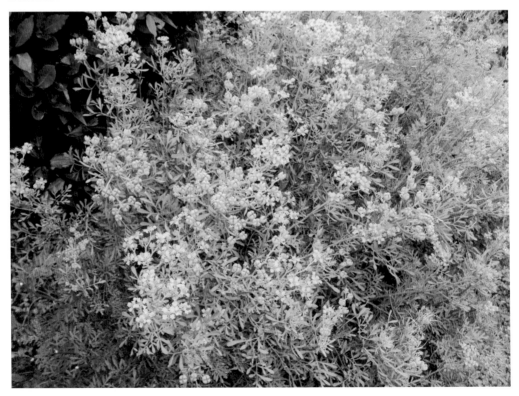

Ruw, *Ruta graveolens*

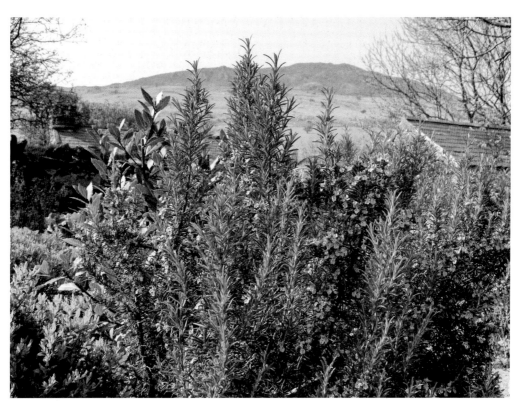

Rhosmari, *Rosmarinus officinalis*

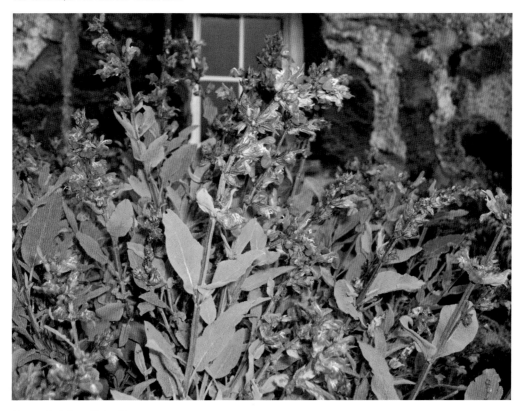

Saets, *Salvia officinalis*

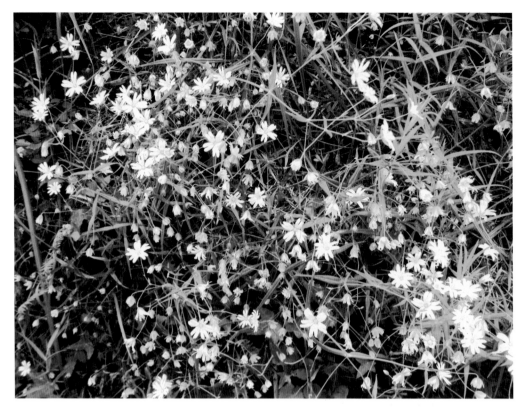

Serenllys mawr, *Stellaria holostea*

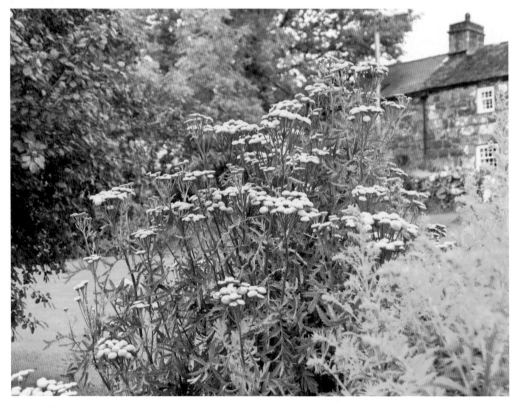

Tansi, *Tanacetum vulgare*

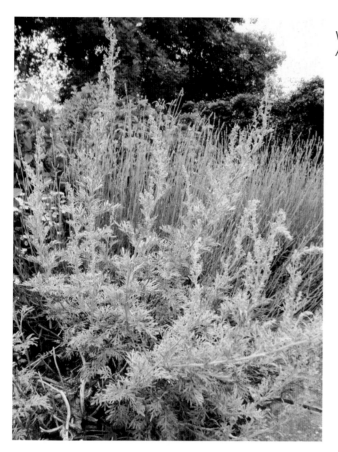

Wermod lwyd,
Artemisia absinthium

Wermod wen,
Tanacetum parthenium

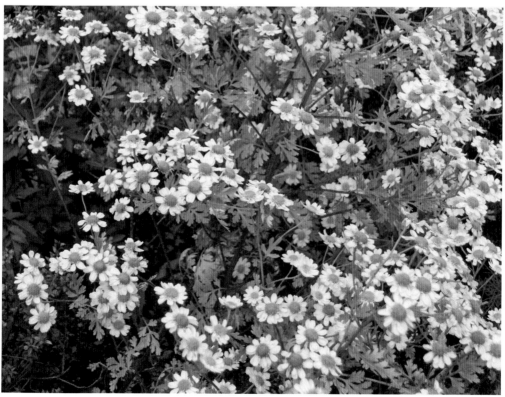

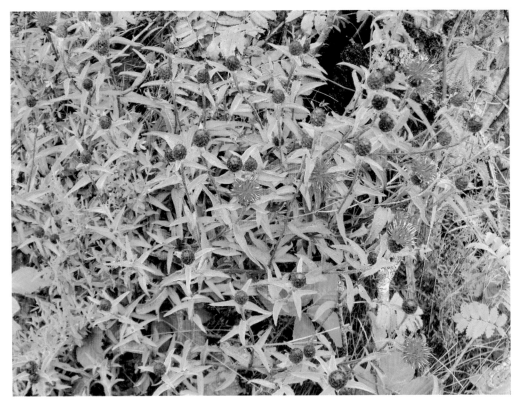

Y bengaled, *Centaurea nigra*

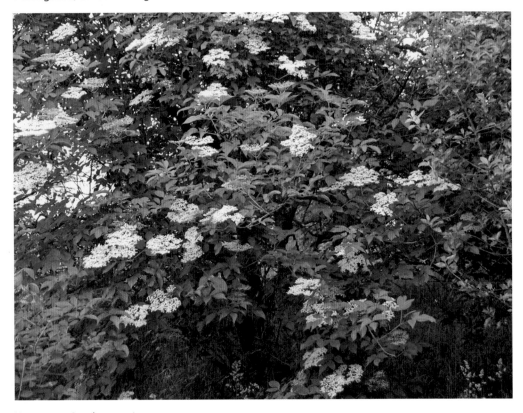

Ysgawen, *Sambucus nigra*

y cyfarwyddyd hwn gan ei merch a anwyd tua 1890.) Dull arall a nodwyd gan bâr priod o Ferea, Penfro.[82] Dywedwyd, pe rhoid carreg galch yn wlych mewn dŵr oer y byddai'n dechrau gweithio neu 'ferwi' ac y cymerai tua diwrnod neu ddau i'r calch waelodi a ffurfio haenen ar waelod y llestr gan adael y dŵr ei hun yn glir. Wedyn, tywelltid y dŵr gloyw i botel nes ei bod yn hanner llawn ac yna ei llenwi gyda'r olew had llin ac ysgwyd y cyfan iddo gael cymysgu'n iawn.

Cynhwysid olew had llin mewn nifer o ryseitiau eraill at losg. Un o'r meddyginiaethau yn ardal y Fach-wen, Llanddeiniolen, ar droad yr ugeinfed ganrif oedd cymysgedd o olew had llin, melyn wy, dŵr ac ychydig o siwgr coch.[83] Fe'i rhoid mewn elïau llosg hefyd gan gynnwys yr eli canlynol, a wneid gan Mrs Jane Davies, Pant y Neuadd, Parc, y Bala, ac a gofnodwyd mewn llyfr ryseitiau a oedd ym meddiant ei merch yn Llanymawddwy.[84] Dyma'r cynnwys:

Eli Llosg:
2 owns o fenyn di-halen
1 llond llwy fwrdd o ystor wedi'i falu
1 llond llwy fwrdd o gwyr melyn
Eu toddi gyda'i gilydd
Ychwanegu 2 lond llwy fwrdd o'r 'linseed oil' gorau nes bydd yn feddal.

Roedd olew had llin, wrth gwrs, yn feddyginiaeth swyddogol hefyd.

Prynid *Carron Oil* (cymysgedd o olew had llin a dŵr calch a ddefnyddiwyd am y tro cyntaf yng ngwaith haearn Carron yn yr Alban ym 1884) gan y fferyllydd, ac roedd hwn yn boblogaidd iawn, hyd at y 1940au o leiaf, yn enwedig yn ne Cymru. Soniodd Mrs Martha Mary (Mei) Jenkins, Treorci, fel y bu i'w brawd losgi'n ddifrifol pan oedd yn gweithio yn y ceginau cawl yn ystod y Dirwasgiad ac fel y bu iddo fod yn y gongl am fisoedd a'i fam yn ei drin gyda'r *Carron Oil*. Buasai mor wael fel na allai fwyta dim, a pharatôi ei fam gymysgedd o wyau, gwin port, mêl, rhisgl llithrig (*slippery elm*) a llaeth yn gynhaliaeth iddo. Fe wellodd yn y diwedd, fodd bynnag, ac ni adawyd ond un marc bach ar ôl y llosg.[85] Hylif gludiog arall a roid ar losgiadau oedd mêl. Roedd cred hefyd y byddai gwynwy wy yn atal creithio ar ôl llosgi. Un arferiad digon annisgwyl oedd rhoi baw gwartheg ar losg, baw ffres medd rhai, ond rhoi'r aelod llosgedig i mewn yn y domen a'i gadw yno am ychydig funudau yn ôl eraill.

Ffynhonnell arall o feddyginiaethau oedd planhigion, y gellid gwneud eli neu blastr ohonynt neu roi'r sudd yn uniongyrchol ar y llosg. Un o'r llysiau mwyaf poblogaidd, yn enwedig yn y Gogledd, oedd llysiau pen tai. Hollti un o'r dail a gwasgu'r sudd oer ar y llosg a wneid gan amlaf, ond cofiai gwraig o Ferthyr ei mam-gu yn gwneud eli gyda'r llysiau drwy dywallt y sudd i mewn i floneg mochyn tawdd.[86] Defnyddid y planhigyn ar gyfer anhwylderau eraill ar y croen lle y ceid elfen o dân neu losg, er enghraifft, tân iddew a llosg eira neu faleithiau. Roedd yn hen gred hefyd, pe tyfid ef ar y to, y byddai'n diogelu'r tŷ rhag tân neu fellt a tharanau. Enw'r hen awduron arno oedd *Iovis Barba,* sef barf Iau. Credid mai Iau, duw'r nefoedd, a oedd yn gyfrifol am bopeth a ddisgynnai o'r awyr, gan gynnwys mellt a tharanau, ac roedd y llysieuyn hwn wedi disgyn i warchod y tŷ rhag y mellt a grëid ganddo. Cyfeirir ato fel 'dilosg' gan Syr Thomas Wiliems yn llawysgrif Peniarth 228 (1604-7), a chofnodir yr enw hefyd yn *A Welsh Leech Book,* ac yn *Dictionarum Duplex* y Dr John Davies (1632).[87] Planhigyn arall y mae ei enw'n awgrymu bod iddo draddodiad o drin llosgiadau yw dail llosg tân (*Potamogeton natans*), (sef y 'dail llwye dŵr' y cyfeiriwyd atynt eisoes yn yr adran ar Friwiau a Chlwyfau). Yr arfer gan deulu o Abergwesyn oedd berwi'r dail mewn hufen i wneud eli. Darperid yr eli pan fyddai galw amdano, gan na chadwai'n hir. Byddent yn casglu'r dail sgleiniog oddi ar wyneb y llyn neu'r pwll ac yn eu golchi'n lân cyn eu defnyddio.[88] Dywedwyd y byddai'r hen wraig o Nantgarw, y cyfeiriwyd ati eisoes, a arferai baratoi eli blodau ysgaw at friwiau, hefyd yn gwneud eli llosg gyda dail llosg tân a lard mochyn heb halen ynddo.[89]

Cafwyd tystiolaeth wasgaredig am blanhigion eraill. O ardal Tŷ-croes, ger Llanelli, daeth tystiolaeth am roi powdr dail eiddew neu iorwg ar losg.[90] Ym Mhren-gwyn, Llandysul, cafwyd cyngor i ddefnyddio'r ddeilen gyfan ar ôl tynnu'r gwythiennau ohoni (er mwyn cael plastr esmwyth) a'i rhoi'n wlych mewn olew had llin cyn ei gosod ar y llosg, gan ei chyfnewid am ddeilen wleb arall fel y byddai'n sychu.[91] Dail chwerwlys yr eithin, baw defaid a menyn heb halen oedd cynnwys un eli llosg a gofnodwyd yn Uwchaled,[92] tra oedd gŵr o Langynwyd, Morgannwg, yn gyfarwydd ag eli a wneid o'r ddynidan ddrewllyd.[93] Yng Nghil-ffriw, Morgannwg, gwnâi gwraig o'r enw Mrs Nicholas eli gyda llysiau'r mynydd, rhosmari, gwêr dafad, mêl, a llwyaid o ipecaciwana.[94] Daeth tystiolaeth o Faldwyn am ddefnyddio rhisgl neu ddail y pren llwyfen. Gwneid yr eli dail llwyfen gydag olew had llin, ac ychwanegid ychydig o ddŵr ffynnon ato.[95] Roedd taten amrwd yn cael ei chyfrif yn beth da hefyd a chafwyd peth tystiolaeth am roi crafion neu dafell ohoni ar y llosg. Câi te oer, neu ddail te o'r tebot eu rhoi ar losgiadau yn ogystal.

Ceid hefyd nifer o elïau eraill ar gyfer trin llosg, elïau a baratoid gan wragedd mewn oed yn fwyaf arbennig, ac y cedwid eu cynnwys yn gyfrinachol. Yn Llanfachreth, Meirionnydd, roedd bri ar eli Mary Jones, Bron y Foel, ac yn ôl pob sôn bu'r meddyg yn Nolgellau yn gwneud ei orau glas i geisio ei chael i ddatgelu'r gyfrinach. Mae stori yn yr ardal amdani ar ei gwely angau a'r meddyg unwaith eto yn gofyn am gynnwys yr eli a hithau'n gwrthod dweud wrtho, ac yntau'n gwylltio ac yn dweud wrthi am ei gadw. Ac ni ddatgelwyd y gyfrinach.[96] Roedd gan Mrs Catherine Jones o Benrhyndeudraeth gryn ffydd mewn eli a wneid gan fodryb iddi o Flaenau Ffestiniog a oedd yn perthyn i deulu oel Morris Evans, gan i'r eli hwn wella ei brawd ac yntau wedi llosgi'n ddrwg o'i ben-glin hyd at flaenau'i draed, a phopeth arall wedi methu. Gwnâi eli at dân iddew hefyd.[97] Cafwyd tystiolaeth am nifer o iachawyr eraill, er enghraifft, Dafydd Roberts, Corris; Hannah Lloyd, Tal-y-bont, ger Aberystwyth a'i merch ar ei hôl; Mrs Davies, Bwlch Garreg, Porth-y-rhyd, Llanymddyfri, a'i merch hithau; Mrs Davies, Fron Deg, Llangadog; Mrs Price, Cefncoedycymer.

Ymddengys fod rhai iachawyr yn meddu ar alluoedd arbennig i ymdrin â llosgiadau. Roedd hyn yn rhan o arbenigedd swynwyr de Penfro, yn ôl tystiolaeth y Parch. Meredith Morris, y casglwr llên gwerin. Dechreuid ar y feddyginiaeth drwy adrodd y swyn canlynol deirgwaith a'r swynwr yntau yn gwneud cylch o'r dde i'r chwith gyda mynegfys y llaw dde bob tro:

> Three little angels came from the East to try their virtue on fire and frost. In fire! Out frost! [Out fire! In frost!?] In the name of the Father and of the Son, and of the Holy Ghost.[98]

Yna, anadlai ar y llosg deirgwaith. Gwneid y ddefod am dri diwrnod yn olynol.

Gallai unrhyw oedolyn wneud y feddyginiaeth cyn belled â'i fod wedi derbyn y swyn gan swynwr o'r rhyw arall ar ei wely angau, ond fe gollai'r ddawn am byth pe derbyniai arian am y gwaith. Ymddengys fod digon o brawf ar gael o effeithiolrwydd y feddyginiaeth, a nododd Meredith Morris bod ganddo yn ei feddiant lythyrau gan ddau a deugain o bobl a gafodd eu gwella gan swynwyr. Roedd swynwr o ardal Martletwy wedi dweud wrtho ei fod wedi gwella dros gant o bobl ers iddo etifeddu'r ddawn, ac mae'r dyfyniad sy'n dilyn yn adrodd ei hanes yn gwella bachgen a oedd wedi llosgi'n ddifrifol:

> The Rev – (a minister whose name is withheld at his own request) had a little boy seven years old, who had fallen on a red-hot grate and got badly burnt about the head. The case was so bad that the doctor in attendance declared it hopeless. Mr J –, the charmer referred to, went to see his friend in his trouble. In the course of conversation he said to the Rev – 'Let me charm for the little boy. I know you don't believe in it, and that you often preach against it, but never mind, if [I] don't cure him, I shan't kill.' A drowning man will cling to a straw. The minister, with a mind wavering between despair and incredulity, allowed the charmer to do as he list. The result was almost miraculous. In one day the lad was perceptibly better, and in the short space of a fortnight he was quite cured.[99]

Tua 1910 yr ysgrifennwyd y dystiolaeth uchod. Dywedodd Miss Elizabeth Anne John o Arberth iddi fynd at swynwr o'r enw Mr Lewis yn Nhredeml tua 1940. Roedd wedi llosgi ei throed gyda dŵr berwedig tua chwe mis ynghynt a'r llosg wedi mynd at yr asgwrn. Buasai'n derbyn triniaeth gan y meddyg, ond roedd yn dal mewn poen ac yn methu cysgu'r nos na rhoi ei throed o dan y dillad. Awgrymodd y meddyg yn y diwedd ei bod yn mynd i'r ysbyty i gael impio'r croen. Roedd wedi bod at y swynwr o'r blaen pan oedd yn ferch fach yn dioddef gyda darwden a thân iddew ar ei phen, a phenderfynodd fynd i'w weld unwaith eto. Dywedodd yntau ei fod yn amau a allai wneud dim i'w gwella gan fod y llosg mor ddwfn. Fodd bynnag, fe wnaeth y feddyginiaeth, a gwneud cylch uwchben y llosg gyda gwelltyn gan sibrwd dan ei wynt. Y noson honno, gallodd hithau gysgu'n iawn, ac erbyn diwedd y driniaeth (bu'n mynd ato am ddeng niwrnod) roedd wedi gwella'n llwyr. Dechreuodd hithau swyno yn y 1950au pan dderbyniodd y gyfrinach gan ei brawd, y trosglwyddwyd iddo'r ddawn gan hen wraig o'r enw Mrs Llewellyn o Gilgeti.[100]

Cyfeiria Evan Isaac, y cofnodwr llên gwerin, yn *Coelion Cymru* at ŵr o Flaen Brwyno, sir Aberteifi, a fu farw tua 1920-1, a oedd yn nodedig am atal gwaed o archoll a thynnu tân o losg. Mwynwr oedd wrth ei alwedigaeth, ac roedd hefyd yn flaenor a chodwr canu ac yn uchel ei barch yn y gymdogaeth. Roedd mab iddo'n byw ar y mynydd rhwng Cwm Rheidol a Phumlumon ym 1938, pan gyhoeddwyd *Coelion Cymru*. Dywedir ei fod yntau'n ymarfer y ddawn o atal gwaed, tynnu tân o losg a gwella clefyd y galon, ac iddo etifeddu'r 'gyfrinach' gan ei dad, cyfrinach a fu yn y teulu ers cenedlaethau, fe ymddengys, ac na allai mwy nag un aelod o'r teulu feddu arni ar yr un pryd.[101] (Jonathan Richards oedd enw'r tad a'r mab.)

Cafodd Evan Isaac wybodaeth gan gyfaill iddo, yr Henadur John Morgan, Ynad Heddwch lleol, i'r mab wella plismon a oedd wedi llosgi ei ddwylo'n ddrwg pan daniodd petrol wrth iddo drin ei gar. Roedd croen y ddwy law wedi codi, a'r boen yn annioddefol, ond diflannodd ar unwaith o dan ddwylo'r iachäwr. Adroddwyd stori hefyd fel y bu iddo wella ŵyr bach John Morgan pan oedd wedi llosgi'n ddifrifol:

> Yr oedd ŵyr bach imi, tua phedair oed, wedi ysgaldio rhannau o'i gorff yn ddrwg iawn. Aethai'r boen bron yn anioddefol, ac wylai'r bychan yn dorcalonnus. Anfonwyd am y Swynwr. Gwyliais ef yn fanwl yn gweithredu. Cododd y plentyn i'w liniau, a thynnu ei law dros y rhannau llosgedig, eithr ni chyffyrddodd â hwy. Yr oedd tawelwch dwys yn y tŷ, ac ni ddywedodd yntau un gair. Cyn pen ychydig eiliadau yr oedd y plentyn yn chwerthin yn ei wyneb, ac wedyn yn chwarae fel cynt. Swynodd y dyn y tân a rhoddi cynghorion gwerthfawr ynglŷn â gwella'r clwyfau.[102]

Cafwyd tystiolaeth fwy diweddar am ddoniau'r teulu. Nododd gwraig o Dal-y-bont, mewn llythyr a ddarllenwyd ar y rhaglen radio *Ar Gof a Chadw* ym 1984, iddi weld gŵr o ardal Goginan yn gwella merch a oedd wedi llosgi ei choes yn ddrwg, ac nad oedd gwella arni. Y cyfan a wnaeth yn ôl yr hanes oedd 'tynnu ei law dros y llosg a mwmian rhywbeth wrth ei hunan.'[103] Cafwyd ymateb i'r rhaglen gan ŵr o Wrecsam, a oedd wedi treulio rhai blynyddoedd yng Nghwm Rheidol:

> yno yn Ysgol Sul Aberffrwd y clywais am y cymeriad hynod o gyffiniau Ystumtuen y soniodd … [y llythyrwraig] amdano … Jonathan, Blaen Brwyno, wrth ei enw.

Clywais stori hynod amdano gan ŵr Tŷ Capel Ystumtuen yn rhoi gwellhad i'w fab ieuanc wedi iddo yntau losgi'i ddwylo mewn dull anffodus yn y fynwent o bob man.[104]

Pigiadau a Brathiadau

Pigiad draenen

Fel y gellid disgwyl, roedd pigiadau drain a mieri neu ysgyrion coed yn gyffredin ddigon mewn cymdeithas amaethyddol. Roedd trin gwrychoedd, er enghraifft, yn un o orchwylion tymhorol y ffermwr a cheid ysgyrion o dan y croen yn aml wrth wneud y gwaith. Câi coed drain duon a drain gwynion hefyd eu tyfu i ffurfio gwrychoedd, a dywedid bod pigiad draenen ddu yn wenwynig. Yn wir, credai rhai y byddai'r ddraenen ddu, yn enwedig adeg y cynhaeaf, pe na lwyddid i'w chael allan, yn gweithio ei ffordd drwy'r corff tuag at y galon ac yn lladd yn y pen draw. Fodd bynnag, yn ymarferol, byddai'n rhaid gofalu bod unrhyw ddraenen neu ysgyren yn y cnawd yn cael ei thynnu. Ni fyddai'r rhai arwynebol yn gymaint o broblem, ond gellid cael trafferthion pan fyddai'r ddraenen wedi gweithio'i ffordd o dan y croen. Roedd gan feddygaeth werin ddarpariaeth helaeth o driniaethau pwrpasol.

Powltis poeth, powltis bara fel rheol, oedd un o'r meddyginiaethau mwyaf cyffredin a ddefnyddid pan fyddai rhywun wedi methu â thynnu'r ddraenen neu'r ysgyren. Bara a dŵr oedd y cynhwysion angenrheidiol ar gyfer powltis bara, ond byddai rhai yn rhoi darn o irad ar ei wyneb rhag iddo losgi'r croen. Yn ôl un cyfarwyddyd, rhoid ychydig o friwsion mewn cwpan gyda thamaid o lard a diferyn o ddŵr poeth arno, ac yna rhoi'r cymysgedd rhwng dau glwt a'u clymu gyda'i gilydd am y bys.[105] Rhoddai rhai glap bach o fenyn yn y powltis tra byddai eraill yn rhoi ychydig o lefrith yn ei lygad neu fêl hyd yn oed. Roedd hwn yn bowltis hynod o effeithiol yn ôl pob sôn, a bron yn ddieithriad fe ddôi'r ddraenen i'r wyneb erbyn bore drannoeth. Os oedd y pigiad wedi dechrau mynd yn ddrwg, yna fe welid y byddai'r ddraenen yn dod allan wrth i'r casgliad dorri.

Weithiau, yn lle powltis bara, gwneid powltis had llin neu bowltis bran neu, yn llai cyffredin, bowltis tatws neu erfin (maip). Roedd gan siaradwraig o Lanfair Caereinion gof i'w gŵr, un tro, gael draenen a hwythau'n methu â'i chael allan, ac fel y bu i hen wraig o'r ardal gynghori y dylid rhoi powltis bran, lard a thyrpentein arni. Rhoddwyd hwn yn boeth ar y man nos a bore ac fe ddaeth y ddraenen allan, ond nid o'r un lle ag yr aeth i mewn.[106]

Ni fyddai rhai yn powltisio o gwbl. Credent y byddai taro'r bys neu'r rhan glwyfedig mewn dŵr cyn boethed ag y gellid ei oddef yn ddigonol gan ei fod yn llacio'r croen ac yn ei gwneud yn haws i dynnu'r ddraenen.

Sut bynnag, ceid nifer o ddarpariaethau eraill ar gyfer tynnu drain ac roedd y mwyafrif o'r rhain ar gael yn hwylus i bob ffermwr neu wraig tŷ yng nghefn gwlad. Roedd yn arferiad pan fyddid yn lladd mochyn i gadw gwahanol rannau ohono, ar wahân i'r cig, at amrywiol ddibenion yn y tŷ ac ar y fferm. Arferid toddi'r rhan fwyaf o'r flonegen i gael lard ar gyfer coginio, ond cedwid rhan ohoni heb ei thoddi at ddefnydd meddyginiaethol. Roedd gan amryw o'r siaradwyr gof gweld y flonegen yn y cartref pan oeddynt yn blant − cofiai ffermwraig o Dyddewi fel y câi ei rowlio o gylch darn o bren i'w chrogi yn y tŷ i sychu,[107] a gallai siaradwraig o Wytherin ddweud mai darn o bren bedw a ddefnyddid ar gyfer hyn yn ei chartref hi.[108] Yn ôl tystiolaeth ffermwr o Wdig, Penfro, fe'i rhoid i sychu mewn gwellt i ddechrau cyn ei chrogi yn y simdde i orffen y broses.[109] Pe bai rhywun wedi cael pigiad draenen yna torrid darn o'r flonegen i'w roi ar y bys, a dywedid mai po hynaf ydoedd, gorau yn y byd ydoedd am dynnu crawn neu ddraenen. Câi'r bilen o gylch y flonegen ei chyfrif yn hynod o effeithiol mewn achosion o'r fath. Cafwyd peth sôn hefyd am roi cig moch bras ar y pigiad (Brycheiniog a gogledd Penfro).

Rhan arall o'r mochyn a gedwid, a hynny'n benodol ar gyfer tynnu crawn neu ddraenen, oedd y bustl a geir ar yr iau. Fel 'bustl mochyn' y cyfeiriodd bron pawb ato, ond 'bustl twrch' (sef mochyn wedi'i ysbaddu neu dorri arno) a ddywedodd ffermwr o Fyddfai,[110] ac ychwanegodd gŵr o Bencoed, Morgannwg, nad oedd bustl hwch yn dda i ddim i dynnu drain.[111] Soniodd amryw o'r siaradwyr fel y byddai eu rhieni yn gofalu am gadw'r bustl ar ddiwrnod lladd mochyn ac yn ei hongian i sychu. Dyma atgofion Evan Jones, Ty'n-y-pant, Llanwrtyd:

> Ar ddiwrnod lladd mochyn, yr oedd yn arferiad gan lawer yn yr amser gynt, i gadw bustl y mochyn, a'i osod heibio a'r gwlybwr (*fluid*) ynddo. Wedi iddo gael aros ychydig amser, byddai ei gynnwys wedi fferu a mynd yn eli tyner. Defnyddid yr enaint hwn i dynu draen o gnawd, trwy ei osod ar y dolur, a brethyn am dano, ac ystyrid ef yn feddyginiaeth rhagorol.

> Cyn dyfod meddygon mor aml a chyfleus yn ein gwlad yn ein dyddiau ni, nid
> peth anghyffredin oedd gweled hen fustl sych a chrimlid yn crogi ar hoel o dan y
> llofft, neu ar fach ar drawst, gan lawer o deuluoedd ein gwlad.[112]

Nododd Evan Jones fod ei gynnwys yn debyg i eli, ac ategwyd hyn gan ŵr o Lanerfyl, a ddywedodd y gellid gwneud twll ym mhen y bustl a gwasgu ychydig ohono allan neu rwbio'r bys ynddo.[113] Cofiai Oliver Jones, ffermwr o Lanwrthwl gerllaw Rhaeadr Gwy, fel y'i rhoid i grogi ar hoelen a'i adael i sychu am ychydig amser. Yna, gwneid hollt ynddo a rhoi'r cynnwys mewn tun bychan i'w ddefnyddio fel eli.[114] Ond ymddengys mai'r dull mwyaf cyffredin o'i ddefnyddio oedd torri darn ohono â chyllell a'i osod ar y pigiad a'i glymu yn ei le. Byddai angen toddi ychydig arno drwy ei ddal wrth y tân neu'i daro mewn dŵr eithaf poeth os oedd wedi mynd yn rhy galed, gan y gallai weithiau fod cyn hyned â blwydd oed.

Mynnai llawer mai hon oedd y feddyginiaeth fwyaf effeithiol at bigiad draenen ac roedd yr un mor boblogaidd â'r powltis bara, yn enwedig ar y ffermydd. Dywedid y gellid teimlo'r briw yn tynnu neu'n brydio o ddefnyddio'r bustl, ac y byddai'r ddraenen yn sicr o ddod i'r wyneb o fewn pedair awr ar hugain. Roedd y cyfarwyddyd a gafwyd gan ŵr o Efail-wen a oedd yn hanu o Fynachlog-ddu yn dra gwahanol i'r hyn a gofnodwyd uchod − dywedodd ef yr arllwysid y bustl newydd i botel a'i gymysgu â thyrpentein.[115]

Defnydd naturiol arall ar gyfer tynnu draenen neu drin casgliad oedd croen neu bilen wy, sef y croen a geir rhwng yr wy a'r plisgyn. Nid oedd hyn hanner mor gyffredin â phowltis bara neu fustl mochyn, ond yr oedd, serch hynny, yn cael ei gyfrif yn feddyginiaeth hynod o effeithiol, er yn eithriadol o boenus, gan ei fod yn tynnu cymaint. Cofiai Mrs Hannah Mary Davies, Aberteifi, a fagwyd yn Tufton, Penfro, fel y bu hyn yn llwyddiannus pan gafodd ei nai ddraenen yn ei fys, a dywedodd ei fod yn arbennig o dda am dynnu os oedd y bys wedi dechrau crawni, peth a oedd yn dueddol iawn o ddigwydd gyda phigiad draenen.[116] Dyma'r feddyginiaeth a roddwyd i ŵr o Hook ger Hwlffordd hefyd pan gafodd bigiad draenen ddu yn fachgen ifanc. Dywedodd fod ei daid yn credu na ddylid ceisio ei thynnu allan rhag ofn gadael y rhisgl, sef y rhan fwyaf gwenwynig, ar ôl, a'r feddyginiaeth a argymhellwyd ganddo ef oedd y croen wy, a gafodd ei roi ar y pigiad gyda hances i'w ddal yn ei le. O fewn hanner awr, gellid ei deimlo'n tynnu'n ofnadwy, a dywedodd ei daid wrtho am osod llafn ei gyllell wrth ymyl y pigiad gan wasgu gyda'i fawd, a gafael ym môn y ddraenen a oedd erbyn hyn wedi ymwthio i'r wyneb.[117] O dde Cymru y daeth y dystiolaeth helaethaf am ddefnyddio'r bilen wy.

Ceid amryw o feddyginiaethau eraill llai poblogaidd. Rhoid cryn goel ar gwyr crydd, er enghraifft, ac arferid toddi tamaid bach ohono a'i roi ar y pigiad ar bisyn o bapur llwyd. Meddyginiaeth debyg oedd plastr pyg – dywedodd un siaradwraig y byddai ei thad yn arfer prynu pyg melyn gan y fferyllydd yn Llandeilo i'w ddefnyddio ar unrhyw beth llidus megis clwyf neu bigiad draenen, ac y credai ei fod yn ddi-ffael.[118] Meddyginiaeth ar gyfer casgliad oedd plastr sebon a siwgr yn fwyaf arbennig, ond fe'i defnyddid ar bigiad draenen ambell waith gan ei fod yn cael ei gyfrif yn dda am dynnu. Roedd canmol mawr ar blastr a wneid gyda blawd a dŵr cynnes hefyd – dylid ei adael ar y pigiad am tua phedwar diwrnod ac fe ddôi'r ddraenen i ffwrdd fel y'i tynnid ymaith. Er nad oedd y meddyginiaethau hyn yn gyffredin iawn roedd cryn ffydd ynddynt, serch hynny. Defnyddiau llawer llai cyffredin at bigiad draenen oedd halwynau Epsom, *Gomer's Balm*, eli borasig, neu ddŵr a halen.

Cafwyd tystiolaeth am rai meddyginiaethau llysieuol hefyd, er mai prin oeddynt o ran nifer. Yn sir Aberteifi a Chaerfyrddin rhoid eli grownsel a bloneg ar y pigiad, eli a oedd yn fwy poblogaidd ar gyfer casgliad neu grawniad, ac argymhellodd gŵr o Groes-lan y dylid ychwanegu bustl mochyn at y cynnwys.[119] Cynghorion eraill oedd defnyddio plastr dail llydan y ffordd (Myddfai),[120] powltis dail bysedd y cŵn a bloneg (Llanymddyfri),[121] powltis o ddail Solomon wedi'u meddalu mewn dŵr berw (Crymych),[122] powltis o ffa wedi'u sychu a'u gratio (Llandysul),[123] a phowltis erfin poeth (Cefncoedycymer).[124] Rhoid cryn bwyslais felly ar gael gwared â'r aflwydd, a dywedid na ddylid diystyru pigiad draenen, yn enwedig pigiad draenen ddu. Nid oedd yr un ofnau yn gysylltiedig â'r ddraenen wen, er y byddid yn awyddus i dynnu'r ddraenen, ac mae'n ddiddorol sylwi ar dystiolaeth gohebydd o'r enw 'Llywarch Hen' ym 1890, a nododd y byddai hen drigolion Cwm Maen Gwynedd yn gwneud powltis i dynnu draenen gyda rhisgl y ddraenen wen.[125] Efallai mai'r hyn a geir yma yw goruchafiaeth y ddraenen wen, y pren gwarchodol, dros y ddraenen ddu niweidiol ond mae'n bosibl hefyd, wrth gwrs, mai'r syniad fod draenen yn gallu gwella pigiad draenen sydd wrth wraidd y feddyginiaeth.

Pigiad gwenyn a phigiad neidr

Roedd pigiad gwenyn neu bigiad gwenyn meirch yn gallu bod yn boenus iawn a gwyddai pawb am feddyginiaeth atynt. Ni chafwyd fawr o amrywiaeth, serch hynny, gan i'r mwyafrif helaeth o'r siaradwyr nodi mai'r lliw glas *(Reckitt's Bag Blue* neu *washing blue)* a ddefnyddid wrth olchi dillad a roid ar y pigiad. Cyfansoddyn sy'n cynnwys lliw glas ynghyd â sodiwm bicarbonad ydyw, a gwerthid blociau bach silindrog ohono mewn cydau mwslin glas a gwyn. 'Lliw glas' oedd yr enw cyffredin arno yn y Gogledd ond cyfeiriodd rhai siaradwyr o Feirionnydd, Dinbych a Maldwyn ato fel 'bliw glas', tra soniodd eraill amdano fel 'bliw'. 'Bliw' oedd yr enw cyffredin arno yn siroedd y De hefyd. Roedd peth gwahaniaeth barn ynglŷn â'r ffordd orau o weithredu'r feddyginiaeth. Bydd gwenyn mêl benyw, sef y gweithwyr, yn gadael colyn ar eu hôl a mynnai rhai y dylid ceisio cael gwared â'r colyn i ddechrau, drwy ei sugno neu'i wasgu allan, neu drwy ei grafu i ffwrdd gyda chefn cyllell, cyn gwlychu peth ar gynnwys y cwdyn a'i rwbio ar y pigiad, ond dadleuai eraill y byddai'r lliw glas nid yn unig yn lladd y boen ond hefyd yn peri i'r colyn weithio'i ffordd allan. Dywedid hefyd na fyddai'r pigiad yn chwyddo ar ôl defnyddio bliw. Cafwyd rhyw gymaint o sôn am ddefnyddio soda golchi (sodiwm carbonad) wedi'i wlychu, soda pobi (sodiwm bicarbonad), neu bowdr codi (cymysgedd o sodiwm bicarbonad, hufen tartar a llenwad megis startsh) wedi'u gwneud yn bâst, a hefyd am olchi'r pigiad â finegr.

Mynnai rhai, fodd bynnag, y dylid gwahaniaethu rhwng pigiad gwenyn meirch neu bicwnen a phigiad gwenyn mêl, gan fod y naill yn alcali a'r llall yn asid. Felly, dylid trin pigiad gwenyn mêl ag alcali i wrthweithio'r asid yn y pigiad – mae lliw glas, soda golchi, a soda pobi yn alcalïaidd, tra bo powdr codi yn cynnwys alcali ac asid gwan. Mae'n debyg y byddai'r alcali o gymorth i niwtraleiddio'r gwenwyn yn y pigiad. Gan mai alcalïaidd yw pigiad gwenyn meirch neu bicwnen ar y llaw arall, dylid ei drin ag asid megis finegr. Ond ni fyddai pobl yn gwahaniaethu ar y cyfan, a thueddid i ddefnyddio'r un meddyginiaethau – y lliw glas yn bennaf – ar gyfer pob math o bigiad.

O ran y meddyginiaethau llysieuol, rhwbio'r pigiad â nionyn amrwd wedi'i dorri yn ei hanner oedd y cyngor mwyaf cyffredin, ond nid oedd hyn chwaith hanner mor boblogaidd â'r lliw glas. Clywyd sôn hefyd am ddefnyddio dail bresych, sudd y safri fach, dail llydan y ffordd, neu ferw'r dŵr.

Yn olaf, soniwyd am roi mêl ar y pigiad. Ai oherwydd y gred ei fod yn dda at glwyfau, ynteu a oedd rheswm arall tybed, yn sgil y cysylltiad agos â'r gwenyn? Un gair o gysur, fodd bynnag, oedd bod pigiad gwenyn dof neu wenyn mêl yn cael ei gyfrif yn dda at gryd cymalau.

Y cyngor mwyaf cyffredin ar gyfer trin pigiad neu frathiad neidr oedd golchi'r man â thrwyth neilltuol i ladd y gwenwyn a chael gwared â'r chwydd, ac yfed yr un trwyth neu ddiod arall er mwyn ymladd y gwenwyn yn fewnol. Byddai anifail yn llawer mwy tueddol na dyn o gael ei bigo gan neidr, ac felly, er bod y meddyginiaethau hyn ar gyfer dyn ac anifail, roedd y rhan fwyaf o'r siaradwyr yn gyfarwydd â'u gweld yn cael eu defnyddio ar anifeiliaid megis gwartheg a chŵn yn bennaf.

Argymhellodd gwraig o'r Glog, Penfro, y dylid berwi dail, blodau a rhisgl yr ysgawen mewn llaeth, yfed peth o'r trwyth, ac yna golchi'r clwyf â'r hyn a oedd yn weddill. Gwelodd hyn yn cael ei roi i ast a oedd wedi cael ei phigo yn ei phen.[126] Ond awgryma'r dystiolaeth lafar mai garlleg oedd y defnydd mwyaf cyffredin ym Mhenfro, ac roedd William Gibby, Llandysilio, yn gyfarwydd â'r gred y byddai garlleg yn treiddio drwy'r gwaed yn gynt na gwenwyn neidr.[127] Berwi garlleg mewn llaeth a'i yfed oedd y dull cyffredin o weithredu'r feddyginiaeth. Yn ôl tystiolaeth o Lanrhian, rhoddwyd y trwyth hwn i gi ac aeth y chwydd i lawr ymhen yr awr a chafodd yr anifail wellhad llwyr.[128] Dyna hefyd oedd profiad William Gibby – cofiai i ddafad gael ei brathu yn ei chwt pan oedd ef yn blentyn ac mai'r driniaeth a roddwyd iddi, ar ôl torri ei chynffon, oedd ei thrensio â garlleg a llaeth a rhwbio garlleg ar y clwyf.[129] (Roedd yn arferiad ymhlith ffermwyr i dorri cynffonnau ŵyn i atal afiechyd ac i roi hwb i ŵyn gwael.) Cynghorodd Glyn Rees, Crymych, y dylid golchi'r aelod mewn dŵr ffynnon ar ôl yfed y trwyth, a chyfeiriodd yn arbennig at Ffynnon Twmpathog ar dir ei hen gartref Rhyd Twmpathog, Crymych, ffynnon y cyrchid ati yn nyddiau ei blentyndod gan fod iddi barch mawr fel ffynnon llygaid.[130]

Ymddengys mai'r onnen oedd y feddyginiaeth fwyaf poblogaidd yn sir Aberteifi. Un cyngor o ardal Gors-goch ger Cwrtnewydd oedd golchi'r clwyf â thrwyth o risgl yr onnen wedi'i ferwi mewn llaeth, a hynny ar ôl yfed peth olew had llin.[131] Awgrymodd rhai y dylid defnyddio'r brigau ieuangaf ar gyfer y feddyginiaeth. Eli yn hytrach na thrwyth a nododd gŵr o Groes-lan, a fu, cyn ei ymddeoliad, yn ffermio yn Horeb, Llandysul – gwneid cymysgedd gyda glas yr onnen (sef yr ail risgl a geir o dan y rhisgl llwyd), gwraidd beilïed (beilïaid), hen floneg, ac olew olewydd, gan ffustio'r cyfan gyda'i gilydd yn drwyadl. Gwelodd ddefnyddio hyn ar fuwch, a bu'n rhaid rhoi'r eli'n gyson tua dwywaith neu dair y dydd am gyfnod o bythefnos i dair wythnos gan fod y cnawd fel petai'n pydru.[132] Roedd gwraig o'r un ardal, sef Nansi Lloyd (neu Nansi Jones ar ôl priodi), Ceginan, Tre-groes, yn cael ei chyfrif yn neilltuol o dda am wella pigiad neidr ond ni wyddys beth oedd cynnwys yr eli a ddarperid ganddi. Roedd hyn oddeutu 1900-10.[133]

Un feddyginiaeth a arferid ym Mhort Einon, Bro Gŵyr, ar ddiwedd y bedwaredd ganrif ar bymtheg oedd powltis onnen, tansi a dail cyll. Roedd y ffermwr a soniodd am y feddyginiaeth, ac a fwriadai ei defnyddio ar ddafad a oedd wedi cael ei brathu gan wiber, yn argyhoeddedig bod coed cyll yn wenwynig i nadredd, yn enwedig gwiberod, ac na allai unrhyw ymlusgiaid oddef bod yn agos atynt.[134]

Roedd rhai o'r meddyginiaethau'n fwy cymhleth na'i gilydd. Gwyddai llythyrwraig o Aberystwyth y byddai ei nain yn Llandeilo yn arfer gwneud trwyth gyda chyfuniad o saith o lysiau, yn eu plith dail ysgaw, rhisgl onnen (dau beth y cyfeiriwyd atynt eisoes), dail llydan y ffordd a phennau cyraints duon, gan ferwi'r cyfan mewn chwart o laeth ffres, ei hidlo, a rhoi'r hylif mewn potel. Roedd ei nain yn 'dipyn o gwac' a chafodd y llysenw 'Dr Thomas'. Un tro daethai gwas y fferm agosaf ati wedi cael ei bigo gan neidr ac yn teimlo'n bur sâl. Gwnaeth hithau'r trwyth iddo a dweud wrtho am fynd adref a golchi'r pigiad â pheth o'r hylif ac yfed y gweddill. Mae'n debyg iddo gysgu am ddeuddydd cyfan a phan ddeffrodd roedd yn holliach. Clywed y stori hon a wnaeth yr wyres ond roedd yn cofio gweld ei mam yn gwneud y trwyth ar gyfer buwch a oedd wedi cael ei phigo yn ei chadair.[135]

Cafwyd tystiolaeth am rai arferion hynod. Clywodd J. R. Jones, Brynsiencyn, droeon y byddai'n arfer cyffredin i ladd cyw iâr ac agor ei frest a gwthio'r llaw i mewn i ganol y perfedd cyn gynted â phosibl tra'i fod yn dal yn gynnes er mwyn tynnu'r gwenwyn allan.[136] Pan oedd gŵr o Wrecsam yn llanc ym Môn yn y 1930au dywedodd hen wraig o Fethel wrtho ei bod yn cofio tyrchwr o'r ardal yn cael ei frathu gan neidr wrth geisio cael ei ffured allan o dwll cwningen. Aethai'n syth at fydwraig ym Malltraeth â'i cynghorodd i ddal y ceiliog cyntaf a welai a'i agor ar draws ei fol a gwthio'r arddwrn clwyfedig i'w ymysgaroedd poeth.[137] Gwyddys fod hyn yn arfer cyffredin yn Llŷn hefyd. Yno y clywyd am y gred hynod y byddai'r sawl a bigwyd yn bwrw ei groen yr un adeg â'r neidr. Yn Nefyn y cofnodwyd yr enghraifft neilltuol hon, a dywedwyd y byddai gŵr o'r ardal, a gafodd ei bigo unwaith gan neidr, yn bwrw croen ei law ar adeg arbennig o'r flwyddyn.[138]

Credid mai un ffordd o ladd neidr oedd ei tharo â gwialen gollen, gan y byddai honno'n wenwyn iddi, sy'n dwyn i gof y dystiolaeth o Bort Einon. Dull cyffredin arall oedd ei thorri yn ei hanner gyda rhaw, ond roedd yn hen goel y byddai'r neidr yn goroesi pe llwyddai i gael ei dau ben ynghyd cyn machlud haul.

Brathiad ci cynddeiriog: y gynddaredd

Afiechyd a achosir gan haint firws yw'r gynddaredd ac fe'i trosglwyddir i ddyn bron yn ddieithriad drwy frathiad ci sydd wedi'i heintio gan y firws. Aiff y firws i mewn drwy'r croen a gweithio ei ffordd yn araf ar hyd y nerfau i fadruddyn y cefn ac i'r ymennydd. Gall y cyfnod deor rhwng yr heintiad ac ymddangosiad y symptomau cyntaf amrywio o ddeng niwrnod hyd at rai misoedd. Pan ddaw'r afiechyd ei hun i'r amlwg gyda thwymyn, deliriwm, sbasm cyhyrol a pharlys bydd y claf farw o fewn ychydig ddyddiau.[139] Er nad oes triniaeth effeithiol ar ei gyfer, mae bellach modd ei osgoi, gan i Pasteur ym 1885 ddyfeisio brechlyn a all ddiogelu'r sawl a frathwyd os rhoddir ef i'r claf cyn i'r symptomau ymddangos. Nid yw'n bodoli ym Mhrydain erbyn heddiw gan fod rheolau caeth ar gyfer mewnforio cathod a chŵn.

Yn hanesyddol, ysgrifennwyd llawer am yr afiechyd, o ddyddiau Aristotlys hyd at ddyfodiad brechiad Pasteur, a datblygodd corff o gredoau am natur yr haint, llawer ohonynt yn gamarweiniol. Dywedid, er enghraifft, y byddai ci a oedd yn dioddef o'r gynddaredd yn ewynnu o'i geg, tra mewn gwirionedd byddai mewn twymyn a'i geg yn sych. Mae'n gred gyffredin y byddai dyn ac anifail yn y cyflwr hwn ofn dŵr, a hwythau ar y llaw arall gyda gwanc amdano ond yn methu â llyncu. Rhybuddid y byddai'r sawl a frathwyd yn dueddol o frathu a chyfarth ei hun, ond digwydd hyn gyda chynddaredd hysteraidd yn hytrach na'r afiechyd dan sylw.[140] Clywodd Lewis T. Evans, y Gyffylliog (ganwyd ym 1882), pan oedd yn ŵr ifanc, hanes am fachgen o Gerrigydrudion a frathwyd gan gi cynddeiriog ac a fu farw: pan oedd yn orweddiog, rhybuddiodd ei chwaer i beidio â dod yn rhy agos at y gwely rhag iddo ei brathu.[141] Cofnodwyd hanes gan ŵr o Henllan, sir Aberteifi, ym 1928 am gydnabod iddo a deimlai awydd i fewian ar ôl cael ei frathu gan gath.[142] Roedd gwahanol gredoau ynglŷn â'r hyn a achosai'r haint hefyd. Yn ôl Marie Trevelyan (1909) fe'i priodolid i'r ffaith bod pryf o dan dafod y ci, ac y gellid ei dorri ymaith pe canfyddid ef mewn pryd[143] – coel a fynegwyd am y tro cyntaf, mae'n debyg, gan Johann Varismann o Danzig ym 1586.[144]

Pan ddeuai'r symptomau i'r amlwg yn yr ychydig ddyddiau cyn ei farwolaeth, byddai'r claf yn dioddef yn enbyd. Hyn, ynghyd â'r ffaith nad oedd gwella ar yr afiechyd, ac y gellid trosglwyddo'r haint, a arweiniodd at yr arfer arswydus o roi diwedd ar y claf. Y drefn arferol, yn ôl coel gwlad, oedd ei fygu rhwng dau wely plu a cheir tystiolaeth lafar am ddigwyddiadau o'r fath yn ystod y bedwaredd ganrif ar bymtheg. Roedd cyn-weithiwr amaethyddol o Nebo ger Llanrwst (a aned ym 1886) wedi clywed gan wraig o'r ardal fel y bu i fachgen ifanc o Ysbyty Ifan a oedd yn perthyn iddi gael ei ladd yn y modd hwn ar ôl iddo gael ei frathu gan gi'r fferm a mynd yn gynddeiriog.[145] Nododd 'D. M. R.' (1909) fod hyn yn arfer cyffredin yn siroedd Meirionnydd ac Aberteifi tua hanner can mlynedd ynghynt.[146] Ceir tystiolaeth ategol o Loegr hefyd.

Yn erbyn y cefndir enbyd hwn y mae'n rhaid edrych ar y meddyginiaethau at y gynddaredd, a gellir dychmygu'r parch a roddid a'r ymlyniad a geid i feddyginiaeth y profwyd ei bod yn gallu arbed bywyd y sawl a frathwyd.

Y feddyginiaeth bwysicaf o ddigon oedd y garreg gynddaredd neu'r llaethfaen. Roedd Epiphanius o Gyprus (OC 315-403) wedi datgan bod y garreg topas (mwyn alwminiwm silicad tryloyw neu dryleu o liw gwyn, gwyrdd neu las, neu ddi-liw, a ddefnyddir fel gem) yn rhoi hylif llaethog a oedd yn gwella'r gynddaredd, ac ategwyd y farn hon gan nifer o feddygon eraill o'r bumed hyd y ddegfed ganrif.[147] Ond carreg alabastr yw'r garreg gynddaredd yng Nghymru. Math o gypswm yw alabastr. Fe'i ceir mewn creigiau megis marlau Keuper yng Nghanolbarth Lloegr, yn enwedig Chellaston yn swydd Derby, Fauld yn swydd Stafford a ger Newark yn swydd Nottingham; a hefyd yn Cumberland a Westmorland, yn Watchet yng Ngwlad yr Haf a ger Penarth ym Morgannwg. Roedd yn garreg boblogaidd ar gyfer cerfluniau, yn enwedig cerfluniau eglwysig.[148] Cerrig gwynion yw'r cerrig cynddaredd gan amlaf, er bod peth amrywiaeth. Ceir yng nghasgliad Amgueddfa Werin Cymru garreg fechan o alabastr pinc a anfonwyd yn rhodd i Amgueddfa Genedlaethol Cymru gan J. Evans, Sarnau, sir Aberteifi, ym 1928, sef un o ddau ddarn a oedd yn ei feddiant. Dywedir bod y garreg yn ymdebygu i'r marl Triasig a geir mewn mannau megis Penarth ym Morgannwg.[149] Gwelodd Iolo Morganwg garreg gynddaredd y dywedai ei bod yn ddarn o alabastr Morgannwg pan oedd yn teithio drwy Fridell, Penfro, ym 1802 a chyfeiriodd at 'its blushy white colour, veined or spotted with a livid or blackish blue colour like that of a bruise (clais).' Yn wir, tybiai mai 'Cleisfaen' oedd yr enw cywir ar y garreg yn hytrach na 'Llysfaen' fel y'i gelwid gan y gŵr a oedd yn berchen arni.[150] Mae yn yr Amgueddfa Werin hefyd ddau ddarn o alabastr gwyn ynghyd â chlorian a phwysau ar gyfer mesur y powdr, a pheth o'r powdr ei hun. Dywedir bod y garreg hon yn dod o'r math o graig a geir yn swydd Derby a swydd Nottingham, a bod marciau ar y ddau ddarn dan sylw sy'n awgrymu iddynt fod yn rhan o gerfluniau eglwysig ar un adeg[151] (ac yn fwy rhinweddol o'r herwydd, gellid tybio).

Edrychid ar y garreg fel rhywbeth llawer amgenach na darn o alabastr mewn meddygaeth werin a cheir chwedlau am y modd rhyfeddol y darganfuwyd rhai ohonynt. Dywedwyd wrth un gŵr, a aethai i Faes y Ffynnon ym Maelienydd, Maesyfed, i ymofyn peth o lwch y garreg dros gymdoges iddo a frathwyd gan gi cynddeiriog, i'r garreg dan sylw gael ei darganfod gan ddyn cynddeiriog, a hynny mewn breuddwyd. Dyma'r hanes fel y'i cofnodwyd gan gyfrannwr a ysgrifennai dan y ffugenw 'Bach Buddugre' (1824) a gyfarfu â'r gŵr pan oedd ar ei daith gymwynasgar ym Medi 1822:

> Dyn cynddeiriog, yn yr hen amser, a ddiangasai oddiar ei geidwaid, a ganlynwyd ganddynt, ac a oddiweddwyd yn cysgu ar fryn. Hwy a'i cymellasant i ddychwelyd; ond efe a archodd iddynt gyrchu iddo gaib a phâl, o ran ei fod wedi cael addysg yn ei freuddwyd, fod meddyginiaeth i'w anhwyl ef yn gudd yn y ddaear oddi dan ei ben lle yr hunasai. Ei archiad a ufuddhawyd, a chafwyd dwy garreg wen, y rhai sydd ym mherchenogaeth ei deulu ef hyd heddiw; un ym Maes y Ffynnon … a'r llall gan ei frawd, yn Llwyn Madog ym Mrycheiniog …[152]

Stori ychydig yn wahanol a gofnodwyd gan Evan Jones, Ty'n-y-pant,

Llanwrtyd, a gysylltai'r garreg â Mynydd Malláen, ym mhlwyf Cil-y-cwm, sir Gaerfyrddin. Yn y fersiwn hon, fe grwydrodd y gŵr hyd at Fynydd Malláen, ac ar ôl teimlo ychydig yn well fe syrthiodd i gysgu, a breuddwydio bod carreg dan ei ben a fyddai'n fodd i wella'r cynddaredd. Ar ôl deffro, cymerodd beth ohoni a chafodd wellhad llwyr. (Awgryma Evan Jones mai'r digwyddiad hwn a roddodd fod i 'enw presenol' y mynydd, sef 'Mynydd y Maen-llaith'.) Aed â'r maen i Lan-y-crwys, ac wedi i'r sôn am ei rinweddau gwyrthiol fynd ar led bu'n rhaid ei dorri'n ddarnau mân a'i rannu, a thebyg yw mai darnau o'r maen hwn a geir ar hyd a lled Cymru heddiw. Nodwyd mai 'careg laith, o liw'r hufen' ydoedd, '… hawdd ei chrafu nes yr â yn llwch mân.' Ychwanegodd Evan Jones fod ganddo ddarn bach o'r garreg yn ei feddiant: '… nid yw yn pwyso ond tuag owns; y mae ynddi amryw bantiau bychain, ac ol crafu o honi lawer o weithiau, yr hyn sydd yn ei gwneyd yn henafol a dyddorol i edrych arni.'[153]

Darganfuwyd carreg arall, tua maint pen dyn, gerllaw fferm o'r enw Disgwylfa, tua deuddeng milltir o Gaerfyrddin. Disgyn o'r awyr a wnaethai hon yn ôl yr hanes.[154] Ar ôl dod yn gyfarwydd â chwedlau o'r fath, mae'n debyg y byddai cymdeithas a seiliai ei gobeithion ar y garreg yn wyneb bygythiad y cynddaredd yn amharod iawn i dderbyn y gallai hanes ei darganfyddiad fod yn llai na gwyrthiol. Yn ôl tystiolaeth Iolo Morganwg, cafodd y gŵr y cyfarfu ag ef ym Mridell ei gythruddo'n arw pan ddywedodd Iolo wrtho nad oedd namyn darn o alabastr Morgannwg, gan ei fod ef yn credu nas ceid ond ar y mynyddoedd ar ôl storm o fellt a tharanau, ac na allai pawb eu canfod gan nad oeddynt yn weladwy ond i ychydig rai.[155]

Ceir llawer o sôn mewn cylchgronau a chyhoeddiadau llên gwerin o'r bedwaredd ganrif ar bymtheg a dechrau'r ugeinfed ganrif am gerrig cynddaredd mewn gwahanol ardaloedd, ynghyd â straeon am eu gwerth iachaol. Yn ôl ei ddyddiadur am 1802, ar ei ffordd o Aberteifi i Lanfyrnach yr oedd Iolo pan gyfarfu â'r gŵr ger Eglwys Bridell a âi o gwmpas y wlad yn gwerthu crafion o'r garreg am bum swllt yr owns. Clywodd amryw yn tystio fel y bu i lwch y garreg wella'r cynddaredd ar ddyn ac anifail.[156] Roedd y gŵr a ymwelasai â Maes y Ffynnon, Maelienydd, Maesyfed (1822) wedi teithio dros ddeugain milltir o'i gartref ar ran cymdoges iddo, ac fe gafodd beth o'r llwch gan wraig y fferm a'i siarsio i beidio â lledaenu'r hanes rhag i laweroedd ddod ar ei gofyn a pheri gormod o draul ar y garreg.[157] Roedd William Howells (1831) wedi clywed bod nifer o bobl wedi cymryd llwch carreg Disgwylfa yn feddyginiaeth ac wedi dianc rhag yr haint. Bu cyfaill iddo'n sgwrsio tua deugain mlynedd cyn hynny â gwraig a gymerodd beth o'r llwch ac a gafodd deimlad rhyfedd fel petai'r gwaed yn berwi yn ei gwythiennau.[158]

Gwyddys bod carreg ym meddiant hen ŵr o'r enw David Matthew, töwr wrth ei alwedigaeth, yn Nyffryn Ceidrych, sir Gaerfyrddin, oddeutu 1836, a chan wraig Blaen-y-ddôl, sef ffermdy yn ne-ddwyrain plwyf Myddfai, tua 1816.[159] Dywedir i nifer helaeth o drigolion Llanddeusant, y plwyf cyfagos, dyrru i Flaen-y-ddôl i gael y feddyginiaeth ar ôl deall bod buwch ar fferm lle'r oeddynt wedi bod yn gwledda mewn neithior ychydig ddyddiau ynghynt yn edrych fel petai'n dechrau datblygu symptomau'r gynddaredd ac wedi gorfod cael ei difa. Ni chafodd neb yr haint.[160] Nodwyd bod galw cyson am y garreg a gedwid yn Welfield House, Llanelwedd, hyd at y 1850au neu'r 1860au.[161] Yn ôl tystiolaeth o 1888, ceid 'llaethfaen' yng Nghefn y Gweision, Brycheiniog. Carreg lwydaidd oedd hon, ac roedd y cyfrannwr yn adnabod sawl un a oedd wedi cymryd crafion ohoni fel meddyginiaeth.[162]

Bu llawer iawn o sôn am laethfaen neu garreg gynddaredd Waunifor, Llandysul. Ar ddechrau'r ugeinfed ganrif, roedd ym meddiant D. J. Lloyd, Gilfach-wen, Llandysul, ac fe'i gwelwyd yno gan Jonathan Ceredig Davies, y cofnodwr llên gwerin, ym 1905.[163] Roedd brawd D. J. Lloyd, sef John Lloyd (a fu farw ym 1889) wedi ysgrifennu hanes y garreg ac fe'i cyhoeddwyd yn *Cymru Fu* (Ebrill 1888),[164] a chan J. Ceredig Davies yntau (1911).[165] (Roedd D. J. Lloyd wedi anfon y wybodaeth at yr awdur ym mis Chwefror 1905, ychydig wythnosau ar ôl ei ymweliad â Gilfach-wen. Mae'r ddwy fersiwn yn amrywio rhyw gymaint.) Daethai'r garreg i feddiant tad y ddau frawd ar ôl marwolaeth ewythr iddo, sef y Parch. David Bowen, Waunifor, tua 1847. Cofiai John Lloyd fel y deuai llawer iawn o bobl i Gilfach-wen o bellteroedd i gael y feddyginiaeth – nid âi haf heibio heb i rywun gael ei frathu – ac ni wyddai am neb a gafodd yr haint ar ôl cymryd peth o lwch y garreg. Cyraeddasai un teulu, yn dad a mam a phedwar neu bump o blant, Gilfach-wen yn gynnar un bore o haf cyn i neb godi, ar ôl bod yn teithio drwy'r nos a rhoddwyd meddyginiaeth i bob un ohonynt. Y cof olaf a oedd ganddo am rai'n ymofyn meddyginiaeth oedd dau ddyn a weithiai mewn bragdy yn Llannon, ill dau wedi cael eu brathu gan yr un ci. Roedd golwg druenus arnynt gan iddynt fod yn chwilio am y garreg ers bron wythnos a hwythau heb fwyta dim, ar ôl cael eu cynghori gan hen wraig i beidio â mentro gwneud hynny. Rhoddwyd darn o'r llaethfaen a phryd o fwyd iddynt ac fe aethant ymaith yn llawen. Digwyddodd hyn tua deng mlynedd ynghynt (yn ystod y 1870au felly) yn ôl fersiwn *Cymru Fu*,[166] tra nodir yn y fersiwn a anfonwyd at J. Ceredig Davies nad oedd y garreg wedi cael ei defnyddio ers blynyddoedd lawer (ysgrifennwyd hyn rai blynyddoedd cyn marwolaeth John Lloyd).[167] Ym 1888, ceid gŵr o ochrau Abertawe yn holi yn ei chylch gan iddo glywed amdani pan oedd ym meddiant Miss Bowen, 'Gwaunifor' (perthynas i'r Parch. David Bowen, mae'n debyg) flynyddoedd lawer ynghynt.[168] Daliai Meredith Morris, ym 1910, i'w chysylltu â Miss Bowen, a dywedodd ei bod yn adnabyddus hyd at Gwm Gwaun.[169] Awgryma hyn nad oedd cymaint o sôn amdani yn ail hanner y ganrif, hynny yw, erbyn 1847 o leiaf, pan aed â hi o Waunifor. Roedd 'Philanthropos', mor gynnar â 1824, wedi cyfeirio at rinweddau'r garreg a oedd 'yn meddiant Boneddigion Gwaunifor'.[170]

O sir Aberteifi hefyd y daw'r cerrig a geir yng nghasgliad Amgueddfa Werin Cymru. Yn ôl tystiolaeth J. Evans, Sarnau, cafodd ei fam ddwy garreg gan ei mam hi, Mari Shôn Griffi, Bronfelen, a rhoddwyd y darn lleiaf (o alabastr pinc) i'r Amgueddfa Genedlaethol ym 1928.[171] Mae'n debyg eu bod ym meddiant y nain tua chan mlynedd ynghynt. Gwyddai J. Evans am un achos pryd y'u defnyddiwyd i atal y gynddaredd, a chredai fod hyn tua 1850, cyn iddo ef gael ei eni. Cafodd wybodaeth am hyn gan y sawl y rhoddwyd y feddyginiaeth iddo – hen ŵr a fu farw tua 1908 yn 96 mlwydd oed.[172] Yn ddiddorol iawn, roedd yr hen ŵr wedi cyrchu i Fronfelen ar achlysur arall hefyd, a hynny ar ôl iddo gael cripiad eithaf difrifol gan y gath a dechrau teimlo'r awydd i fewian. Peidiodd yr awydd hwn yn union ar ôl iddo gymryd y feddyginiaeth.[173] Bu'r ail enghraifft yn y casgliad ym meddiant William Jones, Blaen-wyre, Lledrod, ac fe'i cyflwynwyd i'r Amgueddfa Genedlaethol ym 1944.[174] Ceir yma ddwy garreg (o alabastr gwyn), clorian fechan o haearn a phres, a phwysau bychan o wydr ynghyd â pheth o'r llwch. Cofiai William Jones hwy'n cael eu defnyddio am y tro olaf yn y 1860au pan ddaeth rhywun ar gefn ceffyl ar frys mawr o ogledd Cymru i gael y feddyginiaeth.

Gwelir mai i siroedd Aberteifi, Caerfyrddin, Maesyfed a Brycheiniog y perthyn y wybodaeth am y llaethfaen ar y cyfan, er i Iolo Morganwg gyfeirio at garreg o'r fath ym Mridell, gogledd Penfro,[175] ac i Marie Trevelyan nodi bod carreg Mynyddislwyn, Mynwy, yn bur adnabyddus hefyd.[176] Yn ôl pob tebyg, darfu am eu poblogrwydd rywbryd yn ail hanner y bedwaredd ganrif ar bymtheg, a chofier bod Iolo yn eu diystyru mor gynnar â 1802, fel y gwnaeth 'Bach Buddugre' yntau ym 1824.[177] Gwyddys bod llaethfaen yn dal ar gael mewn ffermdy ger Llanwrtyd ar ddechrau'r 1980au, ac i'r perchennog ei chael gan berthynas o Lanafan Fawr.[178]

Roedd y driniaeth yn ddigon syml. Byddid yn crafu ychydig o lwch oddi ar y garreg, ei gymysgu gyda llaeth – llaeth newydd ei odro – a'i roi i'r claf i'w yfed. Ambell waith ceir amcan o faint o lwch yr oedd ei angen: nodir, er enghraifft, bod gwraig Maes y Ffynnon yn crafu cymaint o lwch oddi ar y garreg ag y gellid ei ddal rhwng bys a bawd.[179] Ceid cyfarwyddiadau ysgrifenedig ar gyfer meddyginiaeth carreg Bronfelen ar un adeg, er bod y papur wedi diflannu erbyn 1928, ond roedd gan y sawl a etifeddasai'r garreg frith gof y cymerid cymaint ag a safai ar bisyn tair ceiniog (tair ceiniog wen, mae'n debyg) wedi'i gymysgu gyda'r un faint o 'white alabar' [alabastr] (cofier mai darn pinc o alabastr Penarth oedd y garreg hon) a llaeth ffres.[180] Ar gyfer carreg Blaen-wyre, Lledrod, fel y crybwyllwyd, defnyddid clorian fechan i fesur yr union swm, a hynny'n cyfateb i bwysau darn bychan o wydr, ond nodwyd y gellid defnyddio hynny o bowdr ag a safai ar bisyn chwe cheiniog os nad oedd y pwysau gwydr ar gael.[181] Deallai Evan Jones, Ty'n-y-pant, hefyd y defnyddid hynny a safai ar bisyn chwech.[182] Fodd bynnag, yn achos carreg Mynydd Melyn, gellid cymryd y feddyginiaeth yn y ffordd draddodiadol neu orfodi'r claf i lyfu'r garreg, ar ôl ei glymu draed a dwylo, yn ôl tystiolaeth Marie Trevelyan:

> Another remedy consisted in a visit to the wonderful stone at Mynyddmelyn. A bit of this stone reduced to a fine powder and mixed with milk was given to the sufferer, and the cure "never failed". Friends of the person bitten made a pilgrimage to the stone for the purpose of obtaining a small portion of it, or else the patient was conveyed to the stone, where, with bound hands and feet, he was forced to lick it.[183]

(Mae'n bosibl mai cyfeiriad a geir yma at faen hir Mynydd Melyn, Penfro, er nad carreg alabastr yw hon, wrth gwrs.) Tybiai A. Ceiriog Hughes (1888) mai'r arfer ym Maldwyn oedd rhoi peth o lwch y garreg ar y clwyf[184] – er na lwyddwyd i ddod o hyd i gyfeiriad at un o'r cerrig ym Maldwyn.

Dengys y dystiolaeth ar y cyfan mai unwaith yn unig y cymerid y feddyginiaeth er i Iolo nodi yn yr enghraifft o Fridell y'i ceid am naw diwrnod yn olynol a hynny ar stumog wag, heb gymryd unrhyw fwyd na diod drwy gydol y cyfnod.[185] Roedd y ddau weithiwr a ddaethai i Gilfach-wen ar ôl wythnos o deithio wedi derbyn cyngor gan hen wraig ar y ffordd, a heb fwyta dim ers cael eu brathu, ond nid oedd perchennog y garreg yn cytuno â'r arfer hwn.[186] Cyngor arall oedd sicrhau y ceid y feddyginiaeth cyn mynd i gysgu.[187] Er i Iolo grybwyll y byddai'r gŵr o Fridell yn arfer mynd ar hyd y wlad yn gwerthu'r llwch am bum swllt yr owns, dengys y dystiolaeth y rhoid y feddyginiaeth, bron yn ddieithriad, yn rhad ac am ddim. Yn wir, myn rhai ffynonellau mai oherwydd bod y feddyginiaeth yn ddi-dâl y parhâi'r garreg fechan, er cymaint o ddefnydd a wneid ohoni, heb dreulio. Er enghraifft, tra bo carreg Maes y Ffynnon, Maelienydd, yn parhau'r un maint, dywedwyd bod carreg Llwyn Madog, Brycheiniog, a roddwyd i frawd arall yn y teulu, yn prysur leihau gan fod ei pherchennog yn codi pum swllt y tro am y llwch.[188]

Ond yr oedd dulliau eraill o wella'r gynddaredd, a chafwyd peth tystiolaeth y cyrchid at y dyn hysbys. Dywedasai hen ffermwr o ochrau Ystradmeurig wrth J. Ceredig Davies (1911) mai un feddyginiaeth gyffredin tua chanol y bedwaredd ganrif ar bymtheg oedd papur swyn a geid gan y dyn hysbys, sef Harries Cwrt y Cadno (hynny yw, John Harries, bu farw 1839, neu Henry Harries ei fab, bu farw 1862). Ar y papur ceid y geiriau:

Arare Cnarare Phragnare.
Phragnare Cnarare arare
Arare cnarare phragnare.

ynghyd ag enw'r ci. Yna, rhoid y darn papur mewn bara a'i roi i'r ci i'w fwyta.[189] Clywodd Lewis T. Evans, y Gyffylliog, y byddai gan ddyn hysbys o'r enw Parri, Bryn Du, feddyginiaeth gyffelyb, sef gosod 'llythrennau' ar bapur mewn brechdan a rhoi'r cyfan i'r claf i'w fwyta.[190] Arferid gofyn am gymorth y dyn hysbys ar adegau eraill hefyd. Datgelodd meddyg o Faldwyn, yn y 1930au, fel y bu iddo gael ei alw i fferm at fachgen bach a oedd wedi cael ei frathu yn ei wefus gan gi defaid, ac fel y bu iddo drin y clwyf. Ond pan alwodd heibio ymhen deuddydd daeth taid y plentyn i'w gyfarfod yn y buarth a dweud wrtho nad oedd ei angen bellach gan ei fod wedi cysylltu â'r dyn hysbys ac wedi cael cyngor ganddo i dorri ychydig o flew y ci a'i gymysgu gyda lard a'i roi ar y clwyf. Gwrthodwyd i'r meddyg weld y bachgen, hyn eto ar gyfarwyddyd y dyn hysbys, ac fe sylwodd wrth ymadael fod peth o flew y ci wedi'i dorri ymaith.[191]

Ar un adeg, credid bod y gwellt ym mynwent Eglwys Sant Edren rhwng Hwlffordd ac Abergwaun yn gwella'r gynddaredd, a bwyteid hwn hefyd rhwng bara menyn. Yn ôl y chwedl, ceid ffynnon iachaol yno a wellai'r gynddaredd ac anhwylderau eraill, ond fe sychodd yn llwyr ar ôl i wraig olchi ei dillad yn y dŵr ar y Sul. Yn ffodus, trosglwyddwyd ei rhinweddau i'r gwellt a dyfai o'i chwmpas.[192]

Arfer arall oedd mynd â'r claf, wedi clymu'i draed a'i ddwylo, allan i'r môr mewn cwch a'i wthio i mewn i'r dŵr dair gwaith. Dywedid y gofynnid iddo a oedd wedi cael digon a phan agorai ei geg i ateb fe'i gwthid i lawr drachefn. Câi'r broses hon ei hailadrodd naw gwaith gan oedi ychydig rhwng pob tri throchiad i roi cyfle iddo gael ei wynt. Yn ôl Marie Trevelyan, gwneid hyn yn ardaloedd arfordirol Cymru.[193] Yng Nghas-gwent, Mynwy, câi'r dioddefwyr eu trochi yn yr afon i geisio gwellhad. Nodwyd i lawer iawn o bobl gael eu brathu gan gŵn cynddeiriog yng Nghas-gwent ym 1831, ac i'w cri, wrth iddynt gael eu trochi yn nŵr yr afon, godi braw ar y trigolion, a barodd iddynt ladd yr holl gŵn y gallent ddod o hyd iddynt a'u taflu i mewn i'r afon. Ychwanegwyd i'r gynddaredd daro'r dref drachefn ym mis Gorffennaf 1863, ac i lawer iawn o bobl – a mul cynddeiriog – gael eu trochi.[194]

Ceid meddyginiaethau llysieuol yn ogystal. Mae'n debyg i'r llysiau a elwid yn llysiau'r gynddaredd[195] gael eu defnyddio ar un adeg i ymladd yr haint. Cofnodwyd peth tystiolaeth lysieuol hefyd gan Marie Trevelyan (1909). Cyfeiriodd at y defnydd a wneid o ddail a gwreiddiau'r llwynhidydd corn carw a dyfai ar dir tywodlyd y Leys yn ne Morgannwg ac ar y twyni tywod yn y Drenewydd yn Notais, ger Porth-cawl.[196] Dywedodd hen wraig o Fro Morgannwg wrthi y darperid meddyginiaeth gyda'r brathlys ar gyfer brathiadau cŵn cynddeiriog a nadredd gwenwynig. Gwneid te gyda naill ai ugain gronyn o ddail wedi'u sychu, neu lond llwy de o'r gwraidd sych, ynghyd â phymtheg diferyn o wirod corn hydd (*spirit of hartshorn*) a'i roi i'r claf bob chwe awr am bymtheng niwrnod; defnyddid y te i olchi'r clwyf hefyd.[197] Dywedasai gŵr o ogledd Cymru wrthi y defnyddid y llysieuyn cen y cŵn neu glustiau'r ddaear yn Eryri gan ei sychu nes y byddai'n llwch a'i gymysgu gyda phupur du, dwy ran o'r llwch i un rhan o'r pupur.[198] Yn ôl tystiolaeth a gafodd gan William Davies (Gwilym Glan Ogwy) roedd hen wraig a oedd yn byw tua thrigain mlynedd cyn hynny mewn bwthyn lle y saif Eglwys y Santes Fair, Nolton, Pen-y-bont ar Ogwr, heddiw, yn enwog am wella'r gynddaredd ar wartheg. Tyfai'r marchalan yn ei gardd, ac i wneud y trwyth fe'i cymysgai gyda llaeth a phlu ieir, ynghyd â rhai cynhwysion eraill a oedd yn gyfrinachol.[199]

Parhaodd y feddyginiaeth fwyaf adnabyddus at y gynddaredd, y llaethfaen, i gael ei hymarfer hyd y 1860-70au o bosibl, er bod amheuaeth ynglŷn â'i gwir werth flynyddoedd cyn hynny. Roedd Iolo Morganwg wedi'i dilorni mor gynnar â 1802, ac roedd 'Bach Buddugre' (1824) yntau wedi pwysleisio mai 'hawdd iachâu lle ni bo clefyd' ac wedi awgrymu 'nid oes, fe allai, gynnifer ag un o ddeg o'r cwn a helir ac a leddir yn enw cwn cynddeiriog yn ddiau felly'.[200] Roedd awduron *Y Llysieu-lyfr Teuluaidd* (1858) yr un mor ddilornus ohoni:

> Mae gan bob cymydogaeth ei meddyginiaeth rhag cnoad ci cynddeiriog, ac
> nid ydynt gan mwyaf ond math o swyn-gyfaredd. Y peth sydd wedi enill
> cymeradwyaeth anghydmarol yn Neheudir Cymru, yw y llithfaen: mae y chwedlau
> ofergoelus a adroddir am hwn, yn warth mawr i'n tadau ... Rhyfedd yw dynolryw
> am feddyginiaeth wyrthiol. Yr wyf yn methu dychymygu pa fodd y gallasai y fath
> beth wella y gynddaredd wirioneddol; ond gwnai y tro pan nad oedd y ci yn wir
> gynddeiriog.[201]

Erbyn tua diwedd y ganrif, rywbryd cyn ei farwolaeth ym 1889, ceir gŵr a oedd yn berchen ar garreg gynddaredd, sef John Lloyd, Gilfach-wen, yr etifeddasai ei dad y garreg gan y Parch. David Bowen, Waunifor, yn gwneud y sylw:

> It came to my father's possession on the death of his uncle, Rev. David Bowen,
> of Waunifor about the year 1847. In those days and for many years afterwards,
> mad dogs were very 'fashionable', a summer never passing without one hearing of

a great many people having been bitten, and, consequently, a great many people called at Gilfachwen for a dose of the Llaethfaen and whether it had curative or preventative powers or not, none of the patients were ever known to be attacked with hydrophobia.[202]

gan awgrymu nad oedd yntau chwaith bellach yn rhoi fawr o goel ar werth iachaol *y garreg*.

Yn wahanol i'r arfer, bu'n rhaid dibynnu ar dystiolaeth o lyfrau a chylchgronau a gyhoeddwyd naill ai yn ystod y bedwaredd ganrif ar bymtheg neu ar ddechrau'r ugeinfed ganrif am wybodaeth ynglŷn â'r gynddaredd. Rhaid cofio, serch hynny, fod y rhan helaethaf o'r wybodaeth hon yn deillio o dystiolaeth lafar, a bod y brif feddyginiaeth at yr haint, sef y llaethfaen, yn parhau i gael ei defnyddio hyd y 1860au o leiaf.

Nodiadau

1. Annwyd, Dolur Gwddf a Niwmonia

Cyfeirir at dapiau Amgueddfa Werin Cymru fel Tâp AWC, ac at y llawysgrifau fel Llsgr. AWC.

1.	Tâp AWC 6467: Miss Katie Olwen Pritchard, Y Gilfach-goch.
2.	S. Minwel Tibbott, *Amser Bwyd* (Caerdydd: Amgueddfa Genedlaethol Cymru (Amgueddfa Werin Cymru), 1978), t. 79.
3.	Tâp AWC 3485: Mrs Catherine Elizabeth Bebb, Llanfair Caereinion.
4.	Tâp AWC 6264: Miss Elizabeth John, Tremarchog.
5.	Tâp AWC 6034: Mrs Elizabeth (Leisa) Francis, Crymych.
6.	Tâp AWC 5582: Mrs Kate Davies, Pren-gwyn, Llandysul.
7.	Tâp AWC 6700: Mrs Mary Davies, Pennant, Llanbryn-mair.
8.	Tâp AWC 6638: Mrs Edith Margretta Ellis, Dolanog, Llanfair Caereinion.
9.	Tâp AWC 6636: Mrs Catherine Elizabeth Bebb, Llanfair Caereinion.
10.	Tâp AWC 5579: Miss Sarah Anne Davies, Pren-gwyn, Llandysul.
11.	Tâp AWC 6695: Mrs Ellen Evans, Penegoes, Machynlleth.
12.	Tâp AWC 6578: Mrs Margaret Ann Ceinwen Davies, Llanwrtyd.
13.	Tâp AWC 5893: Miss Mary Winnie Jones, Cwm Main.
14.	Tâp AWC 6768: Mrs Blodwen Gettings, Llangwm, Hwlffordd; Tâp AWC 6748: Mrs Margaret Jennie Thomas, Llanymddyfri.
15.	Tystiolaeth lafar: Miss E. Cecily Howells, Hwlffordd, 13 Mehefin 1983; Tâp AWC 177: Mrs Ann Meyrick, Claw'r Plwyf.
16.	Tâp AWC 6518: Mrs Catherine (Katie) Elizabeth Jenkins, Cil-ffriw, Castell-nedd.
17.	Tâp AWC 6028: Mrs Hannah Mary Davies, Aberteifi.
18.	Tâp AWC 6636: Mrs Catherine Elizabeth Bebb, Llanfair Caereinion.
19.	Tystiolaeth lafar: Mrs Marian James, Rhos-hyl, Cilgerran, 18 Gorffennaf 1979.
20.	Tâp AWC 6572: David Jones, Abergwesyn.
21.	Tâp AWC 6571: Mrs Elizabeth Anne Richards, Llanwrtyd.
22.	Tâp AWC 346: John Williams, Llanafan Fawr, Llanfair-ym-Muallt.
23.	Tystiolaeth lafar: Richard Griffiths Thomas, Llangynwyd, drwy law Dr Gwenllian M. Awbery, Amgueddfa Werin Cymru, 1978.
24.	Tâp AWC 5775: Mrs Elizabeth Roberts, Bryncroes.
25.	Tâp AWC 600: Miss Hughes, Tal-y-bont. Siwgr wedi'i loywi a'i grisialu drwy anweddiad

araf yw siwgr candi. Mae'r enw'n deillio o'r Ffrangeg *sucre candi* sy'n golygu siwgr wedi'i grisialu. Ceir cyfeiriad ato yn y Gymraeg mor gynnar â'r bymthegfed ganrif. Gw. *Gwaith Guto'r Glyn*, goln Ifor Williams a J. Llywelyn Williams (Caerdydd: Gwasg Prifysgol Cymru, 1961), t. 203: cywydd moliant i Wladus Hael, ll. 9-10, 'Ei moliant yw siwgr candi/A mêl haid yw ei mawl hi'.

26. Llsgr. AWC 56: Llythyr oddi wrth Mrs M. Davies, Nantperis, Caernarfon at Dr Iorwerth C. Peate, 9 Gorffennaf 1942.

27. Llsgr. AWC 999: Llyfr Ateb Mrs Gwen Owens, Llanrwst, am ardal y Fach-wen, Llanddeiniolen, 1961. (Mae'n sôn am y cyfnod 1902 ymlaen.)

28. Elizabeth Williams, *Siaced Fraith* (Aberystwyth: Gwasg Aberystwyth, 1952), t. 74. (Gadawodd Lanrwst ym 1875 i fynd gyda'i brawd i Garndolbenmaen, gw. t. 17 o'r gyfrol uchod.)

29. Tystiolaeth lafar: Derent Rees, Abereiddi, 25 Mawrth 1980.

30. Tâp AWC 5771: Mrs Mary Thomas, Morfa Nefyn.

31. Llsgr. AWC 1013: Llyfr Ateb Mrs Gwen Owens, Llanrwst, am ardal y Fach-wen, Llanddeiniolen, 1961.

32. Tâp AWC 5771: Mrs Mary Thomas, Morfa Nefyn.

33. Tâp AWC 6488: Miss Margaret Doris Rees, Llansamlet.

34. Tâp AWC 5703: Mrs Elizabeth Reynolds, Brynhoffnant.

35. Tystiolaeth lafar: Miss Doris Morgan, Aberystwyth, 21 Mehefin 1977.

36. Tystiolaeth lafar: Mrs Ada Evans, Johnston, 17 Mehefin 1983.

37. Tâp AWC 7463: Mrs Edith Maud Jones, Thomas Maldwyn Jones a Miss Susan Maud Jones, Pant-y-dŵr, Rhaeadr Gwy.

38. Gw. Tibbott, *Amser Bwyd*, t. 58; S. Minwel Tibbott, *Geirfa'r Gegin* (Caerdydd: Amgueddfa Genedlaethol Cymru (Amgueddfa Werin Cymru), 1983), tt. 23-4.

39. Tâp AWC 6721: Mr a Mrs William Christmas Williams a Gwen Williams, Pandytudur.

40. Tystiolaeth lafar: Mrs Mary Jones, Llanymawddwy, 16 Medi 1982, o lyfr ryseitiau ei mam, Mrs Jane Davies, Parc, Y Bala.

41. Gw. Tibbott, *Amser Bwyd*, t. 57; Tibbott, *Geirfa'r Gegin*, t. 21.

42. Tâp AWC 5705: Miss Elizabeth Lloyd, Pren-gwyn, Llandysul.

43. Tâp AWC 6634: Ernest Vyrnwy James, Llanerfyl.

44. Tâp AWC 6635: *Idem*.

45. Tâp AWC 5697: Evan Rees Evans, Croes-lan, Llandysul.

46. Tystiolaeth lafar: Mrs Elizabeth Reynolds, Brynhoffnant, 26 Ionawr 1978.

47. Deni Bown, *The Royal Horticultural Society Encyclopedia of Herbs & Their Uses* (London: BCA, 1995), t. 135.

48. William Turner, *A New Herball: Parts II and III*, goln George T. L. Chapman, Frank McCombie ac Anne U. Wesencraft (Cambridge: Cambridge University Press, 1995), II, 47-8. (Cyhoeddwyd rhan gyntaf *A new herball* William Turner yn Llundain ym 1551, a chafodd yr ail a'r drydedd ran eu cyhoeddi yng Nghwlen ym 1562 a 1568.) Rwyf yn ddiolchgar i Sally P. Whyman, Adran Bioamrywiaeth a Bywydeg Gyfundrefnol, Amgueddfa Genedlaethol Caerdydd, am ei chymorth yn y cyswllt hwn.

49. Tâp AWC 6923: John Richard Jones, Brynsiencyn.

50. Tâp AWC 6492: Mrs Mary Hannah Lewis, Treforys.

51. Llsgr. AWC 1563/1: Llyfr nodiadau Evan Harris, Pontbren Lwyd, Penderyn, Brycheiniog (tua 1887).

52. Tâp AWC 5242: Mrs Annie Mary Protheroe, Merthyr Tudful.

53. Tâp AWC 5897: Mrs Catherine Jones, Penrhyndeudraeth.

54. Tâp AWC 5705: Miss Elizabeth Lloyd, Pren-gwyn, Llandysul.

55. Evan Evans, Nant Melai, Llansannan, 'Hen Feddyginiaethau', *Y Gadlas*, Ebrill 1977, t. 28.

56. Tâp AWC 6714: Mr a Mrs David a Dilys Myfanwy Williams, Pandytudur.

57. Tâp AWC 6710: Mrs Ellen Vaughan Wynne, Llansannan.

58. Tâp AWC 6490: Miss Caroline Rosser, Llansamlet. *Quassia*: Cafodd rhisgl y goeden *Quassia amara* o Suriname ei gyflwyno i Ewrop ym 1756 a daeth yn rhan o'r *London Pharmacopoeia* ym 1788. Fe'i disodlwyd gan *Picraenia excelsa* ym 1809.

59. M. Grieve, *A Modern Herbal*, gol. C. F. Leyel (Harmondsworth: Penguin Books, 1980), t. 287.

60. Elias Owen, 'Montgomeryshire Folk-lore', *Montgomeryshire Collections*, 29 (1896), 291. (Mae enw'r cyfnodolyn uchod wedi newid rhyw gymaint dros y blynyddoedd: *Collections Historical & Archaeological relating to Montgomeryshire*, Cyf. 1 (1868) – 31 (1900); *Collections historical & archaeological relating to Montgomeryshire and its borders*, Cyf. 32 (1902) – 47 (1942); *Montgomeryshire Collections: relating to Montgomeryshire and its borders*, Cyf. 48 (1943/44 –). Er hwylustod, cyfeirir at yr holl gyfrolau fel *Montgomeryshire Collections* yn y gwaith hwn.

61. Llsgr. AWC 1793/506: Casgliad Evan Jones (1850-1928), Ty'n-y-pant, Llanwrtyd. Mae detholiad o'r casgliad hwn bellach wedi'i gyhoeddi. Gw. Herbert Hughes, *Cymru Evan Jones: Detholiad o Bapurau Evan Jones Ty'n-y-pant, Llanwrtyd* (Llandysul: Gwasg Gomer, 2009).

62. Tâp AWC 6923: John Richard Jones, Brynsiencyn.

63. Tâp AWC 5703: Mrs Elizabeth Reynolds, Brynhoffnant, Llandysul; Tâp AWC 6770: Miss E. Cecily Howells, Hwlffordd, Miss Mona Bateman, Treamlod, Miss Olive Evans, Hwlffordd, Miss Margaret Griffiths, Hwlffordd, Miss Blodwen Morris a Miss Mattie Morris, Hwlffordd. Cafwyd y wybodaeth hon gan Miss Olive Evans.

64. Tystiolaeth lafar: Mrs Marian James, Rhos-hyl, Cilgerran, 18 Gorffennaf 1979.

65. Tâp AWC 6034: Mrs Elizabeth (Leisa) Francis, Crymych.

66. Tâp AWC 6028: Mrs Hannah Mary Davies, Aberteifi.

67. Tâp AWC 6034: Mrs Elizabeth (Leisa) Francis, Crymych.

68. Tâp AWC 5920: Mrs Laura Elinor Morris, Trawsfynydd.

69. Tâp AWC 6721: Mr a Mrs William Christmas Williams a Gwen Williams, Pandytudur. Cafwyd y wybodaeth hon gan Mrs Gwen Williams.

70. Tâp AWC 6724: Peter Jones, Llansannan.

71. Tâp AWC 6494: Mrs Catherine (Katie) Elizabeth Jenkins, Cil-ffriw.

72. Llsgr. AWC 643: Llyfr Ateb Sarah Holland Miles, Llanharan, Morgannwg, 1959.

73. Tâp AWC 6768: Mrs Blodwen Gettings, Llangwm, Hwlffordd.

74. Tâp AWC 6120: John Davies, Efail-wen.

75. Tâp AWC 6634: Ernest Vyrnwy James, Llanerfyl.

76. Ibid.

77. Tâp AWC 6264: Miss Elizabeth John, Tremarchog, Wdig.

78. Tâp AWC 6488: Miss Margaret Doris Rees, Llansamlet.

79. Llsgr. AWC 999: Llyfr Ateb Mrs Gwen Owens, Llanrwst, am ardal y Fach-wen, Llanddeiniolen, 1961.

80. Tâp AWC 5461: Mrs Dilys O. Trefor, Dre-fach, Llanelli.

81. Tâp AWC 5705: Miss Elizabeth Lloyd, Pren-gwyn, Llandysul.

82. Tystiolaeth lafar: Miss Elizabeth Mary Davies, Pontarddulais, 2 Medi 1981.

83. Tâp AWC 6488: Miss Margaret Doris Rees, Llansamlet.

84. Ibid.

85. Tâp AWC 6514: Daniel Llewelyn, Blaenrhondda.

86. Tâp AWC 6030: Mr a Mrs Glyn a Fay Rees, Crymych. Cafwyd y wybodaeth hon gan Glyn Rees.

87. Tâp AWC 5238: Capten William Edward Williams, Cricieth.

88. Tâp AWC 5894: Miss Mary Winnie Jones, Cwm Main.

89. Llsgr. AWC 3273/99: Copi o lythyr dyddiedig 26 Mai 1984 oddi wrth Elsie Morgan, Bow Street, Aberystwyth, i'r rhaglen *Ar Gof a Chadw*, Radio Cymru.

90. Tâp AWC 6575: Evan David Davies, Llanwrtyd.

91. Tâp AWC 153: Mrs Margaret Roberts, Gwesbyr.

92. Tâp AWC 6516: Mrs Dwynwen Thomas a Miss Eirlwys Thomas, Ynys-hir.

93. Tâp AWC 153: Mrs Margaret Roberts, Gwesbyr.

94. Tystiolaeth lafar: Robert Morris Elias, Llanarmon, 2 Ebrill 1977.

95. Tâp AWC 5895: Miss Mary Winnie Jones, Cwm Main.

96. Tâp AWC 5927: Mrs Ellen Griffiths, Trawsfynydd; Katie Olwen Pritchard, *The Story of Gilfach Goch*, 3ydd arg. (Newport: Starling Press, 1973), t. 249.

97. Tâp AWC 6516: Mrs Dwynwen Thomas a Miss Eirlwys Thomas, Ynys-hir.

98. Tâp AWC 6257: Mrs Margaret Mary George, Cas-mael.

99. Tâp AWC 6513: Mrs Edith Llewelyn, Treorci.

100. Tâp AWC 5922: Mrs Margaret (Magi) Jones, Hermon, Llanfachreth.

101. Tâp AWC 5776: Mrs Elizabeth Roberts, Bryncroes.

102. Tâp AWC 6514: Daniel Llewelyn, Blaenrhondda.

103. Evan Evans, Nant Melai, Llansannan, 'Hen Feddyginiaethau', *Y Gadlas*, Ebrill 1977, t. 28.

104. Tâp AWC 160: Edward Henry Evans, Gwernymynydd.

105. John B. Hutchings, 'Colour and Appearance in Nature', *Color research and application*, 11, rhifyn 2 (1986), 122.

106. Tâp AWC 6494: Mrs Catherine (Katie) Elizabeth Jenkins, Cil-ffriw.

107. Tâp AWC 6572: David Jones, Abergwesyn; Tâp AWC 6571: Mrs Elizabeth Anne Richards, Llanwrtyd; Tâp AWC 6574: Miss Margaret Catherine Jones, Cefngorwydd.

108. Tâp AWC 6771: Yr Uwch-gapten John Henry Stanier Evans, Hook, Hwlffordd.

109. Tâp AWC 6497: Mrs Louisa Donne, Llansamlet.

110. Tâp AWC 6767: Mrs Mildred Irene Morgan, Hwlffordd.

111. Tâp AWC 7461: Evan Thomas Oliver Jones, Llanwrthwl.

112. Tâp AWC 6114: William Gibby, Llandysilio.

113. Tâp AWC 3413: Mrs Gwen Davies, Dowlais Top, Merthyr Tudful. Gwybodaeth drwy law Mrs S. Minwel Tibbott, Amgueddfa Werin Cymru.

114. Tâp AWC 6748: Mrs Margaret Jennie Thomas, Llanymddyfri. Cafwyd tystiolaeth ategol o Ruthun am y plastr nytmeg: gw. Llsgr. AWC 3273/102: Copi o lythyr dyddiedig 4 Mehefin 1984 oddi wrth Mrs Eirlys Jones, Gellifor, Rhuthun, i'r rhaglen *Ar Gof a Chadw*, Radio Cymru.

115. Tystiolaeth lafar: Mrs Mary Cooke, Treforys, drwy law Dr Beth Thomas, Amgueddfa Werin Cymru, 1979.

116. Tâp AWC 6488: Miss Margaret Doris Rees, Llansamlet.

117. Tâp AWC 6511: Mrs Martha Mary (Mei) Jenkins, Treorci. Olew trwchus a wneid o ddail y planhigyn *Gaultheria procumbens*, sy'n tyfu yng Ngogledd America a Chanada, yw *oil of wintergreen*, ac fe'i defnyddid yn bennaf fel ysgogydd peraroglus ac i roi blas ar felysion. Cynhyrchir yr olew hefyd o rai rhywogaethau o goed bedw, *pyrola* a *spiraea*. Y prif gemegyn yw *methyl salicylate*.

118. Tâp AWC 5242: Mrs Annie Mary Protheroe, Merthyr Tudful.

119. Tâp AWC 6491: Miss Deborah Bodycombe, Llansamlet.

120. Tâp AWC 5185: Mrs Annie Mary Protheroe, Merthyr Tudful.

121. Tâp AWC 7284: Mrs Ellen Grace Roberts, Bodedern.

122. Tâp AWC 6743: Timothy Daniel (Dan) Theophilus, Rhandir-mwyn.

123. Tâp AWC 6634: Ernest Vyrnwy James, Llanerfyl.

124. Tâp AWC 6737: Mrs Elsie May Jones, Llanymddyfri.

125. Tâp AWC 5697: Evan Rees Evans, Croes-lan, Llandysul.

126. Tâp AWC 15: Mrs Catherine Margretta Thomas, Nantgarw. Recordiwyd yn wreiddiol ar 1 Ebrill 1955 gan Vincent H. Phillips ar gyfer Prifysgol Caerdydd, rai blynyddoedd cyn i Amgueddfa Werin Cymru gychwyn ar ei chynllun recordio ym 1957.

127. Llythyr oddi wrth Mrs Dilys Martin, Henffordd, 1983.

128. Tâp AWC 6524: Mrs Edith May Davies, Tonyrefail.

129. T. C. Williams, ' "Take sixty-nine bees" – Welsh Medicine and Folk Lore in olden times', *Transactions of the Port Talbot Historical Society*, 3, rhifyn 2 (1981), 52.

130. George Ewart Evans, *The Pattern Under the Plough* (London: Faber & Faber, 1966), t. 84.

131. Thomas Jones, *Rhymni Memories* (Newtown: The Welsh Outlook Press, 1938), t. 62.

132. Tâp AWC 6515: Daniel Llewelyn, Blaenrhondda.

133. Tâp AWC 5242: Mrs Annie Mary Protheroe, Merthyr Tudful.

134. Tâp AWC 6488: Miss Margaret Doris Rees, Llansamlet.

135. Tystiolaeth lafar: Mrs Mary Cooke, Treforys, drwy law Dr Beth Thomas, Amgueddfa Werin Cymru, 1979.

136. W. Ll. Davies, 'The Conjuror in Montgomeryshire', *Montgomeryshire Collections*, 45 (1937-8), 168.

137. Tâp AWC 4653: Mrs Margaret Ann Walters, Cwmgïedd.

138. Tâp AWC 1532: Ewart Jones, Myddfai.

139. Tâp AWC 6515: Daniel Llywelyn, Blaenrhondda.

140. Tâp AWC 6525: Morgan John, Cefncoedycymer.

141. Tâp AWC 6770: Miss E. Cecily Howells, Hwlffordd, Miss Mona Bateman, Treamlod, Miss Olive Evans, Hwlffordd, Miss Margaret Griffiths, Hwlffordd, Miss Blodwen Morris a Miss Mattie Morris, Hwlffordd. Cafwyd y wybodaeth hon gan Miss E. Cecily Howells.

142. Evans, *The Pattern Under the Plough*, t. 84.

2. Y Crŵp, y Pâs a'r Ddarfodedigaeth

1. Peter Wingate, *The Penguin Medical Encyclopedia* (Harmondsworth: Penguin Books, 1982), t. 119.

2. Tâp AWC 6700: Mrs Mary Davies, Pennant, Llanbryn-mair.

3. Tâp AWC 5458: Daniel Jones, Bronnant.

4. Tâp AWC 6711: Evan Thomas Evans, Llansannan.

5. Tâp AWC 6030: Mr a Mrs Glyn a Fay Rees, Crymych. Cafwyd y wybodaeth hon gan Glyn Rees.

6. Tâp AWC 6494: Mrs Catherine (Katie) Elizabeth Jenkins, Cil-ffriw, Castell-nedd.

7. *The Poetry in the Red Book of Hergest*, gol. J. Gwenogvryn Evans (Llanbedrog: y golygydd, 1911), col. 1036, ll. 33-4. Gw. hefyd, *Canu Llywarch Hen*, gol. Ifor Williams (Caerdydd: Gwasg Prifysgol Cymru, 1953), t. 10: 'Vym pedwar prif gas eirmoet, / Ymgyuerynt yn vnoet, / Pas a heneint, heint a hoet.'

8. P. Diverres, *Le Plus Ancien Texte des Meddygon Myddveu* (Paris: M. Le Dault, 1913), t. 96. Ceir y fersiwn gynharaf o draethodau Meddygon Myddfai yn llawysgrif B.L.Add. 14912, sy'n dyddio o ddiwedd y bedwaredd ganrif ar ddeg neu ddechrau'r bymthegfed ganrif.

9. *A Welsh Leech Book*, gol. Timothy Lewis (Liverpool: D. Salesbury Hughes, 1914), t. 38, eitem 235. Mae'r testun hwn yn seiliedig ar lawysgrif a gopïwyd gan Isaac Foulkes, 'Llyfrbryf' (1836-1904) ym 1886. Mae'n nodi ar ddiwedd ei lawysgrif, 'Diwedd y Llyfr 137 o dudalenau. Gorphenwyd ei gopio genyf i, I Foulkes, yn 88 Durning Road, L'pool, Chwefror 8, 1886.' (WLB, t. 598). Tybiwyd bod y llawysgrif wreiddiol, sef y cynsail y copïodd Foulkes ohono, ar goll, ond daethpwyd o hyd iddi ar ôl i Timothy Lewis anfon y testun i'r wasg. Mae'r llawysgrif wreiddiol hon yn rhan o gasgliad Wellcome. Cyfeiria Timothy Lewis ati fel 'MS C. 51B. 19355'. Ei rhif bellach yng nghasgliad Wellcome yw 'MS 417', a nodir ei bod yn dyddio o tua 1600. Awgrymir ar wefan Wellcome i Foulkes gopïo o gopi arall o'r llawysgrif hon, http://wellcomelibrary.blogspot.co.uk/2010/03/Welsh-leech-book.html, ond mae Lewis yn awgrymu iddo gopïo o'r cynsail hwn, ac mae'r cyfeiriad uchod gan Foulkes, 'Diwedd y Llyfr 137 o dudalenau' yn cefnogi hyn. (Nodir ar wefan Wellcome mai 137 ffolio yw maint MS 417, er bod y mynegai, sydd mewn llaw wahanol, yn nodi bod yna 139

tudalen, sy'n awgrymu bod y diwedd ar goll.) Mae Lewis hefyd yn dweud bod Foulkes wedi nodi ar wynebddalen ei adysgrif bod y llawysgrif wreiddiol yn cael ei phriodoli i Syr Thomas Williams (Thomas Wiliems, 1550?-1622?, y geiriadurwr a ffisigwr), ond nid yw Lewis yn credu bod y llawysgrif yn ei law ef. Yn ôl Wellcome, nid yw'n amhosibl bod y llawysgrif yn gopi cyfoes o lawysgrif o'i eiddo.

Sator, Arepo, Tenet, Opera, Rotas: ar dudalen x o ragymadrodd y gyfrol uchod, ceir yr un geiriau wedi'u hysgrifennu o dan ei gilydd, ar ffurf sgwâr, a nodir bod y swyn wedi'i gofnodi yn y ffurf hon yn llawysgrif Peniarth 364 (17eg ganrif). (Ceir y gair *Sator* wrth ddarllen y llythrennau allanol o'r chwith i'r dde, i lawr, o'r dde i'r chwith ac i fyny). Caiff y sgwâr hwn ei adnabod yn gyffredinol fel 'sgwâr sator' neu 'sgwâr rotas', a châi'r geiriau eu cerfio ar ddarn o garreg neu glai. Cafwyd enghreifftiau yn olion Pompeii, a ddinistriwyd gan losgfynydd Vesuvius yn OC 79. Mynn rhai mai cod yw'r geiriau hyn, ac y câi'r tabledi eu gosod y tu allan i dai'r Cristnogion cynnar fel arwydd cudd i'w brodyr yn y ffydd. Gellir defnyddio'r llythrennau i ffurfio croes, sy'n sillafu 'Pater noster' i lawr ac ar draws. Mae dwy lythyren yn weddill, 'a' ac 'o', sy'n cynrychioli alffa ac omega, llythrennau cyntaf ac olaf yr wyddor Roegaidd. Yn ôl eraill, symbol Iddewig o'r cyfnod yn union cyn dyfodiad Cristnogaeth yw, a ddefnyddid gan Iddewon a oedd yn hyddysg mewn Lladin. Am ymdriniaeth lawn gw. Duncan Fishwick, 'An Early Christian Cryptogram?', Canadian Catholic Historical Association *Report* (1959), 29-41 (13 Hydref 2014) http://www.umanitoba.ca/colleges/st_Pauls/ccha

10. Allen G. Debus, gol., *Medicine in Seventeenth Century England* (Berkeley: University of California Press, 1974), t. 261; gw. hefyd *chincough* yn *The Compact Edition of the Oxford English Dictionary*, 2 gyfrol (London: Book Club Associates, 1979), I. 398.

11. William Salesbury, *A Dictionary in Englyshe and Welsh*, 1547 (adarg. 1877). Gw. hefyd, *Geiriadur Prifysgol Cymru*, t. 2696.

12. *The Letters of Lewis, Richard, William and John Morris of Anglesey (Morrisiaid Môn) 1728-65*, gol. J. H. Davies, 2 gyfrol (Aberystwyth: y golygydd, 1907-9), I (1907), 374. Rwyf yn ddiolchgar i Tegwyn Jones, Llyfrgell Genedlaethol Cymru, am y cyfeiriadau uchod.

13. Debus, *Medicine in Seventeenth Century England*, tt. 261-2. Gw. hefyd *Geiriadur Prifysgol Cymru*, t. 2696, lle y nodir bod Dr John Davies yn *Dictionarum Duplex* (1632) yn rhoi'r ffurfiau 'Pâs ... tussis, pertussis'.

14. Wingate, *The Penguin Medical Encyclopedia*, t. 482.

15. Ibid., t. 483.

16. *Family Medical Encyclopedia* (London: Guild Publishing, 1984), t. 367.

17. Tâp AWC 2985: Daniel Jones, Bronnant.

18. Tâp AWC 6623: Mrs Gwyneth Evans, Y Foel, Llangadfan.

19. Tâp AWC 6695: Mrs Ellen Evans, Penegoes, Machynlleth.

20. Tâp AWC 6115: William Gibby, Llandysilio.

21. Tâp AWC 3492: Mrs Edith Margretta Ellis, Dolanog, Llanfair Caereinion.

22. Tâp AWC 6257: Mrs Margaret Mary George, Cas-mael.

23.   Tâp AWC 5583: Mrs Kate Davies, Pren-gwyn, Llandysul.

24.   Tâp AWC 6262: John Miles, Wdig.

25.   Tâp AWC 6353: Elliot Jenkins, Llanrhian.

26.   Tâp AWC 6032: Ceri Jones, Pen-parc, Aberteifi.

27.   Tystiolaeth lafar: Mrs Elizabeth Reynolds, Brynhoffnant, 26 Ionawr 1978; tystiolaeth lafar: Mrs Davies, Golwg y Coleg, Llanymddyfri, 19 Ebrill 1983.

28.   Tystiolaeth lafar: Mrs John, Tyddewi, 27 Mawrth 1980.

29.   Tâp AWC 6697: David Meurig Owen Griffiths, Cwmlline.

30.   Debus, *Medicine in Seventeenth Century England*, tt. 261-2.

31.   Tâp AWC 6109: Daniel (Dan) Morgan, Brynberian.

32.   Tâp AWC 3485: Mrs Catherine Elizabeth Bebb, Llanfair Caereinion. Cyfeiriodd ato wrth yr enw Saesneg 'ground ivy' wrth gael ei holi rai blynyddoedd yn ddiweddarach: Tâp AWC 6636.

33.   Gwenllian Awbery, *Blodau'r Maes a'r Ardd ar Lafar Gwlad*, Llyfrau Llafar Gwlad, 31 (Llanrwst: Gwasg Carreg Gwalch, 1995), t. 41.

34.   Tâp AWC 3485: Mrs Catherine Elizabeth Bebb, Llanfair Caereinion. Dyma'r unig dystiolaeth a gasglwyd am ddefnyddio'r mwsogl sy'n casglu ar y rhosyn gwyllt fel meddyginiaeth at y pâs (pincas robin: *moss gall*). Fodd bynnag, ceir tystiolaeth gyfatebol o Loegr: 'Hang around the patient's neck the excrescence often found upon the briar-rose, and called here in Sussex by the name of Robin Redbreast's Cushion; it is the finest known for WHOOPING COUGH.' (C. Latham, 'Some west Sussex superstitions lingering in 1868', *Folk-lore Record* (1878) I: 38. Dyfynnwyd yn Roy Vickery, *A Dictionary of Plant Lore* (Oxford: Oxford University Press, 1995), t. 112). Yn ôl Vickery, 'The moss gall, or robin's pincushion, which frequently occurs on wild rose bushes, was formerly much used to prevent a variety of illnesses.' Am ragor o wybodaeth gw. Bethan Wyn Jones, *Chwyn Joe Pye a Phincas Robin*, Llyfrau Llafar Gwlad, 60 (Llanrwst: Gwasg Carreg Gwalch, 2004), tt. 80-1.

35.   Tâp AWC 5893: Miss Mary Winnie Jones, Cwm Main. Rhoddais y wybodaeth hon am y defnydd a wneid o'r cwpanau yn sir Feirionnydd, ac yn sir Ddinbych (troednodyn 36), i Dr David Allen ar gyfer ei gyfrol ar blanhigion meddyginiaethol, a nododd ef mai *Cladonia chlorophaea* 'in the broad sense' yw'r planhigyn dan sylw. Gw. David E. Allen a Gabrielle Hatfield, *Medicinal Plants in Folk Tradition: an Ethnobotany of Britain & Ireland* (Cambridge: Timber Press, 2004), t. 41. Nododd hefyd y gwneid defnydd cyffelyb ohono yn Waterford, Iwerddon, lle y câi ei ferwi mewn llaeth newydd. Yn ôl Allen, dyma'r cen y cyfeiriodd John Quincy (1724) ato fel meddyginiaeth at y pâs. Mae *Cladonia chlorophaea* yn debyg iawn i *Cladonia pyxidata* ac mae'n anodd gwahaniaethu rhwng y ddau. *Cladonia pyxidata* yw 'cup-moss' yn ôl amryw o'r geiriaduron. Gw. hefyd Stuart D. Crawford, 'Lichens Used in Traditional Medicine', yn *Lichen Secondary Metabolites: Bioactive Properties and Pharmaceutical Potential*, gol. B. Rankovic (Springer International Publishing, Switzerland, 2015), 27-80 (30 Mehefin 2016) www.springer.com/cda/content/... 9783319133737. Yn ôl Crawford, *Cladonia pyxidata* yw'r cen y cyfeirir ato gan awduron megis Quincy (gw. tudalen 37). Cyfeirir at dystiolaeth Allen am *Cladonia chlorophaea* ar dudalen 36.

36. Tâp AWC 6722: Mr a Mrs William Christmas Williams a Gwen Williams, Pandytudur.

37. Tâp AWC 3005: George Greeves, Abertyswg a William Harries, Rhymni. Cafwyd y wybodaeth hon gan George Greeves. Yn Saesneg y recordiwyd y tâp hwn (gan Lynn Davies), a chyfeiriodd y siaradwr at ddefnyddio'r planhigyn 'mouse-ear'. Mae'n debyg mai at y planhigyn 'Mouse-ear hawkweed' *Pilosella officinarum* y cyfeirir. Mae Vickery yn *A Dictionary of Plant Lore*, tt. 248-9, yn dyfynnu o dair ffynhonnell lle y sonnir am ddefnyddio'r planhigyn 'mouse-ear' at ddibenion meddyginiaethol, sef at y pâs, ac at annwyd a pheswch. Fodd bynnag, cynhwysir y dystiolaeth hon ganddo dan y pennawd 'Mouse-ear chickweed: *Pilosella officinarum*'. Serch hynny, ym mynegai'r gyfrol ceir '*Pilosella officinarum* – see MOUSE-EAR HAWKWEED.' Yn sicr, 'Mouse-ear hawkweed' yw *Pilosella officinarum*. Gw. hefyd Allen a Hatfield, *Medicinal Plants in Folk Tradition: an Ethnobotany of Britain & Ireland*, tt. 289-90, lle y cyfeirir at y defnydd a wneid o'r planhigyn *Pilosella officinarum* fel meddyginiaeth at beswch, yn enwedig peswch y pâs. Y trydydd planhigyn y cyfeiriodd y siaradwr ato oedd 'narrow-leaf plantain', sef llwynhidydd: 'ribwort plantain': *Plantago lanceolata*.

38. Tâp AWC 6768: Mrs Blodwen Gettings, Llangwm, Hwlffordd.

39. Tystiolaeth lafar: Miss Doris Morgan, Aberystwyth, 21 Mehefin 1977.

40. Tystiolaeth lafar: Miss Cecilia (Cissie) Davies, Penderyn, 3 Medi 1981.

41. Llsgr. AWC 2378/2: Casgliad o feddyginiaethau gan Mrs Menna Evans, Llanfachreth, Dolgellau, 1976.

42. Tâp AWC 6722: Mr a Mrs William Christmas Williams a Gwen Williams, Pandytudur. Cafwyd y wybodaeth hon gan William Christmas Williams.

43. Jonathan Ceredig Davies, *Folk-lore of West and Mid-Wales* (Aberystwyth: yr awdur, 1911), t. 305. Gw. hefyd Francis Jones *The Holy Wells of Wales* (Cardiff: University of Wales Press, 1954), t. 157.

44. Evan Davies, *Hanes Plwyf Llangynllo* (Llandyssul: J. D. Lewis, 1905), t. 15.

45. William Buchan, *Domestic Medicine: or a Treatise on the Prevention and Cure of Diseases by Regimen and Simple Medicines with An Appendix containing a Dispensatory for the use of Private Practitioners*, 11eg arg. (London: A. Strahan; T. Cadell; Edinburgh: J. Balfour and W. Creech, 1790), t. 285. Fe'i cyhoeddwyd gyntaf yng Nghaeredin ym 1769.

46. Tystiolaeth lafar: Mrs Davies, Golwg y Coleg, Llanymddyfri, 19 Ebrill 1983.

47. Tâp AWC 6697: David Meurig Owen Griffiths, Cwmlline.

48. Tâp AWC 6772: Yr Uwch-gapten John Henry Stanier Evans, Hook, Hwlffordd.

49. Tâp AWC 6923: John Richard Jones, Brynsiencyn.

50. Tâp AWC 6361: Mr a Mrs Thomas ac Annie James, Ysgeifiog, Solfach.

51. Tystiolaeth lafar: Mrs Megan Lloyd Williams, Cwm Ystradllyn, mewn cyfarfod o Gylch Trafod yr Alltwen, Penmorfa, 23 Mawrth 2005.

52. Tâp AWC 6738: Mr a Mrs John Hywel Davies ac Ann Davies, Llanymddyfri.

53. Tâp AWC 6259: Miss Anna Louisa (Lucy) Owen, Y Glog, Penfro.

54. Tâp AWC 6745: Mrs Mary Jane Williams, Llangadog.

55. Tâp AWC 6030: Mr a Mrs Glyn a Fay Rees, Crymych.

56. Tâp AWC 6494: Mrs Catherine (Katie) Elizabeth Jenkins, Cil-ffriw.

57. Tâp AWC 6515: Daniel Llewelyn, Blaenrhondda.

58. Tâp AWC 6740: Mrs Eira Taylor, Llanymddyfri.

59. Tâp AWC 6568: Ronald Davies, Llanymddyfri.

60. T. C. Williams, '"Take Sixty-nine bees" – Welsh Medicine and Folk Lore in olden times', *Transactions of the Port Talbot Historical Society*, 3, rhifyn 2 (1981), 53.

61. Tâp AWC 6030: Mr a Mrs Glyn a Fay Rees, Crymych.

62. Tâp AWC 6629: Edward Palmer Roberts, Llanerfyl.

63. Tâp AWC 7255: Emrys Jones, Allt Ami, Yr Wyddgrug.

64. Cyfeiriad yn Wayland D. Hand, *Magical Medicine: The Folkloric Component of Medicine in the Folk Belief, Custom, and Ritual of the Peoples of Europe and America* (Berkeley: University of California Press, 1980), t. 278, o'r *Lancet*, 1828-9, ii, 523-4.

65. Tâp AWC 6468: Miss Katie Olwen Pritchard, Y Gilfach-goch.

66. Tystiolaeth lafar: Derent Rees, Abereiddi, 15 Mawrth 1980.

67. Llythyr gan H. Alun Hall, Caerdydd, 1983.

68. Tâp AWC 6770: Miss E. Cecily Howells, Hwlffordd, Miss Mona Bateman, Treamlod, Miss Olive Evans, Hwlffordd, Miss Margaret Griffiths, Hwlffordd, Miss Blodwen Morris a Miss Mattie Morris, Hwlffordd. Cafwyd y wybodaeth hon gan Miss E. Cecily Howells.

69. Tâp AWC 5899: Mr a Mrs Meredydd ac Elizabeth (Betsi) Roberts, Abergeirw. Cafwyd y wybodaeth hon gan Mrs Elizabeth Roberts.

70. Hand, *Magical Medicine*, t. 278.

71. Ibid., t. 280.

72. D. Parry Jones, *Welsh Children's Games and Pastimes* (Denbigh: Gwasg Gee, 1964), t. 211.

73. *Bye-gones*, 22 Ionawr 1890, 299.

74. Jones, *The Holy Wells of Wales*, t. 115. (Ceir y cyfeiriad at yfed allan o'r benglog mewn nodyn yn llawysgrif Gwyneddon 3, t. 235, yn dilyn cerdd gan Dafydd ap Gwilym i Gruffudd ab Adda ap Dafydd. Gw. *Gwaith Dafydd ap Gwilym*, gol. Thomas Parry (Caerdydd: Gwasg Prifysgol Cymru, 1963), t. 50 am y farwnad: 'Marwnad Gruffudd ab Adda'.)

75. Ibid., t. 116.

76. Ibid., t. 206.

77. Ibid., t. 116.

78. Ibid., t. 206.

79. Ibid., t. 115.

80. Barry Cunliffe, *The Celtic World* (BCA, 1992), t. 83.

81. Loc. cit.

82. Loc. cit.

83. Loc. cit.

84. Anne Ross, *Pagan Celtic Britain* (London: Constable, 1992), t. 140.

85. Ibid., t. 141.

86. Loc. cit.

87.   Loc. cit.

88.   Ibid., t. 143.

89.   Loc. cit.

90.   Ibid., t. 145.

91.   Jones, *The Holy Wells of Wales*, t. 38.

92.   David Walker, 'History of the Parish of Llanwddyn', *Montgomeryshire Collections*, 7 (1874), 92.

93.   R. H. E., 'A Cure for the Whooping Cough', *Bye-gones*, 13 Awst 1902, 419.

94.   T. Caswell, 'A Cure for Whooping Cough', *Bye-gones*, 10 Medi 1902, 440.

95.   *Bye-gones*, Awst 1877, 257. Roedd hyn yn fwy cyffredin fel meddyginiaeth at y llygaid.

96.   Gw. Marie Trevelyan, *Folk-Lore and Folk-Stories of Wales* (London: Elliott Stock, 1909), tt. 170-1; *A Dictionary of Superstitions*, goln Iona Opie a Moira Tatem (Oxford: Oxford University Press, 1989), tt. 363-4. Ceir disgrifiad llafar o greu'r 'claim colyn y nidir' ar dâp AWC 4146 gan Dr Ceinwen H. Thomas, Caerdydd. Roedd wedi clywed gan ei mam, Mrs Catherine Margretta Thomas, Nantgarw, yr hanes fel yr adroddwyd ef gan ei mam hithau, a fagwyd gan ei hewythr a'i modryb ar fferm Rhiwdér, ger pentre Glan-llyn. Roedd yr ewythr wedi bod yn dyst i'r ymrafael. Gw. hefyd Prys Morgan, 'A Welsh Snakestone, its Tradition and Folklore', *Folklore*, 94 (1983), 184-91.

97.   'Llywarch Hen', 'Cyfeiliog Superstitions', *Bye-gones*, 15 Hydref 1890, 492.

98.   *Standard Dictionary of Folklore, Mythology and Legend*, 2 gyfrol (New York: Funk and Wagnalls, 1949-50), i, (1949), 83-4.

99.   *A Welsh Leech Book,* t. 38, eitem 235.

100. Parry Jones, *Welsh Children's Games and Pastimes*, t. 211. Gw. hefyd *A Dictionary of Superstitions*, Opie a Tatem, t. 407: 'AD 77 PLINY *Natural History* … XXXII xxix, (39): There is a small frog .. which .. if a person suffering from cough spits into its mouth and then lets it go, he will experience a cure, it is said.' Gw. hefyd tt. 169-70: 'In Cheshire … hooping cough may be cured by holding a toad for a few moments with its head within the mouth of the person affected. I heard only the other day of a cure by this somewhat disagreeable process; the toad was said to have caught the disease, which in this instance proved fatal to it in a few hours.' (*Notes and Queries*, 1851, cyfres 1af, iii, 258).

101. Cyffin, 'Cure of Hooping Cough', *Bye-gones*, Ebrill 1872, 47. Gw. eto *A Dictionary of Superstitions*, Opie a Tatem, t. 371, am enghreifftiau tebyg. Fodd bynnag, roedd gwisgo pryf copyn mewn cwdyn am y gwddf fel swynogl yn arfer yr un mor gyffredin, gw. Opie a Tatem, t. 369. Arfer arall oedd llyncu'r pryf fel meddyginiaeth, ibid., t. 370.

102. J. Moreton Pearson, 'Montgomeryshire Folk-Lore', *Montgomeryshire Collections*, 37 (1915), 191-2. Ymddengys mai'r cyfeiriad uchod yw ei gynsail gan ei fod yn cofnodi'r union feddyginiaethau ag a geir gan Cyffin.

103. T. C. Evans (Cadrawd), *History of Llangynwyd Parish* (Llanelly: yr awdur, 1887), tt. 149-50.

104. Trevelyan, *Folk-Lore and Folk-Stories of Wales*, t. 226.

105. *Bye-gones*, 10 Medi 1902, 440.

106. *Bye-gones*, Ebrill 1872, 47; Pearson, 'Montgomeryshire Folk-Lore', 191-2.

107. Rhys Prichard, *Y Seren Foreu neu Ganwyll y Cymry*, 3ydd arg. (Wrexham: Hughes and Son, 1867), t. 289.

108. Hand, *Magical Medicine*, t. 134.

109. Ibid., t. 135.

110. William George Black, *Folk-medicine: a chapter in the history of culture* (London: Folk Lore Society, 1883), t. 70.

111. T. A. Davies, 'Folklore of Gwent: Monmouthshire Legends and Traditions', *Folklore*, 48 (1937), 5. Gw. hefyd 'Jacqueline Simpson, *The Folklore of the Welsh Border* (London: B. T. Batsford, 1976), t. 108.

112. Parry Jones, *Welsh Children's Games and Pastimes*, t. 212.

113. *The British Medical Association Complete Family Health Encyclopedia*, gol. Tony Smith (BCA, 1995), t. 796.

114. Llsgr. AWC 1013: Llyfr Ateb Mrs Gwen Owens, Llanrwst, am ardal y Fach-wen, Llanddeiniolen, 1961. (Mae'n sôn am y cyfnod 1902 ymlaen.)

115. Tâp AWC 5778: Mrs Elizabeth Roberts, Bryncroes. Gw. *Geiriadur Prifysgol Cymru*, tt. 3333-4: 'Cymmer sugn Saledonia a Llysiau'r Wennol, a Mintis … a'i *stilio* sydd dda rhag pob Dolur o Lygaid' (Llyfr Meddyginiaeth a Physygwriaeth i'r Anafus a'r Clwyfus, [c.1750], t. 8.) Mae'n debyg felly mai 'mint stilio' yw mintys a fyddai'n cael ei ddistyllu neu'i ferwi i wneud meddyginiaeth. Byddai'r mintys cyffredin ('spearmint': *Mentha spicata*) yn cael ei ddefnyddio ar gyfer coginio, tra byddai'r 'mint stilio' yn cael ei ddefnyddio at ddibenion meddyginiaethol. Mae'n bosibl mai'r pupur-fintys neu fintys poethion ('peppermint': *Mentha piperita*) y cyfeirir ato yma, gan ei fod yn llysieuyn poblogaidd at y frest. Câi ei ddistyllu i gynhyrchu 'Peppermint Oil'. Posibilrwydd arall yw'r 'mintys rhiol' ('pennyroyal': *Mentha pulegium*).

116. Tâp AWC 3005: George Greeves, Abertyswg a William Harries, Rhymni.

117. Tâp AWC 6514: Daniel Llewelyn, Blaenrhondda.

118. Tystiolaeth lafar: Mrs Mary Cooke, Treforys, drwy law Dr Beth Thomas, Amgueddfa Werin Cymru, 1979.

119. Tâp AWC 6741: Mrs Eira Taylor, Llanymddyfri.

120. Tystiolaeth lafar: Mrs John, Tyddewi, 27 Mawrth 1980.

121. Lynn Davies, 'Aspects of Mining Folklore in Wales', *Folk Life: Journal of Ethnological Studies*, 9 (1971), 99.

122. Loc. cit.

123. Ibid., 100.

124. J. C. Wagner ac A. Axford, 'Niwmoconiosis yng Nghymru', *Y Gwyddonydd*, 13, rhifyn 3/4 (Medi/Rhagfyr 1975), 175.

125. Dyfynnwyd yn y Gymraeg yn Glyn Penrhyn Jones, *Newyn a Haint yng Nghymru* (Caernarfon: Llyfrfa'r Methodistiaid Calfinaidd, 1962), t. 114. (Gw. y bennod 'Y Pla Gwyn', tt. 108-24 uchod.) Cyfieithwyd o Thomas Young, *A Practical and Historical Treatise on Consumptive*

Diseases (London: Thomas Underwood and John Callow, 1815), t. 20: 'Of all hectic affections, by far the most common and the most important is pulmonary consumption, a disease so frequent as to carry off prematurely about one fourth part of the inhabitants of Europe, and so fatal as often to deter the practitioner even from attempting a cure.'

126. Gw. Jones, *Newyn a Haint yng* Nghymru, tt.109-14.

127. *Gardd Eifion, Casgliad o Waith Barddonawl Mr. Robert Williams, Betws Fawr, neu Robert ab Gwilym Ddu o Eifion*, gol. W. Williams (Gwilym Caledfryn) (Dolgellau: Robert Williams Wynne, 1841), t. 97.

128. R. Price, Cwmllynfell, ac E. Griffiths, Abertawy, *Y Llysieu-lyfr Teuluaidd*, 2il arg. (Abertawy: E. Griffiths, 1858), tt. 192-3.

129. Jones, *Newyn a Haint yng Nghymru*, t. 115.

130. H. M. Foreman, 'Y Ddarfodedigaeth yng Nghymru', *Y Gwyddonydd*, 13, rhifyn 3/4 (Medi/ Rhagfyr 1975), 156.

131. Loc. cit.

132. Loc. cit.

133. Loc. cit.

134. R. Merfyn Jones, *The North Wales Quarrymen 1874-1922*, Studies in Welsh History, 4 (Cardiff: University of Wales Press, 1981), t. 34.

135. Dyfynnwyd yn ibid., t. 36.

136. Foreman, 'Y Ddarfodedigaeth yng Nghymru', 157.

137. R. T. Jenkins, *Edrych yn Ôl* (Llundain: Clwb Llyfrau Cymraeg Llundain, 1968), t. 35.

138. Jones, *Newyn a Haint yng Nghymru*, t. 109.

139. Ibid., t. 108.

140. Foreman, 'Y Ddarfodedigaeth yng Nghymru', 157. (Gw. hefyd Glynne R. Jones, 'The King Edward VII Welsh National Memorial Association 1912-1948' yn *Wales and Medicine: An Historical Survey from papers given at the Ninth British Congress on the History of Medicine at Swansea & Cardiff, 4-8th September, 1973*', gol. John Cule (The British Society for the History of Medicine, 1975), tt. 30-41.)

141. Foreman, 'Y Ddarfodedigaeth yng Nghymru', 157.

142. Loc. cit.

143. Loc. cit.

144. Loc. cit.

145. Tâp AWC 6622: John Penry Jones, Y Foel, Llangadfan.

146. Tystiolaeth lafar: Mrs Mary Cooke, Treforys, drwy law Dr Beth Thomas, Amgueddfa Werin Cymru, 1979.

147. Tâp AWC 6625: Mr a Mrs Thomas Evan Thomas a Morfydd Maldwyna Thomas, Llanfair Caereinion. Cafwyd y wybodaeth hon gan Thomas Evan Thomas.

148. Tâp AWC 6624: *Eidem*. Cafwyd y wybodaeth hon gan Mrs Morfydd M. Thomas.

149. Tâp AWC 153: Mrs Margaret Roberts, Gwesbyr.

150. Tâp AWC 6495: Mrs Catherine (Katie) Elizabeth Jenkins, Cil-ffriw. Diddorol yn y cyswllt

hwn yw'r cyfeiriad at 'tuberculous laryngitis' yn Jones, *Newyn a Haint yng Nghymru*, t. 111, lle y sonnir am y bardd a'r llenor John Morgan, ficer Aberconwy ar ddiwedd yr ail ganrif ar bymtheg, a oedd yn dioddef o'r 'cymsymsiwn'. Ychwanegodd Glyn Penrhyn Jones: 'Dioddefai hefyd gan yr hyn a elwir yn "tuberculous laryngitis", a chollodd ei lais un tro wrth arwain un o wasanaethau ei eglwys.'

151. Llsgr. AWC 1013: Llyfr Ateb Mrs Gwen Owens, Llanrwst, am ardal y Fach-wen, Llanddeiniolen, 1961.

152. 'Llywarch Hen', 'Old Customs', *Bye-gones*, 24 Medi 1890, 463.

153. Tâp AWC 16: Mrs Catherine Margretta Thomas, Nantgarw.

154. Price a Griffiths, *Y Llysieu-lyfr Teuluaidd*, t. 194.

155. Tâp AWC 6489: Miss Margaret Doris Rees, Llansamlet.

156. Tâp AWC 6469: Miss Katie Olwen Pritchard, Y Gilfach-goch.

157. Llsgr. AWC 3276/8: Llyfr Cyfrifon Evan Evans, Bertheos, Dolwyddelan (1848-89).

158. Tystiolaeth lafar: Mrs Phoebe Ann Watkins, Crymych, 18 Gorffennaf 1979.

159. Tâp AWC 160: Edward Henry Evans, Gwernymynydd. Ceir sbotiau lliw hufen ar ddail llysiau'r ysgyfaint ac mae'n debyg mai oherwydd y nodwedd hon y cafodd y planhigyn yr enw 'llaeth bron Mair'. Ceir y ffurfiau 'llysiau bronnau Mair', 'dagrau Mair', a 'dagrau'r Iesu' yn ogystal. Gw. Awbery, *Blodau'r Maes a'r Ardd ar Lafar Gwlad*, t. 21. Cofnodwyd ffurfiau tebyg yn Lloegr hefyd, yn ôl Roy Vickery. Gw. *A Dictionary of Plant Lore*, t. 227. Gw. hefyd Allen a Hatfield, *Medicinal Plants in Folk Tradition: an Ethnobotany of Britain & Ireland*, t. 207, sy'n ymdrin ag elfen Athrawiaeth yr Arwyddnodau: 'Commonly dismissed as merely another of the plants supposed to reveal their utility through their form (the Doctrine of Signatures), the spots on its leaves supposedly having prompted its application to spots on the lungs, the plant does in fact contain active principles which are claimed in alternative medicine circles to be genuinely beneficial for respiratory complaints.'

160. Tystiolaeth lafar: Mrs W. Beynon Davies, Aberystwyth, 24 Mehefin 1979.

161. Tâp AWC 6032: Ceri Jones, Pen-parc, Aberteifi.

162. *Seren Gomer*, 18 (1835), 191.

163. Tâp AWC 3182: Mrs Nansi Richards Jones, Pen-y-bont-fawr.

164. Tâp AWC 6708: Gwylfa Hughes, Dinas Mawddwy.

165. Tâp AWC 6743: Timothy Daniel (Dan) Theophilus, Rhandir-mwyn, Llanymddyfri. Roedd Dan Theophilus wedi clywed ei fam yn sôn y byddai plentyn o'r ardal yn arfer casglu'r malwod gwynion at y ddarfodedigaeth.

166. 'Landwor', 'Consumption', *Bye-gones*, Medi 1882, 120: 'I knew a chaise driver in Wrexham, Ned Edwards, "the old slave": he was accustomed to pick up white snails in the "Eagles Meadow and swallow them all alive and kicking"; he considered them a remedy for consumption.'

167. Tâp AWC 6522: Albert Maggs, Tonyrefail.

168. Carneddog, 'Hen Gynghorion', *Cymru*, 23 (1902), 47-8.

169. Tâp AWC 6770: Miss E. Cecily Howells, Hwlffordd, Miss Mona Bateman, Treamlod, Miss

Olive Evans, Hwlffordd, Miss Margaret Griffiths, Hwlffordd, Miss Blodwen Morris a Miss Mattie Morris, Hwlffordd. Cafwyd y wybodaeth hon gan Miss E. Cecily Howells.

170. Tâp AWC 6490: Miss Caroline Rosser, Llansamlet.

171. Tâp AWC 5185: Mrs Annie Mary Protheroe, Merthyr Tudful.

172. Foreman, 'Y Ddarfodedigaeth yng Nghymru', 158.

173. Loc. cit.

174. Jones, *Newyn a Haint yng Nghymru*, t. 123.

175. Foreman, 'Y Ddarfodedigaeth yng Nghymru', 158-9.

3. Y Llwybr Treuliad

1.   R. Elwyn Hughes ac Eleri Jones, 'Edward Smith a Bwyd y Cymro', *Y Gwyddonydd*, 18, rhifyn 2 (Mehefin 1980), 56-9.

2.   Ibid., 56-7.

3.   Ibid., 57.

4.   S. Minwel Tibbott, 'Bwyd y Cymro: 1, Doe', *Y Gwyddonydd*, 13, rhifyn 3/4 (Medi/Rhagfyr 1975), 102-8.

5.   Ibid., 103.

6.   Ibid., 104.

7.   R. Merfyn Jones, *The North Wales Quarrymen, 1874-1922*, Studies in Welsh History, 4 (Cardiff: University of Wales Press, 1981), tt. 31-2.

8.   Ibid., t. 33.

9.   D. J. Williams, *Yn Chwech ar Hugain Oed* (Aberystwyth: Gwasg Aberystwyth, 1959), t. 38: 'Nid oedd moethau yn ein tŷ ni, ac eithrio'r ychydig hynny adeg y Nadolig fel a geid ymhob tŷ. Ond yr oedd yno'n wastad lond bord o fwyd iachus a maethlon wedi ei baratoi gyda gofal a llwyredd fy mam. I ginio, fynychaf, fe geid cawl – llond ffwrn ohono'n berwi'n grychias serennog ar y tân. Cawl cig mochyn fyddai fel rheol; ond weithiau ar ddydd ffair neu farchnad, fe brynid darn o gig eidion, neu lwdn. Gosodid y cig yn y ffwrn i ferwi am ysbaid mewn dŵr a halen – a'r tatws a'r moron a'r maip a'r cabets wedyn ar ei ôl oll yn eu hamser priodol; ac yna'r basnaid bach o flawd c'irch wedi ei wlychu'n barod i'w fwrw iddo i'w dewhau yn union yn ôl y cyflenwad arferol, llond plat da, o gennin a phersli briw, ryw ychydig cyn y byddai'r cawl yn barod, – a'i droi yn dda â lletwad. Ychwanegid at hyn eto, weithiau, yr ychydig bethau i'w bereiddio ymhellach, megis y teim, cennin syfi, a'r safri fach, yn ôl chwaeth arbennig ambell wraig tŷ. Ceid y cawl hwn yn eildwym yn fynych wedyn yr un mor flasus i swper.'

10.   Kate Roberts, *Y Lôn Wen* (Dinbych: Gwasg Gee, 1973), tt. 100-1: 'Twymid y popty ar Ddydd Sul hefyd i rostio'r cig a gwneud pwdin. Ni chaem gig wedi ei rostio yn ystod yr wythnos, ag eithrio os digwyddai fy mam bobi yn y prynhawn ... Cig wedi ei ferwi, efo lobscows a gaem yn ystod yr wythnos, neu iau a chig moch wedi ei ffrio efo nionyn a thatws ... Yn yr haf, byddai problem y bwyd yn un hawdd. Caem ddigonedd o datws newydd hyfryd o'r cae, digonedd o fenyn gyda hwy a llaeth enwyn. I orffen y pryd hwn yn yr haf,

byddai gennym fara ceirch wedi i Elin Jones, Pen Ffordd, eu gwneud. Rhai mawr wedi cyrlio, ac mor denau â waffer. Nid oedd angen pryd mwy blasus i'r brenin.'

11. R. T. Jenkins, *Edrych yn Ôl* (Llundain: Clwb Llyfrau Cymraeg Llundain, 1968), t. 35.

12. Tystiolaeth lafar: John Miles, Wdig, 25 Hydref 1979.

13. Tâp AWC 5458: Daniel Jones, Bronnant.

14. Tâp AWC 6497: Mrs Louise Donne, Llansamlet.

15. Tâp AWC 6638: Mrs Edith Margretta Ellis, Llanfair Caereinion.

16. Tâp AWC 6635: Ernest Vyrnwy James, Llanerfyl.

17. Tâp AWC 5580: Miss Sarah Anne Davies, Pren-gwyn, Llandysul.

18. Tâp AWC 6120: John Davies, Efail-wen.

19. Tâp AWC 5775: Mrs Elizabeth Roberts, Bryncroes.

20. Llsgr. AWC 999: Llyfr Ateb Mrs Gwen Owens, Llanrwst, am ardal y Fach-wen, Llanddeiniolen, 1961. (Mae'n sôn am y cyfnod 1902 ymlaen.)

21. Emyr Wyn Jones, *Lloffa yn Llŷn: Trem yn ôl* (Dinbych: Gwasg Gee, 1994), t. 36. Mae'r gyfrol hon yn ymdrin â llawysgrif gan William Jones (Gwilym Daron), Gladstone House, Aberdaron, a seiliwyd ar hen bapurau yn ei feddiant. Hanes 'meddyges Bryn Canaid' a geir yn y llawysgrif, sef Anne Griffith, Bryn Canaid – hen hen nain Dr Emyr Wyn Jones ar ochr ei dad – a fu farw ym 1821 yn 87 mlwydd oed.

22. Tâp AWC 6712: Evan Thomas Evans, Llansannan.

23. Tâp AWC 6265: James Robert Thomas, Wdig. *Chamaemelum nobile* yw'r camomeil a dyfir yn y gerddi ac mae hefyd yn tyfu'n wyllt mewn rhannau o Gymru, ar dir tywodlyd ar hyd yr arfordir yn bennaf. Gw. R. G. Ellis, *Flowering Plants of Wales* (Caerdydd / Cardiff: Amgueddfa Genedlaethol Cymru / National Museum of Wales, 1983), t. 144 a map 722 (lle y dangosir ei fod yn tyfu'n wyllt ar hyd arfordir Penfro).

Byddai'r gwladwr yn rhoi'r enw camomeil ar blanhigion eraill yn ogystal. Gw. Gwilym Tudur a Mair E. Jones, *Amen, Dyn Pren* (Caernarfon: Gwasg Gwynedd, 2004), t. 174: '**camameil** Nid y camri (*chamaemelum nobile*, S. *roman chamomile*) – llysiau meddyginiaethol tebyg sydd hefyd yn ddiod ddail, ac a dyfir yn glustog fer bersawrus neu ar lawnt – ond yn hytrach ei berthynas talach *chamomilla recutita* (S. *german chamomile, scented mayweed*). Rhoi sypyn o'r dail a dŵr berwedig mewn jar. Byddai siwgiad o **ddiod camomeil** wrth law yn y gegin ym Mlaen-y-wawr, Llanystumdwy bob amser. Llond ecob bob bore oedd y drefn yno. (L.A.R.).' [Lora A. Roberts] Mae dosbarthiad y planhigyn hwn yn llawer mwy eang. Gw. Ellis, *Flowering Plants of Wales*, t. 144 a map 726. Sut bynnag, nodir yn David E. Allen a Gabrielle Hatfield, *Medicinal Plants in Folk Tradition: An Ethnobotany of Britain & Ireland* (Cambridge: Timber Press, 2004), tt. 302-3, wrth drafod *Chamaemelum nobile*: 'Sometimes called "Roman chamomile" or "English chamomile" to distinguish it from "German chamomile" (*Matricaria recutita* Linnaeus, which as a field weed or crop has stood in for it medicinally in many parts of Europe but has apparently never featured in the British Isles as a folk cure.).

Un planhigyn, fodd bynnag, y cafwyd tystiolaeth y'i defnyddid yn lle *Chamaemelum nobile* yw *Matricaria discoidea/Matricaria matricaroides*, sef 'pineapple-weed': 'Under the Welsh name *pe[n]-felen*, *Matricaria discoidea* is on record as used in Caernarvonshire some time before World War II for a leaf poultice in a case of severe boils on the neck … As this alien is not known to have reached the British Isles before 1869 – though for long now a common weed of barish places – this is a rare instance of a folk use of demonstrably recent origin. The species was presumably standing in for *Chamaemelum nobile*, which is recorded from several counties, one of them Welsh, as the source of an ointment for boils.' Gw. Allen a Hatfield, *Medicinal Plants in Folk Tradition: An Ethnobotany of Britain & Ireland*, t. 306.

24. Tâp AWC 5458: Daniel Jones, Bronnant.

25. Tâp AWC 346: John Williams, Llanafan Fawr, Llanfair-ym-Muallt.

26. Tâp AWC 267: Mrs Margaret Anne Bray, Coety.

27. Tâp AWC 6469: Miss Katie Olwen Pritchard, Y Gilfach-goch.

28. Tâp AWC 6114: William Gibby, Llandysilio.

29. Tystiolaeth lafar: Mrs Ann Roberts, Aberdaron, 3 Ionawr 1978.

30. Tystiolaeth lafar: Griffith Williams, Llanfachreth, Dolgellau, 4 Hydref 1978.

31. Llsgr. AWC 2641: Llythyr oddi wrth John Owen Hughes, Caernarfon, 25 Chwefror 1977.

32. Tâp AWC 6260: David Edward Evans, Tremarchog, Wdig.

33. Tâp AWC 6495: Mrs Catherine (Katie) Elizabeth Jenkins, Cil-ffriw, Castell-nedd.

34. Tâp AWC 6768: Mrs Blodwen Gettings, Llangwm, Hwlffordd.

35. Tâp AWC 5776: Mrs Elizabeth Roberts, Bryncroes.

36. Gw. Lynn Davies, 'Aspects of Mining Folklore', *Folk Life: Journal of Ethnological Studies*, 9 (1971), 98.

37. Tâp AWC 3005: George Greeves, Abertyswg a William Harries, Rhymni. Cafwyd y wybodaeth hon gan William Harries.

38. Tâp AWC 3010: Daniel Egryn Griffiths, Pontardawe.

39. Tâp AWC 3040: Howell Jeffries a William Jones, Y Coelbren, Ystradgynlais. Cafwyd y wybodaeth hon gan Howell Jeffries. Gw. Davies, 'Aspects of Mining Folklore', 98-9.

40. Tâp AWC 6468: Miss Katie Olwen Pritchard, Y Gilfach-goch.

41. Tâp AWC 5185: Mrs Annie Mary Protheroe, Merthyr Tudful.

42. Tâp AWC 5583: Mrs Kate Davies, Pren-gwyn, Llandysul.

43. Francis Jones, *The Holy Wells of Wales* (Cardiff: University of Wales Press, 1954), t. 98.

44. Tâp AWC 6495: Mrs Catherine (Katie) Elizabeth Jenkins, Cil-ffriw.

45. Tâp AWC 6635: Ernest Vyrnwy James, Llanerfyl.

46. Llsgr. AWC 1013: Llyfr Ateb Mrs Gwen Owens, Llanrwst am ardal y Fach-wen, Llanddeiniolen, 1961. (Mae'n sôn am y cyfnod 1902 ymlaen.)

47. Tâp AWC 6636: Mrs Catherine Elizabeth Bebb, Llanfair Caereinion. Cyfeiriwyd eisoes at y llysiau llwydion ('mugwort': *Artemisia vulgaris*) yn yr adran ar gamdreuliad. Cadarnheir yr enw yn Dafydd Davies ac Arthur Jones, *Enwau Cymraeg ar Blanhigion* (Caerdydd: Amgueddfa Genedlaethol Cymru, 1995), t. 63 a t. 4. Gw. hefyd Allen a Hatfield, *Medicinal Plants in Folk*

Tradition: an Ethnobotany of Britain & Ireland, t. 298, lle y cyfeirir at y defnydd o'r planhigyn mewn perthynas â'r geni.

48. Tâp AWC 6624: Mr a Mrs Thomas Evan Thomas a Morfydd Maldwyna Thomas, Llanfair Caereinion.

49. Tâp AWC 6468: Miss Katie Olwen Pritchard, Y Gilfach-goch.

50. Tâp AWC 152: Mrs Margaret Roberts, Gwesbyr.

51. Llsgr. AWC 1013: Llyfr Ateb Mrs Gwen Owens, Llanrwst, am ardal y Fach-wen, Llanddeiniolen, 1961.

52. Tâp AWC 323: Mrs Margaret Stephens, Llantrisant.

53. Tâp AWC 5896: Mrs Catherine Jones, Penrhyndeudraeth.

54. Tâp AWC 6722: Mr a Mrs William Christmas Williams a Gwen Williams, Pandytudur.

55. Tâp AWC 6265: James Robert Thomas, Wdig.

56. Tâp AWC 6260: David Edward Evans, Tremarchog, Wdig.

57. Tâp AWC 6925: Miss Elizabeth Jane Owen, Bachau, Llannerch-y-medd.

58. Llsgr. AWC 1793/481: Casgliad Evan Jones, Ty'n-y-pant, Llanwrtyd.

59. Llsgr. AWC 1793/506: Casgliad Evan Jones, Ty'n-y-pant, Llanwrtyd.

60. Tâp AWC 6510: Mrs Martha Mary (Mei) Jenkins, Treorci.

61. M. Grieve, *A Modern Herbal*, gol. C. F. Leyel (Harmondsworth: Penguin Books, 1980), tt. 734-7.

62. Tâp AWC 6699: Mrs Hannah Roberts, Forge, Machynlleth.

63. Tâp AWC 7463: Mrs Edith Maud Jones, Thomas Maldwyn Jones a Miss Susan Maud Jones, Pant-y-dŵr, Rhaeadr Gwy.

64. Tâp AWC 6526: Morgan John, Cefncoedycymer.

65. Tâp AWC 6756: David John Williams, Myddfai.

66. Tâp AWC 5893: Miss Mary Winnie Jones, Cwm Main.

67. Tâp AWC 6514: Daniel Llewelyn, Blaenrhondda.

68. Tâp AWC 5922: Mrs Margaret (Magi) Jones, Hermon, Llanfachreth. Gw. hefyd S. Minwel Tibbott, *Amser Bwyd* (Caerdydd: Amgueddfa Genedlaethol Cymru (Amgueddfa Werin Cymru), 1978), t. 81.

69. Tâp AWC 5777: Mrs Elizabeth Roberts, Bryncroes.

70. Tâp AWC 6712: Evan Thomas Evans, Llansannan.

71. Tâp AWC 6494: Mrs Catherine (Katie) Elizabeth Jenkins, Cil-ffriw.

72. Tâp AWC 5777: Mrs Elizabeth Roberts, Bryncroes.

73. Tâp AWC 6111: Hugh (Hughie) George James, Maenclochog.

74. Tystiolaeth lafar: Mrs Roberts, Johnston, 16 Mehefin 1983.

75. Tâp AWC 6636: Mrs Catherine Elizabeth Bebb, Llanfair Caereinion.

76. Tâp AWC 5583: Mrs Kate Davies, Pren-gwyn, Llandysul.

77. Tâp AWC 6746: David Gwyndaf Davies a Miss Elizabeth Mary Davies, Llanymddyfri.

78. Tapiau AWC 6495, 6518: Mrs Catherine (Katie) Elizabeth Jenkins, Cil-ffriw.

79. Tâp AWC 6030: Mr a Mrs Glyn a Fay Rees, Crymych.

80. Tapiau AWC 5893, 5894: Miss Mary Winnie Jones, Cwm Main.

81. Tâp AWC 6701: Mrs Mary Davies, Pennant, Llanbryn-mair.

82. Tâp AWC 5708: Daniel Jones, Bronnant.

83. Tâp AWC 6262: John Miles, Wdig.

84. Tâp AWC 6029: Mrs Hannah Mary Davies, Aberteifi.

85. Gwybodaeth gan Mrs S. Minwel Tibbott, Amgueddfa Werin Cymru. Gw. hefyd S. Minwel Tibbott, *Geirfa'r Gegin* (Caerdydd: Amgueddfa Genedlaethol Cymru (Amgueddfa Werin Cymru), 1983), t. 23.

86. Tâp AWC 6572: David Jones, Abergwesyn.

87. Tâp AWC 6257: Mrs Margaret Mary George, Cas-mael.

88. Tâp AWC 6352: Gilbert John Charles, Llanrhian.

89. Tâp AWC 6260: David Edward Evans, Tremarchog, Wdig.

90. Tâp AWC 6354: Elliot Jenkins, Llanrhian.

91. Grieve, *A Modern Herbal*, tt. 57-8.

92. Ibid., tt. 283-5.

93. Tâp AWC 6728: Mrs Annie Evans, Llanrwst.

94. Tâp AWC 3485: Mrs Catherine Elizabeth Bebb, Llanfair Caereinion.

95. Tâp AWC 6624: Mr a Mrs Thomas Evan Thomas a Morfydd Maldwyna Thomas, Llanfair Caereinion. Cafwyd y wybodaeth hon gan Mrs Morfydd M. Thomas.

96. Tâp AWC 5580: Miss Sarah Anne Davies, Pren-gwyn, Llandysul.

97. Tâp AWC 6029: Mrs Hannah Mary Davies, Aberteifi.

98. Tâp AWC 154: Mrs Margaret Roberts, Gwesbyr.

99. Tystiolaeth lafar: Mrs Jones, Trefor Road, Aberystwyth, 23 Mehefin 1977.

100. Tâp AWC 6742: Mrs Miriam Morgan, Cil-y-cwm, Llanymddyfri.

101. Tâp AWC 6746: David Gwyndaf Davies a Miss Elizabeth Mary Davies, Llanymddyfri.

102. Tâp AWC 6638: Mrs Edith Margretta Ellis, Llanfair Caereinion.

103. Tâp AWC 5922: Mrs Margaret (Magi) Jones, Hermon, Llanfachreth.

104. Tâp AWC 6635: Ernest Vyrnwy James, Llanerfyl.

105. Tâp AWC 6740: Mrs Eira Taylor, Llanymddyfri.

106. Tâp AWC 6289: Herbert Harris, Pontneddfechan.

107. Tâp AWC 6701: Mrs Mary Davies, Pennant, Llanbryn-mair.

108. Tâp AWC 6709: Mrs Sarah Edwards, Dinas Mawddwy.

109. Tâp AWC 6031: Mr a Mrs Glyn a Fay Rees, Crymych; Tâp AWC 6035: Mrs Elizabeth Francis, Crymych.

110. Tâp AWC 6750: Mr a Mrs John ac Edith Evans, Llangadog. Cafwyd y wybodaeth hon gan Mrs Edith Evans.

111. Tâp AWC 6710: Mrs Elen Vaughan Wynne, Llansannan.

112. Tâp AWC 6347: Mr a Mrs Stanley a Ceinwen Richards, Berea. Cafwyd y wybodaeth hon gan Stanley Richards.

113. Tystiolaeth lafar: Mrs Marian James, Rhos-hyl, Cilgerran, 18 Gorffennaf 1979.

114. Tâp AWC 6728: Mrs Annie Evans, Llanrwst.

115. Tâp AWC 6623: Mrs Gwyneth Evans, Y Foel, Llangadfan.

116. Tâp AWC 6695: Mrs Ellen Evans, Penegoes, Machynlleth.

117. Tâp AWC 5583: Mrs Kate Davies, Pren-gwyn, Llandysul.

118. Tâp AWC 160: Edward Henry Evans, Gwernymynydd.

119. Tâp AWC 6353: Elliot Jenkins, Llanrhian.

120. Roy Vickery, *A Dictionary of Plant Lore* (Oxford: Oxford University Press, 1995), tt. 109-10.

121. Gw., er enghraifft, Gabrielle Hatfield, *Memory, Wisdom and Healing. The History of Domestic Plant Medicine* (Stroud: Sutton Publishing, 1999), tt. 5-7. Gw. hefyd tt. 135-8 am ymdriniaeth lawnach ag athrawiaeth yr arwyddnodau.

122. Tâp AWC 4653: Mrs Margaret Ann Walters, Cwmgïedd.

123. Tâp AWC 6709: Mrs Sarah Edwards, Dinas Mawddwy. Gw. hefyd Katie Olwen Pritchard, *The Story of Gilfach Goch*, 3ydd arg. (Newport: Starling Press, 1973), t. 24: 'Fox Gloves were always in plentiful supply in the hedges and these were used for relief of Piles.'

124. Tâp AWC 5897: Mrs Catherine Jones, Penrhyndeudraeth.

125. Tâp AWC 6718: Robert Hiraethog Williams, Gwytherin.

126. Tâp AWC 6114: William Gibby, Llandysilio.

127. Tâp AWC 5772: Mrs Mary Thomas, Morfa Nefyn.

128. Tâp AWC 154: Mrs Margaret Roberts, Gwesbyr.

129. Tâp AWC 7286: John Henry Jones, Llangybi.

130. Tâp AWC 6728: Mrs Annie Evans, Llanrwst.

131. Tâp AWC 6353: Elliot Jenkins, Llanrhian.

132. Tâp AWC 6527: Morgan John, Cefncoedycymer.

133. Tâp AWC 6924: John Richard Jones, Brynsiencyn.

134. *Idem.*

135. *Bye-gones*, Awst 1875, 286.

4. Yr Arennau a'r Iau

1. Tystiolaeth lafar: Mrs Mary Jones, Llanymawddwy, 16 Medi 1982, o lyfr ryseitiau ei mam, Mrs Jane Davies, Parc, Y Bala.

2. Tâp AWC 6739: Mrs Eira Taylor, Llanymddyfri.

3. Tâp AWC 6521: Albert Maggs, Tonyrefail.

4. Tâp AWC 7283: Evan Owen Roberts, Pwllheli.

5. Tâp AWC 6265: James Robert Thomas, Wdig.

6. Tâp AWC 6345: Edward Davies, Croes-goch.

7. Tâp AWC 5771: Mrs Mary Thomas, Morfa Nefyn. Cofiai Mrs Elizabeth Roberts, Penrhyndeudraeth, merch Mrs Thomas, i'w mam ddweud wrthi y byddai'r llysiau'n tyfu ar y ffordd at lan môr Tŷ Mawr, Edern. Tystiolaeth lafar: 18 Ionawr 2012.

8. Tâp AWC 5895: Miss Mary Winnie Jones, Cwm Main.

9. Llsgr. AWC 1624/1: Mrs Annie Davies Evans, Ystalyfera.

10. Tâp AWC 6262: John Miles, Wdig.

11. Tâp AWC 6705: Mrs Anne Jones, Llanymawddwy.

12. Tâp AWC 1989: William Jones, Aberdaron. Gw. hefyd Emyr Wyn Jones, *Lloffa yn Llŷn: Trem yn ôl* (Dinbych: Gwasg Gee, 1994), t. 35 lle y nodir bod meddyges Bryn Canaid, Uwchmynydd, yn ymarfer meddyginiaeth gyffelyb: 'Pan fyddai anhwylder ar yr arennau a dynion yn methu pasio dŵr paradwal oedd y feddyginiaeth, ac mi fyddai'n rhaid berwi y rhai hynny, ac wrth eu berwi roedd yn rhaid rhoi cymaint ag a safai ar [bisyn] chwecheiniog o solpitar ar ôl iddo godi berw. Ac roedd yn rhaid ei roi drwy hidlan pan oedd un i'w chael a'i adael am ddeuddeng awr i oeri cyn ei botelu, a'r ffordd i'w gymryd oedd llond cwpan wy dair gwaith y dydd.' Daw'r wybodaeth uchod o lawysgrif yn llaw William Jones (Gwilym Daron), Gladstone House, Aberdaron, gof y pentref (y siaradwr ar y tâp uchod), a fu farw ym 1985, a oedd wedi copïo'r deunydd o hen bapurau yn ei feddiant. Ef a roddodd y llawysgrif, y mae'r gyfrol yn seiliedig arni, i Dr Emyr Wyn Jones. Roedd Anne Griffith, meddyges Bryn Canaid, Uwchmynydd, a fu farw ym 1821 yn 87 mlwydd oed, yn hen hen nain i Dr Emyr Wyn Jones ar ochr ei dad.

13. Tâp AWC 6930: John Evans, Llantrisant, Bodedern.

14. Tâp AWC 5705: Miss Elizabeth Lloyd, Pren-gwyn, Llandysul.

15. Tâp AWC 5703: Mrs Elizabeth Reynolds, Brynhoffnant.

16. Tâp AWC 159: Edward Henry Evans, Gwernymynydd.

17. Tâp AWC 6693: Maldwyn Evans, Cemais.

18. Tapiau AWC 5582, 5701: Mrs Kate Davies, Pren-gwyn, Llandysul. Gw. hefyd Gwenllian Awbery, *Blodau'r Maes a'r Ardd ar Lafar Gwlad*, Llyfrau Llafar Gwlad, 31 (Llanrwst: Gwasg Carreg Gwalch, 1995), t. 43, sy'n nodi bod y term 'persli'r ddaear' yn cael ei ddefnyddio ar lafar gwlad yn sir Aberteifi ar gyfer yr '[upright] hedge parsley': *Torilis japonica*. Enwau Cymraeg eraill arno yw eilun-berllys syth a throed y cyw syth.

19. Tâp AWC 6353: Elliot Jenkins, Llanrhian.

20. Tâp AWC 6572: David Jones, Abergwesyn. Efallai mai troed y dryw, a elwir yn Saesneg yn 'parsley piert' neu 'field lady's mantle' (*Alchemilla/Aphanes arvensis*) yw persli'r graig; nid oes unrhyw berthynas rhwng 'parsley piert' a'r persli cyffredin – cyfeiria'r elfen 'persli' yn yr enw at ffurf y toriadau yn y dail. Fe'i ceir yn tyfu ar dir sych a charegog ac, yn ôl tystiolaeth y llysieulyfrau, roedd yn blanhigyn poblogaidd iawn yn Lloegr at anhwylderau'r bledren a'r arennau, ac yn enwedig at gerrig yn y bledren, ffaith sy'n esbonio un o'r enwau a roddwyd arno sef 'parsley breakstone'. Gw. M. Grieve, *A Modern Herbal*, gol. C. F. Leyel (Harmondsworth: Penguin Books, 1980), t. 615; Geoffrey Grigson *The Englishman's Flora* (St Albans: Paladin, 1971), t. 171; Roy Vickery, *A Dictionary of Plant Lore* (Oxford: Oxford University Press, 1995), t. 276, a David E. Allen a Gabrielle Hatfield, *Medicinal Plants in Folk Tradition: an Ethnobotany of Britain & Ireland* (Cambridge: Timber Press, 2004), tt. 150-1.

21. Tystiolaeth lafar: Mrs Phoebe Ann Watkins, Crymych, 18 Gorffennaf 1979.

22. John Evans, 'Folk Medicine', *Montgomeryshire Collections*, 46 (1939-40), 98. 'The following

remedies for ailments were collected in November, 1938, by Mrs A Bailey Williams from some old ladies in the village of Llanymynech. They were in common use about seventy to eighty or more years ago, and were handed down to these persons by their forbears.'

23. S. Minwel Tibbott, *Amser Bwyd* (Caerdydd: Amgueddfa Genedlaethol Cymru (Amgueddfa Werin Cymru), 1978), tt. 51-3; *Eadem, Geirfa'r Gegin* (Caerdydd: Amgueddfa Genedlaethol Cymru (Amgueddfa Werin Cymru), 1983), t. 23.

24. Tâp AWC 2840: Mrs Catrin Jones, Y Bala; Tâp AWC 3988: Miss Jane Williams, Rhosbeirio, Rhos-goch (y ddau gyfeiriad drwy law Mrs S. Minwel Tibbott, Amgueddfa Werin Cymru); Tâp AWC 5922: Mrs Margaret (Magi) Jones, Hermon, Llanfachreth; tystiolaeth lafar: Mrs Meinir Burden, Y Bala, drwy law Tecwyn Vaughan Jones, Amgueddfa Werin Cymru. Gw. hefyd Tibbott, *Amser Bwyd*, t. 53.

25. Tâp AWC 5917: Robert John Roberts, Gellilydan.

26. Tâp AWC 6624: Mr a Mrs Thomas Evan Thomas a Morfydd Maldwyna Thomas, Llanfair Caereinion. Cafwyd y wybodaeth hon gan Mrs Morfydd M. Thomas.

27. Tâp AWC 7283: Evan Owen Roberts, Pwllheli.

28. Tâp AWC 6634: Ernest Vyrnwy James, Llanerfyl.

29. Tâp AWC 5781: William Pritchard, Y Groeslon.

30. Tâp AWC 6575: Evan David Davies, Llanwrtyd.

31. Tâp AWC 6512: Mrs Martha Mary (Mei) Jenkins, Treorci.

32. Casgliad AWC F 83.144/1-2: rhoddwraig Miss E. Cecily Howells, Hwlffordd; tystiolaeth lafar: Miss E. Cecily Howells, Hwlffordd, 13 Mehefin 1983.

33. Tâp AWC 6739: Mrs Eira Taylor, Llanymddyfri.

34. Tystiolaeth lafar: Vivian Rolfe, Amgueddfa Werin Cymru, 1978.

35. Tâp AWC 6500: Mrs Sarah Jane T. Harries, Ystradgynlais.

36. Tâp AWC 5772: Mrs Mary Thomas, Morfa Nefyn.

37. Tâp AWC 6527: Morgan John, Cefncoedycymer.

38. 'Llywarch Hen', 'Old Customs', *Bye-gones*, 24 Medi 1890, 463.

39. Tâp AWC 6353: Elliot Jenkins, Llanrhian.

40. Tâp AWC 6616: Thomas Chambers, Cefncoedycymer.

41. Tystiolaeth lafar: Mrs Ann Roberts, Aberdaron, 3 Ionawr 1978.

42. 'Landwor', *Bye-gones*, Medi 1882, 120.

43. Evans, 'Folk Medicine', 98-9.

44. Llythyr gan J. E. Davies, Dafen, Llanelli (d.d.) mewn ymateb i erthygl yn y *Western Mail*, 13 Medi 1983.

45. T. Gwynn Jones, *Welsh Folklore and Folk-Custom* (London: Methuen, 1930), t. 144.

46. Evans, 'Folk Medicine', 98-9.

47. J. Jones (Myrddin Fardd), *Llên Gwerin Sir Gaernarfon* (Caernarfon: Cwmni y Cyhoeddwyr Cymreig, 1908), t. 160.

48. Llsgr. AWC 999: Llyfr Ateb Mrs Gwen Owens, Llanrwst, am ardal y Fach-wen, Llanddeiniolen, 1961. (Mae'n sôn am y cyfnod 1902 ymlaen.)

49.   Patrick Logan, *Making the Cure: a look at Irish Folk Medicine* (Dublin: Talbot Press, 1972), t. 45.

50.   Tâp AWC 6264: Miss Elizabeth John, Tremarchog.

51.   Tâp AWC 5585: Mrs Annie Gwen Teifi Jones, Penrhiw-llan, Llandysul.

52.   Tâp AWC 5701: Mrs Kate Davies, Pren-gwyn, Llandysul.

53.   [David Rees Davies], Cledlyn, *Chwedlau ac Odlau* (Aberystwyth: Cymdeithas Lyfrau Ceredigion, 1963), t. 58. Daw'r cyngor hwn o ddyddiadur Rhisiart Ifan, Pensarn (1727-98).

54.   Tâp AWC 5580: Miss Sarah Anne Davies, Pren-gwyn, Llandysul.

55.   Tâp AWC 5894: Miss Mary Winnie Jones, Cwm Main.

56.   Tapiau AWC 6495, 6518: Mrs Catherine (Katie) Elizabeth Jenkins, Cil-ffriw.

57.   Tâp AWC 6745: Mrs Mary Jane Williams, Llangadog; Tâp AWC 6753: Mr a Mrs David Rees Powell ac Elizabeth Anne Powell, Myddfai; Tâp AWC 6756: David John Williams, Myddfai. Gw. hefyd Tâp AWC 1532: Ewart Jones, Llwyn Meredydd, Myddfai.

58.   John Monk, *An Agricultural Dictionary*, 3 cyfrol (London: yr awdur, 1794), III, 323-6.

59.   Walter Davies, *General View of the Agriculture and Domestic Economy of North Wales* (London: Richard Phillips, 1810), t. 190.

60.   *Stephens' Book of the Farm*, gol. James Macdonald, 3 cyfrol, 5ed arg. (Edinburgh and London: William Blackwood and Sons, 1908), II, 414-15.

61.   E. C. Large, *The Advance of the Fungi* (London: Jonathan Cape, 1940), tt. 367-70.

62.   Llsgr. AWC 999: Llyfr Ateb Mrs Gwen Owens, Llanrwst, am ardal y Fach-wen, Llanddeiniolen, 1961.

63.   Llsgr. AWC 1013: Llyfr Ateb Mrs Gwen Owens, Llanrwst, am ardal y Fach-wen, Llanddeiniolen, 1961.

64.   Tâp AWC 6695: Mrs Ellen Evans, Penegoes.

65.   John Evans, 'Folk Medicine', 98-9.

66.   Tâp AWC 6739: Mrs Eira Taylor, Llanymddyfri.

67.   Llsgr. AWC 2530: Mrs Kate Jones, Pen-y-groes, Caernarfon. 'Saladine': '[*Celandine*] Gw. Allen a Hatfield, *Medicinal Plants in Folk Tradition: An Ethnobotany of Britain & Ireland*, t. 80, lle y cyfeirir at y defnydd a wneid o'r planhigyn 'llym llygaid' neu 'llysiau'r wennol': 'greater celandine': *Chelidonium majus* mewn gwahanol rannau o Brydain ac Iwerddon at drin y clefyd melyn. Mae gan y planhigyn hwn flodyn melyn a cheir sudd melyn o'r coesyn. Gw. hefyd *Geiriadur Prifysgol Cymru*, t. 2279, lle y cofnodir yr enw 'llysiau'r clefyd melyn' fel ffurf ar lysiau'r wennol.

68.   Tystiolaeth lafar: Mrs Marian James, Rhos-hyl, Cilgerran, 18 Gorffennaf 1979.

69.   Tâp AWC 5698: Evan Rees Evans, Croes-lan, Llandysul.

70.   Tâp AWC 6568: Ronald Davies, Llanymddyfri; Tâp AWC 6750: Mr a Mrs John ac Edith Evans, Llangadog.

71.   Tystiolaeth lafar: Mrs John, Tyddewi, 27 Mawrth 1980.

72.   Tâp AWC 6109: Daniel (Dan) Morgan, Brynberian.

73. Tâp AWC 6361: Mr a Mrs Thomas ac Annie James, Ysgeifiog, Solfach. Cafwyd y wybodaeth hon gan eu merch, Miss Ruthy James.

74. Tâp AWC 6520: Mrs Catherine Jones, Creunant, Castell-nedd.

75. Tystiolaeth lafar: Mrs John, Tyddewi, 27 Mawrth 1980.

76. *A Welsh Leech Book*, gol. Timothy Lewis (Liverpool: D. Salesbury Hughes, 1914), t. 31, eitem 188.

77. Tâp AWC 6121: John Davies, Efail-wen.

78. Logan, *Making the Cure*, t. 47.

79. Tâp AWC 6700: Mrs Mary Davies, Pennant, Llanbryn-mair.

80. Tâp AWC 5708: Daniel Jones, Bronnant.

81. Tystiolaeth lafar: Mrs Naomi Annie Morgan, Cyfronnydd, 21 Mai 1982.

82. Tystiolaeth lafar: Mrs Edna Evans, Hwlffordd, 17 Mehefin 1983.

83. Tâp AWC 6035: Mrs Elizabeth (Leisa) Francis, Crymych.

84. Llsgr. AWC 2075: 'The Folklore of S. Pembrokeshire by the Rev. W. Meredyth Morris, BA', tt. 8-9. Copi o'r llawysgrif wreiddiol, Cardiff MS 4.308, yn Llyfrgell Ganolog Caerdydd. Sylwer mai 'Meredyth', yn hytrach na 'Meredith', yw'r sillafiad ar yr wynebddalen. Mae'r wynebddalen a'r mynegai mewn llaw wahanol i'r llawysgrif ei hun. Defnyddid llau fel meddyginiaeth at y clefyd melyn yn Iwerddon hefyd. Gw. Logan, *Making the Cure*, t. 47.

85. *Standard Dictionary of Folklore, Mythology and Legend*, 2 gyfrol (New York: Funk and Wagnalls, 1949-50), I, 426.

86. George Owen, *The Description of Penbrokshire*, (1603), gol. Henry Owen, 4 cyfrol, Cymmrodorion Record Series (London: The Honourable Society of Cymmrodorion, 1892-1936), I (1892), 47.

87. Edward Laws, *The History of Little England beyond Wales* (London: George Bell & Sons, 1888), tt. 407-8.

88. Llsgr. AWC 2075: 'The Folklore of S. Pembrokeshire by the Rev. W. Meredyth Morris, BA', tt. 55-6. Ceir cyfeiriad at 'Mary Cole, Corner Park near Reynoldston' ar dudalen 53 o'r llawysgrif uchod.

89. Ibid., t. 55.

5. Clwy'r Edau Wlân

1. Tâp AWC 6621: Goronwy Puw, Y Foel. Rwyf yn ddiolchgar i D. Roy Saer, Amgueddfa Werin Cymru, am dynnu fy sylw at ddwy enghraifft arall o'r gân a recordiwyd ganddo ym 1963 ac a geir yn archif sain yr Amgueddfa Werin. Gan E. Thomas Evans, y Foel, y cafodd yr enghraifft gyntaf (Tâp AWC 539) a dywedodd Mr Evans y cenid y pennill mewn cyfarfodydd a chyngherddau yng nghylch Garthbeibio pan oedd yn hogyn. Dyma'i fersiwn ef: 'Y ddannod a'r crydcymalau / Ac hefyd amhuredd y gwaed / Y tictalarŵ yn y coryn / A llawer o gyrn ar y traed / Y ddannod, y peswch a'r pigyn / Ag aml anwylderau mân / Y darfodedigaeth a'r cwinsi / A chofiwch am clwy'r edau wlân.' Cadwaladr Roberts, Cwm Tirmynach, y Bala, oedd yr ail ganwr (Tâp AWC 620). Dyma'i fersiwn ef: 'Y ddannod,

crycymale / Y llynger, cyrn ar (y) traed / Tictalarŵ'n yr esgyrn / Ac hefyd amhuredd y gwaed / Y ddannodd, y colic, y pigyn / Y peswch, llawer peth mân / Y darfodedigaeth a'r cwinsi / A chofiwch y clwy ede wlân.' Roedd tad Cadwaladr Roberts, sef Robert Roberts, Tai'r-felin, a'i daid hefyd yn arfer canu'r pennill. Fe'i cenid ar gyfalaw i 'Llwyn Onn'.

2. Gw. R. Price, Cwmllynfell, ac E. Griffiths, Abertawy, *Y Llysieu-lyfr Teuluaidd*, 2il arg. (Abertawy: E. Griffiths, 1858), t. 187, lle yr ymdrinnir â'i nodweddion ac y cynigir meddyginiaeth ato.

3. Gw. erthygl gynhwysfawr Elfriede Grabner, 'Verlorenes Maß und heilkräftiges Messen. Knankheitserforschung und Heilhandlung in der Volksmedizin', *Zeitschrift für Volkskunde*, 60 (1964), 23-34 (t. 23). [Colli Mesur, a Mesur fel Gwellhad. Ymchwiliadau i salwch a gwellhad mewn Meddyginiaethau Gwerin]. Mae'r erthygl yn ymwneud â'r gwledydd Almaenig yn bennaf a cheir ymdriniaeth fer â'r cefndir hanesyddol ar dudalennau 23-5. Rwyf yn ddiolchgar i Dr William Linnard, Amgueddfa Werin Cymru, am gyfieithu'r erthygl hon. Gw. hefyd Wayland D. Hand, *Magical Medicine: The Folkloric Component of Medicine in the Folk Belief, Custom, and Ritual of the Peoples of Europe and America* (Berkeley: University of California Press, 1980), tt. 107-18, Pennod 8, ' "Measuring" with String, Thread and Fibre: A Practice in Folk Medical Magic,' sy'n canolbwyntio ar yr arfer yn yr Unol Daleithiau.

4. 'Verlorenes Maß und heilkräftiges Messen. Knankheitserforschung und Heilhandlung in der Volksmedizin', 25.

5. Ibid., 25.

6. Ibid., 27.

7. Ibid., 28.

8. Barbara Ann Townsend a Donald Alport Bird, 'The Miracle of String Measurement', *Indiana Folklore*, 3 (1970), 147-62.

9. Gw. Ernest W. Baughman, *Type and Motif-Index of the Folk-tales of England and North America* (s-Gravenhage: Mouton, 1966), t. 236: F950.3 ac F950.3(a).

10. William George Black, *Folk Medicine: A Chapter in the History of Culture* (London: Folk Lore Society, 1883), t. 114.

11. Ella Mary Leather, *The Folk-Lore of Herefordshire: Collected from Oral and Printed Sources* (Hereford: Jakeman & Carver, 1912; (ffacsimili) [East Ardsley]: S. R. Publishers, 1970), t. 221.

12. T. J. Westropp, 'A Study of the Folklore on the Coasts of Connacht, Ireland', *Folklore*, 33 (1922), 395-6.

13. L. Winstanley ac H. J. Rose, 'Scraps of Welsh Folklore, 1: Cardiganshire; Pembrokeshire', *Folklore*, 37 (1926), 173. (Roedd Lilian Winstanley yn ddarlithydd yn yr Adran Saesneg o 1899 i 1942, tra oedd Herbert Jennings Rose yn Athro Lladin yn Aberystwyth o 1919 i 1927.)

14. Keith Thomas, *Religion and the Decline of Magic* (London: Weidenfeld & Nicolson, 1971), t. 184. Daw'r wybodaeth hon allan o Gofnodion Esgobaeth Ely (Ely D.R., B 2/5. f. 273).

15. *Geiriadur Prifysgol Cymru*, t. 514.

16. Elias Owen, *Welsh Folk-Lore, a collection of the Folk Tales and Legends of North Wales* (Oswestry and Wrexham: Woodall, Minshall & Co., 1896), tt. 275-6.

17. T. Gwynn Jones, *Welsh Folklore and Folk-Custom* (London: Methuen, 1930), t. 131. Mae'n bosibl bod y diffiniad a geir yn *Geiriadur Prifysgol Cymru* yn seiliedig ar y disgrifiad hwn gan T. Gwynn Jones.

18. W. Ll. Davies, 'The Conjuror in Montgomeryshire', *Montgomery Collections*, 45 (1937-8), 167.

19. R. M. Evans, 'Folklore and Customs in Cardiganshire', *Transactions of the Cardiganshire Antiquarian Society*, 12 (1937), 57.

20. Owen, *Welsh Folk-Lore*, tt. 274-5.

21. Jones, *Welsh Folklore and Folk-Custom*, t. 130

22. Loc. cit.

23. Ibid., tt. 132-3.

24. J. Myfenydd Morgan, 'The Welsh Superstitious Cure for Heart Disease', *Cymru Fu. Notes and Queries Relating to the Past History of Wales and the Border Counties*, 1 (1887-9), 2 Mehefin 1888, 191.

25. Aneurin, *Cymru Fu. Notes and Queries Relating to the Past History of Wales and the Border Counties*, 1 (1887-9), 2 Mehefin 1888, 192.

26. Jones, *Welsh Folklore and Folk-Custom*, t. 131; gw. *Y Geninen*, 14 (1896), 194.

27. Davies, 'The Conjuror in Montgomeryshire', 167.

28. Tâp AWC 6703: David Richard Brown ac Alfred Evans, Forge, Machynlleth. Cafwyd y wybodaeth hon gan David Brown.

29. Evan Isaac, *Coelion Cymru* (Aberystwyth: Y Clwb Llyfrau Cymreig, 1938), tt. 162-3.

30. Ffilm AWC Rhif 90, *Lloffa*, Cyfres 1, BBC, cynhyrchydd Meredydd Evans. Darlledwyd 12 Rhagfyr 1966.

31. Tystiolaeth lafar: Mrs Sarah Maud Hughes, Carno, 16 Ebrill 1991. Dywedodd Mrs Hughes mai ym 1974, tua blwyddyn ar ôl marw ei mam, y sylweddolodd fod y gallu i wella pobl gyda'r edafedd ganddi. Ysgrifennodd nifer o bobl o bell ac agos ati ar ôl iddi gael ei holi ar y rhaglen *Hel Straeon* ym 1990. Ceir copïau o'r ohebiaeth at Mrs Hughes, ynghyd â rhestr hir o'r rhai a wellhawyd ganddi rhwng 1980 a 1991, yn archif yr Amgueddfa Werin. Rwyf yn ddiolchgar i Dr Robin Gwyndaf, Amgueddfa Werin Cymru, a fu'n holi Mrs Hughes ym 1991, am y wybodaeth hon.

32. Thomas W. Hancock, 'Llanrhaiadr-yn-Mochnant. Its Parochial History and Antiquities', *Montgomeryshire Collections*, 6 (1873), 328.

33. G. Edwards, 'History of the Parish of Llanerfyl', *Montgomeryshire Collections*, 18 (1885), 66.

34. Davies, 'The Conjuror in Montgomeryshire', 166-7.

35. Isaac, *Coelion Cymru*, t. 167.

36. Tystiolaeth lafar: Mrs Freda May Davies, Penegoes, 14 Medi 1982.

37. Hywel ab Einion, 'Llen y Werin', *Y Brython* 4, rhif 36 (Hydref 1861), 393.

38. J. Jones (Myrddin Fardd), *Llên Gwerin Sir Gaernarfon* (Caernarfon: Cwmni y Cyhoeddwyr Cymreig, 1908), tt. 126-7.

39. Jones, *Welsh Folklore and Folk-Custom*, t. 132.

40. Llsgr. AWC 1793/477: Evan Jones, Ty'n-y-pant, Llanwrtyd.

41. Hancock, 'Llanrhaiadr-yn-Mochnant. Its Parochial History and Antiquities', 328.

42. Mercurius, 'Clefyd yr Ede Wlan', *Cymru Fu. Notes and Queries Relating to the Past History of Wales and the Border Counties*, 1 (1887-9), 14 Ionawr 1888, 60.

43. Richard Williams, 'History of the Parish of Llanbrynmair', *Montgomeryshire Collections*, 22 (1888), 327.

44. Tâp AWC 6707: Mrs Dilys McBryde, Corris.

45. Tâp AWC 6695: Mrs Ellen Evans, Penegoes.

46. Tâp AWC 6699: Mrs Hannah Roberts, Forge, Machynlleth.

47. Tâp AWC 6705: Mrs Anne Jones, Llanymawddwy.

48. Tâp AWC 6623: Mrs Gwyneth Evans, Y Foel.

49. Tâp AWC 4759: William Morris Richards, Aberhosan.

50. Tâp AWC 6693: Maldwyn Evans, Cemais, Machynlleth.

51. Tystiolaeth lafar: Arthur Price, 14 Medi 1982.

52. Tâp AWC 6695: Mrs Ellen Evans, Penegoes.

53. Tystiolaeth lafar: Arthur Price, 14 Medi 1982.

54. Tâp AWC 6703: David Richard Brown ac Alfred Evans, Forge, Machynlleth. Cafwyd y wybodaeth hon gan David Brown.

55. Tâp AWC 6630: Edward Palmer Roberts, Llanerfyl. Gw. y bennod 'Yr Arennau a'r Iau' am wybodaeth bellach am y clefyd du.

56. Tystiolaeth lafar: Mrs Freda May Davies, 14 Medi 1982.

57. Owen, *Welsh Folk-Lore*, tt. 275-6.

58. Ibid., t. 274-5.

59. Aneurin, *Cymru Fu*, 1 (1887-9), 192.

60. Davies, 'The Conjuror in Montgomeryshire', t. 167.

61. Tâp AWC 6694: Mrs Freda May Davies, Penegoes.

62. Ibid.

63. Dewi o Geredigion, 'Torri Clefyd y Galon', *Y Geninen*, 14 (1896), 194-5.

64. Llsgr. AWC 1793/511: Evan Jones, Ty'n-y-pant, Llanwrtyd.

65. Llsgr. AWC 2075: 'The Folklore of S. Pembrokeshire by the Rev. W. Meredyth Morris, BA', tt. 9-10. Copi o'r llawysgrif wreiddiol, Cardiff MS 4.308, yn Llyfrgell Ganolog Caerdydd. Sylwer mai 'Meredyth', yn hytrach na 'Meredith', yw'r sillafiad ar yr wynebddalen. Mae'r wynebddalen a'r mynegai mewn llaw wahanol i'r llawysgrif ei hun. (Gw. hefyd tt. 1-2, a 57-8 o'r llawysgrif uchod.)

66. Ibid., tt. 10-11.

67. Ibid., t. 11.

68. ab Einion, 'Llen y Werin', 393-4.

69. Aneurin, *Cymru Fu*, 1 (1887-9), 192.

70. Gw. Elwyn Davies, gol. *Rhestr o Enwau Lleoedd* (Caerdydd: Gwasg Prifysgol Cymru, 1975), t. 8.

71. Owen, *Welsh Folk-Lore*, t. 274.

72. Isaac, *Coelion Cymru*, t. 166.

73. Jones, *Welsh Folklore and Folk-Custom*, tt. 130-1.

74. Cyfeirnod grid SN7097 127. Gw. hefyd http://www.llanbadarnchurchyard.org.uk, 'Llanbadarn Churchyard' gan A. W. Gilbey a Chymdeithas Hanes Ysgol Penglais, Adran D, D174 lle y ceir y cofnod: 'Sacred to the memory of Anne Jenkins, wife of David Jenkins, who died at Cae Rhedyn in the parish of Ysgubor-y-coed, and daughter of William and Margaret Rees, Llwyndewi of this parish, who died August 8th, 1852, aged 26 years.' 1 Mai 2014.

75. Jones, *Welsh Folklore and Folk-Custom*, tt. 131-2.

76. Isaac, *Coelion Cymru*, tt. 166-7.

77. Jones, *Welsh Folklore and Folk-Custom*, tt. 132-3.

78. Ibid., t. 130.
Cefais wybod gan y Parch. Geraint Vaughan Jones, Mallwyd, mai Mrs Capten Morgan oedd yr hen wraig hon, a'i bod yn fodryb i'w fam. Credai iddi farw tua 1926. Tystiolaeth lafar 16 Medi 1982.

79. Winstanley a Rose, 'Scraps of Welsh Folklore', 167-8; 169-70. Ceir y stori wreiddiol, yn y Gymraeg, ar dudalennau 167-8, gyda chyfieithiad Saesneg ar dudalennau 169-70. Mae'r fersiwn Gymraeg braidd yn ddryslyd, gan ei bod yn cyfeirio at ddwy hen wraig, sef Ann Williams a Hannah Jones. Mae'r fersiwn Saesneg wedi addasu ychydig ar y gwreiddiol, ac yn nodi'r glir mai Hannah Jones oedd yr iachawraig.

80. Jones, *Welsh Folklore and Folk-Custom*, t. 132.

81. Ibid., t. 132.

82. Isaac, *Coelion Cymru*, t. 165.

83. Ibid., tt. 165-6.

84. Ibid., tt. 150-60.

85. Ibid., tt. 160-1.

86. Tâp AWC 488: Arthur Jones, Ystumtuen.

87. Ffilm AWC Rhif 90, *Lloffa*, Cyfres 1, BBC, cynhyrchydd Meredydd Evans. Darlledwyd 12 Rhagfyr 1966. Gw. hefyd Hilaire Wood, 'Healing in the Celtic World' yn *Land, Sea and Sky*, gol. Shae Clancy a Francine Nicholson, a gyhoeddwyd ar y we. Ym mhennod 17, yn yr adran 'Practitioners: viii Folk Healers' ceir cyfeiriad at Jonathan Richards, Blaen Brwyno, a elwid yn 'Jonathan Bach' i wahaniaethu rhyngddo ef a'i dad. Dywedir bod pobl yn fyw o hyd a gafodd eu gwella ganddo pan oeddynt yn blant, ac iddo drosglwyddo'r ddawn i wraig o'r ardal, a oedd yn ei thro wedi trosglwyddo'r ddawn i'w nith. http://homepage.eircom.net/-shae/contents.htm – Ireland (7 Gorffennaf 2011). Mae'n debyg mai cyfeiriad at y mab a geir yma.

88. Tâp AWC 6621: Goronwy Puw, Llanerfyl. Roedd Mr Puw hefyd yn gallu trin yr afiechyd.

89. Tâp AWC 6622: John Penry Jones, Y Foel.

90. Tâp AWC 6630: Edward Palmer Roberts, Llanerfyl.

91. Tystiolaeth lafar: Watkin Evans, Llanwddyn, 21 Mai 1982. Mae'r cyfarwyddiadau bellach ym meddiant Mrs Olwen Jones, Rhyd-y-main, Dolgellau. Tystiolaeth lafar: Mrs Olwen Jones, Rhagfyr 2012.

92. Tâp AWC 6705: Mrs Anne Jones, Llanymawddwy.

93. Tâp AWC 6624: Mr a Mrs Thomas Evan Thomas a Morfydd Maldwyna Thomas, Llanfair Caereinion. Cafwyd y wybodaeth hon gan Mrs Morfydd M. Thomas. Tâp AWC 6700: Mrs Mary Davies, Pennant, Llanbryn-mair.

94. Tâp AWC 6623: Mrs Gwyneth Evans, Y Foel.

95. Ibid.

96. Tâp AWC 6637: Mrs Catherine Elizabeth Bebb, Llanfair Caereinion.

97. Tâp AWC 4759: William Morris Richards, Aberhosan.

98. Tâp AWC 6707: Mrs Dilys McBryde, Corris.

99. Tâp AWC 6703: David Richard Brown ac Alfred Evans, Forge, Machynlleth. Cafwyd y wybodaeth hon gan David Brown.

100. Ibid. Cafwyd y wybodaeth hon gan Alfred Evans.

101. Tystiolaeth lafar: Arthur Price, Derwen-las, 14 Medi 1982.

102. Ibid.

103. Ibid.

104. Tâp AWC 6694: Mrs Freda May Davies, Penegoes; tystiolaeth lafar: Mrs Freda May Davies, Penegoes, 14 Medi 1982.

105. Tystiolaeth lafar: Mrs Sarah Maud Hughes, 16 Ebrill 1991. Gwybodaeth drwy law Dr Robin Gwyndaf, Amgueddfa Werin Cymru.

106. Tâp AWC 6694: Mrs Freda May Davies, Penegoes.

107. Ibid.; tystiolaeth lafar: Arthur Price, Derwen-las, 14 Medi 1982.

108. Aneurin, *Cymru Fu*, 1 (1887-9), 192.

109. ab Einion, 'Llen y Werin', 393.

110. Loc. cit.

111. Aneurin, *Cymru Fu*, 1 (1887-9), 192.

112. Hancock, 'Llanrhaiadr-yn-Mochnant. Its Parochial History and Antiquities', 328.

113. Tâp AWC 6709: Mrs Sarah Edwards, Dinas Mawddwy.

114. Mercurius, *Cymru Fu*, 1 (1887-9), 60.

115. Tystiolaeth lafar: Mrs Freda May Davies, Penegoes, 14 Medi, 1982; tystiolaeth lafar: Arthur Price, Derwen-las, 14 Medi 1982.

116. Tâp AWC 6707: Mrs Dilys McBryde, Corris.

117. Tystiolaeth lafar: Arthur Price, Derwen-las, 14 Medi 1982.

118. Tystiolaeth lafar: Miss Doris Morgan, Aberystwyth, 21 Mehefin 1977.

119. Winstanley a Rose, 'Scraps of Welsh Folklore', 173.

120. R. M. Evans, 'Folklore and Customs in Cardiganshire', 157.

121. Ffilm AWC Rhif 90, *Lloffa*, Cyfres 1, BBC, cynhyrchydd Meredydd Evans. Darlledwyd 12 Rhagfyr 1966.

122. Tystiolaeth lafar: Mrs Freda May Davies, Penegoes, 14 Medi, 1982; tystiolaeth lafar: Arthur Price, Derwen-las, 14 Medi 1982.

123. Jones, *Welsh Folklore and Folk-Custom*, t. 133.

124. Tâp AWC 6630: Edward Palmer Roberts, Llanerfyl.

125. Aneurin, *Cymru Fu*, 1 (1887-9), 192.

126. Mercurius, *Cymru Fu*, 1 (1887-9), 60.

127. Tâp AWC 6630: Edward Palmer Roberts, Llanerfyl.

128. Tâp AWC 6623: Mrs Gwyneth Evans, Y Foel.

129. Tystiolaeth lafar: Mrs Sarah Maud Hughes, 16 Ebrill 1991. Gwybodaeth drwy law Dr Robin Gwyndaf, Amgueddfa Werin Cymru.

130. Tâp AWC 6694: Mrs Freda May Davies, Penegoes.

131. Hancock, 'Llanrhaiadr-yn-Mochnant. Its Parochial History and Antiquities', 328. 'The charmer's first step was to ascertain the nature of the complaint … measuring from the elbow of the sick person's arm to the tip of his middle finger.'

132. Owen, *Welsh Folk-Lore*, t. 274: 'Mr Felix was told to take his coat off, he did so, and then he was bidden to tuck up his shirt above his elbow. Mr Jenkins then took a yarn thread and placing one end on the elbow measured to the tip of Felix's middle finger …'

133. Jones, *Welsh Folklore and Folk-Custom*, t. 131: 'His process was to place one end of the yarn on the elbow of the patient, measuring to the tip of the middle finger.'

134. Jones, *Welsh Folklore and Folk-Custom*, tt. 132-3.

135. Tystiolaeth lafar: Mrs Freda May Davies, Penegoes, 14 Medi 1982; tystiolaeth lafar: Arthur Price, Derwen-las, 14 Medi 1982.

136. Aneurin, *Cymru Fu*, 1 (1887-9), 192.

137. Mercurius, *Cymru Fu*, 1 (1887-9), 60.

138. Tâp AWC 6637: Mrs Catherine Elizabeth Bebb, Llanfair Caereinion.

139. Jones, *Welsh Folklore and Folk-Custom*, t. 133.

140. Tâp AWC 4759: William Morris Richards, Aberhosan. (Mae Richard Williams, 'History of the Parish of Llanbrynmair', 327, ac R. M. Evans, 'Folklore and Customs in Cardiganshire', 57, er nad ydynt yn manylu ar y mesur, hefyd yn nodi mai byrhau a wna'r edafedd os yw'r claf yn dioddef o'r afiechyd.)

141. Aneurin, *Cymru Fu*, 1 (1887-9), 192.

142. ab Einion, 'Llen y Werin', 393.

143. Hancock, 'Llanrhaiadr-yn-Mochnant. Its Parochial History and Antiquities', 329.

144. Edwards, 'History of the Parish of Llanerfyl', 66.

145. Jones, *Welsh Folklore and Folk-Custom*, t. 133.

146. Owen, *Welsh Folk-Lore*, t. 275.

147. Ibid., tt. 275-6.

148. Isaac, *Coelion Cymru*, t. 163.

149. Jones, *Welsh Folkore and Folk-Custom*, t. 131.

150. Ffilm AWC Rhif 90, *Lloffa*, Cyfres 1, BBC, cynhyrchydd Meredydd Evans. Darlledwyd 12 Rhagfyr 1966.

151. Jones, *Welsh Folklore and Folk-Custom,* t. 133: 'If the person suffered from the disease, the yarn would contract on the second measuring, according to the degree of the disease'.

152. Ffilm AWC Rhif 90, *Lloffa,* Cyfres 1, BBC, cynhyrchydd Meredydd Evans. Darlledwyd 12 Rhagfyr 1966.

153. Tâp AWC 6630: Edward Palmer Roberts, Llanerfyl.

154. ab Einion, 'Llen y Werin', 393.

155. Hancock, 'Llanrhaiadr-yn-Mochnant. Its Parochial History and Antiquities', 329.

156. Isaac, *Coelion Cymru,* t. 163.

157. Tystiolaeth lafar: Arthur Price, Derwen-las, 14 Medi 1982.

158. Jones, *Welsh Folklore and Folk-Custom,* t. 133.

159. Aneurin, *Cymru Fu,* 1 (1887-9), 192.

160. Mercurius, *Cymru Fu,* 1 (1887-9), 60.

161. Jones, *Welsh Folklore and Folk-Custom,* t. 132.

162. Tâp AWC 6694: Mrs Freda May Davies, Penegoes: tystiolaeth lafar: Mrs Freda May Davies, Penegoes, 14 Medi 1982. Roedd Mrs Freda Davies yn dymuno cadw manylion y mesur yn gyfrinachol, a chafwyd mwy o wybodaeth ganddi ar lafar nag a geir ar y tâp. Rwyf yn hynod ddiolchgar i'w mab, David Eifion Davies, Penegoes, a'r teulu am ganiatáu i mi ddatgelu rhagor o fanylion y driniaeth hon a fu'n gyfrinach deuluol am dair cenhedlaeth.

163. Tâp AWC 6694: Mrs Freda May Davies, Penegoes.

164. Ibid.

165. Ibid.

166. Edwards, 'History of the Parish of Llanerfyl', 66.

167. Edward Pentyrch Gittins, 'A Parochial History of Llanfair Caereinion', *Montgomeryshire Collections,* 17 (1884), 326.

168. Jones, *Welsh Folklore and Folk-Custom,* tt. 131-2.

169. ab Einion, 'Llen y Werin', 393.

170. Hancock, 'Llanrhaiadr-yn-Mochnant. Its Parochial History and Antiquities', 329.

171. Edwards, 'History of the Parish of Llanerfyl', 66-7.

172. Davies, 'The Conjuror in Montgomeryshire', 167.

173. Jones, *Welsh Folklore and Folk-Custom,* t. 132.

174. Ibid., t. 133.

175. Owen, *Welsh Folk-Lore,* t. 275.

176. Aneurin, *Cymru Fu,* 1 (1887-9), 192. 'Then put it round the neck of the person, and leave it there for three nights; then take it from the neck and bury it in the ashes in the name of the Trinity.'

177. Tâp AWC 6623: Mrs Gwyneth Evans, Y Foel.

178. Tystiolaeth lafar: Mrs Sarah Maud Hughes, 16 Ebrill 1991. Gwybodaeth drwy law Dr Robin Gwyndaf, Amgueddfa Werin Cymru.

179. Tâp AWC 6630: Edward Palmer Roberts, Llanerfyl.

180. Tâp AWC 6694: Mrs Freda May Davies, Penegoes; tystiolaeth lafar: Mrs Freda May Davies, Penegoes, 14 Medi 1982.

181. Tystiolaeth lafar: Arthur Price, Derwen-las, 14 Medi 1982.

182. ab Einion, 'Llen y Werin', 393.

183. Hancock, 'Llanrhaiadr-yn-Mochnant. Its Parochial History and Antiquities', 329.

184. Edwards, 'History of the Parish of Llanerfyl', 67.

185. Owen, *Welsh Folk-Lore*, t. 275.

186. Jones, *Welsh Folklore and Folk-Custom,* t. 132.

187. Ibid., tt. 131-2.

188. Davies, 'The Conjuror in Montgomeryshire', 166-7.

189. Ibid., 167.

190. Aneurin, *Cymru Fu*, 1 (1887-9), 192.

191. Gw. er enghraifft, Tâp AWC 6623: Mrs Gwyneth Evans, Y Foel; Tâp AWC 6637: Mrs Catherine Elizabeth Bebb, Llanfair Caereinion; Tâp AWC 6695: Mrs Ellen Evans, Penegoes; Tâp AWC 6699: Mrs Hannah Roberts, Forge, Machynlleth; Tâp AWC 6707: Mrs Dilys McBryde, Corris; tystiolaeth lafar: Mrs Myfi Jones, Garthbeibio, 20 Mai 1982.

192. Gw. er enghraifft, Tâp AWC 6622: John Penry Jones, Y Foel; Tâp AWC 6705: Mrs Anne Jones, Llanymawddwy; Tâp AWC 6709: Mrs Sarah Edwards, Dinas Mawddwy.

193. Gw. er enghraifft, tystiolaeth lafar: Dei Thomas, Eisteddfa Gurig, Mehefin 1977; Tâp AWC 6637: Mrs Catherine Elizabeth Bebb, Llanfair Caereinion; Tâp AWC 6695: Mrs Ellen Evans, Penegoes.

194. Jones, *Welsh Folklore and Folk-Custom*, t. 130.

195. Tâp AWC 4759: William Morris Richards, Aberhosan, Machynlleth.

196. Tystiolaeth lafar: Mrs Sarah Maud Hughes, 16 Ebrill 1991. Gwybodaeth drwy law Dr Robin Gwyndaf, Amgueddfa Werin Cymru.

197. Tystiolaeth lafar: Arthur Price, Derwen-las, 14 Medi 1982.

198. Tâp AWC 6694: Mrs Freda May Davies, Penegoes; tystiolaeth lafar: Mrs Freda May Davies, Penegoes, 14 Medi 1982.

199. Mercurius, *Cymru Fu,* 1 (1887-9), 60.

200. Aneurin, *Cymru Fu,* 1, (1887-9), 192.

201. Loc. cit.

202. Owen, *Welsh Folk-Lore*, t. 276.

203. Isaac, *Coelion Cymru*, t. 166.

204. Ibid., tt. 166-7.

205. Ibid., tt. 167-8.

206. Tâp AWC 6630: Edward Palmer Roberts, Llanerfyl.

207. Tâp AWC 6693: Maldwyn Evans, Cemais, Machynlleth.

208. Tâp AWC 6694: Mrs Freda May Davies, Penegoes.

209. Tystiolaeth lafar: Mrs Sarah Maud Hughes, Carno, 16 Ebrill 1991, drwy law Dr Robin Gwyndaf, Amgueddfa Werin Cymru.

210. Tâp AWC 6694: Mrs Freda May Davies, Penegoes.

211. Susan Philpin, 'Folk Healing in Rural Wales: The Use of Wool Measuring', yn *Folk Healing*

and Health Care Practices in Britain and Ireland: Stethoscopes, Wands and Crystals, gol. Ronnie Moore a Stuart McClean (New York; Oxford: Berghahn Books, 2010), tt. 80-103 (t. 84).

212. Ibid., t. 100.

213. Ibid., t. 83.

214. Ibid., t. 101.

6. Y Gwaed

1.   Tâp AWC 5894: Miss Mary Winnie Jones, Cwm Main.

2.   Tâp AWC 6737: Mrs Elsie May Jones, Llanymddyfri.

3.   Tâp AWC 6499: Mrs Sarah Jane T. Harries, Ystradgynlais.

4.   Tâp AWC 6708: Gwylfa Hughes, Dinas Mawddwy.

5.   Tâp AWC 6499: Mrs Sarah Jane T. Harries, Ystradgynlais.

6.   Tâp AWC 6707: Mrs Dilys McBryde, Corris.

7.   Llsgr. AWC 1793/473: Casgliad Evan Jones, Ty'n-y-pant, Llanwrtyd.

8.   R. Elwyn Hughes, Dysgl Bren a Dysgl Arian (Talybont: Y Lolfa, 2003), t. 200.

9.   Ibid., t. 215.

10. Ibid., t. 216. Noda hefyd (t. 215): 'Fel cynifer o ffrwythau gwyllt eraill y mae ffrwyth y griafolen yn cynnwys peth siwgr ynghyd â digonedd o furum "naturiol" ar ei chroen i sicrhau eplesiad heb fod rhaid ychwanegu burum na siwgr naturiol.'

11. Loc. cit.

12. Gw. ibid., tt. 216-18 am ymdriniaeth lawn â thystiolaeth y teithwyr.

13. William Payne, 'Mountain Ash Beer', Bye-gones, 14 Chwefror 1894, 273.

14. C.A., 'Mountain Ash Beer', Bye-gones, 18 Ebrill 1894, 319-20: 'I have heard it stated several times by old folks in Montgomeryshire and Merionethshire that they recollected a kind of beer being brewed from the berries of the mountain ash; and they said it was a very wholesome drink. But I have never seen any of it; and I think it has long ceased to be a common beverage.'

15. Ibid. Mae'r cyfrannwr yn dyfynnu o Warner's Second Walk through Wales (1813), tt. 175-6: 'Our road from Machynlleth to Mallwyd, where we slept last night, followed the course of the Dovey, and presented us with many striking beauties of landscape ... The scenery is greatly enlivened by a variety of trees, thickly grouped in frequent masses; amongst these, the mountain-ash with his splendid scarlet berries, makes a gay and conspicuous appearance. Hitherto, we had always considered the fruit of this tree useless, if not perniciuous; but to our surprise we found that in Merionethshire it was not only considered as a pleasant viand, but manufactured also into an intoxicating liquor. As we approached Mallwyd, a party of boys attracted our attention, who seemed to be disputing the property of some plunder which they had in their hats. We questioned them on the subject, but as they did not speak English, received no answer. Looking, however, into the hats, we saw a quantity of the berries of the mountain-ash tree, which, to our great surprise, a minute after, the boys, having settled the dispute, began to devour most voraciously. On enquiring afterwards at Mallwyd, we found

the peasantry considered these berries as a pleasant regale, and brewed from it a drink to which they were partial.' [Teitl llawn y gyfrol y cyfeirir ati uchod yw *A Second Walk through Wales by the Revd. Richard Warner, of Bath, in August and September 1798*. Fourth Edition. Bath, Printed by Richard Cruttwell; and sold by Wilkie and Robinson, Pater-Noster-Row, London 1813.] Ychwanegir bod y Parch. R. Warner a'i gyfeillion wedi aros y nos ym Mallwyd ar Awst 19, 1798. Gw. hefyd David E. Allen a Gabrielle Hatfield, *Medicinal Plants in Folk Tradition: An Ethnobotany of Britain & Ireland* (Cambridge: Timber Press, 2004), t. 155, lle y cyfeirir at dystiolaeth y naturiaethwr John Ray yn *Catalogus plantarum Angliae, et insularum adjacentium* (1670) y câi'r aeron eu bwyta yng Nghymru i wella'r sgyrfi. Cyfeiria'r awduron hefyd at y ffaith y bwyteid yr aeron yn amrwd yn swydd Cavan yng Ngweriniaeth Iwerddon i buro'r gwaed.

16. Tâp AWC 6526: Morgan John, Cefncoedycymer.
17. Tâp AWC 6699: Mrs Hannah Roberts, Forge, Machynlleth.
18. Tâp AWC 6700: Mrs Mary Davies, Pennant, Llanbryn-mair.
19. Tystiolaeth lafar: Mrs Mary Cooke, Treforys, drwy law Dr Beth Thomas, Amgueddfa Werin Cymru, 1979.
20. Tâp AWC 6528: Mr a Mrs David a Sarah Mary Williams, Taf Fechan, Merthyr Tudful.
21. Tâp AWC 6574: Miss Margaret Catherine Jones, Cefngorwydd, Llangamarch.
22. Tâp AWC 6352: Gilbert John Charles, Llanrhian.
23. Tâp AWC 6771: Yr Uwch-gapten John Henry Stanier Evans, Hook, Hwlffordd.
24. Tystiolaeth lafar: Mrs Roberts, Johnston, 16 Mehefin 1983.
25. Tâp AWC 5704: Mrs Elizabeth Reynolds, Brynhoffnant.
26. Tâp AWC 6115: William Gibby, Llandysilio.
27. Tâp AWC 6361: Mr a Mrs Thomas ac Annie James, Ysgeifiog, Solfach. Cafwyd y wybodaeth hon gan eu merch, Miss Ruthy James.
28. Tystiolaeth lafar: Miss Doris Morgan, Aberystwyth, 21 Mehefin 1977.
29. S. Minwel Tibbott, *Amser Bwyd* (Caerdydd: Amgueddfa Genedlaethol Cymru (Amgueddfa Werin Cymru), 1978), t. 50.
30. Tâp AWC 5579: Miss Sarah Anne Davies, Pren-gwyn, Llandysul.
31. Tystiolaeth lafar: Mrs Edith Llewelyn, Treorci, 26 Hydref 1981.
32. Tâp AWC 6500: Mrs Sarah Jane T. Harries, Ystradgynlais.
33. Tâp AWC 6031: Mr a Mrs Glyn a Fay Rees, Crymych.
34. Tâp AWC 6752: Mrs Sarah Evelyn Lewis, Llanymddyfri.
35. Tâp AWC 6568: Ronald Davies, Llanymddyfri.
36. Tâp AWC 6522: Albert Maggs, Tonyrefail.
37. Tystiolaeth lafar: Gwybodaeth drwy law Vincent H. Phillips, Amgueddfa Werin Cymru.
38. Emyr Wyn Jones, *Lloffa yn Llŷn: Trem yn ôl* (Dinbych: Gwasg Gee, 1994), t. 34. Mae'r gyfrol hon yn ymdrin â llawysgrif gan William Jones (Gwilym Daron), Gladstone House, Aberdaron, a seiliwyd ar hen bapurau yn ei feddiant. Hanes 'meddyges Bryn Canaid' a geir yn y llawysgrif, sef Anne Griffith, Bryn Canaid – hen hen nain Dr Emyr Wyn Jones ar ochr ei dad – a fu farw ym 1821 yn 87 mlwydd oed.

39. 'Bloodletting', http://en.wikipedia.org.wiki/Bloodletting, (5 Rhagfyr 2012). Gw. hefyd F. F. Cartwright, *A Social History of Medicine* (New York: Longman, 1977), t. 9, am drafodaeth ar ddamcaniaeth Galen am lif y gwaed.

40. Carole Rawcliffe, *Medicine & Society in Later Medieval England* (Stroud: Alan Sutton Publishing, 1995), tt. 32-3. Dyma'r Sanguis, Fflewma, Melancoli a Colera y cyfeirir atynt yn llawysgrifau meddygol Cymraeg yr Oesoedd Canol. Gw. er enghraifft, *A Welsh Leech Book*, gol. Timothy Lewis (Liverpool: D. Salesbury Hughes, 1914), t. 82, eitem 542.

41. Allen G. Debus, gol., *Medicine in Seventeenth Century England* (Berkeley; Los Angeles: University of California Press, 1974), t. 73.

42. Ibid., t. 76.

43. Leslie G. Matthews, *Antiques of the Pharmacy* (London: G. Bell & Sons, 1971), t. 16.

44. Gw. Anne Elizabeth Williams, *Meddyginiaethau Llafar Gwlad* (Caerdydd: Amgueddfa Genedlaethol Cymru (Amgueddfa Werin Cymru), 1983), tt. 14-16.

45. Tâp AWC 6030: Mr a Mrs Glyn a Fay Rees, Crymych.

46. Tâp AWC 6749: Mr a Mrs John ac Edith Evans, Llangadog. Cafwyd y wybodaeth hon gan John Evans.

47. Tâp AWC 6349: Clifford Thomas, Treteio.

48. Tâp AWC 6351: Gilbert John Charles, Llanrhian.

49. Tâp AWC 6347: Mr a Mrs Stanley a Ceinwen Richards, Berea, Croes-goch.

50. Tâp AWC 5579: Miss Sarah Anne Davies, Pren-gwyn, Llandysul. Mae Eben Fardd, yn ei ddyddiadur ar gyfer 4 Rhagfyr 1837, yn nodi i Mary, ei wraig, gael ei gwaedu gan Owen Evan, ond ni wyddys beth oedd ei statws ef: 'She was bled by Owen Evan and exactly 17¼ oz. of blood was drawn from her arm; the general and common quantity to be drawn is 14 oz. It is agreed amongst all intelligent medical men that the chief remedy for inflammation of the liver is bloodletting, and that repeatedly and at short intervals, as the violence of the symptons require. Mary fainted as her blood was stopt and I carried her to bed.' Gw. *Detholion o Ddyddiadur Eben Fardd*, gol. E. G. Millward (Caerdydd: Gwasg Prifysgol Cymru, 1968), t. 59. Rwyf yn ddiolchgar i Dawi Griffiths, Trefor, am dynnu fy sylw at y wybodaeth hon.

51. Tâp AWC 6749: Mr a Mrs John ac Edith Evans, Llangadog.

52. Llsgr. AWC 1793/510: Casgliad Evan Jones, Ty'n-y-pant, Llanwrtyd.

53. Elias Owen, 'Montgomeryshire Folk-Lore', *Montgomeryshire Collections*, 30 (1897-8), 173.

54. Tâp AWC 6881: Evan Williams, Caerdydd (gynt o Ddolwyddelan).

55. Tâp AWC 6701: Mrs Mary Davies, Pennant, Llanbryn-mair. Ganwyd Mrs Davies ar 7 Tachwedd 1892. Roedd o fewn deufis i gyrraedd ei phen-blwydd yn 90 oed pan recordiwyd hi ar 15 Medi 1982.

56. Tâp AWC 3760: Thomas Morgans, Cwm-bach, Hendy-gwyn. Yn ôl Cyfrifiad 1911, roedd Thomas James (63 oed) a'i chwaer Elizabeth (57 oed) yn byw ym Mhant Buarthle, a oedd yn fferm 101 erw. Cyfeirir ati mewn cyfrifiad cynharach fel Elizabeth Thomas, a nodir ei bod yn llysferch i dad Thomas James. Rwyf yn ddiolchgar i David Cooke, Gwasanaeth Archifau Sir Gaerfyrddin, am y wybodaeth uchod ac am gadarnhau enw'r cartref.

57. Gw. Trefor M. Owen, *Welsh Folk Customs* (Cardiff: National Museum of Wales (Welsh Folk Museum), 1974), tt. 40-1.

58. *Bye-gones*, 14 Hydref 1896, 450.

59. A. R. Wright a T. E. Lones, *British Calendar Customs: England*, 3 cyfrol (London: The Folklore Society / W. Glaisher, 1936-40), III, 275.

60. Thomas Tusser, *Fiue Hundred Pointes of Good Husbandrie*, goln W. Payne a Sidney J. Herrtage (London: English Dialect Society / Trübner, 1878), t. 63. Gw. hefyd Thomas Tusser, *Five Hundred Points of Good Husbandry*, gyda chyflwyniad gan Geoffrey Grigson (Oxford: Oxford University Press, 1984), t. 57.

61. Wright and Lones, *British Calendar Customs*, III, 275.

62. P. Diverres, *Le Plus Ancien Texte des Meddygon Myddveu* (Paris: M. Le Dault, 1913), tt. 62-8. Argymhellir: 'Ell6ng waet ar ua6t y lla6 asseu' ym mis Chwefror; 'Yn uynych na ell6wng (waet)' yw'r cyngor ar gyfer mis Mawrth; 'Ell6wng waet' ym mis Ebrill; 'Nac yf y ka6l, nac ys deil coch or ca6l, nar troetynneu, a lleihaa dy waet' yw'r cyngor ar gyfer mis Rhagfyr. Ychwanegir ar ddiwedd y rhestr: 'Pwy bynnac a ellyngo g6aet yn y deuuet dyd ar bymthec o Va6rth, ny da6 arna6 na'r kryt nar tisic yn y vl6wydyn honno ... P6y bynnac a ellyngho g6aet yn y trydyd dyd o Ebrill, ni byd dolur ar y benn, nar uantw(ym) yn y vl6ydyn honno onys g6na dyrwest ... A da heuyt y6 yr vnuet dyd ar dec oll6ng g6aet or mis h6nn6. A da heuyt y6 gell6ng g6aet y pedwyryd dyd neur pumhet o uis Mei.'

63. J. D. Davies, *A History of West Gower, Glamorganshire*, 4 cyfrol (Swansea: 1877-94), II: *Historical Notices of the Parishes of Llanmadoc and Cheriton in the Rural Deanery of West Gower Glamorganshire* (1879), 83. Rwyf yn ddiolchgar i Rhian Phillips a David Morris, Gwasanaeth Archifau Gorllewin Morgannwg, Abertawe, am eu cymorth yn y cyswllt hwn.

64. L. P. Barnaschone, 'Manners and Customs of the People of Tenby in the Eighteenth Century', *The Cambrian Journal*, 4 (1857), 179; [Richard Mason], *Tales and Traditions of Tenby* (Tenby: R. Mason; London: Piper, Stephenson, and Spence, 1858), tt. 5-6. Rwyf yn ddiolchgar i Claire Orr, Archifdy Sir Benfro, am ei chymorth gyda manylion y gyfrol uchod. (Roedd Richard Mason (1816?-81), a ymgartrefodd yn Ninbych-y-pysgod, yn argraffydd ac awdur. Ef a gychwynnodd *The Cambrian Journal*, a gyhoeddwyd ganddo o 1854 hyd 1864.)

65. Davies, *Historical Notices of the Parishes of Llanmadoc and Cheriton in the Rural Deanery of West Gower Glamorganshire*, II, 83.

66. William Spurrell, *Carmarthen and its Neighbourhood Notes Topographical and Historical*, 2il arg. (Carmarthen: William Spurrell, 1879), t. 105. (Cyhoeddwyd yr argraffiad cyntaf ym 1860.)

67. Gruffydd Evans, 'Carmarthenshire Gleanings (Kidwelly)', *Y Cymmrodor*, 25 (1915), 115.

68. *Bye-gones*, Rhagfyr 1872, 106.

69. *Bye-gones*, 31 Rhagfyr 1873, 251. Cafwyd tystiolaeth hefyd y byddai pobl yn arfer chwipio ei gilydd â chelyn ar Ddydd Gŵyl San Steffan ar ddechrau'r bedwaredd ganrif ar bymtheg: *Bye-gones*, 14 Hydref 1896, 450.

70. Gw. Owen, *Welsh Folk Customs*, tt. 40-1.

71. E. O. James, *Seasonal Feasts and Festivals* (London: Thames & Hudson, 1961), t. 175.

72. Ibid., t. 229.

73. Ibid., t. 230.

74. Geoffrey Grigson, *Englishman's Flora* (St Albans: Paladin, 1975), tt. 128-9. Gw. hefyd R. L. Greene, *The Early English Carols* (Oxford: Clarendon Press, 1935), t. xcix.

75. Brinley Rees, *Dulliau'r Canu Rhydd* (Caerdydd: Gwasg Prifysgol Cymru, 1952), t. 30.

76. Rhiannon Ifans, *Sêrs a Rybana* (Llandysul: Gwasg Gomer, 1983), tt. 62-3.

77. *Geiriadur Prifysgol Cymru*, t. 1591.

78. Rees, *Dulliau'r Canu Rhydd*, t. 28.

79. Ibid., t. 29. Ceir fersiwn gyflawn o 'Ymrafael Holyn ac Ifin' yn Ifans, *Sêrs a Rybana*, t. 77, sef testun a olygwyd ar sail *Canu Rhydd Cynnar*, gol. T. H. Parry-Williams (Caerdydd: Gwasg Prifysgol Cymru, 1932), tt. 406-7.

80. Rees, *Dulliau'r Canu Rhydd*, t. 31.

81. Tystiolaeth lafar: J. Ll. Jones, Clarach, Aberystwyth, 21 Mehefin 1977.

82. Matthews, *Antiques of the Pharmacy*, t. 16.

83. Tâp AWC 7287: Miss Mai Jones, Llangybi, Pwllheli. Cofiai Miss Jones y byddai ei mam, a anwyd yng Nghae Du, Rhoshirwaun, yn arfer dweud bod dau fath ohonynt, sef gelod untwll a gelod deudwll. Gw. hefyd Jones, *Lloffa yn Llŷn: Trem yn ôl*, t. 34 sy'n nodi tystiolaeth Walter Jones, Felin Rhoshirwaun, a gyfeiriodd atynt fel gelod unpen a gelod deuben: byddai'r gelod unpen yn sugno nes y byddent yn marw ond byddai'r gwaed amhur yn dod drwy'r gelod deuben.

84. J. Lloyd Jones, *Enwau Lleoedd Sir Gaernarfon* (Caerdydd: Gwasg Prifysgol Cymru, 1928), t. 17. Mae'n debyg mai dyma'r llyn y cyfeirir ato yn Jones, *Lloffa yn Llŷn: Trem yn ôl*, tt. 33-4: 'Yn Rhoshirwaun mae tyddyn a'i enw yw Llynygelod, mae ar y chwith ar ffordd Pwllheli, yn ymyl Capel y Bedyddwyr – ochr Aberdaron i'r Capel.'

85. Edward Lhuyd, *Parochialia: being a summary of answers to 'Parochial queries in order to a geographical dictionary etc., of Wales'*, gol. R. H. Morris (Atodiadau i *Archaeologia Cambrensis*), 3 rhan (London: Cambrian Archaeological Association, 1909-11), II, 38.

86. Bedwyr Lewis Jones, 'Llyn neu Bwll Gelod', *Llafar Gwlad*, 10 (1985), 5.

87. Tystiolaeth lafar: Mrs Elizabeth Jones, Clynnog Fawr, 1977.

88. Tâp AWC 7286: John Henry Jones, Llangybi, Pwllheli.

89. Tâp AWC 7283: Evan Owen Roberts, Pwllheli.

90. Tâp AWC 5582: Mrs Kate Davies, Pren-gwyn, Llandysul; Tâp AWC 5705: Miss Elizabeth Lloyd, Pren-gwyn, Llandysul; Llsgr. AWC 1922: Mrs Hannah Davies, Llandysul.

91. Hettie Glyn Davies, *Edrych yn Ôl: Hen Atgofion am Geredigion* (Lerpwl: Gwasg y Brython, 1958), tt. 62-3.

92. Tâp AWC 6030: Mr a Mrs Glyn a Fay Rees, Crymych. Cafwyd y wybodaeth hon gan Glyn Rees.

93. Tâp AWC 6469: Mrs Katie Olwen Pritchard, Y Gilfach-goch.

94. Llsgr. AWC 2725: Atgofion Mrs Nell Griffiths, Trawsfynydd, am fferm Llennyrch, Llandecwyn, Talsarnau, yn ystod y cyfnod y bu'n gweini yno, sef rhwng 1920 a 1940.

95. Gwasanaeth Archifau Gwynedd: GAG XES 5 Pentrefelin.

96. Richard Fenton, *A Historical Tour through Pembrokeshire* (London: Longman, Hurst, Rees & Orme, 1810), t. 162.

97. Matthews, *Antiques of the Pharmacy*, t. 16.

98. Davies, *Edrych yn Ôl: Hen Atgofion am Geredigion*, t. 62.

99. Tapiau AWC 6495, 6518: Mrs Catherine (Katie) Elizabeth Jenkins, Cil-ffriw.

100. Tâp AWC 3492: Mrs Edith Margretta Ellis, Dolanog. Ceir cyfeiriad at 'Llyn Gwylfryn' (SJ 0212) yn G. G. Evans, 'Lake names in Montgomeryshire', *Montgomeryshire Collections*, 69 (1981), 70. Rwyf yn ddiolchgar i'r Parch. Gwyndaf Richards, Pont Llogel a Mrs Dafina Williams, y Groeslon, am eu cymorth gwerthfawr wrth leoli Llyn Gwylfryn.

101. Tâp AWC 7463: Mrs Edith Maud Jones, Thomas Maldwyn Jones a Miss Susan Maud Jones, Pant-y-dŵr, Rhaeadr Gwy. Cafwyd y wybodaeth hon gan Mrs Edith Maud Jones.

102. Matthews, *Antiques of the Pharmacy*, tt. 16-18.

103. Tâp AWC 5708: Daniel Jones, Bronnant.

104. Tâp AWC 7283: Evan Owen Roberts, Pwllheli.

105. Tâp AWC 5582: Mrs Kate Davies, Pren-gwyn, Llandysul.

106. Davies, *Edrych yn Ôl: Hen Atgofion am Geredigion*, t. 62.

107. Tâp AWC 7284: Mrs Ellen Grace Roberts, Bodedern.

108. Tâp AWC 7287: Miss Mai Jones, Llangybi, Pwllheli.

109. Peter Wingate, *The Penguin Medical Encyclopedia* (Harmondsworth: Penguin Books, 1982), t. 99.

110. Tâp AWC 6489: Miss Margaret Doris Rees, Llansamlet.

111. Tâp AWC 7463: Mrs Edith Maud Jones, Thomas Maldwyn Jones a Miss Susan Maud Jones, Pant-y-dŵr, Rhaeadr Gwy. Cafwyd y wybodaeth hon gan Mrs Jones.

112. Tâp AWC 7286: John Henry Jones, Llangybi, Pwllheli.

113. Tâp AWC 5185: Mrs Annie Mary Protheroe, Merthyr Tudful.

114. Tystiolaeth lafar: Mrs Edith Llewelyn, Treorci, 26 Hydref 1981.

115. Elizabeth Williams, *Siaced Fraith* (Aberystwyth: Gwasg Aberystwyth, 1952), t. 43.

116. Tapiau AWC 6495, 6518: Mrs Catherine (Katie) Elizabeth Jenkins, Cil-ffriw.

117. Tâp AWC 6030: Mr a Mrs Glyn a Fay Rees, Crymych. Cafwyd y wybodaeth hon gan Glyn Rees.

118. Tâp AWC 6029: Mrs Hannah Mary Davies, Aberteifi.

119. Tâp AWC 6522: Albert Maggs, Tonyrefail.

120. Llsgr. AWC 2725: Atgofion Mrs Nell Griffiths, Trawsfynydd, am Llennyrch, Llandecwyn, Talsarnau, yn ystod y cyfnod y bu'n gweini yno, sef rhwng 1920 a 1940.

121. Tâp AWC 5895: Miss Mary Winnie Jones, Cwm Main.

122. Williams, *Siaced Fraith*, t. 43.

123. Tâp AWC 5708: Daniel Jones, Bronnant.

124. Tystiolaeth lafar: Mrs Elizabeth Jones, Clynnog Fawr, 1977.

125. Matthews, *Antiques of the Pharmacy*, t. 17.

126. Tâp AWC 5585: Mrs Annie Gwen Teifi Jones, Penrhiw-llan, Llandysul.

127. Tâp AWC 6620: Goronwy Puw, Llanerfyl; Tâp AWC 5708: Daniel Jones, Bronnant.

128. Tâp AWC 6353: Elliot Jenkins, Llanrhian.

129. Tâp AWC 6035: Mrs Elizabeth (Leisa) Francis, Crymych; Tâp AWC 6120: John Davies, Efail-wen.

130. Tystiolaeth lafar: Miss Anna Luisa (Lucy) Owen, Y Glog, 23 Hydref 1979.

131. Tâp AWC 6527: Morgan John, Cefncoedycymer.

132. Tâp AWC 6695: Mrs Ellen Evans, Penegoes.

133. Tâp AWC 6031: Mr a Mrs Glyn a Fay Rees, Crymych.

134. Tâp AWC 6635: Ernest Vyrnwy James, Llanerfyl.

135. R. U. Sayce, 'A Survey of Montgomeryshire Folklore', *Montgomeryshire Collections*, 47 (1941-2), 24.

136. Tâp AWC 6495: Mrs Catherine (Katie) Elizabeth Jenkins, Cil-ffriw.

137. Tâp AWC 5708: Daniel Jones, Bronnant.

138. Llsgr. AWC 1480/8-9: Lewis T. Evans, Y Gyffylliog, Rhuthun; Tâp AWC 6721: Mr a Mrs William Christmas Williams a Gwen Williams, Pandytudur; Tâp AWC 5782: William Pritchard, Y Groeslon; Tâp AWC 6746: David Gwyndaf Davies a Miss Elizabeth Mary Davies, Llanymddyfri.

139. Diverres, *Le Plus Ancien Texte des Meddygon Myddveu*, t. 94.

140. David E. Allen a Gabrielle Hatfield, *Medicinal Plants in Folk Tradition: An Ethnobotany of Britain & Ireland* (Cambridge: Timber Press, 2004), t. 301.

141. Ibid., t. 302.

142. Llsgr. AWC 1013: Llyfr Ateb Mrs Gwen Owens, Llanrwst am ardal y Fach-wen, Llanddeiniolen, 1961; Tâp AWC 5772: Mrs Mary Thomas, Morfa Nefyn.

143. Tâp AWC 5708: Daniel Jones, Bronnant.

144. Diverres, *Le Plus Ancien Texte des Meddygon Myddveu*, t. 94.

145. Tâp AWC 6031: Mr a Mrs Glyn a Fay Rees, Crymych. 'Gamil y cŵn', 'gamil gwyllt'. Enwau eraill ar y 'gamil' yw 'camomeil' neu 'camri'. Ceir y ffurf 'Camri'r cŵn' am *Anthemis cotula*: 'stinking chamomile' yn Dafydd Davies ac Arthur Jones, *Enwau Cymraeg ar Blanhigion* (Caerdydd / Cardiff: Amgueddfa Genedlaethol Cymru / National Museum of Wales, 1995), t. 13, a hefyd yn R. G. Ellis, *Flowering Plants of Wales* (Caerdydd / Cardiff: Amgueddfa Genedlaethol Cymru / National Museum of Wales, 1983), t. 143. Sut bynnag, gw. Allen a Hatfield, *Medicinal Plants in Folk Tradition: An Ethnobotany of Britain & Ireland*, t. 305, lle y nodir: '*Anthemis cotula* was a sufficiently abundant cornfield weed in southern Britain in medieval times to have acquired an Anglo-Saxon name, but though long notorious for blistering the hands of harvesters and reputedly a powerful insect repellent, published assertions that it was used in folk medicine are too unspecific to be accepted without fuller evidence.' At hyn, mae'n amheus a fyddai planhigyn a allai achosi briwiau yn cael ei roi yn y ffroenau i atal gwaedlin.

Un planhigyn y cyfeirir ato yn Saesneg fel 'wild chamomile' yw *Matricaria recutita*: 'scented mayweed', amranwen. Gw. Ellis, *Flowering Plants of Wales*, t. 144 a map 726 am ei ddosbarthiad. Sut bynnag, nodir yn Allen a Hatfield, *Medicinal Plants in Folk Tradition: An Ethnobotany of Britain & Ireland*, tt. 302-3, wrth drafod *Chamaemelum nobile*: 'Sometimes called "Roman chamomile" or "English chamomile" to distinguish it from "German chamomile" (*Matricaria recutita* Linnaeus, which as a field weed or crop has stood in for it medicinally in many parts of Europe but has apparently never featured in the British Isles as a folk cure).' Posibilrwydd arall yw *Matricaria discoidea*: 'pineappleweed', chwyn afal pinwydd, sy'n fwy eang fyth ei ddosbarthiad. Gw. Ellis, *Flowering Plants of Wales*, t. 144. Nodir yn Allen a Hatfield, *Medicinal Plants in Folk Tradition: An Ethnobotany of Britain & Ireland*, t. 306, fod tystiolaeth o sir Gaernarfon y gwneid defnydd meddyginiaethol o'r planhigyn hwn, na chafwyd cofnod ohono ym Mhrydain hyd 1869: 'The species was presumably standing in for *Chamaemelum nobile*.' Mae'n bosibl y gellid defnyddio'r pennau melynwyrdd yn lle wadin. Gw. hefyd Pennod 3, troednodyn 23.

Daeth Gwenllian Awbery ar draws un enghraifft o'r enw 'gamil y cŵn' fel ffurf lafar ar filddail yn sir Benfro. Gwenllian Awbery, *Blodau'r Maes a'r Ardd ar Lafar Gwlad*, Llyfrau Llafar Gwlad, 31 (Llanrwst: Gwasg Carreg Gwalch, 1995), t. 61 a gohebiaeth gyda'r awdur 2 Mawrth 2017. Mae'n bosibl felly mai dyma a olygir yma. Byddai hyn yn cyd-fynd â'r defnydd o'r planhigyn y cyfeiriwyd ato uchod.

146. Llsgr. AWC 3273/102: Copi o lythyr dyddiedig 4 Mehefin 1984 oddi wrth Mrs Eirlys Jones, Gellifor, Rhuthun, i'r rhaglen *Ar Gof a Chadw*, Radio Cymru.

147. Tâp AWC 6628: David Maldwyn Lewis, Llangadfan.

148. Tâp AWC 6115: William Gibby, Llandysilio.

149. Tâp AWC 6495: Mrs Catherine (Katie) Elizabeth Jenkins, Cil-ffriw.

150. Llsgr. AWC 3273/102: Copi o lythyr dyddiedig 4 Mehefin 1984 oddi wrth Mrs Eirlys Jones, Gellifor, Rhuthun, i'r rhaglen *Ar Gof a Chadw*, Radio Cymru.

151. Tâp AWC 6728: Mrs Annie Evans, Llanrwst.

152. Tâp AWC 5697: Evan Rees Evans, Croes-lan, Llandysul.

153. Tâp AWC 6110: Hugh (Hughie) George James, Maenclochog.

154. Tâp AWC 5459: Daniel Jones, Bronnant.

155. Tâp AWC 5896: Mrs Catherine Jones, Penrhyndeudraeth.

156. Tâp AWC 5242: Mrs Annie Mary Protheroe, Merthyr Tudful.

157. Margaret Eyre, 'Folk-Lore of the Wye Valley', *Folk-Lore*, 16 (1905), 167.

158. Ibid., 169-70.

159. Tystiolaeth lafar: Mrs Mary Davies, Pennant, Llanbryn-mair, 15 Medi 1982.

160. Tâp AWC 6700: Mrs Mary Davies, Pennant, Llanbryn-mair. Ni wyddys yn union pa bryd yr oedd Richard Hughes yn gweithio yn Nylife. Fodd bynnag, roedd gwaith Dylife yn ei anterth ym 1862. Bu dirywiad wedi hynny, ac ym 1873 penderfynodd y perchenogion, gŵyr busnes o Fanceinion, ei werthu. Bu dau gwmni arall yn gweithio yma, ond pan aeth yr ail gwmni i'r wal ym 1884, fe gaewyd y gwaith. Ym 1886, fe'i prynwyd gan ŵr lleol o'r enw Evan Evans, a gyflogai tua deg ar hugain o ddynion. Fe'i caewyd ym 1901.

161. Llsgr. AWC 2075: 'The Folklore of S. Pembrokeshire by the Rev. W. Meredyth Morris,

BA', t. 7. Copi o'r llawysgrif wreiddiol, Cardiff MS 4.308, yn Llyfrgell Ganolog Caerdydd. Sylwer mai 'Meredyth', yn hytrach na 'Meredith', yw'r sillafiad ar yr wynebddalen. Mae'r wynebddalen a'r mynegai mewn llaw wahanol i'r llawysgrif ei hun.

162. Ibid., tt. 7-8.

163. Ibid., t. 8.

164. Ivor Waters, *Folklore and Dialect of the Lower Wye Valley* (Chepstow: The Chepstow Society, 1973), tt. 2-3; T. A. Davies, 'Folklore of Gwent: Monmouthshire Legends and Traditions', *Folkore*, 48 (1937), 46.

165. Tâp AWC 5896: Mrs Catherine Jones, Penrhyndeudraeth.

166. Elias Owen, *Welsh Folk-Lore, a collection of the Folk Tales and Legends of North Wales* (Oswestry and Wrexham: Woodall, Minshall & Co., 1896), t. 272.

167. Keith Thomas, *Religion and the Decline of Magic* (London: Weidenfeld & Nicholson, 1997), tt. 179-80. (Argraffwyd gyntaf ym 1971.) Mae'n dyfynnu enghraifft debyg sy'n dyddio o ddechrau'r ddeunawfed ganrif.

168. Cardi, 'Cofion Cardi', *Y Geninen* 19, rhif 3, Gorffennaf 1901, 193.

169. Ibid., 194.

170. Tâp AWC 7459: Hubert John Evans, Llanbedr Castell-paen. Gw. hefyd, W. H. Howse, *Radnorshire* (Hereford: E. J. Thurston, 1949), t. 198.

171. Tapiau AWC 5458, 5708: Daniel Jones, Bronnant.

172. Tâp AWC 5458: Daniel Jones, Bronnant.

173. Evan Isaac, *Coelion Cymru* (Aberystwyth: Y Clwb Llyfrau Cymreig, 1938), tt. 159-60.

174. Ibid., tt. 160-1.

175. Ibid., tt. 161-2.

176. Tâp AWC 488: Arthur Jones, Ystumtuen.

177. *Lloffa*, Cyfres 1, BBC. Darlledwyd 12 Rhagfyr 1966.

7. Yr Esgyrn a'r Cymalau

1. Casgliad AWC F83.144/1-2: rhoddwraig Miss E. Cecily Howells, Hwlffordd; tystiolaeth lafar: Miss E. Cecily Howells, Hwlffordd, 13 Mehefin 1983. Cyfeiriwyd at hyn eisoes ym Mhennod 4.

2. Tâp AWC 6511: Mrs Martha Mary (Mei) Jenkins, Treorci.

3. Tâp AWC 6512: *Eadem*.

4. Tystiolaeth lafar: Mrs Mary Thomas, Morfa Nefyn, 17 Ebrill 1978.

5. Tom Lewis, *Customs and Practices* (Cefn Coed and Vaynor Local History Society, 1954), t. 15.

6. Tâp AWC 6467: Miss Katie Olwen Pritchard, Y Gilfach-goch.

7. Tâp AWC 6034: Mrs Elizabeth (Leisa) Francis, Crymych.

8. Loc. cit.

9. Tâp AWC 5920: Mrs Laura Elinor Morris, Trawsfynydd.

10. Tâp AWC 5899: Mr a Mrs Meredydd ac Elizabeth (Betsi) Roberts, Abergeirw.

11. John Evans, 'Folk Medicine', *Montgomeryshire Collections*, 46 (1939-40), 98.

12. Tâp AWC 6118: Stephen Davies, Pen-parc, Aberteifi.

13. Tâp AWC 5459: Daniel Jones, Bronnant.

14. Tystiolaeth lafar: Mr a Mrs John Gwilym a Katie Jones, Brynengan.

15. Tâp AWC 6572: David Jones, Abergwesyn, Llanwrtyd.

16. Tystiolaeth lafar: Mrs Mary Jones, Llanymawddwy, 16 Medi 1982, o lyfr ryseitiau ei mam, Mrs Jane Davies, Parc, Y Bala.

17. Tâp AWC 6489: Miss Margaret Doris Rees, Llansamlet.

18. Llsgr. AWC 1571/1: 'Hen Gyfarwyddiadau Cymreig': Casgliad o ryseitiau gan Sefydliad y Merched, sir Gaernarfon, 1969, t. 13.

19. Tâp AWC 6621: Goronwy Puw, Y Foel, Llangadfan.

20. Llsgr. AWC 1793/483: Casgliad Evan Jones, Ty'n-y-pant, Llanwrtyd.

21. Tystiolaeth lafar: George Davies, Treorci, 26 Hydref 1981.

22. Tâp AWC 6110: Hugh (Hughie) George James, Maenclochog.

23. Tystiolaeth lafar: Mrs Jean Evans, Bryncir, 21 Ebrill 2011. Gw. hefyd Dewi R. Jones, 'At yr Asgwrn', *Y Ffynnon, Papur Bro Eifionydd*, Awst 1978, t. 10; Mary Garner, 'Y botel olew sy'n llawn cyfrinachau', *Yr Herald Cymraeg*, 13 Mehefin 1987, t. 19.

24. Tystiolaeth lafar: Goronwy a Helen Hughes, Dinas Dinlle, 3 Ionawr 1977. Gw. J. Richard Williams, *Er Lles Llawer: Bywyd a Gwaith Meddygon Esgyrn Môn*, Llyfrau Llafar Gwlad, 84 (Llanrwst: Gwasg Carreg Gwalch, 2014) am hanes y teulu.

25. Nesta Evans, 'Olew Morris Evans', *Llafar Bro*, Gorffennaf 1983, t. 5. Gwybodaeth trwy law Tecwyn Vaughan Jones, Amgueddfa Werin Cymru. Gw. hefyd Wena Alun, 'Gwneud ffisig yng ngwaelod yr ardd', *Yr Herald Cymraeg*, 11 Mawrth 1989, t. 6.

26. E. T. Jones, 'Oel Morris Evans', *Llafar Bro*, Medi 1980, t. 12. Gwybodaeth trwy law Tecwyn Vaughan Jones, Amgueddfa Werin Cymru.

27. *Llafar Bro*, Gorffennaf 1983, t. 5; taflen yn hysbysebu'r olew (rhodd gan Gwilym Evans, Llanberis, gor-ŵyr Morris Evans, 28 Mai 2012).

28. Tystiolaeth lafar: Gwilym Evans, Llanberis, mewn sgwrs i Ferched y Wawr, Pencaenewydd a'r Cylch, Eifionydd, 28 Mai 2012.

29. Tâp AWC 4623: Emrys Jones, Cricieth.

30. Tâp AWC 6711: Evan Thomas Evans, Llansannan.

31. Tâp AWC 6772: Yr Uwch-gapten John Henry Stanier Evans, Hook, Hwlffordd.

32. Tâp AWC 6031: Mr a Mrs Glyn a Fay Rees, Crymych.

33. Tâp AWC 177: Mrs Ann Meyrick, Claw'r Plwyf.

34. Llsgr. AWC 999: Llyfr Ateb Mrs Gwen Owens, Llanrwst, am ardal y Fach-wen, Llanddeiniolen, 1961. (Mae'n sôn am y cyfnod 1902 ymlaen.)

35. Tâp AWC 5894: Miss Mary Winnie Jones, Cwm Main.

36. Tâp AWC 6572: David Jones, Abergwesyn.

37. Tâp AWC 6636: Mrs Catherine Elizabeth Bebb, Llanfair Caereinion.

38. Tâp AWC 6467: Miss Katie Olwen Pritchard, Y Gilfach-goch.

39. Tystiolaeth lafar: Mrs Preece, Llanymddyfri, 19 Ebrill 1983.

40. Tâp AWC 6035: Mrs Elizabeth (Leisa) Francis, Crymych.

41. Tâp AWC 6120: John Davies, Efail-wen.

42. Tystiolaeth lafar: Mrs Elizabeth Mary Davies, Pontarddulais, 2 Medi 1981.

43. Tâp AWC 5702: Mrs Kate Davies, Pren-gwyn, Llandysul.

44. Tystiolaeth lafar: Mrs Elizabeth Reynolds, Brynhoffnant, 26 Ionawr 1978.

45. Tâp AWC 6361: Mr a Mrs Thomas ac Annie James, Ysgeifiog, Solfach. Cafwyd y wybodaeth hon gan eu merch, Miss Ruthy James.

46. Robert Eagle, *Herbs Useful Plants* (London: B.B.C., 1981), tt. 47-8.

47. Tystiolaeth lafar: Mrs Mary Jones, Llanymawddwy, 16 Medi 1982, o lyfr ryseitiau ei mam, Mrs Jane Davies, Parc, Y Bala.

48. Tâp AWC 6111: Hugh (Hughie) George James, Maenclochog.

49. Tâp AWC 6770: Miss E. Cecily Howells, Hwlffordd, Miss Mona Bateman, Treamlod, Miss Olive Evans, Hwlffordd, Miss Margaret Griffiths, Hwlffordd, Miss Blodwen Morris a Miss Mattie Morris, Hwlffordd. Cafwyd y wybodaeth hon gan Miss E. Cecily Howells.

50. Tystiolaeth lafar: Mrs Preece, Llanymddyfri, 19 Ebrill 1983.

51. Tâp AWC 1179: Henry S. Bowen, Cilrhedyn, Llanfyrnach.

52. Tâp AWC 6289: Herbert Harris, Pontneddfechan.

53. Tâp AWC 6517: Mrs Margaret Williams, Ynys-hir.

54. Tâp AWC 5896: Mrs Catherine Jones, Penrhyndeudraeth.

55. J. Jones (Myrddin Fardd), *Llên Gwerin Sir Gaernarfon* (Caernarfon: Cwmni y Cyhoeddwyr Cymreig, 1908), t. 127.

56. T. Gwynn Jones, *Welsh Folklore and Folk-Custom* (London: Methuen, 1930), t. 143.

57. R. U. Sayce, 'Montgomeryshire Folklore', *Montgomeryshire Collections,* 47 (1941-2), 23.

58. Tâp AWC 5202: Mrs Elinor Ball, Borth-y-gest.

59. Tâp AWC 262: Mrs Mary Ann Roberts, Melin Ifan Ddu.

60. Marie Trevelyan, *Folk-Lore and Folk-Stories of Wales* (London: Elliott Stock, 1909), t. 110.

61. Tâp AWC 6616: Thomas Chambers, Cefncoedycymer.

62. Tâp AWC 177: Mrs Ann Meyrick, Claw'r Plwyf.

63. Tâp AWC 6750: Mr a Mrs John ac Edith Evans, Llangadog.

64. John B. Hutchings, 'Colour and Appearance in Nature', *Color research and application,* 11, rhifyn 2, 1986, 122.

65. Tâp AWC 6497: Mrs Louisa Donne, Llansamlet.

66. Tâp AWC 6740: Mrs Eira Taylor, Llanymddyfri.

67. Tâp AWC 6923: John Richard Jones, Brynsiencyn.

68. Tâp AWC 6720: Miss Hannah Alis Jones, Gwytherin.

69. Tâp AWC 6770: Miss E. Cecily Howells, Hwlffordd, Miss Mona Bateman, Treamlod, Miss Olive Evans, Hwlffordd, Miss Margaret Griffiths, Hwlffordd, Miss Blodwen Morris a Miss Mattie Morris, Hwlffordd. Cafwyd y wybodaeth hon gan Miss E. Cecily Howells.

70. Tâp AWC 5921: Mrs Laura Elinor Morris, Trawsfynydd.

71. Tâp AWC 6521: Albert Maggs, Tonyrefail.

72. Tâp AWC 6630: Edward Palmer Roberts, Llanerfyl.

73. Sayce, 'Montgomeryshire Folklore', 23.

74. Francis Jones, *The Holy Wells of Wales* (Cardiff: University of Wales Press, 1954), t. 151.

75. Ibid., t. 147.

76. Tâp AWC 6924: John Richard Jones, Brynsiencyn.

77. Tâp AWC 6699: Mrs Hannah Roberts, Y Forge, Machynlleth.

78. Tâp AWC 6693: Maldwyn Evans, Cemais.

79. Tâp AWC 6746: David Gwyndaf Davies a Miss Elizabeth Mary Davies, Llanymddyfri.

80. Tâp AWC 6570: Mrs Ceinwen James, Llanwrtyd.

81. T. C. Evans (Cadrawd), *History of Llangynwyd Parish* (Llanelly: yr awdur, 1887), t. 150.

82. *Bye-gones*, Medi 1882, 119.

83. Tâp AWC 6769: Miss E. Cecily Howells, Hwlffordd, Miss Mona Bateman, Treamlod, Miss Olive Evans, Hwlffordd, Miss Margaret Griffiths, Hwlffordd, Miss Blodwen Morris a Miss Mattie Morris, Hwlffordd. Cafwyd y wybodaeth hon gan Miss E. Cecily Howells.

84. Trevelyan, *Folk-Lore and Folk-Stories of Wales*, t. 45.

85. Elias Owen, *Welsh Folk-Lore, a collection of the Folk Tales and Legends of North Wales* (Oswestry and Wrexham: Woodall, Minshall & Co., 1896), t. 111. Mae Elias Owen yn dyfynnu o Thomas Pennant, *A History of the Parish of Whiteford and Holywell* (1796), t. 131.

86. Peter Wingate, *The Penguin Medical Encyclopedia* (Harmondsworth: Penguin Books, 1982), t. 382.

87. *Geiriadur Prifysgol Cymru*, t. 333.

88. *Gwaith Guto'r Glyn*, goln Ifor Williams a J. Llywelyn Williams (Caerdydd: Gwasg Prifysgol Cymru, 1961), t. 277.

89. *Geiriadur Prifysgol Cymru*, t. 2124.

90. Loc. cit.

91. Loc. cit.

92. *A Welsh Leech Book*, gol. Timothy Lewis (Liverpool: D. Salesbury Hughes, 1914), t. 14, eitem 82.

93. *The New Oxford Dictionary of English* (Oxford: Clarendon Press, 1998), t. 1595.

94. Gw. Allen G. Debus, gol., *Medicine in Seventeenth Century England* (Berkeley; Los Angeles: University of California Press, 1974), t. 264.

95. Ibid., t. 265.

96. Loc. cit.

97. Loc. cit.

98. www.ncbi.nlm.nih.gov/pmc/articles: Peter M Dunn, 'Francis Glisson and the "discovery" of ricketts', *Articles from Archives of Diseases in Childhood; Fetal and Neonatal* (1998 March), 78 (2), F154–F155 (20 Ebrill 2011).

99. Ibid.

100. http://vitamind.ucr.edu/history.html (20 Ebrill 2011).

101. Edward Lhuyd, *Parochialia, being a summary of answers to 'Parochial queries in order to a geographical*

dictionary, etc., of Wales', gol. R. H. Morris (Atodiadau i *Archaeologia Cambrensis*), 3 rhan (London: Cambrian Archaeological Association, 1909-11), II, t. 70.

102. Gw. *Geiriadur Prifysgol Cymru*, t. 2124.

103. Loc. cit.

104. *Geiriadur Prifysgol Cymru*, t. 2124.

105. Jones, *Welsh Folklore and Folk-Custom*, t. 144.

106. Jonathan Ceredig Davies, *Folk-Lore of West and Mid-Wales* (Aberystwyth: yr awdur, 1911), t. 286.

107. *Geiriadur Prifysgol Cymru*, t. 3533. Dyfynnir o Meredith Morris, *A Glossary of the Demetian Dialect of North Pembrokeshire* (Tonypandy: Evans & Short, 1910), t. 305.

108. *Geiriadur Prifysgol Cymru*, t. 3533. Dyfynnir o Ceinwen H. Thomas, *Tafodiaith Nantgarw: Astudiaeth o Gymraeg Llafar Nantgarw yng Nghwm Taf, Morgannwg*, 2 gyfrol (Caerdydd: Gwasg Prifysgol Cymru, 1993), II, Llyfr iii, 511.

109. *Geiriadur Prifysgol* Cymru, t. 2124; Tâp AWC 6501: Miss Winnie Evans, Ystalyfera. (Nododd Miss Evans mai at Mr Griffiths, Ca' Swan y byddent yn mynd yn Ystalyfera.)

110. Tâp AWC 3760: Thomas Morgans, Cwm-bach.

111. Tâp AWC 6498: Mrs Louisa Donne, Llansamlet.

112. Tâp AWC 6493: Mrs Mary Hannah Lewis, Treforys.

113. Tâp AWC 6497: Mrs Louisa Donne, Llansamlet.

114. Tâp AWC 6510: Mrs Martha Mary (Mei) Jenkins, Treorci.

115. D. Parry Jones, *Welsh Children's Games and Pastimes* (Denbigh: Gwasg Gee, 1964), t. 24.

116. T. C. Williams, ' "Take sixty-nine bees"– Welsh Medicine and Folk Lore in olden times', *Transactions of the Port Talbot Historical Society*, 3, rhifyn 2 (1981), 53.

117. Parry Jones, *Welsh Children's Games and Pastimes*, t. 214.

118. Tâp AWC 6493: Mrs Mary Hannah Lewis, Treforys.

119. Tâp AWC 6497: Mrs Louisa Donne, Llansamlet.

120. Tâp AWC 3760: Thomas Morgans, Cwm-bach.

121. Loc. cit.

122. Tâp AWC 6493: Mrs Mary Hannah Lewis, Treforys.

123. Tâp AWC 6510: Mrs Martha Mary (Mei) Jenkins, Treorci.

124. Tâp AWC 6497: Mrs Louisa Donne, Llansamlet.

125. *Abracadabra Amen*, Radio Cymru, 16 Gorffennaf 1992.

126. Tâp AWC 6500: Mrs Sarah Jane T. Harries, Ystradgynlais.

127. Parry Jones, *Welsh Children's Games and Pastimes*, t. 214.

128. Gareth Hughes, *A Llanelli Chronicle* (Llanelli: Llanelli Borough Council, 1984), t. 135. Dyddiad yr adroddiad gwreiddiol oedd 9 Medi 1875.

129. Williams, ' "Take Sixty-nine bees" – Welsh Medicine and Folk Lore in olden times', 53.

130. Steve Roud, *The Penguin Guide to the Superstitions of Britain and Ireland* (London: Penguin Books, 2003), t. 378, o *Folklore* 26 (1915), 213-14.

131. *Abracadabra Amen*, Radio Cymru, 16 Gorffennaf 1992.

132. Mary Wiliam, 'Torri'r llech', *Llafar Gwlad*, rhif 102, Hydref 2008, 14.

8. Y Llygaid a'r Glust

1. P. Diverres, *Le Plus Ancien Texte des Meddygon Myddveu* (Paris: M. Le Dault, 1913), tt. 142, 170.

2. *Llysieulyfr Salesbury*, gol. Iwan Rhys Edgar (Caerdydd: Gwasg Prifysgol Cymru, 1997), t. 58.

3. Tâp AWC 6717: Robert Hiraethog Williams, Gwytherin.

4. Tâp AWC 5917: Robert John Roberts, Gellilydan.

5. Tâp AWC 6116: John Davies, Crymych.

6. Tystiolaeth lafar: Mrs Salisbury, Llanefydd, drwy law Dr Beth Thomas, Amgueddfa Werin Cymru.

7. Tâp AWC 5459: Daniel Jones, Bronnant.

8. Tâp AWC 6701: Mrs Mary Davies, Pennant, Llanbryn-mair.

9. Tâp AWC 1299: Miss Martha Williams, Llandanwg.

10. Diverres, *Le Plus Ancien Texte des Meddygon Myddveu*, t. 142.

11. *A Welsh Leech Book*, gol. Timothy Lewis (Liverpool: D. Salesbury Hughes, 1914), t. 14, eitem 86. Gw. hefyd *Llysieulyfr Salesbury*, tt. 163-4, am gyfeiriad pellach at 'Lysae yr wennol' fel meddyginiaeth at y llygaid: 'Suc llysae yr Wennol wedyr gymmyscy a mêl a ei verwy mewn padell bres nei efydden ar y marwydos sy dda rhag tywyllwc or llygait'. Mae Salesbury hefyd yn nodi: 'Chelidonium maius yn Llatin, Celidonia yn Sasonaec, a Llysae yr Wennol a Llym y llygaid yn Camberaec.'

12. Tystiolaeth lafar: Mrs Hilda Mary Ethall, Caerdydd, 1990.

13. Tâp AWC 6288: Herbert Harris, Pontneddfechan.

14. Tâp AWC 6739: Mrs Eira Taylor, Llanymddyfri.

15. Tâp AWC 6488: Miss Margaret Doris Rees, Llansamlet.

16. Tâp AWC 6748: Mrs Margaret Jennie Thomas, Llanymddyfri.

17. Tystiolaeth lafar: Miss Dorothy Phillips a Miss Betty Phillips, Hook, Hwlffordd, 17 Mehefin 1983.

18. W. Ll. Davies, 'The Conjuror in Montgomeryshire', *Montgomeryshire Collections*, 45 (1937-8), 167.

19. Francis Jones, *The Holy Wells of Wales* (Cardiff: University of Wales Press, 1954), t. 97.

20. *Bye-gones*, Rhagfyr 1875, 346.

21. Tâp AWC 6030: Mr a Mrs Glyn a Fay Rees, Crymych.

22. Tâp AWC 6029: Mrs Hannah Mary Davies, Aberteifi.

23. Tâp AWC 6467: Miss Katie Olwen Pritchard, Y Gilfach-goch.

24. Katie Olwen Pritchard, *The Story of Gilfach Goch*, 3ydd arg. (Newport: Starling Press, 1973), t. 250.

25. Tâp AWC 6525: Morgan John, Cefncoedycymer.

26. Tystiolaeth lafar: Morgan Price, Penderyn, 3 Medi 1981.

27. J. Jones (Myrddin Fardd), *Llên Gwerin Sir Gaernarfon* (Caernarfon: Cwmni y Cyhoeddwyr Cymreig, 1908), t. 174.

28. Ibid., t. 175.

29. Tystiolaeth lafar: Evan Owen Roberts, Pwllheli, 24 Mawrth 1987.

30. Thomas Griffiths Jones (Cyffin), 'A History of the Parish of Llansantffraid-ym-Mechain', *Montgomeryshire Collections*, 4 (1871), 140.

31. Tâp AWC 6494: Mrs Catherine (Katie) Elizabeth Jenkins, Cil-ffriw.

32. Gw. *A Dictionary of Superstitions*, goln Iona Opie a Moira Tatem (Oxford: Oxford University Press, 1989), t. 373.

33. Llsgr. AWC 3273/100: Copi o lythyr, d.d. [Mehefin 1984] oddi wrth Mrs Hilda Thomas, Tal-y-bont, Aberystwyth, i'r rhaglen *Ar Gof a Chadw*, Radio Cymru.

34. Tâp AWC 6468: Miss Katie Olwen Pritchard, Y Gilfach-goch.

35. Tâp AWC 4630: John Penry Davies, Cricieth. Gw. hefyd *A Dictionary of Superstitions*, goln Opie a Tatem, t. 176. Cyfeirir hefyd at y gred y gall gwisgo modrwy aur yn y glust ddiogelu'r morwr rhag boddi.

36. Tâp AWC 6510: Mrs Martha Mary (Mei) Jenkins, Treorci.

37. Tystiolaeth lafar: Mrs John, Tyddewi, 27 Mawrth 1980.

38. Tystiolaeth lafar: Miss Dorothy Phillips a Miss Betty Phillips, Hook, Hwlffordd, 17 Mehefin 1983.

39. Tâp AWC 6768: Mrs Blodwen Gettings, Llangwm, Hwlffordd.

40. Tâp AWC 6347: Mr a Mrs Stanley a Ceinwen Richards, Berea.

41. Tâp AWC 6761: David Walter Morgan, Marloes.

42. Tâp AWC 6512: Mrs Martha Mary (Mei) Jenkins, Treorci; Tâp AWC 6514: Daniel Llewelyn, Blaenrhondda. Gw. hefyd Lynn Davies, 'Aspects of Mining Folklore', *Folk Life: Journal of Ethnological Studies*, 9 (1971), 99-100.

43. Tâp AWC 6769: Miss E. Cecily Howells, Hwlffordd, Miss Mona Bateman, Treamlod, Miss Olive Evans, Hwlffordd, Miss Margaret Griffiths, Hwlffordd, Miss Blodwen Morris a Miss Mattie Morris, Hwlffordd. Cafwyd y wybodaeth hon gan Miss E. Cecily Howells.

44. Tystiolaeth lafar: Mrs Mary Cooke, Treforys, drwy law Dr Beth Thomas, Amgueddfa Werin Cymru, 1979.

45. Tâp AWC 5707: Daniel Jones, Bronnant.

46. Tâp AWC 5697: Evan Rees Evans, Croes-lan, Llandysul.

47. Tâp AWC 6739: Mrs Eira Taylor, Llanymddyfri.

48. Llsgr. AWC 31: Llythyr oddi wrth Cyril Fox, Cyfarwyddwr yr Amgueddfa Genedlaethol, at Dr Iorwerth C. Peate, 12 Mehefin 1937. Nodir i Cyril Fox gael y cyngor hwn gan ei arddwr, A. H. Soper, 35 oed, pan oedd ganddo lyfrithen fawr ar ei lygad.

49. Wayland D. Hand, *Magical Medicine: The Folkloric Component of Medicine in the Folk Belief, Custom, and Ritual of the Peoples of Europe and America* (Berkeley: University of California Press, 1980), t. 267.

50. Tystiolaeth lafar: Mrs Salisbury, Llanefydd, drwy law Dr Beth Thomas, Amgueddfa Werin Cymru.

51. Tâp AWC 6768: Mrs Blodwen Gettings, Llangwm, Hwlffordd.

52. Tâp AWC 6497: Mrs Louisa Donne, Llansamlet.

53. *A Dictionary of Superstitions*, goln Opie a Tatem, t. 59. (Woodforde Diary, 11 Mawrth 1791). Gw. hefyd Steve Roud, *The Penguin Guide to the Superstitions of Britain and Ireland* (London: Penguin Books, 2003), t. 441, lle y cyfeirir at dystiolaeth fwy diweddar o Gernyw: 'Here is a remedy for curing a stye in the eye, or what is locally known as "quillaway". You stroke the eyelid with a Tom-cat's tail three times, three mornings running, and it must be done very early, before the dew is off the ground. Another informant who knew of this practice said a single hair was equally efficacious, but it must be from a cat.' (*Old Cornwall*, 1931).

54. Gw. y bennod 'Afiechydon y Croen' yn yr adran Yr Eryr.

55. Hand, *Magical Medicine*, t. 189. Gw. hefyd t. 196, lle y ceir cyfeiriad at ddefnyddio gwaed cath i drin llyfrithen.

56. *A Dictionary of Superstitions*, goln Opie a Tatem, t. 59.

57. Hywel ab Einion, 'Llen y Werin', *Y Brython*, 4, rhif 36 (Hydref 1861), 393.

58. Jones, *Llên Gwerin Sir Gaernarfon*, t. 125.

59. Thomas W. Hancock, 'Llanrhaiadr-yn-Mochnant. Its Parochial History and Antiquities', *Montgomeryshire Collections*, 6 (1873), 328.

60. Llsgr. AWC 1141: ' "Llên Gwerin Trefaldwyn", traethawd ar gyfer Eisteddfod Gadeiriol Powys a gynhelir yn Llanfair Caereinion, Mehefin 16, 1927 gan "Tudur" ', t. 58.

61. Tâp AWC 6701: Mrs Mary Davies, Pennant, Llanbryn-mair.

62. Tâp AWC 6636: Mrs Catherine Elizabeth Bebb, Llanfair Caereinion.

63. Tâp AWC 6623: Mrs Gwyneth Evans, Y Foel.

64. Tâp AWC 6896: Idwal Hughes, Cerrigydrudion. Gw. Robin Gwyndaf, *Gŵr y Doniau Da: Cyfrol Goffa i'r Parch. J. T. Roberts* (Y Bala: Llyfrau'r Faner, 1978), tt. 72-7, am Ysgrif Goffa y Parch. J. T. Roberts i Evan Dafis, a fu farw 11 Mehefin 1934. Rwyf yn ddyledus i Dr Robin Gwyndaf am dynnu fy sylw at yr ysgrif hon.

65. *Geiriadur Prifysgol Cymru*, t. 362.

66. Tâp AWC 6571: Mrs Elizabeth Anne Richards, Llanwrtyd; Tâp AWC 6572: David Jones, Abergwesyn.

67. Tâp AWC 6514: Daniel Llewelyn, Blaenrhondda.

68. Tystiolaeth lafar: Benjamin Evans, Llandyfrïog, 25 Mehefin 1977. Defnyddir 'erllysg' fel rheol am y berfagl. Gw. er enghraifft, *Geiriadur Prifysgol Cymru*, t. 1236, '**Erllysg** ... *Vinca minor: Lesser Periwinkle.*' a Dafydd Davies ac Arthur Jones, *Enwau Cymraeg ar Blanhigion* (Caerdydd: Amgueddfa Genedlaethol Cymru, 1995), t. 37, lle y ceir 'Erllysg, gw. **Perfagl Mwyaf**' a t. 79, '**Perfagl Mwyaf**, *Vinca major* (Greater Periwinkle)'. Ond fe'i defnyddir ar lafar hefyd am y planhigyn llysiau pen tai: 'houseleek': *Sempervivum tectorum*.

69. Gwenllian Awbery, *Blodau'r Maes a'r Ardd ar Lafar Gwlad*, Llyfrau Llafar Gwlad, 31 (Llanrwst: Gwasg Carreg Gwalch, 1995), t. 45.

70. Tâp AWC 6752: Mrs Sarah Evelyn Lewis, Llanymddyfri.

71. Tâp AWC 5241: Mrs Annie Mary Protheroe, Merthyr Tudful. Amrywiad ar y gair 'erllysg' yw 'dail gerllysg'. Disgrifiodd Mrs Protheroe y 'dail gerllysg' fel rhyw fath o gactws a fyddai'n tyfu ar do y cwt glo, a dywedodd y gwesgid y dail i gael y sudd ohonynt.

72. Tâp AWC 6028: Mrs Hannah Mary Davies, Aberteifi.

73. Diverres, *Le Plus Ancien Texte des Meddygon Myddveu*, t. 38.

74. Tâp AWC 6108: Daniel (Dan) Morgan, Brynberian.

75. Tâp AWC 6749: Mr a Mrs John ac Edith Evans, Llangadog. Mae'n debyg mai *Fraxinus americana* yw'r onnen wen. Fe'i cyflwynwyd i Brydain ym 1724, ac mae'n boblogaidd mewn parcdiroedd.

76. Tâp AWC 6634: Ernest Vyrnwy James, Llanerfyl.

77. Tâp AWC 5781: William Pritchard, Y Groeslon.

78. Tystiolaeth lafar: Mrs Margaret Mary George, Cas-mael, 23 Hydref 1979.

79. Tâp AWC 5705: Miss Elizabeth Lloyd, Pren-gwyn, Llandysul.

80. Tystiolaeth lafar: Mrs John, Tyddewi, 27 Mawrth 1980.

81. Tâp AWC 5771: Mrs Mary Thomas, Morfa Nefyn.

82. Tâp AWC 6769: Miss E. Cecily Howells, Hwlffordd, Miss Mona Bateman, Treamlod, Miss Olive Evans, Hwlffordd, Miss Margaret Griffiths, Hwlffordd, Miss Blodwen Morris a Miss Mattie Morris, Hwlffordd. Cafwyd y wybodaeth hon gan Miss E. Cecily Howells.

83. Tystiolaeth lafar: Mrs Mary Cooke, Treforys, drwy law Dr Beth Thomas, Amgueddfa Werin Cymru, 1979.

84. Tâp AWC 6568: Ronald Davies, Llanymddyfri.

85. Llsgr. AWC 999: Llyfr Ateb Mrs Gwen Owens, Llanrwst am ardal y Fach-wen, Llanddeiniolen, 1961. (Mae'n sôn am y cyfnod 1902 ymlaen.)

86. Tâp AWC 6257: Mrs Margaret Mary George, Cas-mael.

87. Tâp AWC 6517: Mrs Margaret Williams, Ynys-hir.

88. Tâp AWC 6028: Mrs Hannah Mary Davies, Aberteifi.

89. Tâp AWC 6575: Evan David Davies, Llanwrtyd. Enw arall ar 'llysiau'r cŵn' yw 'melog y cŵn', sef 'lousewort': *Pedicularis sylvatica*. Gw. Davies a Jones, *Enwau Cymraeg ar Blanhigion*, tt. 64, 70.

90. Tâp AWC 6924: John Richard Jones, Brynsiencyn.

91. Tystiolaeth lafar: Mrs Sydna Hughes, Coedana, Llannerch-y-medd, 11 Hydref 1983.

92. E. Tudor Jones, *Hanes Hen Feddyg* (Talybont: Y Lolfa, 2013), t. 129.

9. Y Gwallt a'r Dannedd

1. Llsgr. AWC 3273/99: Copi o lythyr dyddiedig 26 Mai 1984 oddi wrth Elsie Morgan, Bow Street, Aberystwyth, i'r rhaglen *Ar Gof a Chadw*, Radio Cymru. 'Rhoddai [mam-gu] "loshon Rhosmari" i mi i swilio'm gwallt. "Bydd hyn yn help i gadw lliw dy wallt, a'i gadw rhag i ti gael cen ar y pen." Ond "loshon gamil" i Tom fy mrawd, am fod ei wallt yn olau.'

2. Tâp AWC 6265: James Robert Thomas, Wdig.

3. Tâp AWC 6770: Miss E. Cecily Howells, Hwlffordd; Miss Mona Bateman, Treamlod; Miss Olive Evans, Hwlffordd; Miss Margaret Griffiths, Hwlffordd; Miss Blodwen Morris a Miss Mattie Morris, Hwlffordd. Cafwyd y feddyginiaeth hon gan Miss Mona Bateman.

4. Tâp AWC 6510: Mrs Martha Mary (Mei) Jenkins, Treorci.

5. Llsgr. AWC 1793/481: Casgliad Evan Jones, Ty'n-y-pant, Llanwrtyd.

6. Tâp AWC 5896: Mrs Catherine Jones, Penrhyndeudraeth.

7. Tâp AWC 5697: Evan Rees Evans, Croes-lan, Llandysul.

8. Tâp AWC 6494: Mrs Catherine (Katie) Elizabeth Jenkins, Cil-ffriw.

9. Tâp AWC 6518: *Eadem*.

10. Tâp AWC 6769: Miss E. Cecily Howells, Hwlffordd; Miss Mona Bateman, Treamlod; Miss Olive Evans, Hwlffordd; Miss Margaret Griffiths, Hwlffordd; Miss Blodwen Morris a Miss Mattie Morris, Hwlffordd. Cafwyd y feddyginiaeth hon gan Miss E. Cecily Howells.

11. Tâp AWC 5893: Miss Mary Winnie Jones, Cwm Main.

12. Tâp AWC 160: Edward Henry Evans, Gwernymynydd.

13. Tâp AWC 6497: Mrs Louisa Davies, Llansamlet.

14. Tâp AWC 5898: Mr a Mrs Meredydd ac Elizabeth (Betsi) Roberts, Abergeirw. Cafwyd y feddyginiaeth hon gan Meredydd Roberts.

15. Tâp AWC 5459: Daniel Jones, Bronnant.

16. Tâp AWC 6769: Miss E. Cecily Howells, Hwlffordd; Miss Mona Bateman, Treamlod; Miss Olive Evans, Hwlffordd; Miss Margaret Griffiths, Hwlffordd; Miss Blodwen Morris a Miss Mattie Morris, Hwlffordd. Cafwyd y feddyginiaeth hon gan Miss E. Cecily Howells.

17. J. Jones (Myrddin Fardd), *Llên Gwerin Sir Gaernarfon* (Caernarfon: Cwmni y Cyhoeddwyr Cymreig, 1908), t. 162.

18. Tâp AWC 6468: Miss Katie Olwen Pritchard, Y Gilfach-goch.

19. Jones, *Llên Gwerin Sir Gaernarfon*, t. 47.

20. Tâp AWC 5776: Mrs Elizabeth Roberts, Bryncroes.

21. Tâp AWC 7256: Mrs Gladys Morris, Yr Wyddgrug; Tâp AWC 7259: Mr a Mrs Gwilim a Hafwen Mai Edwards, Yr Wyddgrug.

22. Llsgr. AWC 1013: Llyfr Ateb Mrs Gwen Owens, Llanrwst, am ardal y Fach-wen, Llanddeiniolen, 1961 (mae'n sôn am y cyfnod 1902 ymlaen); Tâp AWC 5893: Miss Mary Winnie Jones, Cwm Main.

23. Tâp AWC 5893: Miss Mary Winnie Jones, Cwm Main.

24. Tâp AWC 6708: Gwylfa Hughes, Dinas Mawddwy.

25. Tâp AWC 5771: Mrs Mary Thomas, Morfa Nefyn.

26. Tâp AWC 6717: Robert Hiraethog Williams, Gwytherin.

27. Tâp AWC 5707: Daniel Jones, Bronnant.

28. Tâp AWC 5365: George Povey, Llangybi, Pwllheli.

29. Tâp AWC 5776: Mrs Elizabeth Roberts, Bryncroes.

30. Tâp AWC 5582: Mrs Kate Davies, Pren-gwyn, Llandysul.

31. M. Grieve, *A Modern Herbal*, gol. Mrs C. F. Leyel (Harmondsworth: Penguin Books, 1980), tt. 715-16. Gw. hefyd Deni Bown, *The Royal Horticultural Society Encyclopedia of Herbs and Their Uses* (London: BCA, 1995), t. 349 am wybodaeth am *Sassafras albidum*.

32. Grieve, *A Modern Herbal*, tt. 662-3. Gw. hefyd Bown, *The Royal Horticultural Society Encyclopedia of Herbs and Their Uses*, t. 327.

33.   Llsgr. AWC 643: Miss Sarah Holland Miles, Llanharan.

34.   Tâp AWC 6497: Mrs Louisa Donne, Llansamlet.

35.   Tystiolaeth lafar: Miss Doris Morgan, Aberystwyth, 21 Mehefin 1977.

36.   Tâp AWC 6925: Miss Elizabeth Jane Owen, Bachau, Llannerch-y-medd.

37.   Tâp AWC 5775: Mrs Elizabeth Roberts, Bryncroes.

38.   Tâp AWC 6752: Mrs Sarah Evelyn Lewis, Llanymddyfri.

39.   Tâp AWC 6739: Mrs Eira Taylor, Llanymddyfri.

40.   Tâp AWC 5893: Miss Mary Winnie Jones, Cwm Main.

41.   Ibid.

42.   Llsgr. AWC 1480/8-9: Lewis T. Evans, Y Gyffylliog, Rhuthun.

43.   Grieve, *A Modern Herbal*, t. 208.

44.   Tâp AWC 5224: Thomas Rowlands, Pencaenewydd, Pwllheli.

45.   Llsgr. AWC 3273/99: Copi o lythyr dyddiedig 26 Mai 1984 oddi wrth Elsie Morgan, Bow Street, Aberystwyth, i'r rhaglen *Ar Gof a Chadw*, Radio Cymru. Arferai ei mam-gu gasglu'r llysiau wrth fynd i nôl dŵr o 'Bistyll y Bentinck'.

46.   Tâp AWC 6724: Peter Jones, Llansannan.

47.   Llsgr. AWC 1624/1: Mrs Annie Davies Evans, Ystalyfera (gynt o Lanfair, Harlech).

48.   Tâp AWC 5781: William Pritchard, Y Groeslon.

49.   Tâp AWC 6488: Miss Margaret Doris Rees, Llansamlet.

50.   R. U. Sayce, 'Montgomeryshire Folklore', *Montgomeryshire Collections*, 47 (1941-2), 24.

51.   *Bye-gones*, 15 Mawrth 1893, 44.

52.   Gw. Steve Roud, *The Penguin Guide to the Superstitions of England and Ireland* (London: Penguin Books, 2003), t. 483.

53.   Tâp AWC 6114: William Gibby, Llandysilio.

54.   Tâp AWC 3005: George Greeves, Abertyswg a William Harries, Rhymni (cafwyd y wybodaeth hon gan William Harries); Lynn Davies, 'Aspects of Mining Folklore in Wales', *Folk Life: Journal of Ethnological Studies*, 9 (1971), 100.

55.   Sayce, 'Montgomeryshire Folklore', 24.

56.   Tâp AWC 5922: Mrs Margaret (Magi) Jones, Hermon, Llanfachreth.

57.   Tâp AWC 5895: Miss Mary Winnie Jones, Cwm Main.

58.   Tâp AWC 5893: *Eadem*.

59.   Tâp AWC 6629: Edward Palmer Roberts, Llanerfyl.

60.   Tâp AWC 5776: Mrs Elizabeth Roberts, Bryncroes.

61.   Tâp AWC 5579: Miss Sarah Anne Davies, Pren-gwyn, Llandysul.

62.   Tâp AWC 7284: Mrs Ellen Grace Roberts, Bodedern.

63.   Hettie Glyn Davies, *Edrych yn Ôl: Hen Atgofion am Geredigion* (Lerpwl: Gwasg y Brython, 1958), t. 62.

64.   F. S. Price, *A History of Llansawel* (Swansea: yr awdur, 1898), t.12.

65.   Tâp AWC 6737: Mrs Elsie May Jones, Llanymddyfri.

66.   Tâp AWC 7286: John Henry Jones, Llangybi, Pwllheli.

67. Elizabeth Williams, *Brethyn Cartref* (Aberystwyth: Gwasg Aberystwyth, 1951), t. 48.

68. D. M. R., 'Medical Recipes', *Bye-gones*, 21 Hydref 1896, 454.

69. Llsgr. AWC 2075: 'The Folklore of S. Pembrokeshire by the Rev. W. Meredyth Morris, BA', t. 53. Copi o'r llawysgrif wreiddiol, Cardiff MS 4.308, yn Llyfrgell Ganolog Caerdydd. Sylwer mai 'Meredyth', yn hytrach na 'Meredith', yw'r sillafiad ar yr wynebddalen. Mae'r wynebddalen a'r mynegai mewn llaw wahanol i'r llawysgrif ei hun.

70. *A Welsh Leech Book*, gol. Timothy Lewis (Liverpool: D. Salesbury Hughes, 1914), tt. 40-1, eitem 260.

71. Llsgr. AWC 2075: 'The Folklore of S. Pembrokeshire by the Rev. W. Meredyth Morris, BA', t. 53.

72. Loc. cit.

73. Ibid., t. 54.

74. Marie Trevelyan, *Folk-Lore and Folk-Stories of Wales* (London: Elliott Stock, 1909), t. 227. Gw. *A Dictionary of Superstitions*, goln Iona Opie a Moira Tatem (Oxford: Oxford University Press, 1989), tt. 411-12, am restr o swynion tebyg.

75. *Bye-gones*, Hydref 1877, 300.

76. Trevelyan, *Folk-Lore and Folk-Stories of Wales*, t. 227.

77. Jones, *Llên Gwerin Sir Gaernarfon*, t. 164.

78. T. Gwynn Jones, *Welsh Folklore and Folk-Custom* (London: Methuen, 1930), t. 142.

79. Tâp AWC 7459: Hubert John Evans, Llanbedr Castell-paen; Tâp AWC 7465: Thomas Williams, Cleirwy.

80. Tâp AWC 7459: Hubert John Evans, Llanbedr Castell-paen.

81. Tâp AWC 7465: Thomas Williams, Cleirwy.

82. W. Ll. Davies, 'The Conjuror in Montgomeryshire', *Montgomeryshire Collections*, 45 (1937-8), 165-6.

83. Ibid.

84. Jones, *Welsh Folklore and Folk-Custom*, t. 142.

85. *Bye-gones*, 10 Ebrill 1929, 89.

86. *Bye-gones*, 8 Chwefror 1893, 25.

87. *Bye-gones*, 10 Ebrill 1929, 89.

88. Jones, *Llên Gwerin Sir Gaernarfon*, t. 164.

89. *Bye-gones*, 12 Medi 1894, 434. Gw. hefyd Jones, *Llên Gwerin Sir Gaernarfon*, t. 159: 'Brân ddu, brân wen. / Taflu'm dant dros fy mhen; / Dant gwyn i mi / Dant du i'r ci.'

90. Llsgr. AWC 1793/506: Evan Jones, Ty'n-y-pant, Llanwrtyd.

91. Jones, *Welsh Folklore and Folk-Custom*, t. 198.

92. Llsgr. AWC 1793/481: Evan Jones, Ty'n-y-pant, Llanwrtyd.

93. Ibid.

94. Gw. *A Dictionary of Superstitions*, Opie a Tatem, tt. 393-4, am restr o gredoau ynghylch cael gwared â'r dannedd.

95. Jones, *Welsh Folklore and Folk-Custom*, t. 198.

96. Edward Hamer, 'Parochial Account of Llanidloes', *Montgomeryshire Collections*, 10 (1877), 259.

97. Jones, *Welsh Folklore and Folk-Custom*, t. 198; Llsgr. AWC 1793/506: Evan Jones, Ty'n-y-pant, Llanwrtyd. Gw. hefyd erthygl Dr Emyr Wyn Jones, 'Richard III's Disfigurement: A Medical Postscript', *Folklore*, 91 (1980), 218-23, am ymdriniaeth â'r dannedd geni o safbwynt hanesyddol a llên gwerin. Dengys yr edrychid arnynt yn anffafriol mewn nifer o wledydd.

98. Jones, *Welsh Folklore and Folk-Custom*, t. 198.

10. Afiechydon y Croen

1. Tystiolaeth lafar: Griffith Williams, Llanfachreth, 4 Hydref 1978.

2. Tâp AWC 6707: Mrs Dilys McBryde, Corris.

3. Tâp AWC 5459: Daniel Jones, Bronnant.

4. Llsgr. AWC 3273/102: Copi o lythyr dyddiedig 4 Mehefin 1984 gan Mrs Eirlys Jones, Gellifor, Rhuthun, i'r rhaglen *Ar Gof a Chadw*, Radio Cymru.

5. Tâp AWC 6634: Ernest Vyrnwy James, Llanerfyl.

6. Tâp AWC 5776: Mrs Elizabeth Roberts, Bryncroes.

7. Tâp AWC 5214: John Hughes, Pencaenewydd.

8. *Geiriadur Prifysgol Cymru*, t. 933.

9. Tâp AWC 5893: Miss Mary Winnie Jones, Cwm Main.

10. Tystiolaeth lafar: William Wyn Jones, Llansannan, 9 Tachwedd 1982.

11. Tystiolaeth lafar: Gwilym Lewis Jones, Amgueddfa Werin Cymru, 1987.

12. Tâp AWC 6724: Peter Jones, Llansannan.

13. Tâp AWC 5893: Miss Mary Winnie Jones, Cwm Main.

14. Tâp AWC 5707: Daniel Jones, Bronnant.

15. Tâp AWC 5893: Miss Mary Winnie Jones, Cwm Main.

16. Tâp AWC 5704: Mrs Elizabeth Reynolds, Brynhoffnant.

17. Tâp AWC 6262: John Miles, Wdig.

18. Tâp AWC 5776: Mrs Elizabeth Roberts, Bryncroes.

19. Tâp AWC 5225: Thomas Rowlands, Pencaenewydd.

20. Tystiolaeth lafar: Ifor Owen, Llanddeusant, Ynys Môn, 2005.

21. Tâp AWC 5922: Mrs Margaret (Magi) Jones, Hermon, Llanfachreth.

22. Tâp AWC 5898: Mr a Mrs Meredydd ac Elizabeth (Betsi) Roberts, Abergeirw. Cafwyd y wybodaeth hon gan Meredydd Roberts.

23. Tâp AWC 5358: Henry Lloyd Owen, Caernarfon.

24. Tâp AWC 6510: Mrs Martha Mary (Mei) Jenkins, Treorci.

25. Tystiolaeth lafar: Mrs Annie Thomas, Pwllheli, 21 Chwefror 1977.

26. Tâp AWC 6638: Mrs Edith Margretta Ellis, Dolanog.

27. Tâp AWC 6636: Mrs Catherine Elizabeth Bebb, Llanfair Caereinion.

28. Tâp AWC 6705: Mrs Anne Jones, Llanymawddwy.

29. Tâp AWC 6763: Miss Elizabeth Anne John, Arberth.

30. Tâp AWC 6265: James Robert Thomas, Wdig.

31. Tâp AWC 6624: Mr a Mrs Thomas Evan Thomas a Morfydd Maldwyna Thomas, Llanfair Caereinion.

32. Tâp AWC 6499: Mrs Sarah Jane T. Harries, Ystradgynlais.

33. Tâp AWC 6357: William Jenkins, Llanrhian.

34. Tâp AWC 6115: William Gibby, Llandysilio.

35. Tâp AWC 6746: David Gwyndaf Davies a Miss Elizabeth Mary Davies, Llanymddyfri. Cafwyd y wybodaeth hon gan David Gwyndaf Davies.

36. Tystiolaeth lafar: Mrs Nellie Jarvis, Pont-rhyd-y-fen, drwy law Dr Beth Thomas, Amgueddfa Werin Cymru, 1982.

37. Llythyr gan Mrs Eirwen Jones, Cilybebyll, Pontardawe, at Ruth Parry. Darlledwyd ar y rhaglen *Merched yn Bennaf*, Radio Cymru, 21 Mehefin 1983.

38. Llsgr. AWC 3273/99: Copi o lythyr dyddiedig 26 Mai 1984 gan Elsie Morgan, Bow Street, Aberystwyth, i'r rhaglen *Ar Gof a Chadw*, Radio Cymru.

39. Tâp AWC 6634: Ernest Vyrnwy James, Llanerfyl.

40. Ibid.

41. Tâp AWC 6695: Mrs Ellen Evans, Penegoes.

42. Tâp AWC 6712: Evan Thomas Evans, Llansannan. Dywedodd y siaradwr y byddai pawb yn tyfu gwenith a haidd, had llin a ffa ceffylau erstalwm. Amrywogaeth o'r ffa cyffredin (*Vicia faba*) yw ffa ceffylau.

43. Tâp AWC 6571: Mrs Elizabeth Anne Richards, Llanwrtyd; Tâp AWC 6572: David Jones, Abergwesyn.

44. Tâp AWC 6710: Mrs Ellen Vaughan Wynne, Llansannan.

45. Tâp AWC 6739: Mrs Eira Taylor, Llanymddyfri.

46. Tâp AWC 6361: Mr a Mrs Thomas ac Annie James, Ysgeifiog, Solfach. Cafwyd y wybodaeth hon gan eu merch, Miss Ruthy James.

47. Tâp AWC 6115: William Gibby, Llandysilio.

48. Tystiolaeth lafar: Miss Doris Morgan, Aberystwyth, 21 Mehefin 1977.

49. Tâp AWC 6353: Elliot Jenkins, Llanrhian.

50. Tâp AWC 6345: Edward Davies, Croes-goch.

51. Tâp AWC 6514: Daniel Llewelyn, Blaenrhondda.

52. Tâp AWC 5927: Mrs Ellen (Nell) Griffiths, Trawsfynydd.

53. Llsgr. AWC 3273/107: Copi o lythyr dyddiedig 29 Tachwedd 1983 gan Mrs Olwen Jones, Llanfechell, Amlwch, i'r rhaglen *Ar Gof a Chadw*, Radio Cymru; llythyr gan Olwen Jones, Llanfechell, Ynys Môn, yn *Y Cymro*, 10 Mehefin 1998.

54. Tâp AWC 6511: Mrs Martha Mary (Mei) Jenkins, Treorci.

55. Tâp AWC 6923: John Richard Jones, Brynsiencyn.

56. Tâp AWC 5707: Daniel Jones, Bronnant.

57. Tâp AWC 5583: Mrs Kate Davies, Pren-gwyn, Llandysul. Gw. hefyd Llsgr. AWC 1922: Mrs Hannah Davies, Llandysul, lle y nodir bod 'Rhys Pantyrrasses yn enwog am ei eli at y ffalwm ...'

58. Tâp AWC 6494: Mrs Catherine (Katie) Elizabeth Jenkins, Cil-ffriw.

59. Tystiolaeth lafar: Mrs Sadie Jones, Gors-goch, 26 Ionawr 1978. Rwyf yn ddiolchgar i Miss Mair Jones, merch Mrs Sadie Jones, am ganiatáu i mi ddatgelu cyfrinach yr eli.

60. Tâp AWC 6498: Mrs Louisa Donne, Llansamlet.

61. Tâp AWC 6351: Gilbert John Charles, Llanrhian.

62. Tâp AWC 6494: Mrs Catherine (Katie) Elizabeth Jenkins, Cil-ffriw.

63. Tâp AWC 6116: John Davies, Crymych.

64. Tâp AWC 6029: Mrs Hannah Mary Davies, Aberteifi.

65. Tâp AWC 5697: Evan Rees Evans, Croes-lan, Llandysul.

66. Tâp AWC 6034: Mrs Elizabeth (Leisa) Francis, Crymych.

67. Tystiolaeth lafar: Mrs Nellie Jarvis, Pont-rhyd-y-fen, drwy law Dr Beth Thomas, Amgueddfa Werin Cymru, 1982.

68. Tâp AWC 6571: Mrs Elizabeth Anne Richards, Llanwrtyd.

69. Tâp AWC 5894: Miss Mary Winnie Jones, Cwm Main.

70. Tâp AWC 5927: Mrs Ellen (Nell) Griffiths, Trawsfynydd.

71. Tystiolaeth lafar: Mrs Elizabeth Jones, Clynnog Fawr, 1977.

72. Tâp AWC 6699: Mrs Hannah Roberts, Forge, Machynlleth.

73. Tâp AWC 6030: Mr a Mrs Glyn a Fay Rees, Crymych.

74. Tâp AWC 6768: Mrs Blodwen Gettings, Llangwm, Hwlffordd; Tâp AWC 6769: Miss E. Cecily Howells, Hwlffordd, Miss Mona Bateman, Treamlod, Miss Olive Evans, Hwlffordd, Miss Margaret Griffiths, Hwlffordd, Miss Blodwen Morris a Miss Mattie Morris, Hwlffordd. Cafwyd y wybodaeth hon gan Miss E. Cecily Howells.

75. Tâp AWC 6289: Herbert Harris, Pontneddfechan.

76. Elias Owen, 'Montgomeryshire Folk-lore', *Montgomeryshire Collections*, 30 (1897-8), 176.

77. Llsgr. AWC 3273/102: Copi o lythyr dyddiedig 4 Mehefin 1984 gan Mrs Eirlys Jones, Gellifor, Rhuthun, i'r rhaglen *Ar Gof a Chadw*, Radio Cymru.

78. Ibid.

79. Tystiolaeth lafar: John Owen Huws, Waunfawr, 25 Mawrth 1987.

80. Tâp AWC 6739: Mrs Eira Taylor, Llanymddyfri.

81. Tâp AWC 4412: Mrs Margaret Jones, Rhosgadfan. Gwybodaeth drwy law Mrs S. Minwel Tibbott, Amgueddfa Werin Cymru.

82. Tâp AWC 6500: Mrs Sarah Jane T. Harries, Ystradgynlais.

83. Tystiolaeth lafar: Mrs Lillian Anne Jones, Llanwrtyd, 16 Chwefror 1982.

84. Tâp AWC 5782: William Pritchard, Y Groeslon.

85. Tâp AWC 6696: David Meurig Owen Griffiths, Cwmlline.

86. Tâp AWC 6572: David Jones, Abergwesyn.

87. Tâp AWC 6700: Mrs Mary Davies, Pennant, Llanbryn-mair.

88. Tâp AWC 6115: William Gibby, Llandysilio.

89. Tâp AWC 5894: Miss Mary Winnie Jones, Cwm Main.

90. Tâp AWC 6923: John Richard Jones, Brynsiencyn.

91. L. P. Barnaschone, 'Manners and Customs of the People of Tenby in the Eighteenth Century', *The Cambrian Journal*, 4 (1857), 179; [Richard Mason], *Tales and Traditions of Tenby* (Tenby: R. Mason; London: Piper, Stephenson, and Spence, 1858), tt. 5-6; gw. hefyd J. D. Davies, *A History of West Gower, Glamorganshire*, 4 cyfrol (Swansea, 1877-94), II *Historical Notices of the Parishes of Llanmadoc and Cheriton in the Rural Deanery of West Gower Glamorganshire* (1879), 83. Am ymdriniaeth lawnach, gw. Pennod 6, 'Gwaedu â chelyn', yn y gyfrol hon.

92. Gw. Trefor M. Owen, *Welsh Folk Customs* (Cardiff: National Museum of Wales (Welsh Folk Museum), 1959), tt. 39-41.

93. Tystiolaeth lafar: Mrs Elizabeth Jones, Clynnog Fawr, 1977. Yn ôl Cyfrifiad 1901 ar gyfer plwyf Penmorfa, roedd gwraig weddw 60 oed o'r enw Dorothy Griffith yn byw yn 'Felin Cottage', Golan. Byddai'n hen wraig o gwmpas ei 80 oed erbyn 1920.

94. Tâp AWC 6030: Mr a Mrs Glyn a Fay Rees, Crymych.

95. Tystiolaeth lafar: David T. Davies, Amgueddfa Werin Cymru, 1979.

96. Llsgr. AWC 3273/103: Copi o lythyr dyddiedig 6 Mehefin 1984 gan W. J. Davies, Wrecsam, i'r rhaglen *Ar Gof a Chadw*, Radio Cymru.

97. Tystiolaeth lafar: Herbert Griffiths, Bodedern, 14 Hydref 1983.

98. Tâp AWC 6929: John Evans, Bodedern.

99. Tystiolaeth lafar: Herbert Griffiths, Bodedern, 14 Hydref 1983.

100. Tâp AWC 6929: John Evans, Bodedern.

101. Tâp AWC 6635: Ernest Vyrnwy James, Llanerfyl.

102. Tâp AWC 6572: David Jones, Abergwesyn.

103. Tâp AWC 6763: Miss Elizabeth Anne John, Arberth.

104. Tystiolaeth lafar: Mrs Lora Roberts, Rhos-lan, yng Nghynhadledd Llên Gwerin 'Y Byd a'i Natur' ym Mhlas Tan-y-bwlch, Maentwrog, 15 Mawrth 1986.

105. Tystiolaeth lafar: Mrs Lloyd, Corwen, drwy law Dr Gwenllian Awbery, Amgueddfa Werin Cymru.

106. Tâp AWC 6761: David Walter Morgan, Marloes, Hwlffordd.

107. Tâp AWC 5894: Miss Mary Winnie Jones, Cwm Main.

108. Tâp AWC 6746: David Gwyndaf Davies a Miss Elizabeth Mary Davies, Llanymddyfri. Cafwyd y wybodaeth hon gan Miss Elizabeth Mary Davies.

109. Tystiolaeth lafar: Miss Dorothy Phillips a Miss Betty Phillips, Hook, Hwlffordd, 17 Mehefin 1983.

110. Tâp AWC 6494: Mrs Catherine (Katie) Elizabeth Jenkins, Cil-ffriw.

111. Tâp AWC 6499: Mrs Sarah Jane T. Harries, Ystradgynlais.

112. Tâp AWC 5897: Mrs Catherine Jones, Penrhyndeudraeth.

113. Tystiolaeth lafar: Miss Doris Morgan, Aberystwyth, 21 Mehefin 1977.

114. Tystiolaeth lafar: Mrs Jones, Trefor Road, Aberystwyth, 23 Mehefin 1977.

115. Llsgr. AWC 2075: 'The Folklore of S. Pembrokeshire by the Rev. W. Meredyth Morris, BA', t. 6. Copi o'r llawysgrif wreiddiol, Cardiff MS 4.308, yn Llyfrgell Ganolog Caerdydd.

Sylwer mai 'Meredyth', yn hytrach na 'Meredith', yw'r sillafiad ar y wynebddalen. Mae'r wynebddalen a'r mynegai mewn llaw wahanol i'r llawysgrif ei hun.

116. Ibid. Nododd Meredith Morris mai *fire* yw *vire*, ac mai *ancient* yw *antious*, ond nid oedd yn sicr beth oedd ystyr *dore*. Awgrymodd mai llygriad ar y gair *Thor* ydoedd. Thor oedd duw mellt a tharanau, ac ail dduw pwysicaf y Llychlynwyr. Roedd yn fab i Woden, duw rhyfel. Gw. *Brewer's Book of Myth and Legend*, gol. J. C. Cooper (London: BCA, 1992), t. 282.

117. Tâp AWC 6763: Miss Elizabeth Anne John, Arberth.

118. Tystiolaeth lafar: Miss E. Cecily Howells, Hwlffordd, 13 Mehefin 1983.

119. Tâp AWC 6763: Miss Elizabeth Anne John, Arberth.

120. Ibid.

121. *A Welsh Leech Book*, gol. Timothy Lewis (Liverpool: D. Salesbury Hughes, 1914), t. 9, eitem 54.

122. Kynan, 'Yr Eryr', *Cymru*, 13 (Hydref 1897), 152-3.

123. Tystiolaeth lafar: Mrs Gwenllian Jones, Caernarfon, 2009.

124. Thomas W. Hancock, 'Llanrhaiadr-yn-Mochnant. Its Parochial History and Antiquities', *Montgomeryshire Collections*, 6 (1873), 328; T[homas] W. H[ancock], 'Curing the Shingles (Herpes Zoster) By Charm ("Swyno'r 'Ryri")', *Bye-gones*, 10 Ebrill 1895, 72.

125. Kynan, 'Yr Eryr', 152.

126. Ifor Williams, *Enwau Lleoedd*, Cyfres Pobun, 5 (Lerpwl: Gwasg y Brython, 1945), t. 18. Dyma a ddywed Syr Ifor Williams cyn trafod y dolur: '*Eryri* (gw. *Bulletin* iv, 137-41, v. 137) enw benywaidd yn –*i* o *eryr*, gair a ddigwydd yn Llyfr Du Caerfyrddin (tua 1200), am lan afon a glan môr. Golyga pob glan, boed uchel neu isel, godiad tir, ac olrheiniais *eryr* i wreiddyn *er*, *or* 'codi' (cf. Lladin *orior* 'codaf'; Groeg *ornis* 'aderyn'; *oros* 'mynydd', ac yn hen iaith India daw gair ohono am don y môr). O hwn y cawsom ni *eryr* am yr aderyn a fedr hedeg yn uwch na'r un arall, a'r *or* sydd yn *dygyfor*, gair am y môr yn codi'n donnau, ac yn *gor-or*, glan afon, neu ymyl gwlad.'

127. W. Bingley, *North Wales; including its Scenery, Antiquities, Customs, and some sketches of its Natural History; Delineated from two excursions through all the interesting parts of that country, During the Summers of 1798 and 1801*, 2 gyfrol (London: T. N. Longman and O. Rees, 1804), II, 277-8: 'I have been informed that a disorder somewhat resembling St. Anthony's fire, which the Welsh people call *Yr Eryr*, the eagle, is supposed to be at any time cured by the following kind of charm. A person, whose grandfather, or greatgrandfather, has eaten the flesh of an eagle, is to spit on the part affected, and rub it for a little while with his fingers. This is esteemed an infallible remedy.'

128. *Detholion o Ddyddiadur Eben Fardd*, gol. E. G. Millward (Caerdydd: Gwasg Prifysgol Cymru, 1968), t. 149. Gw. hefyd 'A Cure for Erysipelas', *Bye-gones*, 30 Rhagfyr 1891, 226, lle y trafodir cofnod Eben Fardd; mae'r gohebydd, 'C.A.', hefyd yn nodi mai triniaeth at yr eryr yw hyn, a bod y symptomau a ddisgrifir gan Eben Fardd yn ymdebygu i symptomau'r eryr. '... and last night the disease broke out in a cluster of vesicles very small and reddish near her shoulder.'

129. Kynan, 'Yr Eryr', 152. Clywyd yn lleol fod y wraig o'r Ffôr yn byw yn Nhy'n Lôn Bach.

130. Hancock, 'Llanrhaiadr-yn-Mochnant. Its Parochial History and Antiquities', 328.

131. Llsgr. AWC 30: 'Note from Major E. T. P. Rogers, Knighton, Radnor, to Dr Cyril Fox', 18 Ebrill 1929. Gw. hefyd, W. H. Howse, *Radnorshire* (Hereford: E. J. Thurston, 1949), t. 205: 'I was told by the late Major E. T. P. Rogers, of Knighton, that there was formerly a keeper named Price at Stanage Park whose father was known to have eaten eagle's flesh, and that people suffering from shingles used to come from many places to touch this man.'

132. Tâp AWC 153: Mrs Margaret Roberts, Gwesbyr.

133. Tâp AWC 7265: William Hughes, Gwesbyr.

134. Tystiolaeth lafar: Mrs Gwenllian Jones, Caernarfon, 31 Mawrth 2011. Credid mai un o'r Ffôr ger Pwllheli oedd Mrs Jeremiah Jones yn wreiddiol.

135. Ifor Williams, 'Nodiadau ar Eiriau', *Bwletin y Bwrdd Gwybodau Celtaidd*, 5 (Mai 1930), 137.

136. Tâp AWC 6928: Miss Margaret Catherine Roberts, Niwbwrch.

137. Tâp AWC 2788: Miss Gwladys Roberts, Conwy.

138. Llythyr gan M. Lloyd, Llandyrnog yn *Y Bedol*, Mai 1986, t. 5.

139. Llsgr. AWC 2725: Atgofion Mrs Nell Griffiths, Trawsfynydd, am fferm Llennyrch, Llandecwyn, Talsarnau, yn ystod y cyfnod y bu'n gweini yno, sef rhwng 1920 a 1940. Gw. hefyd Tâp AWC 5927: Mrs Ellen (Nell) Griffiths, Trawsfynydd.

140. Tâp AWC 5927: Mrs Ellen Griffiths, Trawsfynydd.

141. Tystiolaeth lafar: Mrs Greta Benn, Llanbedr, Harlech, 17 Medi 2013. Roedd ei thaid, Edward Evans, yn fab Llennyrch, ac yn frawd i Marged Evans. Roedd Richard Evans yn nai i Marged Evans.

142. W. Eames, 'Yr "Eryr" Eto', *Cymru*, 13 (1897), 198.

143. T. W. H., *Bye-gones*, 10 Ebrill 1895, 72. Dyfynnir o'r uchod gan J. Moreton Pearson yn 'Montgomeryshire Folk-Lore', *Montgomeryshire Collections*, 37 (1915), 191. Ceir disgrifiad cyffredinol o'r broses gan Hancock yn 'Llanrhaiadr-yn-Mochnant. Its Parochial History and Antiquities', 328.

144. Hywel ab Einion, 'Llen y Werin', *Y Brython*, 4, rhif 36 (Hydref 1861), 393.

145. Loc. cit

146. T. W. H., *Bye-gones*, 10 Ebrill 1895, 72; Hancock, 'Llanrhaiadr-yn-Mochnant. Its Parochial History and Antiquities', 328.

147. J. Jones (Myrddin Fardd), *Llên Gwerin Sir Gaernarfon* (Caernarfon: Cwmni y Cyhoeddwyr Cymreig, 1908), tt. 125-6.

148. Tystiolaeth lafar: Meredydd Roberts, Abergeirw, drwy law Nesta Wyn Jones, Abergeirw, 1978.

149. Eryr Eryri, 'Swyno yr Eryr', *Y Brython*, 1, rhif 9 (Awst 1858), 136.

150. *The Life and Works of Lewis Morris (Llewelyn Ddu o Fôn), 1761-1765*, gol. Hugh Owen (Anglesey Antiquarian Society and Field Club, 1951), t. 231.

151. Bingley, *North Wales*, II, 277-8: 'A maid servant of a gentleman of my acquaintance who resides in Caernarvonshire, declared, in my hearing, that she had been cured of this complaint

by an old man whose grandfather had eaten of an eagle. She said that he at the same time used some words, to aid the charm, which she could not comprehend.' Gw. yn ogystal John Owen Huws, 'Gwella'r Eryr', *Bwletin y Bwrdd Gwybodau Celtaidd*, 27 (Mai 1978), 554-7 am ymdriniaeth â'r chwythwyr a rhai dulliau eraill o wella'r eryr.

152. Tâp AWC 6763: Miss Elizabeth Anne John, Arberth.

153. Llsgr. AWC 2075: 'The Folklore of S. Pembrokeshire by the Rev. W. Meredyth Morris, BA', t. 6. Copi o'r llawysgrif wreiddiol, Cardiff MS 4.308, yn Llyfrgell Ganolog Caerdydd.

154. Tâp AWC 5580: Miss Sarah Anne Davies, Pren-gwyn, Llandysul.

155. T. W. H., *Bye-gones*, 10 Ebrill 1895, 72.

156. Tâp AWC 5776: Mrs Elizabeth Roberts, Bryncroes.

157. Tystiolaeth lafar: Mrs Ann Roberts, Aberdaron, 3 Ionawr 1978.

158. S. Minwel Tibbott, *Geirfa'r Gegin* (Caerdydd: Amgueddfa Genedlaethol Cymru (Amgueddfa Werin Cymru), 1983), t. 66.

159. Tâp AWC 5697: Evan Rees Evans, Croes-lan, Llandysul.

160. Tâp AWC 5459: Daniel Jones, Bronnant.

161. Ibid.

162. Ibid.

163. Tâp AWC 6700: Mrs Mary Davies, Pennant, Llanbryn-mair.

164. Williams, 'Nodiadau ar Eiriau', 137.

165. John Evans, 'Folk-Medicine', *Montgomeryshire Collections*, 46 (1939-40), 98-9.

166. Tâp AWC 5782: William Pritchard, Y Groeslon.

167. Gw. er enghraifft, *A Dictionary of Superstitions*, goln Iona Opie a Moira Tatem (Oxford: Oxford University Press, 1989), t. 59, lle y cofnodir meddyginiaeth at yr eryr sy'n dyddio o'r ddeunawfed ganrif (o Turner, *Diseases of the Skin*, (1726), tt. 81-2): 'the Experiment, as I after understood, was made with the Blood of a black cat (for it must be of no other colour) which was smeared on the Parts … It was taken from the Cat's Tail being cut off for this Purpose.' Cofnodir meddyginiaeth at dân iddew hefyd lle y defnyddir gwaed o glust cath: '… cutting off one half of the ear of a cat, and letting the blood drop on the part affected.' (Henderson, *Northern Counties*, (1866), tt. 117-18).

168. Tystiolaeth lafar: Mrs Sally Lewis, Glandŵr, 6 Ebrill 1979.

169. Tystiolaeth lafar: Mrs Mary Davies, Llanbedr Pont Steffan (merch Mrs Lewis), 6 Mehefin 2014. Dywedodd Mrs Davies y bydd ei dwy nith, sef Rhian Pugh a Rose Sandher, yn dod i'r cartref yng Nglandŵr i wneud yr eli.

170. Tâp AWC 6030: Mr a Mrs Glyn a Fay Rees, Crymych.

171. Tystiolaeth lafar: Miss Mei Jones, Llanystumdwy, 3 Ionawr 1977.

172. Tâp AWC 5896: Mrs Catherine Jones, Penrhyndeudraeth; ceir cyfeiriad at Mrs Roberts hefyd ar Dâp AWC 5898: Mr a Mrs Meredydd ac Elizabeth (Betsi) Roberts, Abergeirw.

173. Tystiolaeth lafar: Mrs Nia Rowlands, Llanelltyd (merch Mrs Roberts), 20 Mai 2014.

174. Tâp AWC 2905: Joseph Thomas, Trefdraeth.

175. Tystiolaeth lafar: Mrs Mary Jones, Llanymawddwy, 16 Medi 1982, allan o lyfr ryseitiau ei mam, Mrs Jane Davies, Pant y Neuadd, Parc, Y Bala. Cafwyd gwybodaeth am yr eli

hefyd gan ei chwaer, sef Mrs Meinir Burden, Y Bala (drwy law Tecwyn Vaughan Jones, Amgueddfa Werin Cymru), ond nododd Mrs Burden mai 'llond llaw o gen o'r graig' a ddefnyddid gyda'r lard a'r sylffwr.

176. Tâp AWC 5894: Miss Mary Winnie Jones, Cwm Main.

177. *Geiriadur Prifysgol Cymru*, (Atodiad) t. 1363.

178. Gwenllian Awbery, *Blodau'r Maes a'r Ardd ar Lafar Gwlad*, Llyfrau Llafar Gwlad, 31 (Llanrwst: Gwasg Carreg Gwalch, 1995), t. 56.

179. *Geiriadur Prifysgol Cymru*, t. 2280. Ceir y ffurf 'llysiau bensach' ar gyfer *Sedum* hefyd yn Awbery, *Blodau'r Maes a'r Ardd ar Lafar Gwlad*, t. 56.

180. Tâp AWC 5459: Daniel Jones, Bronnant. Roedd Dr Gwenllian Awbery hefyd wedi ymweld â Daniel Jones, ac roedd yn weddol hyderus mai *Sedum acre* oedd y llysiau y cyfeiriwyd atynt: Gohebiaeth gan Gwenllian Awbery, 7 Medi 2010.

181. Tâp AWC 5459: Daniel Jones, Bronnant.

182. Ibid.

183. Gohebiaeth gan Gwenllian Awbery, 7 Medi 2010. Roedd Daniel Jones, mewn cyfweliad â Gwenllian Awbery ym mis Mawrth 1978, wedi nodi bod llysiau eryrod yn debyg i lysiau bensach, ond yn llawer llai, ac roedd wedi ychwanegu bod ganddynt flodau gwyn.

184. Llythyr dyddiedig 7 Ebrill 2015, gan David Jones, Bronnant, gyda sampl o'r llysiau. 'Casglwyd ar y Garn Wen, Mynydd Bach, 7.4.2015'.

185. Rwyf yn ddiolchgar i Ms Sally Whyman, yr Adran Bioamrywiaeth a Bywydeg Gyfundrefnol, Amgueddfa Genedlaethol Caerdydd, am ei chymorth yn y cyswllt hwn, 14 Ebrill 2015.

186. Tâp AWC 6728: Mrs Annie Evans, Llanrwst.

187. Rwyf yn ddiolchgar iawn i Gwyn Ellis, yr Adran Botaneg, Amgueddfa Genedlaethol Cymru, am ei gymorth parod i adnabod y llysiau hyn, Tachwedd 1982.

188. Tâp AWC 6728: Mrs Annie Evans, Llanrwst.

189. Tâp AWC 6711: Evan Thomas Evans, Llansannan.

190. Tystiolaeth lafar: Mrs Theodora (Doris) Parry, Bodedern, 14 Hydref 1983.

191. Anfonwyd sampl o'r llysiau a ddefnyddiai Mrs Theodora (Doris) Parry at Gwyn Ellis i'r Adran Botaneg, Amgueddfa Genedlaethol Cymru, i gael eu hadnabod, Hydref 1983.

192. Tystiolaeth lafar: Mrs Buddug Jones, Bodedern (merch Mrs Parry), 10 Medi 2013.

193. Tâp AWC 6929: John Evans, Bodedern. Anfonwyd sampl o'r llysiau hyn hefyd at Gwyn Ellis yn yr Adran Botaneg, Hydref 1983.

194. Tystiolaeth lafar: Owen Griffith, Dob, Tre-garth, 19 Ebrill 1978. (Gw. hefyd Tâp AWC 3534: Owen Griffith, Tre-garth.)

195. Ibid.

196. Ibid.

197. Ibid.

198. Ibid.

199. Rwyf yn ddiolchgar unwaith eto i Gwyn Ellis am adnabod y llysiau hyn, Ebrill 1978. Sylwer fod *Geiriadur Prifysgol Cymru*, t. 2279, yn nodi yr arferid yr enw 'llysiau'r eryr' am y 'greater stitchwort': *Stellaria holostea* yn Arfon.

200. *Geiriadur Prifysgol Cymru*, t. 3736: '**wodrwff, wdrwff,** [bnth. S. *woodruff*] … *Galium odoratum*, sy'n dwyn blodau gwynion a dail troellog, mandon, llysiau'r eryr, briwydden bêr: (*sweet*) *woodruff*.'; Awbery *Blodau'r Maes a'r Ardd ar Lafar Gwlad*, t. 60.

201. Tâp AWC 5697: Evan Rees Evans, Croes-lan, Llandysul.

202. Tâp AWC 6728: Mrs Annie Evans, Llanrwst.

203. Gw. er enghraifft, Tâp AWC 6035: Mrs Elizabeth (Leisa) Francis, Crymych.

204. Tâp AWC 6728: Mrs Annie Evans, Llanrwst.

205. Ibid.

206. Tystiolaeth lafar: Mrs Grace Williams, Clynnog Fawr.

207. Tâp AWC 6728: Mrs Annie Evans, Llanrwst.

11. Defaid

1. Tâp 6571: Mrs Elizabeth Anne Richards, Llanwrtyd.

2. Cyfeiriodd y siaradwyr o dde Penfro a Morgannwg ato fel 'spurge'. Yn ôl David E. Allen a Gabrielle Hatfield, *Medicinal Plants in Folk Tradition: an Ethnobotany of Britain & Ireland* (Cambridge: Timber Press, 2004), t. 170, *Euphorbia helioscopia*: 'Sun spurge' (llaeth ysgyfarnog) yw'r isrywogaeth a nodir amlaf fel meddyginiaeth at ddefaid, ond dywedant hefyd ei bod yn debygol bod yr isrywogaeth *Euphorbia peplus*: 'petty spurge' (llaeth y cythraul) sy'n chwyn cyffredin mewn gerddi, yn cael ei ddefnyddio yn ogystal.

3. Gw. Tâp AWC 6923: John Richard Jones, Brynsiencyn: 'Chwilio am laeth ysgall – dw i'm yn gwbod be 'di'r gair Saesneg – ysgellyn mawr, uchel. Tydi o ddim mor bigog ag ysgall arall, a fydda chi'n gwasgu'r sug odd tu fewn i'r coes ar y defaid.' Nodir yn Dafydd Davies ac Arthur Jones, *Enwau Cymraeg ar Blanhigion* (Caerdydd: Amgueddfa Genedlaethol Cymru, 1995), t. 56: 'Llaethysgallen: *Sonchus oleraceus*: Smooth Sow-thistle'. Gw. hefyd, *Geiriadur Prifysgol Cymru*, t. 2084: 'llaethysgall. Ysgall ac iddynt flodau melyn tebyg i ddant y llew; tyfant mewn caeau, diffeithdir, a gerddi diymgeledd, *Sonchus oleraceus*; hefyd weithiau am fathau eraill o ysgall, e.e. ysgall Mair, *Silybum marianum* …'. Yn ôl Allen a Hatfield, *Medicinal Plants in Folk Tradition*, tt. 286-7, defnyddid *Sonchus oleraceus*, *S. arvensis* a *S. asper* i drin defaid, a nodir bod y sudd gwyn a geir ohonynt wedi esgor ar enwau megis 'milkweed', 'milkwort' a 'milk thistle' yn Lloegr ac Iwerddon.

4. Llsgr. AWC 1013: Llyfr Ateb Mrs Gwen Owens, Llanrwst.

5. Tâp AWC 6721: Mr a Mrs William Christmas Williams a Gwen Williams, Pandytudur.

6. Tâp AWC 6696: David Meurig Owen Griffiths, Cwmlline, Machynlleth. Gw. Gwenllian Awbery, *Blodau'r Maes a'r Ardd ar Lafar Gwlad*, Llyfrau Llafar Gwlad, 31 (Llanrwst: Gwasg Carreg Gwalch, 1995), t. 33, lle y nodir bod y ffurf 'llysiau'r dom' yn cael ei defnyddio ym Maldwyn ar gyfer *Stellaria media*: 'chickweed'.

7. Tystiolaeth lafar: Y Fonesig Menna Evans-Jones, Caergybi, yn ystod Cynhadledd Llên Gwerin 'Y Byd a'i Natur' ym Mhlas Tan y Bwlch, Maentwrog, 15 Mawrth 1986.

8. Tystiolaeth lafar: Dr Gwenllian M. Awbery, Amgueddfa Werin Cymru, 1980.

9. Elias Owen, 'Montgomeryshire Folk-Lore', *Montgomeryshire Collections*, 30 (1897-8), 176.

10. Tâp AWC 6771: Yr Uwch-gapten John Henry Stanier Evans, Hook, Hwlffordd. 'Bindweed': *Convolvulus arvensis.*

11. Tystiolaeth lafar: Mrs Elizabeth Jones, Clynnog Fawr, 1977. Owen Griffith, Siop Penycaerau, oedd yr olaf o'r teulu i drin y ddafad wyllt. Bu farw 22 Hydref 1974 yn 85 mlwydd oed. Awgrymodd mewn sgwrs a gyhoeddwyd mewn papur newydd fod John, ei frawd hŷn, hefyd yn gwybod cyfrinach y ddafad wyllt er nad oedd yn ymarfer y feddyginiaeth: 'Mae gennyf frawd meddai, yn Eifionydd yn eich ymyl wyr cystal a minnau am dani. John Griffith Beudy Mawr.' Gw. Harri Parri, *Meddygon y Ddafad Wyllt* (Caernarfon: Gwasg Tŷ ar y Graig, 1984), tt. 95-6.

12. Tâp AWC 6257: Mrs Margaret Mary George, Cas-mael.

13. Tystiolaeth lafar: Mrs Marian James, Rhos-hyl, Cilgerran, 18 Gorffennaf 1979.

14. Tâp AWC 6353: Elliot Jenkins, Llanrhian.

15. Tâp AWC 5782: William Pritchard, Y Groeslon. *Improved Welsh*: y ddafad Gymreig wedi'i bridio i wella'i nodweddion.

16. Tâp AWC 6265: James Robert Thomas, Wdig.

17. Tâp AWC 5776: Mrs Elizabeth Roberts, Bryncroes.

18. Tâp AWC 5782: William Pritchard, Y Groeslon.

19. Tâp AWC 6497: Mrs Louisa Donne, Llansamlet.

20. Elizabeth Williams, *Siaced Fraith* (Aberystwyth: Gwasg Aberystwyth, 1952), t. 74.

21. Tâp AWC 3771: William T. Roberts, Llanfairfechan.

22. Francis Jones, *The Holy Wells of Wales* (Cardiff: University of Wales Press, 1954), t. 97.

23. Tâp AWC 5580: Miss Sarah Anne Davies, Pren-gwyn, Llandysul.

24. Tâp AWC 5927: Mrs Ellen (Nell) Griffiths, Trawsfynydd.

25. Tâp AWC 6761: David Walter Morgan, Marloes.

26. Tâp AWC 5922: Mrs Margaret (Magi) Jones, Hermon, Llanfachreth.

27. Tâp AWC 5707: Daniel Jones, Bronnant.

28. Tystiolaeth lafar: Morgan Price, Penderyn, 3 Medi 1981.

29. Tâp AWC 5185: Mrs Annie Mary Protheroe, Merthyr Tudful.

30. Harri Parri, *Meddygon y Ddafad Wyllt* (Caernarfon: Gwasg Tŷ ar y Graig, 1984).

31. Tâp AWC 5896: Mrs Catherine Jones, Penrhyndeudraeth.

32. Tâp AWC 3771: William T. Roberts, Llanfairfechan.

33. Tâp AWC 6728: Mrs Annie Evans, Llanrwst.

34. Tâp AWC 6629: Edward Palmer Roberts, Llanerfyl.

35. R. U. Sayce, 'Montgomeryshire Folk-lore', *Montgomeryshire Collections*, 47 (1941-2), 23.

36. Thomas W. Hancock, 'Llanrhaiadr-yn-Mochnant. Its Parochial History and Antiquities', *Montgomeryshire Collections*, 6 (1873), 329.

37. Hywel ab Einion, 'Llen y Werin', *Y Brython*, 4, rhif 36 (Hydref 1861), 393.

38. Llsgr. AWC 2075: 'The Folklore of S. Pembrokeshire by the Rev. W. Meredyth Morris, BA', tt. 16-17. Copi o'r llawysgrif wreiddiol, Cardiff MS 4.308, yn Llyfrgell Ganolog Caerdydd. Sylwer mai 'Meredyth', yn hytrach na 'Meredith', yw'r sillafiad ar yr wynebddalen. Mae'r wynebddalen a'r mynegai mewn llaw wahanol i'r llawysgrif ei hun.

39. Marie Trevelyan, *Folk-Lore and Folk-Stories of Wales* (London: Elliott Stock, 1909), t. 230.

40. Jones, *The Holy Wells of Wales*, t. 103.

41. Loc. cit.

42. Ibid., *The Holy Wells of Wales*, t. 151.

43. Wayland D. Hand, *Magical Medicine: The Folkloric Component of Medicine in the Folk Belief, Custom, and Ritual of the Peoples of Europe and America* (Berkeley: University of California Press, 1980), t. 23.

44. Jones, *The Holy Wells of Wales*, t. 95; J. Jones (Myrddin Fardd), *Llên Gwerin Sir Gaernarfon* (Caernarfon: Cwmni y Cyhoeddwyr Cymreig, 1908), t. 186.

45. Tystiolaeth lafar: Dr Gwenllian M. Awbery, Amgueddfa Werin Cymru, 1980.

46. Owen, 'Montgomeryshire Folk-Lore', 176.

47. J. Smith, 'The Hireling', *Folk Life: Journal of Ethnological Studies*, 24 (1985-6), 105. (Mae'r llawysgrif wreiddiol yn Archif Amgueddfa Werin Cymru: Llsgr. AWC 3366.)

48. Gw. er enghraifft, T. Gwynn Jones, *Welsh Folklore and Folk-Custom* (London: Methuen, 1930), t. 142; Llsgr. AWC 643: Mrs Sarah Holland Miles, Llanharan, 1959; Tâp AWC 6768: Mrs Blodwen Gettings, Llangwm, Hwlffordd; Tâp AWC 5896: Mrs Catherine Jones, Penrhyndeudraeth.

49. Gw. er enghraifft, Tâp AWC 6497: Mrs Louisa Donne, Llansamlet; Llsgr. AWC 1141: 'Tudur' [Aled P. Jones, Llanfair Caereinion], 'Llên Gwerin Trefaldwyn', traethawd ar gyfer Eisteddfod Gadeiriol Powys, 16 Mehefin 1927, t. 60.

50. Tâp AWC 6724: Peter Jones, Llansannan.

51. Llsgr. AWC 1793/477: Casgliad Evan Jones, Ty'n-y-pant, Llanwrtyd.

52. Sayce, 'Montgomeryshire Folk-lore', 22.

53. Loc. cit.

54. Tâp AWC 6728: Mrs Annie Evans, Llanrwst.

55. Sayce, 'Montgomeryshire Folk-lore', 22.

56. Loc. cit.

57. Loc. cit.

58. Idloes, *Bye-gones*, Medi 1874, 119; cofnodwyd yr un feddyginiaeth gan Edward Hamer yn 'Parochial Account of Llanidloes', *Montgomeryshire Collections*, 10 (1877), 261-2, ond ymddengys fod y wybodaeth hon yn deillio o'r ffynhonnell uchod.

59. Tâp AWC 5896: Mrs Catherine Jones, Penrhyndeudraeth.

60. Tâp AWC 5202: Mrs Elinor Ball, Borth-y-gest.

61. Tâp AWC 6707: Mrs Dilys McBryde, Corris.

62. Tâp AWC 6617: Thomas Chambers, Cefncoedycymer.

63. Tâp AWC 6526: Morgan John, Cefncoedycymer. Gw. Tâp AWC 6516: Mrs Dwynwen Thomas a Miss Eirlwys Thomas, Ynys-hir, Rhondda. Dywedodd Miss Thomas, a fu'n nyrsio yn Ysbyty Dwyrain Morgannwg, iddi weld y dermatolegydd yn prynu defaid rhai o'r plant am geiniog.

64. Tystiolaeth lafar: William Wyn Jones, Llansannan, 9 Tachwedd 1982.

65. Trevelyan, *Folk-Lore and Folk-Stories of Wales,* t. 230.

66. Tystiolaeth lafar: Arthur Price, Derwen-las, 14 Medi 1982.

67. Tâp AWC 6708: Gwylfa Hughes, Dinas Mawddwy.

68. Tystiolaeth lafar: Miss Iris Morgan, Llangwm, Hwlffordd, 15 Mehefin 1983.

69. Tystiolaeth lafar: Mrs Ada Evans, Johnston, 16 Mehefin 1983.

70. Tystiolaeth lafar: Mrs Lillian Beer, Sandy Haven, 15 Mehefin 1983.

71. Tâp AWC 6771: Yr Uwch-gapten John Henry Stanier Evans, Hook, Hwlffordd.

72. Tystiolaeth lafar: Mrs Roberts, Johnston, 16 Mehefin 1983.

73. *Whispers to Make you Well*, rhaglen BBC Radio 4, 23 Mehefin 1985, ar swynwyr yn ardal Dinbych-y-pysgod.

74. Tystiolaeth lafar: Mrs Roberts, Johnston, 16 Mehefin 1983.

75. Tâp AWC 6771: Yr Uwch-gapten John Henry Stanier Evans, Hook, Hwlffordd.

76. Tâp AWC 6763: Miss Elizabeth Anne John, Arberth.

77. Landwor, 'Warts', *Bye-gones*, Medi 1882, 119.

78. Hancock, 'Llanrhaiadr-yn-Mochnant. Its Parochial History and Antiquities', 329.

79. Tystiolaeth lafar: Mrs Lillian Beer, Sandy Haven, 15 Mehefin 1983.

80. *Whispers to Make you Well*, rhaglen BBC Radio 4, 23 Mehefin 1985, ar swynwyr yn ardal Dinbych-y-pysgod.

81. Elwyn Bowen, 'Some Aspects of the History of the Parish of Vaynor from 1600' (Traethawd MA Prifysgol Cymru, 1981), tt. 365-6.

82. Tystiolaeth lafar: Miss Iris Morgan, Llangwm, Hwlffordd, 15 Mehefin 1983.

83. Tapiau AWC 3493, 6638: Mrs Edith Margretta Ellis, Dolanog, Llanfair Caereinion.

84. Tystiolaeth lafar: Miss Eleri Evans, Amgueddfa Werin Cymru, 1980.

85. Tâp AWC 6265: James Robert Thomas, Wdig.

86. Trevelyan, *Folk-Lore and Folk-Stories of Wales*, t. 230.

87. Tâp AWC 6629: Edward Palmer Roberts, Llanerfyl.

88. Tâp AWC 6499: Mrs Sarah Jane T. Harries, Ystradgynlais.

12. Briwiau a Chlwyfau

1. Tapiau AWC 5583-4: Mrs Kate Davies, Pren-gwyn, Llandysul. Gw. hefyd Gwenllian Awbery, *Blodau'r Maes a'r Ardd ar Lafar Gwlad*, Llyfrau Llafar Gwlad, 31 (Llanrwst: Gwasg Carreg Gwalch, 1995), tt. 50-1, lle y cofnodwyd y ffurfiau 'dail y cryman' am 'ribwort plantain': *Plantago lanceolata* yn siroedd Aberteifi, Caerfyrddin a Phenfro, a'r ffurf 'y ddalen gryman' yn siroedd Aberteifi, Caerfyrddin, Penfro a Brycheiniog. Diddorol hefyd yn y cyswllt hwn yw'r ffurf 'cwt y cryman' a gofnodwyd yn sir Benfro, a'r ffurf 'dail cwt y cryman' a gofnodwyd ym Mhenfro a Morgannwg.

2. Tâp AWC 5701: Mrs Kate Davies, Pren-gwyn.

3. Llythyr oddi wrth Mrs Eirwen Jones, Cilybebyll, Abertawe, at Ruth Parry. Fe'i darllenwyd ar *Merched yn Bennaf*, Radio Cymru, 21 Mehefin 1983.

4. Tâp AWC 5918: Evan Roberts, Trawsfynydd.

5. Tystiolaeth lafar: Miss E. Cecily Howells, Hwlffordd, 13 Mehefin 1983.

6. Llsgr. AWC 3273/102: Copi o lythyr dyddiedig 4 Mehefin 1984 oddi wrth Mrs Eirlys Jones, Gellifor, Rhuthun, i'r rhaglen *Ar Gof a Chadw*, Radio Cymru.

7. Robert Eagle, *Herbs Useful Plants* (London: BBC, 1981), t. 55.

8. Tystiolaeth lafar: Miss Cecilia (Cissie) Davies, Penderyn, 3 Medi 1981.

9. Tâp AWC 5777: Mrs Elizabeth Roberts, Bryncroes.

10. Tystiolaeth lafar: Howard Huws, Bangor, 2005.

11. Tâp AWC 153: Mrs Margaret Roberts, Gwesbyr.

12. Tâp AWC 6510: Mrs Martha Mary (Mei) Jenkins, Treorci.

13. Tâp AWC 177: Mrs Ann Meyrick, Claw'r Plwyf, Mynyddislwyn.

14. Tâp AWC 6617: Thomas Chambers, Cefncoedycymer.

15. R. G. Ellis, *Flowering Plants of Wales* (Caerdydd / Cardiff: Amgueddfa Genedlaethol Cymru / National Museum of Wales, 1983), tt. 102, 230 (mapiau 422, 425).

16. Tâp AWC 5459: Daniel Jones, Bronnant.

17. Tâp AWC 5708: *Idem*.

18. Tâp AWC 6620: Goronwy Puw, Llanerfyl.

19. Llsgr. AWC 3273/102: Copi o lythyr dyddiedig 4 Mehefin 1984 oddi wrth Mrs Eirlys Jones, Gellifor, Rhuthun, i'r rhaglen *Ar Gof a Chadw*, Radio Cymru.

20. Tystiolaeth lafar: Mrs Deilwen M. Evans, Trawsfynydd, 3 Hydref 1988.

21. Tystiolaeth lafar: Miss Mona Williams, Conwy, yn ystod Cynhadledd Llên Gwerin 'Y Byd a'i Natur' ym Mhlas Tan y Bwlch, Maentwrog, 15 Mawrth 1986. Dyma'r cyngor a gafodd gan Mrs Roberts, Pen Bryn, Trawsfynydd, pan oedd yn blentyn.

22. Tystiolaeth lafar: Mrs Elizabeth Davies, Bwlch-y-groes, 24 Ionawr 1978. Ar y pryd, roedd Mrs Davies yn dymuno cadw'r feddyginiaeth yn gyfrinach, ac rwyf yn ddiolchgar i Mrs Gill Thomas, Pren-gwyn, wyres Mrs Davies, am roi caniatâd i mi ddatgelu cynnwys yr eli. Cafwyd cyfeiriad at yr eli hwn hefyd gan Mrs Kate Davies, Pren-gwyn, Llandysul, a nododd mai'r cynnwys oedd bloneg a 'periwinkle', sef 'blodyn dail at bob clwyf', Tâp AWC 5702. Gw. hefyd Awbery, *Blodau'r Maes a'r Ardd ar Lafar Gwlad*, t. 24, lle y cofnodir y ffurf 'blodyn dail at bob clwyf' yn sir Aberteifi.

23. Tâp AWC 6494: Mrs Catherine (Katie) Elizabeth Jenkins, Cil-ffriw.

24. Tâp AWC 14: Mrs Catherine Margretta Thomas, Nantgarw. Recordiwyd yn wreiddiol ar 1 Ebrill 1955 gan Vincent H. Phillips ar gyfer Prifysgol Caerdydd, rai blynyddoedd cyn i Amgueddfa Werin Cymru gychwyn ar ei chynllun recordio ym 1957.

25. Tâp AWC 6118: Stephen Davies, Pen-parc, Aberteifi.

26. W. Ll. Davies, 'The Conjuror in Montgomeryshire', *Montgomeryshire Collections*, 45 (1937-8), 167.

27. Tâp AWC 5242: Mrs Annie Mary Protheroe, Merthyr Tudful.

28. Tystiolaeth lafar: Mrs Elizabeth Mary Davies, Pontarddulais, 2 Medi 1981.

29. 'Llywarch Hen', 'Old Customs', *Bye-gones*, 24 Medi 1890, 463.

30. Llsgr. AWC 1884: Casgliad o lên gwerin sir Gaerfyrddin gan Mrs Eileen James, Caerdydd.

31. Llsgr. AWC 2828: Llythyr oddi wrth Mrs Morfydd Davies, Treorci, at Dr Ilid Anthony, Amgueddfa Werin Cymru, 28 Tachwedd 1978.

32. Tâp AWC 4525: Robert Owen Pritchard, Llanddaniel-fab.

33. Llsgr. AWC 3273/100: Copi o lythyr (d.d. [Mehefin 1984]) oddi wrth Mrs Hilda Thomas, Tal-y-bont, i'r rhaglen *Ar Gof a Chadw*, Radio Cymru.

34. Tâp AWC 1989: William Jones, Aberdaron.

35. Tâp AWC 6488: Miss Margaret Doris Rees, Llansamlet.

36. Tâp AWC 6496: Mrs Catherine (Katie) Elizabeth Jenkins, Cil-ffriw.

37. Tâp AWC 6572: David Jones, Abergwesyn.

38. Llsgr. AWC 3273/97: Copi o lythyr dyddiedig 25 Mai 1984 oddi wrth M. G. Williams, Bethel, Caernarfon, i'r rhaglen *Ar Gof a Chadw*, Radio Cymru. 'Delid y darn du yma wrth fflam cannwyll, er iddo doddi, yna gadael iddo ddisgyn ar gadach glân, ei droi a'i droi o amgylch y briw. Gadewid hwn, yn enwedig ar fys, nes y dôi i ffwrdd ei hun. Caledai wrth iddo sychu. Bum yn gwneud y gwaith hyn lawer gwaith ar fysedd fy Nhad, gan y byddai ei fysedd yn torri ar oerni.'

39. Tâp AWC 6512: Mrs Martha Mary (Mei) Jenkins, Treorci.

40. Llsgr. AWC 1013: Llyfr Ateb Mrs Gwen Owens, Llanrwst, am ardal y Fach-wen, Llanddeiniolen, 1961. (Mae'n sôn am y cyfnod 1902 ymlaen.)

41. Tâp AWC 1299: Miss Martha Williams, Llandanwg. Dyfrllys Llydanddail: 'Broad-leaved Pondweed'. Gw. troednodyn 88.

42. Tystiolaeth lafar: Gwybodaeth drwy law Mrs Ann Elisabeth Jones, Talwrn, Ynys Môn, 25 Medi 2010.

43. Tâp AWC 7255: Emrys Jones, Allt Ami, Yr Wyddgrug.

44. Tâp AWC 6510: Mrs Martha Mary (Mei) Jenkins, Treorci.

45. Llsgr. AWC 3273/101: Copi o lythyr oddi wrth Miss Ellen E. Jones, Rhos-lan, Cricieth i'r rhaglen *Ar Gof a Chadw,* Radio Cymru, a ddarlledwyd 6 Mehefin 1984.

46. John Evans, 'Folk-Medicine', *Montgomeryshire Collections*, 46 (1939-40), 98-9. ('The following remedies for ailments were collected in November 1938 by Mrs A. Bailey Williams from some old ladies in the village of Llanymynech. They were in common use about seventy to eighty or more years ago, and were handed down to these persons by their forbears.')

47. Tâp AWC 6492: Mrs Mary Hannah Lewis, Treforys.

48. Llsgr. AWC 3273/99: Copi o lythyr dyddiedig 26 Mai 1984 oddi wrth Elsie Morgan, Bow Street, Aberystwyth, i'r rhaglen *Ar Gof a Chadw*, Radio Cymru. 'Ond roedd Mamgu'n ofalus iawn o'i dwylo. Golchai hwy mewn te groundsel er mwyn eu cadw'n feddal.'

49. Tâp AWC 6487: Thomas David, Treforys.

50. Llsgr. AWC 3273/99: Copi o lythyr dyddiedig 26 Mai 1984 oddi wrth Elsie Morgan, Bow Street, Aberystwyth, i'r rhaglen *Ar Gof a Chadw*, Radio Cymru. Byddai ei mam-gu yn arfer gwneud hyn.

51. Tâp AWC 6497: Mrs Louisa Donne, Llansamlet.

52. Tâp AWC 6494: Mrs Catherine (Katie) Elizabeth Jenkins, Cil-ffriw.

53. Tâp AWC 5581: Miss Sarah Anne Davies, Pren-gwyn, Llandysul.

54. Tâp AWC 5895: Miss Mary Winnie Jones, Cwm Main.

55. Tâp AWC 5585: Mrs Annie Gwen Teifi Jones, Penrhiw-llan, Llandysul.

56. Tâp AWC 6572: David Jones, Abergwesyn; Tâp AWC 6571: Mrs Elizabeth Anne Richards, Llanwrtyd.

57. Tâp AWC 6571: Mrs Elizabeth Anne Richards, Llanwrtyd.

58. Tâp AWC 5894: Miss Mary Winnie Jones, Cwm Main.

59. Tâp AWC 5893: *Eadem.*

60. Tâp AWC 5895: *Eadem.*

61. Tâp AWC 177: Mrs Ann Meyrick, Claw'r Plwyf, Mynyddislwyn.

62. Tâp AWC 6624: Mr a Mrs Thomas Evan Thomas a Morfydd Maldwyna Thomas, Llanfair Caereinion. Cafwyd y wybodaeth hon gan Mrs Thomas.

63. Tâp AWC 6768: Mrs Blodwen Gettings, Llangwm, Hwlffordd.

64. Tapiau AWC 6492-3: Mrs Mary Hannah Lewis, Treforys.

65. Tâp AWC 6257: Mrs Margaret Mary George, Cas-mael.

66. Tâp AWC 5701: Mrs Kate Davies, Pren-gwyn, Llandysul.

67. Tâp AWC 1299: Miss Martha Williams, Llandanwg.

68. Tâp AWC 5458: Daniel Jones, Bronnant.

69. Tâp AWC 6695: Mrs Ellen Evans, Penegoes.

70. Tâp AWC 6712: Evan Thomas Evans, Llansannan.

71. Tâp AWC 2530: Tom Jones, Pontyberem.

72. Tâp AWC 2088: Defi Richards, Ystradgynlais a Goronwy Williams, Cwm-twrch. Gw. hefyd Lynn Davies, 'Aspects of Mining Folklore', *Folk Life: Journal of Ethnological Studies*, 9 (1971), 101.

73. Tâp AWC 2530: Tom Jones, Pontyberem.

74. Tâp AWC 5580: Miss Sarah Anne Davies, Pren-gwyn, Llandysul.

75. Tâp AWC 6492: Mrs Mary Hannah Lewis, Treforys.

76. Tâp AWC 6524: Mrs Edith May Davies, Tonyrefail.

77. Tâp AWC 5899: Mr a Mrs Meredydd ac Elizabeth (Betsi) Roberts, Abergeirw.

78. Tâp AWC 153: Mrs Margaret Roberts, Gwesbyr.

79. Hettie Glyn Davies, *Edrych yn Ôl: Hen Atgofion am Geredigion* (Lerpwl: Gwasg y Brython, 1958), t. 61.

80. Tâp AWC 6488: Miss Margaret Doris Rees, Llansamlet.

81. Tystiolaeth lafar: Mrs Phoebe Ann Watkins, Crymych, 18 Gorffennaf 1979.

82. Tâp AWC 6367: Mr a Mrs Stanley a Ceinwen Richards, Berea, Tyddewi.

83. Llsgr. AWC 1013: Llyfr Ateb Mrs Gwen Owens, Llanrwst, am ardal y Fach-wen, Llanddeiniolen, 1961.

84. Tystiolaeth lafar: Mrs Mary Jones, Llanymawddwy, 16 Medi 1982, o lyfr ryseitiau ei mam, Mrs Jane Davies, Parc, Y Bala.

85. Tâp AWC 6511: Mrs Martha Mary (Mei) Jenkins, Treorci.

86. Tâp AWC 5184: Mrs Annie Mary Protheroe, Merthyr Tudful.

87. *Geiriadur Prifysgol Cymru*, t. 1014.

88. Tâp AWC 6571: Mrs Elizabeth Anne Richards, Llanwrtyd. Dyfrllys Llydanddail: 'Broad-leaved Pondweed'. Gw. Awbery, *Blodau'r Maes a'r Ardd ar Lafar Gwlad*, t. 48. (Yr un yw'r planhigyn hwn â'r 'dail llwye dŵr' y cyfeiriwyd atynt eisioes.) Gwneid yr un defnydd hefyd o'r planhigyn Dyfrllys y Gors, 'Bog Pondweed': *Potamogeton polygonifolius*. Gw. David E. Allen a Gabrielle Hatfield, *Medicinal Plants in Folk Tradition: an Ethnobotany of Britain & Ireland* (Cambridge: Timber Press, 2004), t. 320, lle yr ymdrinnir â'r ddau blanhigyn. Cafwyd tystiolaeth lafar o Lŷn hefyd am ddefnyddio dail llydan o byllau dŵr i drin llosg, ac awgryma David Allen mai *Potamogeton natans* oedd y llysiau hyn. Mae Dyfrllys y Gors a'r Dyfrllys Llydanddail yn gyffredin yng Nghymru. Gw. Ellis, *Flowering Plants of Wales*, t. 163; mapiau 815 ac 816.

89. Tâp AWC 14: Mrs Catherine Margretta Thomas, Nantgarw.

90. Llsgr. AWC 1884: Mrs Eileen James, Caerdydd.

91. Tâp AWC 5580: Miss Sarah Anne Davies, Pren-gwyn, Llandysul.

92. Llsgr. AWC 1480/9: Lewis T. Evans, Y Gyffylliog, Rhuthun.

93. Tystiolaeth lafar: Richard Griffiths Thomas, Llangynwyd, drwy law Dr Gwenllian M. Awbery, Amgueddfa Werin Cymru.

94. Tâp AWC 6495: Mrs Catherine (Katie) Elizabeth Jenkins, Cil-ffriw. Ni lwyddwyd i ddarganfod beth yw 'llysiau'r mynydd'. Dywedodd Mrs Jenkins y byddai'r llysiau hyn yn tyfu ar ochr y mynydd, a bod ganddynt flodau bach pinc tua mis Mehefin.

95. Tâp AWC 6636: Mrs Catherine Elizabeth Bebb, Llanfair Caereinion.

96. Tâp AWC 5897: Mrs Catherine Jones, Penrhyndeudraeth.

97. Ibid.

98. Llsgr. AWC 2075: 'The Folklore of S. Pembrokeshire by the Rev. W. Meredyth Morris, BA', t. 2. Copi o'r llawysgrif wreiddiol, Cardiff MS 4.308 yn Llyfrgell Ganolog Caerdydd. Sylwer mai 'Meredyth', yn hytrach na 'Meredith', yw'r sillafiad ar y wynebddalen. Mae'r wynebddalen a'r mynegai mewn llaw wahanol i'r llawysgrif ei hun. (Byddid yn tybio y byddai 'Out fire! In frost!' yn fwy tebygol yma, fel a geir yn y swyn canlynol at losg o swydd Dyfnaint sy'n dyddio o ganol yr ail ganrif ar bymtheg: 'Two angels came from the West, / The one brought fire, the other brought frost, / Out fire! In frost! / In the name of the Father, Son and Holy Ghost!' Gw. Keith Thomas, *Religion and the Decline of Magic*, adarg. (London: Weidenfeld & Nicolson, 1997), t. 180.)

99. Ibid., tt. 3-4.

100. Tâp AWC 6763: Miss Elizabeth Anne John, Arberth.

101. Evan Isaac, *Coelion Cymru* (Aberystwyth: Y Clwb Llyfrau Cymreig, 1938), tt. 160-1. (Gw. Tâp AWC 488: Arthur Jones, Ystumtuen, lle y nodir mai Jonathan Richards oedd enw'r gŵr o Flaen Brwyno.)

102. Ibid., t. 162.

103. Llsgr. AWC 3273/100: Copi o lythyr (d.d. [Mehefin 1984]) oddi wrth Mrs Hilda Thomas, Tal-y-bont, i'r rhaglen *Ar Gof a Chadw*, Radio Cymru.

104. Llsgr. AWC 3273/103: Copi o lythyr dyddiedig 6 Mehefin 1984 oddi wrth W. J. Davies, Wrecsam, i'r rhaglen *Ar Gof a Chadw*, Radio Cymru.

105. Tâp AWC 6638: Mrs Edith Margretta Ellis, Dolanog.

106. Tâp AWC 6636: Mrs Catherine Elizabeth Bebb, Llanfair Caereinion.

107. Tystiolaeth lafar: Mrs John, Tyddewi, 27 Mawrth 1980.

108. Tystiolaeth lafar: Miss Dilys Owen, Gwytherin, 8 Tachwedd 1982.

109. Tâp AWC 6265: James Robert Thomas, Wdig.

110. Tâp AWC 6753: Mr a Mrs David Rees Powell ac Elizabeth Anne Powell, Myddfai.

111. Tâp AWC 561: Evan Bevan, Pen-coed.

112. Llsgr. AWC 1793/483: Casgliad Evan Jones, Ty'n-y-pant, Llanwrtyd.

113. Tâp AWC 6621: Goronwy Puw, Llanerfyl.

114. Tâp AWC 7461: Evan Thomas Oliver Jones, Llanwrthwl.

115. Tâp AWC 6120: John Davies, Efail-wen.

116. Tâp AWC 6028: Mrs Hannah Mary Davies, Aberteifi.

117. Tâp AWC 6771: Yr Uwch-gapten John Henry Stanier Evans, Hook, Hwlffordd.

118. Tâp AWC 6738: Mr a Mrs John Hywel Davies ac Ann Davies, Llanymddyfri.

119. Tâp AWC 5698: Evan Rees Evans, Croes-lan, Llandysul.

120. Tâp AWC 6756: David John Williams, Myddfai.

121. Tâp AWC 6752: Mrs Sarah Evelyn Lewis, Llanymddyfri.

122. Tâp AWC 6034: Mrs Elizabeth (Leisa) Francis, Crymych.

123. Llsgr. AWC 1922: Mrs Hannah Davies, Llandysul.

124. Tâp AWC 6527: Morgan John, Cefncoedycymer.

125. 'Llywarch Hen', 'Old Customs', *Bye-gones*, 24 Medi 1890, 463.

126. Tystiolaeth lafar: Miss Anna Luisa (Lucy) Owen, Y Glog, 19 Gorffennaf 1979.

127. Tâp AWC 6115: William Gibby, Llandysilio.

128. Tâp AWC 6353: Elliot Jenkins, Llanrhian.

129. Tâp AWC 6115: William Gibby, Llandysilio.

130. Tâp AWC 6031: Mr a Mrs Glyn a Fay Rees, Crymych. Gw. hefyd Tâp AWC 6030.

131. Tystiolaeth lafar: Mrs L. Evans, Gors-goch, drwy law Mrs Sadie Jones, Gors-goch, 26 Ionawr 1978.

132. Tâp AWC 5591: Evan Rees Evans, Croes-lan, Llandysul.

133. Tâp AWC 5580: Miss Sarah Anne Davies, Pren-gwyn, Llandysul.

134. Roy Vickery, *A Dictionary of Plant Lore* (Oxford: Oxford University Press, 1995), t. 174. (Gwybodaeth allan o *Folk-lore*, 7, 89 (1896).)

135. Llsgr. AWC 3273/104: Copi o lythyr dyddiedig 1 Rhagfyr 1984 oddi wrth Mrs Margaret Thomas, Aberystwyth, i'r rhaglen *Ar Gof a Chadw*, Radio Cymru.

136. Tâp AWC 6923: John Richard Jones, Brynsiencyn.

137. Llsgr. AWC 3273/103: Copi o lythyr dyddiedig 6 Mehefin 1984 oddi wrth W. J. Davies, Wrecsam, i'r rhaglen *Ar Gof a Chadw*, Radio Cymru.

138. Tâp AWC 4880: Mrs Sarah Trenholme, Nefyn.

139. Peter Wingate, *The Penguin Medical Encyclopedia* (Harmondsworth: Penguin Books, 1976), t. 368.

140. *Standard Dictionary of Folklore, Mythology and Legend*, 2 gyfrol (New York: Funk & Wagnalls, 1949-50), II, 918.

141. Tâp AWC 1648: Lewis T. Evans, Y Gyffylliog (1967). Rwyf yn ddiolchgar i Dr Robin Gwyndaf, Amgueddfa Werin Cymru, am dynnu fy sylw at y cyfeiriad hwn.

142. Llsgr. AWC 2935: Llythyr oddi wrth J. Evans, Llwynderi, Sarnau, Henllan, at Dr Cyril Fox, Cyfarwyddwr Amgueddfa Genedlaethol Cymru, 28 Mehefin 1928.

143. Marie Trevelyan, *Folk-Lore and Folk-Stories of Wales* (London: Elliott Stock, 1909), t. 315.

144. *Standard Dictionary of Folklore, Mythology and Legend*, II, 918.

145. Tâp AWC 1951: John Ellis Jones, Nebo, Llanrwst (1968).

146. D. M. R., 'Hydrophobic Patients in the Olden Time', *Bye-gones*, 3 Tachwedd 1909, 134.

147. *Standard Dictionary of Folklore, Mythology and Legend*, II, 918.

148. *The Encyclopaedia Britannica*, 29 cyfrol, 11eg arg. (New York, 1910-11), I, 466.

149. Casgliad AWC 29.102: Rhoddwr J. Evans, Sarnau, Henllan, 28 Mehefin, 1928.

150. Dyfynnwyd yn Jonathan Ceredig Davies, *Folk-Lore of West and Mid Wales* (Aberystwyth: yr awdur, 1911), tt. 288-9, allan o *Young Wales*, Mehefin 1901.

151. Casgliad AWC 44.242/1-5: Rhoddwr J. R. Morgan, Caerdydd, 30 Awst 1944.

152. Bach Buddugre, 'Cwn Cynddeiriog' (llythyr at y Golygydd), *Y Gwyliedydd*, 2 (1824), 343.

153. Llsgr. AWC 1793/239: Casgliad Evan Jones, Ty'n-y-pant, Llanwrtyd. Gw. hefyd Llsgr. AWC 1793/477.

154. W. Howells, *Cambrian Superstitions, comprising Ghosts, Omens, Witchcraft, Traditions* (London: Longman, 1831), t. 102; cyfeirir hefyd at y ffynhonnell hon yn Trevelyan, *Folk-Lore and Folk-Stories of Wales*, t. 315.

155. Davies, *Folk-Lore of West and Mid Wales*, t. 288.

156. Ibid., tt. 288-9.

157. *Y Gwyliedydd*, 2 (1824), 343.

158. Howells, *Cambrian Superstitions*, t. 102.

159. 'Blue Stone, a cure for Hydrophobia', *Bye-gones*, Rhagfyr 1876, 164.

160. Ibid.

161. W. H. Howse, *Radnorshire* (Hereford: E. J. Thurston, 1949), t. 205.

162. *Cymru Fu*, 1 (1887-9), 10 Mawrth 1888, t. 110.

163. Davies, *Folk-Lore of West and Mid Wales*, t. 287.

164. John Lloyd, 'The Llaethfaen', *Cymru Fu*, 1 (1887-9), 7 Ebrill 1888, 143-4. Roedd John Lloyd wedi ysgrifennu at y cylchgrawn i gychwyn ym mis Mawrth 1888, mewn ymateb i ymholiad gan 'Cadwgan'. 'THE "LLAETHFAEN" (Jan. 28, 1888). – In reply to "CADWGAN'S" query, I beg to state that this stone is now mine. I never heard it called by the name of "Carreg Gynddaredd". The "Llaethfaen" is its correct name, and Waunifor is the name of the place whence it came. Gilfachwen, Llandyssul. John Lloyd', *Cymru Fu*, 1 (1887-9), 10 Mawrth 1888, 110.

165. Davies, *Folk-Lore of West and Mid Wales*, tt. 287-8. Roedd D. J. Lloyd wedi anfon y wybodaeth at J. Ceredig Davies ar 20 Chwefror 1905: 'I send you, as promised, a copy of all my late brother knew about the Llaethfaen. He died in 1889, but the paper was written many years before his death.' Yn ôl yr awdur: 'The following is a copy of the paper written by the late Mr. John Lloyd.' Mae'n bosibl, felly, mai hon oedd y fersiwn 'wreiddiol', yn hytrach na'r llythyr a anfonwyd i *Cymru Fu* ym 1888.

166. Lloyd, 'The Llaethfaen', *Cymru Fu*, 1 (1887-9), 7 Ebrill 1888, 144.

167. Davies, *Folk-Lore of West and Mid Wales*, t. 288.

168. Cadwgan, 'Carreg Gynddaredd Gwaunifor, Cardiganshire', *Cymru Fu*, 1 (1887-9), 28 Ionawr 1888, 65.

169. Meredith Morris, *A Glossary of the Demetian Dialect of North Pembrokeshire* (Tonypandy: Evans & Short, 1910), tt. 53-4.

170. Philanthropos, 'Cwn Cynddeiriog' (llythyr at y Golygydd 14 Awst 1924), *Y Gwyliedydd*, 2 (1824), 279.

171. Llsgr. AWC 2935: Llythyr oddi wrth J. Evans, Llwynderi, Sarnau, Henllan, 28 Mehefin 1928. Casgliad AWC 29.102.

172. Ibid.

173. Ibid.

174. Casgliad AWC 44.242/1-5.

175. Davies, *Folk-Lore of West and Mid Wales*, t. 289.

176. Trevelyan, *Folk-Lore and Folk-Stories of Wales*, t. 313.

177. *Y Gwyliedydd*, 2 (1824), 344.

178. Tystiolaeth lafar: David Jones, Abergwesyn, 16 Chwefror 1982; Mrs Jones, Dinas, Llanwrtyd, 16 Chwefror 1982. Cafwyd y garreg gan John Williams, Llanafan Fawr.

179. *Y Gwyliedydd*, 2 (1824), 343.

180. Llsgr. AWC 2935: Llythyr oddi wrth J. Evans, Sarnau, Henllan, 28 Mehefin 1928.

181. Casgliad AWC 44.242.

182. Llsgr. AWC 1793/239: Casgliad Evan Jones, Ty'n-y-pant, Llanwrtyd.

183. Trevelyan, *Folk-Lore and Folk-Stories of Wales*, t. 313. (Nodir bod y wybodaeth hon yn dod o Howells, *Cambrian Superstitions*, tt. 23 a 25, ond nid oes cyfeiriad at Mynydd Melyn ar y tudalennau hyn.)

184. *Cymru Fu*, 1 (1887-9), 10 Mawrth 1888, 110.

185. Davies, *Folk-Lore of West and Mid Wales*, t. 289.

186. Ibid., t. 288; *Cymru Fu*, 1 (1887-9), 7 Ebrill 1888, 144.

187. Llsgr. AWC 1793/239: Casgliad Evan Jones, Ty'n-y-pant, Llanwrtyd.

188. *Y Gwyliedydd*, 2 (1824), 343.

189. Davies, *Folk-Lore of West and Mid Wales*, t. 287.

190. Tâp AWC 1649: Lewis T. Evans, Y Gyffylliog, Rhuthun. Gwybodaeth gan Dr Robin Gwyndaf, Amgueddfa Werin Cymru.

191. W. Ll. Davies, 'The Conjuror in Montgomeryshire', *Montgomeryshire Collections*, 45 (1937-8), 166.

192. Davies, *Folk-Lore of West and Mid Wales*, t. 306: Gw. hefyd 'Grass a Specific against Hydrophobia', *Bye-gones*, Mawrth 1876, 36; *Cymru Fu*, 1 (1887-9), 15 Rhagfyr 1888, 323.

193. Trevelyan, *Folk-Lore and Folk-Stories of Wales*, tt. 312-13.

194. Ivor Waters, *Folklore and Dialect of the Lower Wye Valley* (Chepstow: The Chepstow Society, 1973), t. 20.

195. *Geiriadur Prifysgol Cymru*, t. 2279: 'llysiau'r gynddaredd: (i) *cudweed, species of Filago and Gnaphalium*. **1632** D *(Bot)*. **1813** *WB* 212. (ii) *figwort, brownwort, Scrophularia*. **1722** *Llst 189*. **1771** *W* d.g. *brown-wort*. **19**g. *NLW* 1760, 16/14b.' Yn Dafydd Davies ac Arthur Jones, *Enwau Cymraeg ar Blanhigion* (Caerdydd: Amgueddfa Genedlaethol Cymru, 1995), t. 62, ceir: 'Llys y Gynddaredd. *gw.* Edafeddog / Llys y Gynddaredd, *gw.* Edafeddog Canghennog.' Ar t. 34 nodir mai *Filago vulgaris* (Common Cudweed) yw Edafeddog, ac mai *Gnaphalium uliginosum* (Marsh Cudweed) yw Edafeddog Canghennog.

196. Trevelyan, *Folk-Lore and Folk-Stories of Wales*, t. 313. Llwynhidydd corn carw: 'Buck's horn plantain' yw'r enw Saesneg a geir gan Trevelyan, sef *Plantago coronopus*.

197. Ibid., tt. 313-14. Brathlys: 'Scarlet pimpernel' yw'r enw Saesneg a geir gan Trevelyan, sef *Anagallis arvenis*. Enw arall arno yw 'Llysiau'r cryman'. Sylwer, fodd bynnag, nad yw'r un planhigyn â'r 'ddalen gryman' y cyfeirir ati yn nhroednodyn 1 uchod.

198. Ibid., t. 314: Cen y cŵn, clustiau'r ddaear: 'A North Welshman said the remedy often used in the Snowdon region was a kind of moss found on wild heaths, dry pastures, and in woodlands. He said it spreads on the ground, and is a leather-like substance. To the botanist this lichen is known as ash-coloured liverwort or *lichen caninus*.' (Gw. hefyd Allen a Hatfield, *Medicinal Plants in Folk Tradition: an Ethnobotany of Britain & Ireland*, t. 42, sy'n nodi mai '*Peltigera canina*: dog lichen, liverwort, ash-coloured liverwort' yw'r planhigyn y cyfeirir ato yn Trevelyan.)

199. Loc. cit. Marchalan: 'Elecampane' yw'r enw Saesneg a geir gan Trevelyan, sef *Inula helenium*.

200. *Y Gwyliedydd*, 2 (1824), 344.

201. R. Price, Cwmllynfell, ac E. Griffiths, Abertawy, *Y Llysieu-lyfr Teuluaidd*, 2il arg. (Abertawy: E. Griffiths, 1858), tt. 215-16.

202. Davies, *Folk-Lore of West and Mid Wales*, t. 288. Mae'r fersiwn a geir yn *Cymru Fu*, 1 (1887-9), 7 Ebrill 1888, 143, yn amrywio rhyw gymaint.

Llyfryddiaeth a Ffynonellau Llafar

Llyfrau

Allen, David E., a Gabrielle Hatfield, *Medicinal Plants in Folk Tradition: an Ethnobotany of Britain & Ireland* (Cambridge: Timber Press, 2004)

Awbery, Gwenllian, *Blodau'r Maes a'r Ardd ar Lafar Gwlad*, Llyfrau Llafar Gwlad, 31 (Llanrwst: Gwasg Carreg Gwalch, 1995)

Baughman, Ernest W., *Type and Motif-Index of the Folk-tales of England and North America* (s-Gravenhage: Mouton, 1966)

Bingley, W., *North Wales; including its Scenery, Antiquities, Customs, and some sketches of its Natural History; Delineated from two excursions through all the interesting parts of that country, During the Summers of 1798 and 1801,* 2 gyfrol (London: T. N. Longman and O. Rees, 1804)

Black, William George, *Folk-medicine: A Chapter in the History of Culture* (London: Folk Lore Society, 1883)

Bowen, Elwyn, 'Some Aspects of the History of the Parish of Vaynor from 1600', Traethawd MA Prifysgol Cymru (Abertawe, 1981)

Bown, Deni, *The Royal Horticultural Society Encyclopedia of Herbs and Their Uses* (London: BCA, 1995)

Buchan, William, *Domestic Medicine: or a Treatise on the Prevention and Cure of Diseases by Regimen and Simple Medicines with An Appendix containing a Dispensatory for the use of Private Practitioners,* 11eg arg. (London: A. Strahan; T. Cadell; Edinburgh: J. Balfour, and W. Creech, 1790)

Cartwright, F. F., *A Social History of Medicine* (London: Longman, 1977)

Cooper, J. C., gol., *Brewer's Book of Myth and Legend* (London: Weidenfeld Nicolson Illustrated, 1992)

Cule, John, gol., *Wales and Medicine: An Historical Survey from Papers Given at the Ninth British Congress on the History of Medicine at Swansea & Cardiff 4-8th September, 1973* (The British Society for the History of Medicine, 1975)

Cunliffe, Barry, *The Celtic World* (BCA, 1992)

Davies, Dafydd, ac Arthur Jones, *Enwau Cymraeg ar Blanhigion* (Caerdydd: Amgueddfa Genedlaethol Cymru, 1995)

[Davies, David Rees], Cledlyn, *Chwedlau ac Odlau* (Aberystwyth: Cymdeithas Lyfrau Ceredigion, 1963)

Davies, Edward, *Moddion o Fag y Meddyg: Agweddau ar Hanes Meddygaeth* (Caernarfon: Gwasg y Bwthyn, 2005)

Davies, Elwyn, gol., *Rhestr o Enwau Lleoedd* (Caerdydd: Gwasg Prifysgol Cymru, 1975)

Davies, Evan, *Hanes Plwyf Llangynllo* (Llandyssul: J. D. Lewis, 1905)

Davies, Hettie Glyn, *Edrych yn Ôl: Hen Atgofion am Geredigion* (Lerpwl: Gwasg y Brython, 1958)

Davies, Hugh, *Welsh Botanology* (London: yr awdur, 1813)

Davies, J. D., *A History of West Gower, Glamorganshire*, 4 cyfrol (Swansea, 1877-94), II: *Historical Notices of the Parishes of Llanmadoc and Cheriton in the Rural Deanery of West Gower Glamorganshire* (1879)

Davies, J. H., gol., *The Letters of Lewis, Richard, William and John Morris of Anglesey (Morrisiaid Môn) 1728-65*, 2 gyfrol (Aberystwyth: y golygydd, 1907-09), I (1907)

Davies, Jonathan Ceredig, *Folk-lore of West and Mid-Wales* (Aberystwyth: yr awdur, 1911)

Davies, Walter, *General View of the Agriculture and Domestic Economy of North Wales* (London: Richard Phillips, 1810)

Debus, Allen G., gol., *Medicine in Seventeenth Century England* (Berkeley: University of California Press, 1974)

Diverres, P., *Le Plus Ancien Texte des Meddygon Myddveu* (Paris: M. Le Dault, 1913)

Eagle, Robert, *Herbs Useful Plants* (London: B.B.C., 1981)

Edgar, Iwan Rhys, *Llysieulyfr Salesbury* (Caerdydd: Gwasg Prifysgol Cymru, 1997)

Edwards, Huw, *Y Pryfyn yn yr Afal* (Dinbych: Gwasg Gee, 1981)

Edwards, John, Caerwys, a John Edwards, Abergele, *Y Meddyg Anifeiliaid: yn cynnwys Achosion, Arwyddion a Thriniaeth Afiechyd, sydd ar Wartheg, Ceffylau a Defaid*, 2il arg. (Wrexham: Hughes and Son, 1837)

Ellis, R. G., *Flowering Plants of Wales* (Caerdydd / Cardiff: Amgueddfa Genedlaethol Cymru / National Museum of Wales, 1983)

Evans, George Ewart, *The Pattern Under the Plough* (London: Faber & Faber, 1966)

Evans, J. Gwenogvryn, gol., *The Poetry in the Red Book of Hergest* (Llanbedrog: y golygydd, 1911)

Evans, T. C., (Cadrawd), *History of Llangynwyd Parish* (Llanelly: yr awdur, 1887)

Family Medical Encyclopedia (London: Guild Publishing, 1984)

Fenton, Richard, *A Historical Tour through Pembrokeshire* (London: Longman, Hurst, Rees & Orme, 1810)

Geiriadur Prifysgol Cymru (Caerdydd: Gwasg Prifysgol Cymru. 1950-2002)

Greene, R. L., *The Early English Carols* (Oxford: Clarendon Press, 1935)

Grieve, M., *A Modern Herbal*, gol. C. F. Leyel (Harmondsworth: Penguin Books, 1980)

Grigson, Geoffrey, *The Englishman's Flora* (St Albans: Paladin, 1971)

Gwyndaf, Robin, *Gŵr y Doniau Da: Cyfrol Goffa i'r Parch. J. T. Roberts* (Y Bala: Llyfrau'r Faner, 1978)

Hand, Wayland D., *Magical Medicine: The Folkloric Component of Medicine in the Folk Belief, Custom, and Ritual of the Peoples of Europe and America* (Berkeley: University of California Press, 1980)

Hatfield, Gabrielle, *Warts: Summary of Wart-cure Survey for the Folklore Society*, FLS Books Survey Series (London: The Folklore Society, 1998)

Hatfield, Gabrielle, *Memory, Wisdom and Healing. The History of Domestic Plant Medicine* (Stroud: Sutton Publishing, 1999)

Hatfield, Gabrielle, *Country Remedies: Traditional East Anglian Plant Remedies in the Twentieth Century*, 2il arg. (Woodbridge: The Boydell Press, 2002)

Hatfield, Gabrielle, *Hatfield's Herbal: The Secret History of British Plants* (London: Penguin Books, 2007)

Hoffman, David, *Welsh Herbal Medicine* (Abercastle: Abercastle Publications, [1978])

Howells, W., *Cambrian Superstitions, comprising Ghosts, Omens, Witchcraft, Traditions* (London: Longman, 1831)

Howse, W. H., *Radnorshire* (Hereford: E. J. Thurston, 1949)

Hughes, Gareth, *A Llanelli Chronicle* (Llanelli: Llanelli Borough Council, 1984)

Hughes, Herbert, gol., *Cymru Evan Jones: Detholiad o Bapurau Evan Jones Ty'n-y-pant, Llanwrtyd* (Llandysul: Gwasg Gomer, 2009)

Hughes, R. Elwyn, *Dysgl Bren a Dysgl Arian: Nodiadau ar Hanes Bwyd yng Nghymru* (Talybont: Y Lolfa, 2003)

Ifans, Rhiannon, *Sêrs a Rybana: Astudiaeth o'r Canu Gwasael* (Llandysul: Gwasg Gomer, 1983)

Isaac, Evan, *Coelion Cymru* (Aberystwyth: Y Clwb Llyfrau Cymreig, 1938)

James, E. O., *Seasonal Feasts and Festivals* (London: Thames & Hudson, 1961)

Jenkins, Anne, *Llysiau Rhinweddol* (Llandysul: Gwasg Gomer, 1982)

Jenkins, Dan, gol., *Cerddi Ysgol Llanycrwys (i ddathlu Gŵyl Ddewi 1901-1920) ynghyd â Hanes Plwyf Llanycrwys* (Llandysul: Gwasg Gomer, 1934)

Jenkins, R. T., *Edrych yn Ôl* (Llundain: Clwb Llyfrau Cymraeg Llundain, 1968)

Jones, Bethan Wyn, *Chwyn Joe Pye a Phincas Robin: Ysgrifau ar Ryfeddodau a Llên Gwerin Byd Natur*, Llyfrau Llafar Gwlad, 60 (Llanrwst: Gwasg Carreg Gwalch, 2004)

Jones, Bethan Wyn, *Doctor Dail 1* (Llanrwst: Gwasg Carreg Gwalch, 2008)

Jones, Bethan Wyn, *Doctor Dail 2* (Llanrwst: Gwasg Carreg Gwalch, 2009)

Jones, Bethan Wyn, *Doctor Dail 3* (Llanrwst: Gwasg Carreg Gwalch, 2010)

Jones, D. T., *British Herbal neu Lysieulyfr Brytanaidd, y rhan Gyntaf yn cynwys 90 o Gynghorion Teuluaidd Hawdd i'w cael wedi eu casglu o waith N. Culpeper ac Ereill*, 3ydd argraffiad [tair rhan, 96tt] (Llanrwst: J. Jones, [c.1825])

Jones, David Thomas, *Herbal neu Lysieu-lyfr wedi ei gasglu allan o waith N. Culpeper* (Caernarfon: L. E. Jones, 1816/17)

Jones, E. Tudor, *Hanes Hen Feddyg* (Talybont: Y Lolfa, 2013)

Jones, Emyr Wyn, *Lloffa yn Llŷn: Trem yn ôl* (Dinbych: Gwasg Gee, 1994)

Jones, Francis, *The Holy Wells of Wales* (Cardiff: University of Wales Press, 1954)

Jones, Glyn Penrhyn, *Newyn a Haint yng Nghymru* (Caernarfon: Llyfrfa'r Methodistiaid Calfinaidd, 1962)

Jones, J. (Myrddin Fardd), *Llên Gwerin Sir Gaernarfon* (Caernarfon: Cwmni y Cyhoeddwyr Cymreig, 1908)

Jones, J. Lloyd, *Enwau Lleoedd Sir Gaernarfon* (Caerdydd: Gwasg Prifysgol Cymru, 1928)

Jones, Mary, *Llysiau Llesol* (Llandysul: Gwasg Gomer, 1978)

Jones, Owen John, *Dywediadau Cefn Gwlad* (Dinbych: Gwasg Gee, 1977)

Jones, R. Merfyn, *The North Wales Quarrymen 1874-1922*, Studies in Welsh History, 4 (Cardiff: University of Wales Press, 1981)

Jones, T. Gwynn, *Welsh Folklore and Folk-Custom* (London: Methuen, 1930)

Jones, T. Llew, a Dafydd Wyn Jones, *Cyfrinach Wncwl Daniel: Hanes Rhyfedd Hen Feddyginiaeth Lysieuol* (Llandysul: Gwasg Gomer, 1992)

Jones, Thomas, *Rhymney Memories* (Newtown: The Welsh Outlook Press, 1938)

Large, E. C., *The Advance of the Fungi* (London: Jonathan Cape, 1940)

Laws, Edward, *The History of Little England beyond Wales* (London: George Bell & Sons, 1888)

Leather, Ella Mary, *The Folk-Lore of Herefordshire: Collected from Oral and Printed Sources* (Hereford: Jakeman & Carver, 1912; (ffacsimili) [East Ardsley]: S. R. Publishers, 1970)

Lewis, Timothy, gol., *A Welsh Leech Book* (Liverpool: D. Salesbury Hughes, 1914)

Lewis, Tom, *Customs and Practices* (Cefn Coed and Vaynor Local History Society, 1954)

Lhuyd, Edward, *Parochialia, being a summary of answers to 'Parochial queries in order to a geographical dictionary, etc., of Wales'*, gol. R. H. Morris (Atodiadau i *Archaeologia Cambrensis*), 3 rhan (London: Cambrian Archaeological Association, 1909-11)

Logan, Patrick, *Making the Cure: a look at Irish Folk Medicine* (Dublin: Talbot Press, 1972)

[Mason, Richard?], *Tales and Traditions of Tenby* (Tenby: R. Mason; London: Piper, Stephenson, and Spence, 1858)

Matthews, Leslie G., *Antiques of the Pharmacy* (London: G. Bell & Sons, 1971)

Millward, E. G., gol., *Detholion o Ddyddiadur Eben Fardd* (Caerdydd: Gwasg Prifysgol Cymru, 1968)

Monk, John, *An Agricultural Dictionary*, 3 cyfrol (London: yr awdur, 1794)

Moore, Ann, *Doctor Dail* (Penygroes: Cyhoeddiadau Mei, 1983)

Moore, Ronnie, a Stuart McClean, goln, *Folk Healing and Health Care Practices in Britain and Ireland: Stethoscopes, Wands and Crystals*, Epistemologies of Healing, 8 (New York; Oxford: Berghahn Books, 2010)

Morris, Meredith, *A Glossary of the Demetian Dialect of North Pembrokeshire* (Tonypandy: Evans & Short, 1910)

Opie, Iona, a Moira Tatem, goln, *A Dictionary of Superstitions* (Oxford: Oxford University Press, 1989)

Owen, Elias, *Welsh Folk-Lore, a collection of the Folk Tales and Legends of North Wales* (Oswestry and Wrexham: Woodall, Minshall & Co., 1896)

Owen, George, *The Description of Penbrokshire*, (1603), gol. Henry Owen, 4 cyfrol, Cymmrodorion Record Series (London: The Honourable Society of Cymmrodorion, 1892-1936), I (1892)

Owen, Hugh, *The Life and Works of Lewis Morris (Llewelyn Ddu o Fôn) 1701-1765* (Anglesey Antiquarian Society and Field Club, 1951)

Owen, Trefor M., *Welsh Folk Customs* (Cardiff: National Museum of Wales (Welsh Folk Museum), 1974)

Parri, Harri, *Meddygon y Ddafad Wyllt* (Caernarfon: Gwasg Tŷ ar y Graig, 1984)

Parry, Meirion, *Enwau Blodau, Llysiau a Choed* (Caerdydd: Gwasg Prifysgol Cymru, 1971)

Parry, Thomas, *Gwaith Dafydd ap Gwilym* (Caerdydd: Gwasg Prifysgol Cymru, 1963)

Parry Jones, D., *Welsh Children's Games and Pastimes* (Denbigh: Gwasg Gee, 1964)

Parry-Williams, T. H., gol., *Canu Rhydd Cynnar* (Caerdydd: Gwasg Prifysgol Cymru, 1932)

Payne, W., a Sidney J. Herrtage, goln, *Fiue Hundred Pointes of Good Husbandrie by Thomas Tusser. The Edition of 1580 collated with those of 1573 and 1577* (London: English Dialect Society; Trübner, 1878)

Price, F. S., *A History of Llansawel* (Swansea: yr awdur, 1898)

Price, R., Cwmllynfell, ac E. Griffiths, Abertawy, *Y Llysieu-lyfr Teuluaidd*, 2il arg. (Abertawy: E. Griffiths, 1858)

Prichard, Rhys, *Y Seren Foreu neu Ganwyll y Cymry*, 3ydd arg. (Wrexham: Hughes and Son, 1867)

Pritchard, Katie Olwen, *The Story of Gilfach Goch*, 3ydd arg. (Newport: Starling Press, 1973)

Rawcliffe, Carole, *Medicine & Society in Later Medieval England* (Stroud: Alan Sutton Publishing, 1995)

Rees, Brinley, *Dulliau'r Canu Rhydd* (Caerdydd: Gwasg Prifysgol Cymru, 1952)

Rhŷs, John, *Celtic Folklore*, 2 gyfrol (Oxford: Clarendon Press, 1901)

Roberts, Kate, *Y Lôn Wen* (Dinbych: Gwasg Gee, 1973)

Roberts, O. E., *Meddygon a Gwyddonwyr Eifionydd*, Darlith Flynyddol Eifionydd ([Caernarfon]: Gwasanaeth Llyfrgell Cyngor Sir Gwynedd, 1984)

Ross, Anne, *Pagan Celtic Britain* (London: Constable, 1992)

Roud, Steve, *The Penguin Guide to the Superstitions of England and Ireland* (London: Penguin Books, 2003)

Salesbury, William, *A Dictionary in Englyshe and Welsh*, 1547 (adarg. 1877)

Simpson, Jacqueline, *The Folklore of the Welsh Border* (London: B. T. Batsford, 1976)

Spurrell, William, *Carmarthen and its Neighbourhood Notes Topographical and Historical*, 2il arg. (Carmarthen: William Spurrell, 1879)

Standard Dictionary of Folklore, Mythology and Legend, 2 gyfrol (New York: Funk & Wagnalls, 1949-50)

Stephens, Henry, *The Book of the Farm, detailing the labours of the Farmer, Farm-Steward, Ploughman, Shepherd, Hedger, Farm-Labourer, Field-Worker and Cattle-Man* (Revised and in great part rewritten by James Macdonald F.R.S.C.), 3 cyfrol, 4ydd arg. (Edinburgh and London: William Blackwood and Sons, 1891)

Stephens' Book of the Farm, gol. James Macdonald, 3 cyfrol, 5ed arg. (Edinburgh and London: William Blackwood and Sons, 1908)

Termau Meddygol (Caerdydd: Prifysgol Cymru, 1986)

The British Medical Association Complete Family Health Encyclopedia (BCA, 1995)

The Compact Edition of the Oxford English Dictionary, 2 gyfrol (London: Book Club Associates, 1979)

The Encyclopaedia Britannica, 29 cyfrol, 11eg arg. (London: Cambridge University Press, 1910-11)

The New Oxford Dictionary of English (Oxford: Clarendon Press, 1998)

Thomas, Ceinwen H., *Tafodiaith Nantgarw: Astudiaeth o Gymraeg Llafar Nantgarw yng Nghwm Taf, Morgannwg* (Caerdydd: Gwasg Prifysgol Cymru, 1993)

Thomas, Keith, *Religion and the Decline of Magic,* adarg. (London: Weidenfeld & Nicolson, 1997)

Tibbott, S. Minwel, gol., *Castell yr Iechyd gan Elis Gruffudd* (Caerdydd: Gwasg Prifysgol Cymru, 1969)

Tibbott, S. Minwel, *Amser Bwyd* (Caerdydd: Amgueddfa Genedlaethol Cymru (Amgueddfa Werin Cymru), 1978)

Tibbott, S. Minwel, *Geirfa'r Gegin* (Caerdydd: Amgueddfa Genedlaethol Cymru (Amgueddfa Werin Cymru), 1983)

Tibbott, S. Minwel, *Domestic Life in Wales* (Cardiff: University of Wales Press; National Museums & Galleries of Wales, 2002)

Trevelyan, Marie, *Folk-Lore and Folk-Stories of Wales* (London: Elliott Stock, 1909)

Tudur, Gwilym, a Mair E. Jones, *Amen, Dyn Pren: Difyrrwch ein hiaith ni* (Caernarfon: Gwasg Gwynedd, 2004)

Turner, William, *A New Herball: Part I*, goln George T. L. Chapman a Marilyn N. Tweddle (Cambridge: Cambridge University Press, 1995)

Turner, William, *A New Herball: Parts II and III*, goln George T. L. Chapman, Frank McCombie ac Anne U. Wesencraft (Cambridge: Cambridge University Press, 1995)

Tusser, Thomas, *Five Hundred Points of Good Husbandry*, gyda chyflwyniad gan Geoffrey Grigson (Oxford: Oxford University Press, 1984)

Vickery, Roy, *A Dictionary of Plant Lore* (Oxford: Oxford University Press, 1995)

Waters, Ivor, *Folklore and Dialect of the Lower Wye Valley* (Chepstow: The Chepstow Society, 1973)

Williams, Anne Elizabeth, *Meddyginiaethau Llafar Gwlad* (Caerdydd: Amgueddfa Genedlaethol Cymru (Amgueddfa Werin Cymru), 1983)

Williams, D. J., *Yn Chwech ar Hugain Oed* (Aberystwyth: Gwasg Aberystwyth, 1959)

Williams, D. Moelwyn, *Geiriadur y Gwerinwr* (Dinbych: Gwasg Gee, 1975)

Williams, Elizabeth, *Brethyn Cartref* (Aberystwyth: Gwasg Aberystwyth, 1951)

Williams, Elizabeth, *Siaced Fraith* (Aberystwyth: Gwasg Aberystwyth, 1952)

Williams, Ifor, *Enwau Lleoedd*, Cyfres Pobun, 5 (Lerpwl: Gwasg y Brython, 1945)

Williams, Ifor, gol., *Canu Llywarch Hen* (Caerdydd: Gwasg Prifysgol Cymru, 1953)

Williams, Ifor, a J. Llywelyn Williams, goln, *Gwaith Guto'r Glyn* (Caerdydd: Gwasg Prifysgol Cymru, 1961)

Williams, J. Richard, *Er Lles Llawer: Bywyd a Gwaith Meddygon Esgyrn Môn*, Llyfrau Llafar Gwlad, 84 (Llanrwst: Gwasg Carreg Gwalch, 2014)

Williams, John, ab Ithel, gol.; John Pughe, cyfieithydd, *The Physicians of Myddfai* (Llandovery: D. J. Roderic for the Welsh MSS. Society, 1861)

Williams, Mair, *Ddoi di Dei?: Llên gwerin blodau a llwyni* (Llanrwst: Gwasg Carreg Gwalch, 1998)

Williams, Mair, *Yn ymyl Ty'n-y-coed: Llên gwerin planhigion a choed* (Llanrwst: Gwasg Carreg Gwalch, 1999)

Williams, W. (Gwilym Caledfryn), gol., *Gardd Eifion, Casgliad o Waith Barddonawl Mr. Robert Williams, Betws Fawr, neu Robert ab Gwilym Ddu o Eifion* (Dolgellau: Robert Williams Wynne, 1841)

Wingate, Peter, *The Penguin Medical Encyclopedia* (Harmondsworth: Penguin Books, 1982)

Wright, A. R., a T. E. Lones, *British Calendar Customs: England*, 3 cyfrol (London: The Folklore Society / W. Glaisher, 1936-40)

Young, Thomas, *A Practical and Historical Treatise on Consumptive Diseases* (London: Thomas Underwood and John Callow, 1815)

Cylchgronau a Phapurau Newydd

Alun, Wena, 'Gwneud ffisig yng ngwaelod yr ardd', *Yr Herald Cymraeg*, 11 Mawrth 1989, t. 6

Aneirin, [Clefyd y Galon], *Cymru Fu*, 1 (1887-9), 2 Mehefin 1888, 192

Bach Buddugre, 'Cwn Cynddeiriog', *Y Gwyliedydd*, 2 (1824), 342-4

Barnaschone, L. P., 'Manners and Customs of the People of Tenby in the Eighteenth Century', *The Cambrian Journal*, 4 (1857), 177-97

Bye-gones: Relating to Wales and the Border Counties, 1871-1939 [Cylchgrawn hynafiaethol chwarterol ar Gymru a'r Gororau a oedd yn ailgyhoeddi erthyglau a ymddangosodd gyntaf yn yr *Oswestry Advertizer and Border Counties Herald*]

Bye-gones, Ebrill 1872, 47

Bye-gones, Rhagfyr 1872, 106

Bye-gones, 31 Rhagfyr 1873, 251

Bye-gones, Medi 1874, 119

Bye-gones, Awst 1875, 286

Bye-gones, Mawrth 1876, 36

Bye-gones, Rhagfyr 1876, 164

Bye-gones, Awst 1877, 257

Bye-gones, Hydref 1877, 300

Bye-gones, Medi 1882, 119-20

Bye-gones, 24 Medi 1890, 463

Bye-gones, 15 Hydref 1890, 492

Bye-gones, 30 Rhagfyr 1891, 226

Bye-gones, 8 Chwefror 1893, 25

Bye-gones, 14 Chwefror 1894, 273

Bye-gones, 18 Ebrill 1894, 319-20

Bye-gones, 12 Medi 1894, 434

Bye-gones, 10 Ebrill 1895, 72

Bye-gones, 14 Hydref 1896, 450

Bye-gones, 21 Hydref 1896, 454

Bye-gones, 13 Awst 1902, 419

Bye-gones, 10 Medi 1902, 440

Bye-gones, 3 Tachwedd 1909, 134

Bye-gones, 10 Ebrill 1929, 89

Cardi, 'Cofion Cardi', *Y Geninen*, 19, rhif 3, Gorffennaf 1901, 191-4

Carneddog, 'Hen Gynghorion', *Cymru*, 23 (1902), 47-8

Cymru Fu. Notes and Queries Relating to the Past History of Wales and the Border Counties, I (1887-9). Reprinted with additions from the *Cardiff Weekly Mail*

Cymru Fu, 1 (1887-9), 14 Ionawr 1888, 60-1

Cymru Fu, 1 (1887-9), 28 Ionawr 1888, 65

Cymru Fu, 1 (1887-9), 10 Mawrth 1888, 110

Cymru Fu, 1 (1887-9), 7 Ebrill 1888, 143-4

Cymru Fu, 1 (1887-9), 2 Mehefin 1888, 191-2

Cymru Fu, 1 (1887-9), 7 Awst 1888, 144

Cymru Fu, 1 (1887-9), 15 Rhagfyr 1888, 323

Davies, Lynn, 'Aspects of Mining Folklore in Wales', *Folk Life: Journal of Ethnological Studies*, 9 (1971), 79-107

Davies, T. A., 'Folklore of Gwent: Monmouthshire Legends and Traditions', *Folklore*, 48 (1937), 41-59

Davies, W. Ll., 'The Conjuror in Montgomeryshire', *Montgomeryshire Collections*, 45 (1937-8), 158-70

Davies, William, 'Casgliad o Lên Gwerin Meirion', *Cofnodion a Chyfansoddiadau Buddugol Eisteddfod Blaenau Ffestiniog, 1898*, 84-269

Dewi o Geredigion, 'Piser Alis', *Y Geninen*, 14 (1896), 193-5

Eames, W., 'Yr "Eryr" Eto', *Cymru*, 13 (1897), 198

Edwards, G., 'History of the Parish of Llanerfyl', *Montgomeryshire Collections*, 18 (1885), 59-70

Eryr Eryri, 'Swyno yr Eryr', *Y Brython*, 1, rhifyn 9 (Awst 1858), 136

Evans, E. T., 'Oel Morris Evans', *Llafar Bro*, Medi 1980, t. 12

Evans, Evan, Nant Melai, Llansannan, 'Hen Feddyginiaethau', *Y Gadlas*, Ebrill 1977, t. 28

Evans, G. G., 'Lake names in Montgomeryshire', *Montgomeryshire Collections*, 69 (1981), 57-72

Evans, Gruffydd, 'Carmarthenshire Gleanings (Kidwelly)', *Y Cymmrodor*, 25 (1915), 92-131

Evans, John, 'Folk Medicine', *Montgomeryshire Collections*, 46 (1939-40), 98-9

Evans, Nesta, 'Olew Morris Evans', *Llafar Bro*, Gorffennaf 1983, t. 5

Evans, R. M., 'Folklore and Customs in Cardiganshire', *Transactions of the Cardiganshire Antiquarian Society*, 12 (1937), 52-8

Eyre, Margaret, 'Folk-Lore of the Wye Valley', *Folklore*, 16 (1905), 162-79

Foreman, H. M., 'Y Ddarfodedigaeth yng Nghymru', *Y Gwyddonydd*, 13, rhifyn 3/4 (Medi/ Rhagfyr 1975), 156-9

Garner, Mary, 'Y botel olew sy'n llawn cyfrinachau', *Yr Herald Cymraeg*, 13 Mehefin 1987, t. 19

Gittins, Edward Pentyrch, 'A Parochial History of Llanfair Caereinion', *Montgomeryshire Collections*, 17 (1884), 321-30

Grabner, Elfriede, 'Verlorenes Maß und heilkräftiges Messen. Krankheitserforschung und Heilhandlung in der Volksmedizin', *Zeitschrift für Volkskunde*, 60 (1964), 23-34

Hamer, Edward, 'Parochial Account of Llanidloes', *Montgomeryshire Collections*, 10 (1877), 231-312

Hancock, Thomas W., 'Llanrhaiadr-yn-Mochnant. Its Parochial History and Antiquities', *Montgomeryshire Collections*, 6 (1873), 319-40

Hughes, R. Elwyn, ac Eleri Jones, 'Edward Smith a Bwyd y Cymro', *Y Gwyddonydd*, 18, rhifyn 2 (Mehefin 1980), 56-9

Hutchings, John B., 'Colour and Appearance in Nature', *Color research and application*, 11, rhifyn 2 (1986), 119-24

Huws, John Owen, 'Gwella'r Eryr', *Bwletin y Bwrdd Gwybodau Celtaidd*, 27 (Mai 1978), 554-7

Hywel ab Einion, 'Llen y Werin', *Y Brython*, 4, rhifyn 36 (Hydref 1861), 393-4

Jones, Anne E., 'Folk Medicine in Living Memory in Wales', *Folk Life: Journal of Ethnological Studies*, 18 (1980), 58-68

Jones, Anne Elizabeth, 'Meddyginiaethau Gwerin: Planhigion', *Y Gwyddonydd*, 18, rhifyn 2 (Mehefin 1980), 53-5

Jones, Anne Elizabeth, 'Meddyginiaethau Gwerin: Defnyddio Rhannau o Anifeiliaid', *Y Gwyddonydd*, 18, rhifyn 4 (Rhagfyr 1980), 133-5

Jones, Anne Elizabeth, 'Meddyginiaethau Gwerin: Dulliau', *Y Gwyddonydd*, 19, rhifyn 1 (Mawrth 1981), 15-19 (Gweler hefyd dan Anne E. Williams.)

Jones, Bedwyr Lewis, 'Llyn neu Bwll Gelod', *Llafar Gwlad*, 10 (1985), 5

Jones, Dewi R., 'At yr Asgwrn', *Y Ffynnon: Papur Bro Eifionydd*, Awst 1978, t. 10

Jones, Emyr Wyn, 'Richard III's Disfigurement: A Medical Postscript', *Folklore*, 91 (1980), 218-23

Jones, Glynne R., 'The King Edward VII Welsh National Memorial Association 1912-1948' yn *Wales and Medicine: An Historical Survey from papers given at the Ninth British Congress on the History of Medicine at Swansea & Cardiff, 4-8th September, 1973*, gol. John Cule (The British Society for the History of Medicine, 1975), tt. 30-41.)

Jones, Thomas Griffiths, (Cyffin), 'A History of the Parish of Llansantffraid-ym-Mechain', *Montgomeryshire Collections*, 4 (1871), 75-141

Kynan, 'Yr Eryr', *Cymru*, 13 (Hydref 1897), 152-3

Lloyd, John, Gilfachwen, Llandysul, 'The "Llaethfaen" ', *Cymru Fu*, 1 (1887-9), 7 Ebrill 1888, 143-4

Mercurius, 'Clefyd yr Ede Wlan', *Cymru Fu*, 1 (1887-9), 14 Ionawr 1888, 60-1

Morgan, J. Myfenydd, 'The Welsh Superstitious Cure for Heart Disease', *Cymru Fu*, 1 (1887-9), 2 Mehefin 1888, 191-2

Morgan, Prys, 'A Welsh Snakestone, its Tradition and Folklore', *Folklore* 94 (1983), 184-91

Owen, Elias, 'Montgomeryshire Folk-lore', *Montgomeryshire Collections*, 29 (1896), 289-96

Owen, Elias, 'Montgomeryshire Folk-lore', *Montgomeryshire Collections*, 30 (1897-8), 169-76

Pearson, J. Moreton, 'Montgomeryshire Folk-Lore', *Montgomeryshire Collections*, 37 (1915), 181-206

Philanthropos, 'Cwn Cynddeiriog', *Y Gwyliedydd*, 2 (1824), 279

Philpin, Susan, 'Folk Healing in Rural Wales: The Use of Wool Measuring' yn *Folk Healing and Health Care Practices in Britain and Ireland: Stethoscopes, Wands and Crystals*, Epistemologies of Healing, 8, goln Moore, Ronnie, a Stuart McClean (New York; Oxford: Berghahn Books, 2010), tt. 80-103

Sayce, R. U., 'A Survey of Montgomeryshire Folklore', *Montgomeryshire Collections*, 47 (1941-2), 12-25

Smith, J., 'The Hireling', *Folk Life: Journal of Ethnological Studies*, 24 (1985-6), 103-12

Tibbott, S. Minwel, 'Bwyd y Cymro: 1, Doe', *Y Gwyddonydd*, 13, rhifyn 3/4 (Medi/Rhagfyr 1975), 102-8

Townsend, Barbara Ann, a Donald Alport Bird, 'The Miracle of String Measurement', *Indiana Folklore*, 3 (1970), 147-62

Wagner, J. C., ac A. Axford, 'Niwmoconiosis yng Nghymru', *Y Gwyddonydd*, 13, rhifyn 3/4 (Medi/Rhagfyr 1975), 172-7

Walker, David, 'History of the Parish of Llanwddyn', *Montgomeryshire Collections*, 7 (1874), 65-116

Westropp, T. J., 'A Study of the Folklore on the Coasts of Connacht, Ireland', *Folklore*, 33 (1922), 389-97

Wherry, Beatrix A., 'Miscellaneous Notes from Monmouthshire', *Folklore*, 16 (1905), 63-7

Wiliam, Mary, 'Torri'r llech', *Llafar Gwlad*, rhif 102 (Hydref 2008), 14

Williams, Anne E., cyfres 'Llysiau'r Werin', *Llafar Gwlad*, rhif 1-12 (clawr ôl)

Williams, Anne E., 'Meddyginiaethau Gwerin ar gyfer Afiechydon y Croen', *Cennad: Cylchgrawn y Gymdeithas Feddygol*, 7, rhif 2 (Hydref 1986), 23-37

Williams, Anne Elizabeth, 'Eli at Bob Clwy', cyfres ddeufisol yn *Y Ffynnon: Papur Bro Eifionydd*, rhif 226 (t. 24), 228 (t. 24), 230 (t. 20), 232 (t. 8), 234 (t. 14), 236 (t. 22)

Williams, Ifor, 'Nodiadau ar Eiriau', *Bwletin y Bwrdd Gwybodau Celtaidd*, 5 (Mai 1930), 134-8

Williams, Richard, 'History of the Parish of Llanbrynmair', *Montgomeryshire Collections*, 22 (1888), 307-28

Williams, T. C., ' "Take sixty-nine bees" – Welsh Medicine and Folk Lore in olden times', *Transactions of the Port Talbot Historical Society*, 3, rhif 2 (1981), 50-8

Winstanley, L. ac H. J. Rose, 'Scraps of Welsh Folklore, 1: Cardiganshire and Pembrokeshire', *Folklore*, 37 (1926), 154-74

Detholiad o Lawysgrifau o Archif Amgueddfa Werin Cymru

Cyfyngwyd y detholiad i'r llawysgrifau hynny y gwnaed defnydd uniongyrchol ohonynt ar gyfer y gyfrol hon.

Llsgr. AWC 29: Nodyn oddi wrth Cyril Fox, Cyfarwyddwr Amgueddfa Genedlaethol Cymru, at Iorwerth C. Peate, tua 1930

Llsgr. AWC 30: 'Note from Major E. T. P. Rogers, Knighton, Radnor to Dr Cyril Fox', 18 Ebrill 1929

Llsgr. AWC 31: Llythyr oddi wrth Cyril Fox, Cyfarwyddwr Amgueddfa Genedlaethol Cymru, at Iorwerth C. Peate, 12 Mehefin 1937

Llsgr. AWC 56: Llythyr oddi wrth Mrs M. Davies, Nantperis, Caernarfon at Dr Iorwerth C. Peate, 9 Gorffennaf 1942

Llsgr. AWC 643: Llyfr Ateb Sarah Holland Miles, Llanharan, Morgannwg, 1959

Llsgr. AWC 999: Llyfr Ateb Mrs Gwen Owens, Llanrwst, am ardal y Fach-wen, Llanddeiniolen, 1961

Llsgr. AWC 1013: Llyfr Ateb Mrs Gwen Owens, Llanrwst am ardal y Fach-wen, Llanddeiniolen, 1961

Llsgr. AWC 1141: 'Llên Gwerin Trefaldwyn', traethawd ar gyfer Eisteddfod Gadeiriol Powys, 16 Mehefin 1927 gan 'Tudur'

Llsgr. AWC 1480/8-9: Casgliad Lewis T. Evans, Y Gyffylliog, Rhuthun

Llsgr. AWC 1563/1: Llyfr nodiadau Evan Harris, Pontbren Lwyd, Penderyn, Brycheiniog (tua 1887)

Llsgr. AWC 1571/1: 'Hen Gyfarwyddiadau Cymreig': Casgliad o ryseitiau gan Sefydliad y Merched, sir Gaernarfon

Llsgr. AWC 1624/1: Mrs Annie Davies Evans, Ystalyfera (gynt o Lanfair, Harlech)

Llsgr. AWC 1793/239, 473, 477, 481, 483, 506, 510, 511: Casgliad Evan Jones (1850-1928), Ty'n-y-pant, Llanwrtyd. Mae detholiad o'r casgliad hwn bellach wedi'i gyhoeddi. Gw. Herbert Hughes, gol., *Cymru Evan Jones: Detholiad o Bapurau Evan Jones Ty'n-y-pant, Llanwrtyd* (Llandysul: Gwasg Gomer, 2009)

Llsgr. AWC 1884: Casgliad o lên gwerin sir Gaerfyrddin gan Mrs Eileen James, Caerdydd

Llsgr. AWC 1922: Ysgrif gan Mrs Hannah Davies, Llandysul, ar 'Hen Feddyginiaethau'

Llsgr. AWC 2075: 'The Folklore of S. Pembrokeshire by the Rev. W. Meredyth Morris, BA'. Copi o'r llawysgrif wreiddiol, Cardiff MS 4.308, yn Llyfrgell Ganolog Caerdydd

Llsgr. AWC 2378/2: Casgliad o feddyginiaethau gan Mrs Menna Evans, Llanfachreth, Dolgellau, 1976

Llsgr. AWC 2530: Casgliad o hen feddyginiaethau gan Mrs Kate Jones, Pen-y-groes, Caernarfon

Llsgr. AWC 2641: Llythyr oddi wrth John Owen Hughes, Caernarfon, 25 Chwefror 1977

Llsgr. AWC 2725: Atgofion Mrs Nell Griffiths, Trawsfynydd, am fferm Llennyrch, Llandecwyn, Talsarnau, yn ystod y cyfnod y bu'n gweini yno, sef rhwng 1920 a 1940

Llsgr. AWC 2828: Llythyr oddi wrth Mrs Morfydd Davies, Treorci, at Dr Ilid Anthony, Amgueddfa Werin Cymru, 28 Tachwedd 1978

Llsgr. AWC 2935: Llythyr oddi wrth J. Evans, Llwynderi, Sarnau, Henllan at Dr Cyril Fox, Cyfarwyddwr yr Amgueddfa Genedlaethol, 28 Mehefin 1928

Llsgr. AWC 3273/97: Copi o lythyr dyddiedig 25 Mai 1984 oddi wrth M. G. Williams, Bethel, Caernarfon, i'r rhaglen *Ar Gof a Chadw*, Radio Cymru

Llsgr. AWC 3273/99: Copi o lythyr dyddiedig 26 Mai 1984 gan Elsie Morgan, Bow Street, Aberystwyth, i'r rhaglen *Ar Gof a Chadw*, Radio Cymru

Llsgr. AWC 3273/100: Copi o lythyr, d.d. [Mehefin 1984] oddi wrth Mrs Hilda Thomas, Tal-y-bont, Aberystwyth, i'r rhaglen *Ar Gof a Chadw*, Radio Cymru

Llsgr. AWC 3273/101: Copi o lythyr oddi wrth Miss Ellen E. Jones, Rhos-lan, Cricieth i'r rhaglen *Ar Gof a Chadw,* Radio Cymru, a ddarlledwyd 6 Mehefin 1984

Llsgr. AWC 3273/102: Copi o lythyr dyddiedig 4 Mehefin 1984 oddi wrth Mrs Eirlys Jones, Gellifor, Rhuthun, i'r rhaglen *Ar Gof a Chadw,* Radio Cymru

Llsgr. AWC 3273/103: Copi o lythyr dyddiedig 6 Mehefin 1984 gan W. J. Davies, Wrecsam, i'r rhaglen *Ar Gof a Chadw,* Radio Cymru

Llsgr. AWC 3273/104: Copi o lythyr dyddiedig 1 Rhagfyr 1984 oddi wrth Mrs Margaret Thomas, Aberystwyth, i'r rhaglen *Ar Gof a Chadw,* Radio Cymru

Llsgr. AWC 3273/107: Copi o lythyr dyddiedig 29 Tachwedd 1983 oddi wrth Mrs Olwen Jones, Llanfechell, Amlwch, i'r rhaglen *Ar Gof a Chadw,* Radio Cymru

Llsgr. AWC 3273/109: Copi o lythyr (d.d.) oddi wrth Trefor O. Jones, Tanymarian, Cynwyd, Corwen, i'r rhaglen *Ar Gof a Chadw,* Radio Cymru

Llsgr. AWC 3276/8: Llyfr Cyfrifon Evan Evans, Bertheos, Dolwyddelan (1848-89)

★　★　★

Llsgr. Gwasanaeth Archifau Gwynedd: GAG XES 5 Pentrefelin

Rhaglenni Radio a Theledu

Abracadabra Amen, Radio Cymru, 16 Gorffennaf 1992

Merched yn Bennaf, Radio Cymru, 21 Mehefin 1983

Ffilm AWC 90: Brinley Richards, Bwlch y Brynar, Ystumtuen, yn mesur gydag edau wlân. Copi o ffilm a ymddangosodd ar y rhaglen *Lloffa,* Cyfres 1, BBC, cynhyrchydd Meredydd Evans. Darlledwyd 12 Rhagfyr 1966

Ffilm AWC 183: Owen Griffith, Dob, Tre-garth, Gwynedd yn gwneud eli at yr eryr. Copi o ffilm a ymddangosodd ar y rhaglen *Heddiw,* BBC. Dyddiad y ffilm: Mawrth 1977. Dyddiad darlledu: Mawrth/Ebrill 1977

Whispers to Make you Well, BBC Radio 4, 23 Mehefin 1985, ar swynwyr yn ardal Dinbych-y-pysgod

Detholiad o dapiau sy'n cynnwys cyfeiriadau at feddyginiaethau gwerin yn Archif Amgueddfa Werin Cymru: 1955 ymlaen

Dechreuodd yr Amgueddfa ar ei chynllun recordio ym 1957-8, ond roedd Vincent H. Phillips, a ddaeth yn Geidwad Adran Traddodiadau Llafar a Thafodieithoedd Amgueddfa Werin Cymru, wedi recordio cryn dipyn ar gyfer Prifysgol Caerdydd cyn dod i Sain Ffagan, a chopïwyd y tapiau hyn, sy'n dyddio o 1955-7, i archif yr Amgueddfa. Mae'r detholiad isod yn cynnwys tapiau a recordiwyd gan Vincent H. Phillips (VHP), D. Roy Saer (DRS), Dr Robin Gwyndaf (RG), Mrs S. Minwel Tibbott (SMT), Lynn Davies (LD), Miss Mary Middleton (MM), Dr Elfyn Scourfield (ES), a D. G. Lewis (DGL). Cyfyngwyd y detholiad i'r tapiau hynny y gwnaed defnydd uniongyrchol ohonynt ar gyfer y gyfrol hon.

Tapiau AWC 14-17: Mrs Catherine Margretta Thomas, Nantgarw, Ebrill 1955 (VHP)

Tapiau AWC 152-4: Mrs Margaret Roberts, Gwesbyr, Ebrill 1959 (VHP)

Tapiau AWC 159-160: Edward Henry Evans, Gwernymynydd, Ebrill 1959 (VHP)

Tâp AWC 177: Mrs Ann Meyrick, Claw'r Plwyf, 13 Mai 1959 (VHP)

Tâp AWC 262: Mrs Mary Ann Roberts, Melin Ifan Ddu, 2 Mai 1960 (VHP)

Tâp AWC 267: Mrs Margaret Anne Bray, Ewenni, 4 Mai 1960 (VHP)

Tâp AWC 323: Mrs Margaret Stephens, Llantrisant, 24 Ionawr 1961 (VHP)

Tâp AWC 346: John Williams, Llanafan Fawr, Mehefin 1961 (VHP)

Tâp AWC 488: Arthur Jones, Ystumtuen, 9 Ebrill 1962 (DGL)

Tâp AWC 539: E. Thomas Evans, Y Foel, 1963 (DRS)

Tâp AWC 561: Evan Bevan, Pen-coed, 15 Mawrth 1963 (VHP a DRS)

Tâp AWC 600: Miss Hughes, Tal-y-bont, 21 Gorffennaf 1963 (MM)

Tâp AWC 620: Cadwaladr Roberts, Cwm Tirmynach, Y Bala, 6 Gorffennaf 1963 (DRS)

Tâp AWC 1179: Henry S. Bowen, Cilrhedyn, Llanfyrnach, 10 Rhagfyr 1964 (ES)

Tâp AWC 1299: Miss Martha Williams, Llandanwg, 9 Mawrth 1966 (RG)

Tâp AWC 1532: Ewart Jones, Myddfai, 23 Mai 1967 (RG)

Tapiau AWC 1648-9: Lewis T. Evans, Y Gyffylliog, 19 Medi 1967 (RG)

Tâp AWC 1951: John Ellis Jones, Nebo, Llanrwst, 5 Gorffennaf 1968 (RG)

Tâp AWC 1989: William Jones, Aberdaron, 28 Hydref 1968 (RG)

Tâp AWC 2088: Defi Richards, Ystradgynlais a Goronwy Williams, Cwm-twrch, 2 Gorffennaf 1968 (LD)

Tâp AWC 2530: Tom Jones, Pontyberem, 10 Rhagfyr 1969 (LD)

Tâp AWC 2788: Miss Gwladys Roberts, Conwy, 12 Mehefin 1970 (LD)

Tâp AWC 2840: Mrs Cathrin Jones, Y Bala, 9 Mehefin 1970 (SMT)

Tâp AWC 2905: Joseph Thomas, Trefdraeth, 3 Gorffennaf 1970 (RG)

Tâp AWC 3005: George Greeves, Abertyswg a William Harries, Rhymni, 10 Tachwedd 1970 (LD) (Saesneg)

Tâp AWC 3010: Daniel Egryn Griffiths, Pontardawe, 19 Mawrth 1970 (LD)

Tâp AWC 3040: Howell Jeffries a William Jones, Y Coelbren, Ystradgynlais, 14 Rhagfyr 1970 (LD)

Tâp AWC 3413: Mrs Gwen Davies, Dowlais Top, Merthyr Tudful, 22 Chwefror 1972 (SMT)

Tâp AWC 3485: Mrs Catherine Elizabeth Bebb, Llanfair Caereinion, 24 Mai 1972 (SMT)

Tapiau AWC 3492-3: Mrs Edith Margretta Ellis, Llanfair Caereinion, 26 Mai 1972 (SMT)

Tâp AWC 3534: Owen Griffith, Tre-garth, Bangor, 26 Mehefin 1972 (RG)

Tâp AWC 3760: Thomas Morgans, Cwm-bach, Hendy-gwyn, 26 Ionawr 1973 (RG)

Tâp AWC 3771: William T. Roberts, Llanfairfechan, 15 Mawrth 1973 (RG)

Tâp AWC 3988: Miss Jane Williams, Rhosbeirio, Môn, 18 Hydref 1973 (SMT)

Tâp AWC 4146: Dr Ceinwen H. Thomas, Caerdydd, 5 Mawrth 1974 (RG)

Tâp AWC 4412: Mrs Margaret Jones, Rhosgadfan, 15 Hydref 1974 (SMT)

Tâp AWC 4525: Robert Owen Pritchard, Llanddaniel-fab, 26 Chwefror 1975 (RG)

Tâp AWC 4623: Emrys Jones, Cricieth, 10 Mehefin 1975 (RG)

Tâp AWC 4630: John Penry Davies, Cricieth, 10 Mehefin 1975 (RG)

Tâp AWC 4653: Mrs Margaret Ann Walters, Cwmgïedd, 14 Gorffennaf 1975 (SMT)

Tâp AWC 4759: William Morris Richards, Aberhosan, Machynlleth, 25 Medi 1975 (RG)

Tâp AWC 4880: Mrs Sarah Trenholme, Nefyn, 23 Mawrth 1976 (RG)

Tâp AWC 5202: Mrs Elinor Ball, Borth-y-gest, 27 Hydref 1976 (RG)

Tapiau AWC 5183-6: Mrs Annie Mary Protheroe, Merthyr Tudful, 11 Tachwedd 1976 (VHP)

Tâp AWC 5238: Capten William Edward Williams, Cricieth, 8 Ionawr 1977 (RG)

Tapiau AWC 5241-2: Mrs Annie Mary Protheroe, Merthyr Tudful, 25 Chwefror 1977 (VHP)

Tâp AWC 5461: Mrs Dilys O. Trefor, Dre-fach, Llanelli, 27 Mehefin 1977 (RG)

Tâp AWC 6881: Evan E. Williams, Caerdydd, 22 Medi 1983 (VHP)

Tâp AWC 6896: Idwal Hughes, Cerrigydrudion, 8 Awst 1983 (RG)

Tapiau Meddyginiaethau Gwerin yn Archif Amgueddfa Werin Cymru: Recordiwyd gan yr awdur 1977-88

Tapiau AWC 5213-15: John Hughes, Pencaenewydd, Pwllheli, 4 Ionawr 1977

Tapiau AWC 5216-18: Owen Griffith Williams, Y Ffôr, Pwllheli, 6 Ionawr 1977

Tapiau AWC 5219-21: Thomas Rees Roberts, Pencaenewydd, Pwllheli, 6 Ionawr 1977

Tapiau AWC 5222-3: John Henry Jones, Llangybi, Pwllheli, 7 Ionawr 1977

Tapiau AWC 5224-5: Thomas Rowlands, Pencaenewydd, Pwllheli, 7 Ionawr 1977

Tapiau AWC 5226-7: Griffith Roberts, Llanarmon, Chwilog, Pwllheli, 7 Ionawr 1977

Tapiau AWC 5357-8: Henry Lloyd Owen, Caernarfon, 3 Ebrill 1977

Tapiau AWC 5359-60: William Roberts, Llaniestyn, Pwllheli, 4 Ebrill 1977

Tapiau AWC 5361-3: Thomas Williams, Llanystumdwy, Cricieth, 5 Ebrill 1977

Tapiau AWC 5364-6: George Povey, Llangybi, Pwllheli, 5 Ebrill 1977

Tapiau AWC 5367-70: Thomas Williams, Pen-y-groes, Caernarfon, 6 Ebrill 1977

Tapiau AWC 5371-3: Ellis Williams, Chwilog, Pwllheli, 6 Ebrill 1977

Tapiau AWC 5374-8: William John Jones, Nantlle, Caernarfon, 7 Ebrill 1977

Tapiau AWC 5426-9: Garfield Evans, Y Tyllgoed, Caerdydd, 24 Mai 1977

Tapiau AWC 5451-4: Thomas Jones, Aberystwyth, 21 Mehefin 1977

Tapiau AWC 5455-7: Richard Phillips, Llangwyryfon, Aberystwyth, 22 Mehefin 1977

Tapiau AWC 5458-60: Daniel Jones, Bronnant, Aberystwyth, 23 Mehefin 1977

Tapiau AWC 5579-81: Miss Sarah Anne Davies, Pren-gwyn, Llandysul, 3 Hydref 1977

Tapiau AWC 5582-4: Mrs Kate Davies, Pren-gwyn, Llandysul, 4 Hydref 1977

Tâp AWC 5585: Mrs Annie Gwen Teifi Jones, Penrhiw-llan, Llandysul, 4 Hydref 1977

Tapiau AWC 5586-9: John Elias Thomas, Aberteifi, 5/7 Hydref 1977

Tapiau AWC 5590-2: Evan Rees Evans, Croes-lan, Llandysul, 6 Hydref 1977

Tapiau AWC 5593-4: Emrys Edwards, Llandysul, 7 Hydref 1977

Tapiau AWC 5697-8: Evan Rees Evans, Croes-lan, Llandysul, 24 Ionawr 1978

Tapiau AWC 5699-700: David Davies, Pren-gwyn, Llandysul, 25 Ionawr 1978

Tapiau AWC 5701-2: Mrs Kate Davies, Pren-gwyn, Llandysul, 25 Ionawr 1978

Tapiau AWC 5703-4: Mrs Elizabeth Reynolds, Brynhoffnant, Llandysul, 26 Ionawr 1978

Tapiau AWC 5705-6: Miss Elizabeth Lloyd, Pren-gwyn, Llandysul, 26 Ionawr 1978

Tapiau AWC 5707-9: Daniel Jones, Bronnant, Aberystwyth, 27 Ionawr 1978

Tapiau AWC 5769-70: William Owen Jones, Betws-y-coed, 19 Ebrill 1978

Tapiau AWC 5771-2: Mrs Mary Thomas, Morfa Nefyn, Pwllheli, 20 Ebrill 1978

Tapiau AWC 5773-4: Thomas Hughes, Aber-erch, Pwllheli, 20 Ebrill 1978

Tapiau AWC 5775-9: Mrs Elizabeth Roberts, Bryncroes, Pwllheli, 21 Ebrill 1978

Tapiau AWC 5780-2: William Pritchard, Y Groeslon, Caernarfon, 21 Ebrill 1978

Tapiau AWC 5893-5: Miss Mary Winnie Jones, Cwm Main, Maerdy, Corwen, 26 Gorffennaf 1978

Tapiau AWC 5896-7: Mrs Catherine Jones, Penrhyndeudraeth, 27 Gorffennaf 1978

Tapiau AWC 5898-900: Mr a Mrs Meredydd ac Elizabeth Roberts, Abergeirw, Dolgellau, 27 Gorffennaf 1978

Tapiau AWC 5901-2: Robert Eifion Jones, Llanuwchllyn, 28 Gorffennaf 1978

Tâp AWC 5917: Robert John Roberts, Gellilydan, 3 Hydref 1978

Tapiau AWC 5918-19: Evan Roberts, Trawsfynydd, 3 Hydref 1978

Tapiau AWC 5920-1: Mrs Laura Elinor Morris, Trawsfynydd, 4 Hydref 1978

Tapiau AWC 5922-3: Mrs Margaret Jones, Hermon, Llanfachreth, Dolgellau, 5 Hydref 1978

Tapiau AWC 5924-6: Iorwerth Williams, Cwm Prysor, Trawsfynydd, 5 Hydref 1978

Tâp AWC 5927: Mrs Ellen Griffiths, Trawsfynydd, 6 Hydref 1978

Tapiau AWC 6025-7: Thomas Morgans, Cwm-bach, Hendy-gwyn, 3 Ebrill 1979

Tapiau AWC 6028-9: Mrs Hannah Mary Davies, Aberteifi, 4 Ebrill 1979

Tapiau AWC 6030-1: Mr a Mrs Glyn Rees, Crymych, 4 Ebrill 1979

Tapiau AWC 6032-3: Ceri Jones, Pen-parc, Aberteifi, 5 Ebrill 1979

Tapiau AWC 6034-6: Mrs Elizabeth Francis, Crymych, 5 Ebrill 1979

Tapiau AWC 6106-9: Dan Morgan, Brynberian, 17 Gorffennaf 1979

Tapiau AWC 6110-11: Hugh George James, Maenclochog, 17 Gorffennaf 1979

Tapiau AWC 6112-15: William Gibby, Llandysilio, 18 Gorffennaf 1979

Tapiau AWC 6116-17: John Davies, Crymych, 19 Gorffennaf 1979

Tapiau AWC 6118-19: Stephen Davies, Pen-parc, Aberteifi, 19 Gorffennaf 1979

Tapiau AWC 6120-2: John Davies, Efail-wen, 20 Gorffennaf 1979

Tâp AWC 6257: Mrs Margaret Mary George, Cas-mael, 23 Hydref 1979

Tâp AWC 6258: Mrs Ellen Morgan, Crymych, 23 Hydref 1979

Tâp AWC 6259: Miss Anna Luisa Owen, Y Glog, 23 Hydref 1979

Tapiau AWC 6260-1: David Edward Evans, Tremarchog, Wdig, 25 Hydref 1979

Tapiau AWC 6262-3: John Miles, Stop and Call, Wdig, 25 Hydref 1979

Tâp AWC 6264: Miss Elizabeth John, Tremarchog, 25 Hydref 1979

Tapiau AWC 6265-6: James Robert Thomas, Wdig, 25 Hydref 1979

Tapiau AWC 6287-9: Herbert Harris, Pontneddfechan, 29 Tachwedd 1979

Tapiau AWC 6345-6: Edward Davies, Croes-goch, 25 Mawrth 1980

Tâp AWC 6347: Mr a Mrs Stanley a Ceinwen Richards, Berea, 25 Mawrth 1980

Tapiau AWC 6348-9: Clifford Thomas, Treteio, Tyddewi, 26 Mawrth 1980

Tapiau AWC 6350-2: Gilbert John Charles, Llanrhian, 26 Mawrth 1980

Tapiau AWC 6353-5: Elliot Jenkins, Llanrhian, 27 Mawrth 1980

Tapiau AWC 6356-8: William Jenkins, Llanrhian, 27 Mawrth 1980

Tâp AWC 6359: Elliot Jenkins, Llanrhian, 28 Mawrth 1980

Tapiau AWC 6360-1: Mr a Mrs Thomas ac Annie James, Ysgeifiog, Solfach, 28 Mawrth 1980

Tapiau AWC 6467-9: Miss Katie Olwen Pritchard, Y Gilfach-goch, 10 Mehefin 1981

Tâp AWC 6487: Thomas David, Treforys, 1 Gorffennaf 1981

Tapiau AWC 6488-9: Miss Margaret Doris Rees, Llansamlet, 1 Gorffennaf 1981

Tâp AWC 6490: Miss Caroline Rosser, Llansamlet, 1 Gorffennaf 1981

Tâp AWC 6491: Miss Deborah Bodycombe, Llansamlet, 1 Medi 1981

Tapiau AWC 6492-3: Mrs Mary Hannah Lewis, Treforys, 1 Medi 1981

Tapiau AWC 6494-6: Mrs Catherine Elizabeth Jenkins, Cil-ffriw, 2 Medi 1981

Tapiau AWC 6497-8: Mrs Louisa Donne, Llansamlet, 2 Medi 1981

Tapiau AWC 6499-500: Mrs Sarah Jane T. Harries, Ystradgynlais, 3 Medi 1981

Tâp AWC 6501: Miss Winnie Evans, Ystalyfera, 3 Medi 1981

Tapiau AWC 6510-12: Mrs Martha Mary Jenkins, Treorci, 26 Hydref 1981

Tâp AWC 6513: Mrs Edith Llewelyn, Treorci, 26 Hydref 1981

Tapiau AWC 6514-15: Daniel Llewelyn, Blaenrhondda, 27 Hydref 1981

Tâp AWC 6516: Mrs Dwynwen Thomas a Miss Eirlwys Thomas, Ynys-hir, 27 Hydref 1981

Tâp AWC 6517: Mrs Margaret Williams, Ynys-hir, 27 Hydref 1981

Tâp AWC 6518: Mrs Catherine Elizabeth Jenkins, Cil-ffriw, 28 Hydref 1981

Tapiau AWC 6519-20: Mrs Catherine Jones, Y Creunant, Castell-nedd, 28 Hydref 1981

Tapiau AWC 6521-2: Albert Maggs, Tonyrefail, 28 Hydref 1981 (Saesneg)

Tâp AWC 6523: Thomas Thomas, Talbot Green, Pont-y-clun, 29 Hydref 1981

Tâp AWC 6524: Mrs Edith May Davies, Tonyrefail, 29 Hydref 1981 (Saesneg)

Tapiau AWC 6525-7: Morgan John, Cefncoedycymer, 30 Hydref 1981

Tapiau AWC 6528-9: Mr a Mrs David a Sarah Mary Williams, Taf Fechan, Merthyr Tudful, 30 Hydref 1981 (Saesneg)

Tapiau AWC 6568-9: Ronald Davies, Llanymddyfri, 15 Chwefror 1982

Tâp AWC 6570: Mrs Ceinwen James, Llanwrtyd, 15 Chwefror 1982

Tâp AWC 6571: Mrs Elizabeth Anne Richards, Llanwrtyd, 16 Chwefror 1982

Tapiau AWC 6572-3: David Jones, Abergwesyn, 16 Chwefror 1982

Tâp AWC 6574: Miss Margaret Catherine Jones, Cefngorwydd, Llangamarch, 17 Chwefror 1982

Tapiau AWC 6575-6: Evan David Davies, Llanwrtyd, 17 Chwefror 1982

Tâp AWC 6577: David Davies a Miss Hannah Davies, Llanwrtyd, 17 Chwefror 1982

Tapiau AWC 6578-9: Mrs Margaret Ann Ceinwen Davies, Llanwrtyd, 18 Chwefror 1982

Tâp AWC 6580: Mrs Sarah Pugh, Llanwrtyd, 18 Chwefror 1982

Tapiau AWC 6581-2: Evan David Davies, Llanwrtyd, 18 Chwefror 1982

Tapiau AWC 6583-4: Vincent Talfryn James, Llanwrtyd, 18 Chwefror 1982

Tapiau AWC 6611-12: William Joseph Morgan, Cefncoedycymer, 25 Mawrth 1982 (Saesneg)

Tapiau AWC 6613-15: Morgan John, Cefncoedycymer, 25 Mawrth 1982

Tapiau AWC 6616-17: Thomas Chambers, Trefechan, Cefncoedycymer, 25 Mawrth 1982

Tapiau AWC 6620-1: Goronwy Puw, Llanerfyl, 17 Mai 1982

Tâp AWC 6622: John Penry Jones, Y Foel, 18 Mai 1982

Tâp AWC 6623: Mrs Gwyneth Evans, Y Foel, 18 Mai 1982

Tapiau AWC 6624-7: Mr a Mrs Thomas Evan a Morfydd Maldwyna Thomas, Llanfair Caereinion, 18 Mai 1982

Tâp AWC 6628: David Maldwyn Lewis, Llangadfan, 19 Mai 1982

Tapiau AWC 6629-30: Edward Palmer Roberts, Llanerfyl, 19 Mai 1982

Tapiau AWC 6631-3: David Maldwyn Lewis, Llangadfan, 19 Mai 1982

Tapiau AWC 6634-5: Ernest Vyrnwy James, Llanerfyl, 20 Mai 1982

Tapiau AWC 6636-7: Mrs Catherine Elizabeth Bebb, Llanfair Caereinion, 20 Mai 1982

Tapiau AWC 6638-9: Mrs Edith Margretta Ellis, Dolanog, 20 Mai 1982

Tapiau AWC 6640-3: Ernest Vyrnwy James, Llanerfyl, 21 Mai 1982

Tâp AWC 6693: Maldwyn Evans, Cemais, 13 Medi 1982

Tâp AWC 6694: Mrs Freda May Davies, Penegoes, 14 Medi 1982

Tâp AWC 6695: Mrs Ellen Evans, Penegoes, 14 Medi 1982

Tapiau AWC 6696-8: David Meurig Owen Griffiths, Cwm-lline, Machynlleth, 14 Medi 1982

Tâp AWC 6699: Mrs Hannah Roberts, Forge, Machynlleth, 15 Medi 1982

Tapiau AWC 6700-2: Mrs Mary Davies, Pennant, Llanbryn-mair, 15 Medi 1982

Tapiau AWC 6703-4: David Richard Brown ac Alfred Evans, Forge, Machynlleth, 15 Medi 1982

Tapiau AWC 6705-6: Mrs Anne Jones, Llanymawddwy, 16 Medi 1982

Tâp AWC 6707: Mrs Dilys McBryde, Corris, 16 Medi 1982

Tâp AWC 6708: Gwylfa Hughes, Dinas Mawddwy, 17 Medi 1982

Tâp AWC 6709: Mrs Sarah Edwards, Dinas Mawddwy, 17 Medi 1982

Tâp AWC 6710: Mrs Ellen Vaughan Wynne, Llansannan, 9 Tachwedd 1982

Tapiau AWC 6711-12: Evan Thomas Evans, Llansannan, 9 Tachwedd 1982

Tâp AWC 6713: David Williams, Pandytudur, 9 Tachwedd 1982

Tâp AWC 6714: Mr a Mrs David a Dilys Myfanwy Williams, Pandytudur, 9 Tachwedd 1982

Tapiau AWC 6715-16: Evan Thomas Evans, Llansannan, 10 Tachwedd 1982

Tapiau AWC 6717-19: Robert Hiraethog Williams, Gwytherin, 10 Tachwedd 1982

Tâp AWC 6720: Miss Hannah Alis Jones, Gwytherin, 10 Tachwedd 1982

Tapiau AWC 6721-3: Mr a Mrs William Christmas a Gwen Williams, Pandytudur, 10 Tachwedd 1982

Tapiau AWC 6724-6: Peter Jones, Llansannan, 11 Tachwedd 1982

Tâp AWC 6727: John Dewi Williams, Pandytudur, 11 Tachwedd 1982

Tapiau AWC 6728-9: Mrs Annie Evans, Llanrwst, 12 Tachwedd 1982

Tâp AWC 6737: Mrs Elsie May Jones, Llanymddyfri, 18 Ebrill 1983

Tâp AWC 6738: Mr a Mrs John Hywel ac Ann Davies, Llanymddyfri, 19 Ebrill 1983

Tapiau AWC 6739-41: Mrs Eira Taylor, Llanymddyfri, 19 Ebrill 1983

Tâp AWC 6742: Mrs Miriam Morgan, Cil-y-cwm, Llanymddyfri, 19 Ebrill 1983

Tapiau AWC 6743-4: Timothy Daniel Theophilus, Rhandir-mwyn, Llanymddyfri, 20 Ebrill 1983

Tâp AWC 6745: Mrs Mary Jane Williams, Llangadog, 20 Ebrill 1983

Tapiau AWC 6746-7: David Gwyndaf Davies a Miss Elizabeth Mary Davies, Llanymddyfri, 20 Ebrill 1983

Tâp AWC 6748: Mrs Margaret Jennie Thomas, Llanymddyfri, 21 Ebrill 1983

Tapiau AWC 6749-51: Mr a Mrs John ac Edith Evans, Llangadog, 21 Ebrill 1983

Tâp AWC 6752: Mrs Sarah Evelyn Lewis, Llanymddyfri, 21 Ebrill 1983

Tâp AWC 6753: Mr a Mrs David Rees Powell ac Elizabeth Anne Powell, Myddfai, 22 Ebrill 1983

Tapiau AWC 6754-7: David John Williams, Myddfai, 22 Ebrill 1983

Tapiau AWC 6761-2: David Walter Morgan, Marloes, Hwlffordd, 14 Mehefin 1983 (Saesneg)

Tâp AWC 6763: Miss Elizabeth Anne John, Arberth, 14 Mehefin 1983 (Saesneg)

Tapiau AWC 6764-5: Arthur Gilbert Owen, Hook, Hwlffordd, 14 Mehefin 1983 (Saesneg)

Tâp AWC 6766: Miss Emma Griffiths, Marloes, Hwlffordd, 15 Mehefin 1983 (Saesneg)

Tâp AWC 6767: Mrs Mildred Irene Morgan, Hwlffordd, 16 Mehefin 1983 (Saesneg)

Tâp AWC 6768: Mrs Blodwen Gettings, Llangwm, Hwlffordd, 16 Mehefin 1983 (Saesneg)

Tapiau AWC 6769-70: Miss E. Cecily Howells, Hwlffordd; Miss Mona Bateman, Treamlod; Miss Olive Evans, Hwlffordd; Miss Margaret Griffiths, Hwlffordd; Miss Blodwen Morris a Miss Mattie Morris, Hwlffordd, 17 Mehefin 1983 (Saesneg)

Tapiau AWC 6771-2: John Henry Stanier Evans, Hook, Hwlffordd, 17 Mehefin 1983 (Saesneg)

Tapiau AWC 6923-4: John Richard Jones, Brynsiencyn, 10 Hydref 1983

Tâp AWC 6925: Miss Elizabeth Jane Owen, Bachau, Llannerch-y-medd, 11 Hydref 1983

Tapiau AWC 6926-7: Robert Owen, Llandyfrydog, Llannerch-y-medd, 11 Hydref 1983

Tâp AWC 6928: Miss Margaret Catherine Roberts, Niwbwrch, 12 Hydref 1983

Tapiau AWC 6929-30: John Evans, Bodedern, 12 Hydref 1983

Tapiau AWC 6931-2: Mrs Catherine Anne Edwards, Tyn-y-gongl, Benllech, 13 Hydref 1983

Tapiau AWC 6933-4: Mrs Siân Williams, Tyn-y-gongl, Benllech, 13 Hydref 1983

Tâp AWC 6937: Mrs Marian Jones a Mrs Eirwen Williams, Bethesda, 5 Tachwedd 1983

Tapiau AWC 7201-2: William John Thomas, Manordeilo, Llandeilo, 24 Mawrth 1986

Tapiau AWC 7203-4: John Thomas, Cwm-du, Llandeilo, 24 Mawrth 1986

Tapiau AWC 7205-7: Mr a Mrs George Llewelyn Evans ac Esther Gwladys Evans, Taliaris, Llandeilo, 25 Mawrth 1986

Tâp AWC 7208: David William Griffiths, Trap, Llandeilo, 25 Mawrth 1986

Tâp AWC 7255: Emrys Jones, Allt Ami, Yr Wyddgrug, 28 Hydref 1986

Tâp AWC 7256: Mrs Gladys Morris, Yr Wyddgrug, 28 Hydref 1986

Tâp AWC 7257: Mrs Gertrude Myfanwy Hughes, Yr Wyddgrug, 29 Hydref 1986 (Saesneg)

Tapiau AWC 7258-60: Mrs a Mrs Gwilim a Hafwen Mai Edwards, Yr Wyddgrug, 29 Hydref 1986

Tâp AWC 7261: Mrs Elizabeth Davies-Isaac, Sychdyn, Yr Wyddgrug, 30 Hydref 1986

Tâp AWC 7262: Mrs Glenys Edwards, Yr Wyddgrug, 30 Hydref 1986

Tapiau AWC 7263-4: Miss Sarah Evans, Yr Wyddgrug, 30 Hydref 1986

Tâp AWC 7265: William Hughes, Gwesbyr, Treffynnon, 31 Hydref 1986

Tâp AWC 7266: Mr a Mrs Gwilym Hywel a Rachel Jones, Treffynnon, 31 Hydref 1986

Tapiau AWC 7278-9: Mrs Mary Grace Williams, Bethel, Caernarfon, 24 Mawrth 1987

Tapiau AWC 7280-3: Evan Owen Roberts, Pwllheli, 24 Mawrth 1987

Tapiau AWC 7284-5: Mrs Ellen Grace Roberts, Bodedern, 25 Mawrth 1987

Tâp AWC 7286: John Henry Jones, Llangybi, Pwllheli, 26 Mawrth 1987

Tâp AWC 7287: Miss Mai Jones, Llangybi, Pwllheli, 26 Mawrth 1987

Tapiau AWC 7459-60: Hubert John Evans, Castell-paen, Llanelwedd, 28 Medi 1988 (Saesneg)

Tapiau AWC 7461-2: Evan Thomas Oliver Jones, Llanwrthwl, Llandrindod, 28 Medi 1988 (Saesneg)

Tâp AWC 7463: Mrs Edith Maud Jones, Thomas Maldwyn Jones a Miss Susan Maud Jones, Pant-y-dŵr, Rhaeadr Gwy, 29 Medi 1988 (Saesneg)

Tapiau AWC 7464-5: Thomas Williams, Cleirwy, 29 Medi 1988 (Saesneg)

Tystiolaeth Lafar

Dr Ilid Anthony, Amgueddfa Werin Cymru

Dr Gwenllian M. Awbery, Amgueddfa Werin Cymru

Mrs Lillian Beer, Sandy Haven, 15 Mehefin 1983

Harold Beynon, Pen-caer, Llanwnda, 22 Hydref 1979

Mrs Meinir Burden, Y Bala, drwy law Tecwyn Vaughan Jones, Amgueddfa Werin Cymru

Mrs Mary Cooke, Treforys, drwy law Dr Beth Thomas, Amgueddfa Werin Cymru

Thomas David, Bôn-y-maen, Abertawe, drwy law Dr Beth Thomas, Amgueddfa Werin Cymru

Mrs Davies, Golwg y Coleg, Llanymddyfri, 19 Ebrill 1983

Miss Cecilia Davies, Penderyn, 3 Medi 1981

David T. Davies, Amgueddfa Werin Cymru, 1979

Edward Davies, Aberangell, 16 Medi 1982

Mrs Elizabeth Davies, Bwlch-y-groes, 24 Ionawr 1978

Mrs Elizabeth (Lillian) Davies, Pontsenni, 19 Chwefror 1982

Mrs Elizabeth Mary Davies, Pontarddulais, 2 Medi 1981

Mrs Freda May Davies, Penegoes, Machynlleth, 14 Medi 1981

George Davies, Treorci, 26 Hydref 1981

Mr a Mrs John Hywel ac Ann Davies, Llanymddyfri, 19 Ebrill 1983

Mrs Mary Davies, Pennant, Llanbryn-mair, 15 Medi 1982

Mrs Olwen Davies, Llanrhaeadr, drwy law Dr Beth Thomas, Amgueddfa Werin Cymru

Mr a Mrs W. Beynon Davies, Aberystwyth, 24 Mehefin 1977

Robert Morris Elias, Chwilog, 2 Ebrill 1977

Mrs Priscilla Ellis, Cwm-twrch, Y Foel, 18 Mai 1982

Mrs Hilda Mary Ethall, Caerdydd, 1990

Mrs Ada Evans, Johnston, Hwlffordd, 16 Mehefin 1983

Mrs Annie Evans, Llanrwst, 11 Tachwedd 1982

Benjamin Evans, Llandyfrïog, 25 Mehefin 1977

Mrs Deilwen M. Evans, Trawsfynydd, 3 Hydref 1988

Mrs Edna Evans, Hwlffordd, 17 Mehefin 1983

Miss Eleri Evans, Amgueddfa Werin Cymru, 1980

Gwilym Evans, Llanberis, 28 Mai 2012

Idris a Lloyd Evans, a Richard Evans, Tylwch, Llanidloes, 29 Medi 1988

Mr a Mrs Ifor Evans, Brithdir, Dolgellau, 6 Hydref 1978

Mrs Jean Evans, Bryncir, Garndolbenmaen, 21 Ebrill 2011

Kelvin Evans, Bryncir, Garndolbenmaen, 12 Mawrth 2017

Mrs L. Evans, Gors-goch, drwy law Mrs Sadie Jones, Gors-goch, 26 Ionawr 1978

Mr a Mrs Llewelyn ac Esther Gwladys Evans, Taliaris, 25 Mawrth 1986

Thomas Evans, Aber-banc, Llandysul, 7 Hydref 1977

Watkin Evans, Llanwddyn, 21 Mai 1982

Y Fonesig Menna Evans-Jones, Caergybi, 15 Mawrth 1986

Mr a Mrs John Foulkes, Llanfair Talhaiarn, 11 Tachwedd 1982

Dr Caradog Griffith, Pwllheli, 21 Chwefror 1977

Owen Griffith, Dob, Tre-garth, 19 Ebrill 1978

Mrs Ellen Griffiths, Trawsfynydd, 5 Hydref 1987

Herbert Griffiths, Bodedern, 14 Hydref 1983

Dr Robin Gwyndaf, Amgueddfa Werin Cymru

Mr a Mrs Cyril ac Eirwen Harnaman, Yr Wyddgrug, 30 Hydref 1986

Miss Lillian Harries, Llanymddyfri, 18 Ebrill 1983

Mrs Hemmings, Sychdyn, 30 Hydref 1986

Miss E. Cecily Howells, Hwlffordd, 13 Mehefin 1983

Mr a Mrs Goronwy a Helen Hughes, Dinas Dinlle, Caernarfon, 30 Rhagfyr 1976

Richard Hughes, ('Co Bach'), Y Felinheli, 27 Mawrth 1987

Mrs Sarah Maud Hughes, Carno, 16 Ebrill 1991, drwy law Dr Robin Gwyndaf, Amgueddfa
Werin Cymru

Mrs Sydna Hughes, Coedana, Llannerch-y-medd, 11 Hydref 1983

Howard Huws, Bangor, 2005

John Owen Huws, Waunfawr, 25 Mawrth 1987

David James, Nantgaredig, 8 Hydref 1977

Mrs Nellie Jarvis, Pont-rhyd-y-fen, drwy law Dr Beth Thomas, Amgueddfa Werin Cymru,
1982

Mrs John, Tyddewi, 27 Mawrth 1980

Mrs Jones, Dinas, Llanwrtyd, 16 Chwefror 1982

Mrs Jones, Trefor Road, Aberystwyth, 23 Mehefin 1977

Mrs Ann Elisabeth Jones, Talwrn, Ynys Môn, 25 Medi 2010

David Jones, Abergwesyn, 16 Chwefror 1982

David Jones a J. Ll. Jones, Clarach, Aberystwyth, 21 Mehefin 1977

Mrs Elizabeth Jones, Clynnog Fawr, 1977

Evie Thomas Jones, Bodedern, 25 Mawrth 1987

Mrs Gwenllian Jones, Caernarfon, 31 Mawrth 2011

John Jones, Llanaelhaearn, 4 Ebrill 1977

Mr a Mrs John Gwilym a Katie Jones, Llanllyfni, 2004

Mrs Lillian Anne Jones, Llanwrtyd, 16 Chwefror 1982

Miss Mai Jones, Llangybi, 23 Mawrth 1987

Mrs Mary Jones, Llanymawddwy, 16 Medi 1982

Mrs Mary Vaughan Jones, Waunfawr, 25 Mawrth 1987

Miss Mei Jones, Llanystumdwy, 3 Ionawr 1977

Mrs Myfi Jones, Garthbeibio, 20 Mai 1982

Mrs Nesta Wyn Jones, Abergeirw, 1978

Mrs Sadie Jones, Gors-goch, Llanwenog, 26 Ionawr 1978

Tecwyn Vaughan Jones, Amgueddfa Werin Cymru

William Samuel Jones, Rhos-lan, 26 Mawrth 1987

William Wyn Jones, Llansannan, 9 Tachwedd 1982

Miss Winifred Jones, Hook, Hwlffordd, 13 Mehefin 1983

David Lewis, Pontsenni, 19 Chwefror 1982

Mrs Sally Lewis, Glandŵr, 6 Ebrill 1979

Mrs Lloyd, Corwen, drwy law Dr Gwenllian Awbery, Amgueddfa Werin Cymru

Thomas Martin, Broadhaven, 15 Mehefin 1983

Miss Doris Morgan, Aberystwyth, 21 Mehefin 1977

Miss Iris Morgan, Llangwm, Hwlffordd, 15 Mehefin 1983

Mrs Naomi Annie Morgan, Cyfronnydd, 21 Mai 1982

R. M. Morgan, Cwm Ifor, Llandeilo, 24 Mawrth 1986

William Morris, Y Foel, 18 Mai 1982

Mrs Nicholas, St Thomas Green, Hwlffordd, 16 Mehefin 1983

Miss Anna Luisa Owen, Y Glog, 23 Hydref 1979

Mr a Mrs Ifor a Menna Owen, Llanddeusant, Ynys Môn, 2005

Mrs Theodora (Doris) Parry, Bodedern, 14 Hydref 1983

Miss Dorothy a Miss Betty Phillips, Hook, Hwlffordd, 17 Mehefin 1983

Vincent H. Phillips, Amgueddfa Werin Cymru

Mrs Preece, Golwg y Coleg, Llanymddyfri, 19 Ebrill 1983

Arthur Price, Derwen-las, Aberystwyth, 14 Medi 1981

Morgan Price, Penderyn, 3 Medi 1981

Derent Rees, Abereiddi, 25 Mawrth 1980

Mrs Elizabeth Reynolds, Brynhoffnant, 26 Ionawr 1987

Mrs Elizabeth Anne Richards, Llanwrtyd, 16 Chwefror 1982

Mr a Mrs Phillip Howard ac Eirona Richards, Treforys, drwy law Dr Beth Thomas, Amgueddfa
Werin Cymru

Mrs Roberts, Greenholme Park, Johnston, 16 Mehefin 1983

Mrs Ann Roberts, Aberdaron, 3 Ionawr 1978

Mr a Mrs Dafydd Roberts, Llanwrtyd, 17 Chwefror 1982

Mrs Elizabeth Roberts, Penrhyndeudraeth, 18 Ionawr 2012

Evan Owen Roberts, Pwllheli, 24 Mawrth 1987

Guto Roberts, Rhos-lan, 22 Chwefror 1977

Mrs Lora Roberts, Rhos-lan, 15 Mawrth 1986

Mrs M. A. Roberts, Pandytudur, 11 Tachwedd 1982

Mrs Mati Roberts, Tre-garth, 27 Mawrth 1987

Meredydd Roberts, Abergeirw, drwy law Nesta Wyn Jones, 1978

Owen Roberts, Llangwnnadl, 3 Ionawr 1978

Robert John Roberts, Gellilydan, 3 Hydref 1978

Mr a Mrs Rogers, St. Thomas Green, Hwlffordd, 16 Mehefin 1983

Vivian Rolfe, Amgueddfa Werin Cymru, 1978

D. Roy Saer, Amgueddfa Werin Cymru

Mr a Mrs Salisbury, Llanefydd, drwy law Dr Beth Thomas, Amgueddfa Werin Cymru

Dr Elfyn Scourfield, Amgueddfa Werin Cymru

Mrs Rowena Snowdon, Rhyd-y-fro, Pontardawe, 4 Medi 1981

Mrs Annie Thomas, Pwllheli, 21 Chwefror 1977

Dr Beth Thomas, Amgueddfa Werin Cymru

David Thomas, Eisteddfa Gurig, Aberystwyth, 20 Mehefin 1977

Richard Griffiths Thomas, Llangynwyd, drwy law Dr Gwenllian M. Awbery, Amgueddfa Werin Cymru, 1978

Mrs S. Minwel Tibbott, Amgueddfa Werin Cymru

Canon Geraint Vaughan-Jones, Mallwyd, 16 Medi 1982

Mrs Phoebe Ann Watkins, Crymych, Mrs Marian James, Rhos-hyl, Cilgerran, a Mrs Eluned Davies, Pen-y-groes, 18 Gorffennaf 1979

Mrs Annie Williams, Waunfawr, 26 Mawrth 1987

Miss Eilwen Williams, Coed Talon, Yr Wyddgrug, 29 Hydref 1986

Evan Williams, Mynytho, 21 Chwefror 1977

Mrs Grace Williams, Clynnog Fawr, 2010

Griffith Williams, Llanfachreth, Dolgellau, 4 Hydref 1978

Iorwerth Williams, Cwm Prysor, Trawsfynydd, 4 Hydref 1978

Mrs J. M. Williams, Llanefydd, drwy law Dr Beth Thomas, Amgueddfa Werin Cymru

John Dewi Williams, Pandytudur, 11 Tachwedd 1982

Mrs Margaret Williams, Caernarfon, 24 Mawrth 1987

Mrs Margaret Rees Williams, Cricieth, 27 Mawrth 1987

Mrs Megan Williams, Llannerch-y-medd, 11 Hydref 1983

Mrs Megan Lloyd Williams, Cwm Ystradllyn, 23 Mawrth 2005

Miss Mona Williams, Conwy, 15 Mawrth 1986

Mrs Rhoda Williams, Llannerch-y-medd, 11 Hydref 1983

Cydnabod

Rwyf yn ddyledus iawn i'r canlynol am eu cymorth gwerthfawr pan oeddwn yn casglu gwybodaeth am feddyginiaethau gwerin ar ran Amgueddfa Werin Cymru yn ystod y cyfnod 1976–89, ac ar lefel bersonol wedi hynny. Mae fy nyled yn fawr i'r rhai a enwir isod, yn siaradwyr, pobl y cofnodwyd eu tystiolaeth ar bapur, rhai y cafwyd cymorth ymarferol ganddynt, ynghyd â chydweithwyr y bu i mi elwa ar eu gwybodaeth.

Dr Gwenllian M. Awbery, Amgueddfa Werin Cymru

Mr a Mrs Ifor Baines, Pen-y-groes

Miss Mona Bateman, Treamlod

Mrs Catherine Elizabeth Bebb, Llanfair Caereinion

Mrs Lillian Beer, Sandy Haven

Harold Beynon, Wdig

Hedd Bleddyn, Llanbryn-mair

Miss Deborah Bodycombe, Llansamlet

Elwyn Bowen, Cefncoedycymer

Phylip Brake, Llanbedr Pont Steffan

David Richard Brown, Forge, Machynlleth

Thomas Chambers, Trefechan, Cefncoedycymer

Gilbert John Charles, Llanrhian

Thomas David, Treforys

Mrs Davies, Golwg y Coleg, Llanymddyfri

Miss Cecilia (Cissie) Davies, Penderyn

David Davies ('Davies y Fet'), Pren-gwyn, Llandysul

David Davies a Miss Hannah Davies, Llanwrtyd

David Gwyndaf Davies a Miss Elizabeth Mary Davies, Llanymddyfri

Mrs Edith Mary Davies, Tonyrefail

Mrs Edward Davies, Ponterwyd

Edward Davies, Aberangell

Edward Davies, Croes-goch

Mrs Eleri Davies, Pren-gwyn, Llandysul

Mrs Elizabeth Davies, Bwlch-y-groes, Llandysul

Mrs Elizabeth (Lillian) Davies, Pontsenni

Miss Elizabeth Mary Davies, Pontarddulais

Mrs Eluned Davies, Pen-y-groes, Crymych

Evan David Davies, Llanwrtyd

Mrs Freda May Davies, Penegoes

George Davies, Treorci

Mrs Hannah Mary Davies, Aberteifi

Mr a Mrs Ieuan Jones Davies, Chwilog

John Davies, Crymych

John Davies, Efail-wen

Mr a Mrs John Hywel ac Ann Davies, Llanymddyfri

Mrs Kate Davies, Pren-gwyn, Llandysul

Mrs Margaret Ann Ceinwen Davies, Llanwrtyd

Mrs Mary Davies, Pennant, Llanbryn-mair

Ronald Davies, Llanymddyfri

Miss Sarah Anne Davies, Pren-gwyn, Llandysul

Stephen Davies, Pen-parc, Aberteifi

Mr a Mrs W. Beynon Davies, Aberystwyth

Mrs Elizabeth Davies-Isaac, Sychdyn, Yr Wyddgrug

Mrs Louisa Donne, Llansamlet

David Dyer, Llangadog

Mrs Catherine Anne Edwards, Tyn-y-gongl, Benllech

Emrys Edwards, Llandysul

Mrs Glenys Edwards, Yr Wyddgrug

Mrs a Mrs Gwilim a Hafwen Mai Edwards, Yr Wyddgrug

Mrs Sarah Edwards, Dinas Mawddwy

Mrs Einon, Llanboidy

Robert Morris Elias, Llanarmon

Mrs Edith Margretta Ellis, Dolanog

Gwyn Ellis, Adran Botaneg, Amgueddfa Genedlaethol Cymru

Mrs Priscilla Ellis, Cwm-twrch, Y Foel

Thomas Ellis, Llangybi, Pwllheli

Mrs Ada Evans, Johnston

Alfred Evans, Forge, Machynlleth

Mrs Annie Evans, Llanrwst

Benjamin Evans, Llandyfrïog

David Edward Evans, Tremarchog

Mrs Deilwen M. Evans, Trawsfynydd

Mr a Mrs Dyfed a Doris Evans, Pencaenewydd

Mrs Edna Evans, Hwlffordd

Mrs Ellen Evans, Penegoes

Evan Rees Evans, Croes-lan, Llandysul

Evan Thomas Evans, Llansannan

Garfield Evans, Caerdydd

Mr a Mrs George Llewelyn ac Esther Gwladys Evans, Taliaris

Mrs Gwyneth Evans, Y Foel

Hubert John Evans, Castell-paen, Llanelwedd

Idris a Lloyd Evans, Tylwch, Llanidloes

Mr a Mrs Ifor Evans, Brithdir, Dolgellau

Mr a Mrs John ac Edith Evans, Llangadog

John Evans, Llantrisant, Bodedern

Yr Uwchgapten John Henry Stanier Evans, Hook, Hwlffordd

Maldwyn Evans, Cemais

Mrs Menna Evans, Llanfachreth

Miss Olive Evans, Hwlffordd

Richard Evans, Tylwch, Llanidloes

Miss Sarah (Sali) Evans, Yr Wyddgrug

Thomas Evans, Aber-banc

Watkin Evans, Llanwddyn

Miss Winnie Evans, Ystalyfera

Mr a Mrs John Foulkes, Llanfair Talhaearn

Mrs Elizabeth (Leisa) Francis, Crymych

Mrs Margaret Mary George, Cas-mael

Mrs Blodwen Gettings, Llangwm, Hwlffordd

William Gibby, Llandysilio

Dr Caradog Griffith, Pwllheli

David William Griffith, Trap, Llandeilo

Mrs Ellen Griffith, Trawsfynydd

Mr a Mrs Humphrey a Jane Griffith, Chwilog

Mrs Jean Griffith, Llwyndyrus

Mr a Mrs John Griffith, Caerfarchell

Richard Griffith, Bont-ddu, Dolgellau

David Meurig Owen Griffiths, Cwm-lline

Miss Emma Griffiths, Marloes, Hwlffordd

Herbert Griffiths, Bodedern

Miss Margaret Griffiths, Hwlffordd

Y Parch. Eirlys Gruffydd, Yr Wyddgrug

Dr Robin Gwyndaf, Amgueddfa Werin Cymru

Mr a Mrs Cyril ac Eirwen Harnaman, Yr Wyddgrug

Granville Harries, Berea

Mrs Lillian Harries, Llanymddyfri

Mrs Sarah Jane T. Harries, Ystradgynlais

Herbert Harris, Pontneddfechan

Mrs Hemmings, Sychdyn, Yr Wyddgrug

Miss E Cecily Howells, Hwlffordd

Arwyn Lloyd Hughes, Amgueddfa Werin Cymru

Mrs Gertrude Myfanwy Hughes, Yr Wyddgrug

Mr a Mrs Goronwy a Helen Hughes, Dinas Dinlle

Gwylfa Hughes, Dinas Mawddwy

Mr a Mrs Iorwerth a Hawys Hughes, Machynlleth

John Hughes, Pencaenewydd

Richard Hughes ('Co Bach'), Y Felinheli

Mrs Sydna Hughes, Coedana, Llannerch-y-medd

Thomas Hughes, Aber-erch, Pwllheli

William Hughes, Gwesbyr, Treffynnon

J. M. Humphreys, Yr Wyddgrug

Howard Huws, Bangor

Ernest Vyrnwy James, Llanerfyl

Hugh James, Maenclochog

Mrs Marian James, Rhos-hyl, Aberteifi

Mr a Mrs Thomas ac Annie James, Ysgeifiog

Mr a Mrs Vincent Talfryn a Ceinwen James, Llanwrtyd

Mrs Catherine (Katie) Elizabeh Jenkins, Cil-ffriw

Elliot Jenkins, Llanrhian

Mrs Martha Mary (Mei) Jenkins, Treorci

William Jenkins, Llanrhian

Mrs John, Tyddewi

Mrs Elizabeth John, Crymych

Miss Elizabeth John, Tremarchog

Miss Elizabeth Anne John, Arberth

Morgan John, Cefncoedycymer

Mrs Jones, Dinas, Llanwrtyd

Mrs Jones, Trefor Road, Aberystwyth

Mrs Ann Elisabeth Jones, Talwrn

Mrs Anne Jones, Llanymawddwy

Mrs Annie Gwen Teifi Jones, Penrhiw-llan, Llandysul

Y Parch. Arthur Jones, Crymych

Mrs Catherine Jones, Creunant, Castell-nedd

Mrs Catherine Jones, Penrhyndeudraeth

Ceri Jones, Pen-parc, Aberteifi

Daniel Jones, Bronnant

David Jones, Abergwesyn

David Jones a J. Ll. Jones, Clarach

Douglas Jones, Rhydlewis

Mrs Edith Maud Jones, Thomas Maldwyn Jones a Miss Susan Maud Jones, Pant-y-dŵr, Rhaeadr
    Gwy

Mrs Elsie Jones, Llanymddyfri

Emrys Jones, Allt Ami, Yr Wyddgrug

Evan Jones, Llanfarian

Evan Thomas Oliver Jones, Llanwrthwl, Llandrindod

Evie Thomas Jones, Bodedern

Geler Jones, Aberteifi

Y Parch. Geraint Vaughan Jones, Mallwyd

Yr Athro Glyn E. Jones, Caerdydd

Mrs Gweneirys Jones, Waunfawr

Mr a Mrs Gwilym Hywel a Rachel Jones, Treffynnon

Miss Hannah Alis Jones, Gwytherin

Mr a Mrs Humphrey ac Eirlys Jones, Abergeirw, Dolgellau

John Jones, Llanaelhaearn

John Henry Jones, Llangybi, Pwllheli

John Penry Jones, Y Foel

John Richard Jones, Brynsiencyn

Mrs Lillian Anne Jones, Llanwrtyd

Miss Mai Jones, Llangybi, Pwllheli

Mrs Margaret Jones, Hermon, Llanfachreth

Miss Margaret Catherine Jones, Cefngorwydd, Llangamarch

Mrs Marian Jones, Bethesda

Miss Mary Jones, Hermon, Llanfachreth

Mrs Mary Jones, Llanymawddwy

Mrs Mary Vaughan Jones, Waunfawr

Miss Mary Winnie Jones, Cwm-main

Miss Mei Jones, Chwilog

Mrs Myfi Jones, Garthbeibio

Mrs Nesta Wyn Jones, Abergeirw

Mr a Mrs Peter a Jennie Jones, Llansannan

Robert Eifion Jones, Llanuwchllyn

Mrs Sadie Jones, Gors-goch

Tecwyn Vaughan Jones, Amgueddfa Werin Cymru

Thomas Jones, Aberystwyth

Walter Jones, Amgueddfa Werin Cymru

William John Jones, Nantlle

William Owen Jones, Betws-y-coed

William Samuel Jones, Rhos-lan

William Wyn Jones, Llansannan

Mrs Winifred Jones, Hook, Hwlffordd

David Lewis, Pontsenni

David Lewis, Tyddewi

David Maldwyn Lewis, Llangadfan

Llewelyn Lewis, Llangadog

Mrs Mary Hannah Lewis, Treforys

Mrs Matilda Lewis, Horeb, Llandysul

Rhys Lewis, Caerdydd

Mrs Sally Lewis, Glandŵr

Mrs Sarah Evelyn Lewis, Llanymddyfri

Daniel Llewelyn, Blaenrhondda

Mrs Edith Llewelyn, Treorci

Mrs Lloyd, Heol Idris, Dolgellau

Miss Elizabeth Lloyd, Pren-gwyn, Llandysul

Albert Maggs, Tonyrefail

Thomas (Tommy) Martin, Broadhaven

Mrs Dilys McBryde, Corris, Machynlleth

John Miles, Stop and Call, Wdig

William Miles, Croes-goch

Daniel (Dan) Morgan, Brynberian

Mr a Mrs David a Miriam Morgan, Cil-y-cwm, Llanymddyfri

David Walter Morgan, Marloes, Hwlffordd

Miss Doris Morgan, Aberystwyth

Mrs Ellen Morgan, Crymych

Ieuan Morgan, Tal-y-bont, Aberystwyth

Miss Iris Morgan, Llangwm, Hwlffordd

Mrs Mildred Irene Morgan, Hwlffordd

Mrs Naomi Annie Morgan, Cyfronnydd

R. M. Morgan, Cwm Ifor, Llandeilo

William Joseph Morgan, Cefncoedycymer

Thomas Morgans, Cwm-bach

Miss Blodwen Morris a Miss Mattie Morris, Hwlffordd

Mrs Gladys Morris, Yr Wyddgrug

Miss Laura Elinor Morris, Trawsfynydd

William Morris, Y Foel

Gerallt Nash, Amgueddfa Werin Cymru

Mrs Nicholas, Hwlffordd

Miss Anna Luisa Owen, Y Glog

Arthur Gilbert Owen, Hook, Hwlffordd

Y Parch. Dafydd Owen, Hen Golwyn

Miss Dilys Owen, Gwytherin

Miss Elizabeth Jane Owen, Bachau, Llannerch-y-medd

Henry Lloyd Owen, Caernarfon

Hugh a Robert Owen, Llandyfrydog, Llannerch-y-medd

Dafydd Parry, Coedana, Llannerch-y-medd

Mr a Mrs Elwyn a Rhiannon Parry, Yr Wyddgrug

Mrs Theodora (Doris) Parry, Bodedern

Miss Dorothy a Miss Betty Phillips, Hook, Hwlffordd

Llewelyn Phillips, Aberystwyth

Dr Richard Phillips, Llangwyryfon

Vincent H. Phillips, Amgueddfa Werin Cymru

George Povey, Llangybi, Pwllheli

Mr a Mrs David Rees ac Elizabeth Anne Powell, Myddfai

Mrs Preece, Golwg y Coleg, Llanymddyfri

Arthur Price, Derwen-las

Morgan Price, Penderyn

Miss Katie Olwen Pritchard, Y Gilfach-goch

William Pritchard, Y Groeslon

Mrs Sarah Pugh, Llanwrtyd

Goronwy Puw, Llanerfyl

Derent Rees, Abereiddi

Mr a Mrs Glyn Rees, Crymych

Miss Margaret Doris Rees, Llansamlet

Oliver James Rees, Eglwyswrw

Mr a Mrs Stewart Rees, Llanrhian

Mrs Elizabeth Reynolds, Brynhoffnant

Mrs Anne Elizabeth Richards, Llanwrtyd

Mr a Mrs Stanley a Ceinwen Richards, Berea

Mrs Roberts, Greenhole Park, Johnston

Mrs Roberts, Llanymawddwy

Mrs Roberts, Pandytudur

Mrs Ann Roberts, Aberdaron

Mr a Mrs David Roberts, Llanwrtyd

Edward Palmer Roberts, Llanerfyl

Mrs Elizabeth Roberts, Bryncroes

Mrs Ellen Grace Roberts, Bodedern

Evan Roberts, Trawsfynydd

Evan Owen Roberts, Penrallt, Pwllheli

Gruffydd Roberts, Llanarmon

Guto Roberts, Rhos-lan

Mrs Hannah Roberts, Forge, Machynlleth

Mrs Lora Roberts, Rhos-lan

Miss Margaret Catherine Roberts, Niwbwrch

Miss Matti Roberts, Tre-garth, Bangor

Mr a Mrs Meredydd ac Elizabeth (Betsi) Roberts, Abergeirw

Owen Roberts, Llangwnadl

Robert John Roberts, Gellilydan

Thomas Rees Roberts, Pencaenewydd

William Roberts, Llaniestyn

Mr a Mrs Rogers, St Thomas Green, Hwlffordd

Morris Rowlands, Llanaelhaearn

Thomas Rowlands, Pencaenewydd

D. Roy Saer, Amgueddfa Werin Cymru

Dr Elfyn Scourfield, Amgueddfa Werin Cymru

Mrs Rowena Snowdon, Rhyd-y-fro

Christine Stevens, Amgueddfa Werin Cymru

Mrs Eira Taylor, Llanymddyfri

Timothy Daniel (Dan) Theophilus, Rhandir-mwyn

Mr a Mrs Thomas, Llannerch-y-medd

Mrs Annie Thomas, Pwllheli

Dr Beth Thomas, Amgueddfa Werin Cymru

Clifford Thomas, Treteio

David Thomas, Eisteddfa Gurig

Dillwyn Thomas, Ffostrasol

Mrs Dwynwen Thomas a Miss Eirlwys Thomas, Ynys-hir

James Robert Thomas, Wdig

John Thomas, Cwm-du, Llandeilo

John Elias Thomas ('Thomas y Fet'), Aberteifi

Mrs Margaret Jennie Thomas, Llanymddyfri

Mrs Mary Thomas, Morfa Nefyn

Mrs Nansi Thomas, Waunfawr

Dr Peter Thomas, Caerdydd

Thomas Thomas, Talbot Green, Pont-y-clun

Mr a Mrs Thomas Evan a Morfydd Maldwyna Thomas, Llanfair Caereinion

Y Parch W. J. Thomas, Caernarfon

William John Thomas, Manordeilo, Llandeilo

Mrs S. Minwel Tibbott, Amgueddfa Werin Cymru

John Trefor, Caerdydd

Mrs Sarah Trenholme, Nefyn

Nicholas Walker, Amgueddfa Werin Cymru

Mrs Phoebe Ann Watkins, Pen-y-groes, Crymych

Mrs Williams, Cilan, Abersoch

Mrs Annie Williams, Waunfawr

Cadwaladr Williams, Rhos-fawr

David John Williams, Myddfai

Mr a Mrs David a Dilys Myfanwy Williams, Pandytudur

Mr a Mrs David a Sarah Mary Williams, Taf Fechan, Merthyr Tudful

Miss Eilwen Williams, Coed Talon, Yr Wyddgrug

Mrs Eirwen Williams, Bethesda

Ellis Williams, Chwilog

Evan Williams, Mynytho

Griffith Williams, Llanfachreth

Y Parch. Gwilym Williams, Y Foel

Iorwerth Williams, Cwm Prysor, Trawsfynydd

Mrs Kay Williams, Tremarchog

John Dewi Williams, Pandytudur

Mrs Margaret Williams, Caernarfon

Mrs Margaret Williams, Ynys-hir

Mrs Margaret Rees Williams, Cricieth

Mrs Mary Grace Williams, Bethel, Caernarfon

Mrs Mary Jane Williams, Llangadog

Mrs Megan Williams, Llannerch-y-medd

Mrs Myfi Williams, Machynlleth

Owen Griffith Williams, Y Ffôr

Robert Hiraethog Williams, Gwytherin

Mrs Rhoda Williams, Llannerch-y-medd

Mrs Siân Williams, Tyn-y-gongl, Benllech

Thomas Williams, Cleirwy

Thomas Williams, Llanystumdwy

Thomas Williams, Pen-y-groes, Caernarfon

Mr a Mrs William Christmas a Gwen Williams, Pandytudur

John Williams-Davies, Amgueddfa Werin Cymru

Mrs Ellen Vaughan Wynne, Llansannan

Rwyf yn ddiolchgar hefyd i deuluoedd y siaradwyr y cyfeirir atynt yng nghorff y testun am roi caniatâd i mi gynnwys enwau eu perthnasau, ac i'r rheiny a'm cynorthwyodd i ddod i gysylltiad â'r teuluoedd hynny.

Y Cynghorydd John Adams-Lewis a Mrs Adams-Lewis, Aberteifi

Y Cynghorydd Howard Barrett, Cefncoedycymer, Merthyr Tudful

Mrs Greta Benn, Llanbedr, Harlech

Mrs Marcia Blainey, Llanerfyl

Kevin Bowen, Cwm-bach

Dan y Landsker: Mrs Anona Jones, Kevin Knox, Mrs Kay Thomas, Mrs Glesni Williams

Arwel Ll. Davies, Parc, Y Bala

Mrs Bronwen Davies a Mr a Mrs Eirian Davies, Llanymddyfri

David Eifion Davies, Penegoes

Mrs Eleri Davies, Pren-gwyn, Llandysul

Gwynfor Davies, Bethlehem

Mr a Mrs Keith Davies, Glandŵr

Mrs Mair Davies, Nanhyfer

Mrs Mair Davies, Pennant, Llanbryn-mair

Mrs Margaret Kathleen Grace Davies, Llanymddyfri

Mrs Mary Davies, Llanbedr Pont Steffan

Daniel Evans a'r teulu, Llangadog, a Glyn Evans a'r teulu, Llundain

Mrs Jean Evans, Bryncir

Meirion Evans, Bwlchderwin

Meirion Evans, Llansannan

Mrs Olwen Evans, Aberangell a Mrs Olwen Jones, Rhyd-y-main

Mrs Glenys Eynon, Abergele

Mr a Mrs Leslie a Rhiannydd Francis, Crymych

Emlyn Gibby, Llandysilio, Miss Anne Elizabeth Gibby, Llan-cefn, Clunderwen, John Gibby, Peniel, Caerfyrddin

John Griffiths, Aberteifi

Mr a Mrs Talfryn a Medwen Griffiths, Pen-y-groes

Y Parch. Eirlys Gruffydd, Yr Wyddgrug

Dr Robin Gwyndaf, Caerdydd

Y Cynghorydd Eudine Hanagan, Tonyrefail

William Harris, Crai, Aberhonddu

Mrs Eifiona Hewitt, Efailisaf, Pontypridd

Mrs Llinos Howells, Merthyr Tudful

Mr a Mrs A. Eifion Hughes, Llangybi

Y Parch. Edwin Owen Hughes, Llanbryn-mair

Mrs Eirlys Hughes, Dinas Mawddwy

Dr J. Elwyn Hughes, Bethel, Caernarfon

Mrs Sarah Maud Hughes, Carno

Mr a Mrs W. Iestyn Hughes, Llangybi

Dafydd a Rhiannon Ifans, Penrhyn-coch

Siân James, Llanerfyl

Mr a Mrs William T. Jenkins, Pontneddfechan

Huw John, Tafarn Ysbyty, Hendy-gwyn

Mr a Mrs Mostyn a Diane John, Cefncoedycymer

Mrs Anwen Jones, Trawsfynydd

Mrs Buddug Jones, Bodedern

Mrs Buddug Jones, Crymych

David Jones, Bronnant

Goronwy Jones, Llanfair Pwllgwyngyll

Mrs Madge Jones, Llwyngwril

Miss Mair Jones, Aberaeron

Mrs Margaret Jones, Bethesda

Mr a Mrs Maurice a Heather Jones, Llanwrthwl

Mrs Menna Jones, Penrhyndeudraeth

Mrs Mererid Jones, Llanrwst

Mrs Nesta Wyn Jones, Abergeirw

Twm Prys Jones, Llangybi

Y Cynghorydd Keith Lewis a Mrs Lewis, Crymych

Malcolm Llewelyn, Blaenrhondda

Arwel Michael, Ystradgynlais

Stephen Morris, Pontneddfechan

Mr a Mrs Ifor a Menna Owen, Llanddeusant

Miss Ann Pritchard, Llanigon, Henffordd

Mrs Katie Pritchard, Nefyn

Miss Helen Protheroe, Merthyr Tudful

Y Prifardd Idris Reynolds, Brynhoffnant

Y Parch. Gwyndaf Richards, Pont Llogel

Dr Dafydd Roberts, Amgueddfa Lechi Cymru

Mrs Dilys Roberts, Penmachno

Mrs Elizabeth Roberts, Penrhyndeudraeth

Mrs Jane Roberts, Llannor, Pwllheli

Mrs Marian Elias Roberts, Clynnog Fawr

Y Parch. Reuben Roberts a Mrs Aelwen Roberts, Y Bontnewydd

Mrs Meg Robson, Y Gilfach-goch

Miss Ann Rosser, Gelli-fedw, Abertawe

John Rowlands a Miss Betty Rowlands, Y Ffôr; Mrs Menna Hughes a Mrs Brenda Owen, Y
     Ffôr

Mrs Nia Rowlands, Llanelltyd

Seren Hafren: Mrs Nansi Ellis, Mrs Thelma Thomas

Mrs Dorothy Spears, Cegidfa

Mrs Gill Thomas, Pren-gwyn

Y Cynghorydd Gwilym Vaughan a Mrs Ann Vaughan, Abercegir

Mrs Carys Walford, Abergele

Y Parch. Ddr a Mrs Dafydd Wyn Wiliam, Bodedern

Mrs Dafina Williams, Y Groeslon

Dafydd Emlyn Williams, Bangor

Mrs Grace Williams, Clynnog Fawr a Mrs Blodwen Williams, Conwy

Miss Margaret Williams, Llanrwst

Dr Monica Price Williams, Llanfarian

Y Garthen: Mrs Marina Davies, Pencader

Y Gloran: Cennard Davies

At hyn, bu i mi fanteisio'n fawr ar gymorth y canlynol wrth baratoi'r gyfrol ar gyfer y wasg:

Dr Gwenllian Awbery, Caerdydd

Duncan Brown, Y Waunfawr

David Cooke, Archifdy Sir Gaerfyrddin

Richard Edwards, Amgueddfa Werin Cymru

Twm Elias, Nebo

Kelvin Evans, Carmel

Dr Robin Gwyndaf, Caerdydd

Dafydd a Rhiannon Ifans, Penrhyn-coch

Mrs Lowri Jenkins, Amgueddfa Werin Cymru

Pascal Lafargue, Amgueddfa Werin Cymru

David Morris, Gwasanaeth Archifau Gorllewin Morgannwg

Clair Orr, Archifdy Sir Benfro

Trefor M. Owen, Tre-garth

Mrs Rhian Phillips, Gwasanaeth Archifau Gorllewin Morgannwg

Yr Athro Angharad Price, Bangor a Mrs Mair Price, Caernarfon

Dr Tim Rich, Adran Bioamrywiaeth a Bywydeg Gyfundrefnol, Amgueddfa Genedlaethol Caerdydd

Mrs Meinwen Ruddock-Jones, Amgueddfa Werin Cymru

D. Roy Saer, Caerdydd

Dr Beth Thomas, Amgueddfa Werin Cymru

Sally P. Whyman, Adran Bioamrywiaeth a Bywydeg Gyfundrefnol, Amgueddfa Genedlaethol Caerdydd

Dr Eurwyn Wiliam, Caerdydd

Mrs Dafina Williams, Y Groeslon

Mynegai

Planhigion

afalau (*Malus domestica*) 37, 77, 218-9, 236, 272, 273, 278, 295, 297

afalau surion bach (*Malus sylvestris*) 108, 294

banadl (*Cytisus scoparius*) 100, 108, 147, 183, 223

bedwen (*Betula pendula*) 193, 250, 311

beilïaid, gw. cacimwci

berwr y dŵr (*Rorippa nasturtium-aquaticum*) 98, 104, 147, 189

betys (*Beta vulgaris*) 67, 149

blodyn dail at bob clwyf, gw. perfagl

brathlys = llysiau'r cryman (*Anagallis arvensis*) 325, 399

brenhines y weirglodd (*Filipendula ulmaria*) 188

bresych (*Brassica oleracea*) 77, 83, 149, 170, 185, 190, 314

briallu (*Primula vulgaris*) 254, 293

briwydd(en) wen (*Galium saxatile*) 265-7, 268
    llysiau'r eryr 266-7
    llysie 'ryrod 265-6

bwtsias y gog (*Hyacinthoides non-scripta*) 248

bysedd y cŵn (*Digitalis purpurea*) 38, 76, 93, 236, 241, 247, 273, 294, 313
    dail clatsh y cŵn 247, 273

cacimwci (*Arctium minus*) 98, 147, 183, 185, 189, 236, 242
    cedor y wrach 147
    cyngaf / cyngaw 98, 147, 211, 223, 236
    dail beilïaid 67, 147, 316

camomeil / gamil (*Chamaemelum nobile*) 15, 23, 24, 36, 40, 61, 68, 74-5, 86, 98, 107, 182, 185, 188-9, 190, 194, 217, 220, 227, 228, 242, 247, 297, 299, 343

carn yr ebol (*Tussilago farfara*) 15, 26, 27, 39, 93, 147, 242, 293, 299
    troed yr ebol 235, 293

cedor y wrach, gw. cacimwci

celynnen (*Ilex aquifolium*) 39, 51, 61, 157-63, 236, 251, 252

celyn y môr (*Eryngium maritimum*) 98, 184

cennin (*Allium porrum*) 48, 298, 299

clatsh y cŵn, gw. bysedd y cŵn

clustiau'r ddaear / cen y cŵn (*Peltigera canina*) 236, 326, 399

clust y llygoden (*Pilosella officinarum*) 51, 98, 108

cnau daear (*Conopodium majus*) 78, 226

codau euraid = coden fwg (*Lycoperdon spp.*) 249-50
    coda' eira 249-50

coeden eirin (*Prunus domestica*) 85, 272

collen (*Corylus avellana*) 58, 222, 233, 316, 317

corn carw'r mynydd (*Lycopodium clavatum*) 37, 183-4

crafanc y frân (*Ranunculus spp.*) 299

criafolen / cerddinen (*Sorbus aucuparia*) 39, 89, 103, 148-9

cribau San Ffraid (*Stachys officinalis*) 75, 108, 183, 265
    cribe Shôn Ffrêd 265

cwlwm y cythraul (*Convolvulus arvensis*) 272

cwmffri / llysiau'r cwlwm (*Symphytum officinale*) 15, 16, 93, 148, 185, 248, 292, 297, 301

cwpanau pâs = cwpanau'r ddaear (*Cladonia pyxidata*) 51, 335

cwsberins / eirin Mair (*Ribes uva-crispa*) 38, 102, 222

cyngaf / cyngaw, gw. cacimwci

cyraints 98

cyraints duon (*Ribes nigrum*) 23, 182, 316

cywarch gwyllt (*Eupatorium cannabinum*) 75, 108

chwerwlys yr eithin / saets yr eithin (*Teucrium scorodonia*) 15, 75, 88, 98, 147, 188, 226, 236, 267-8, 297, 299, 306

dail beilïaid, gw. cacimwci

dail byddigad / dail byddigaid, gw. dail y fendigaid

dail clust, gw. llysiau pen tai

dail eryrod, gw. pupur y fagwyr

dail feidrol, gw. eidral

dail gerllysg, gw. llysiau pen tai

dail iddia, gw. eiddew / iorwg